中医医院护理人员
必备基础理论与专业知识

包月 刘淑娟 杜振荣 主编

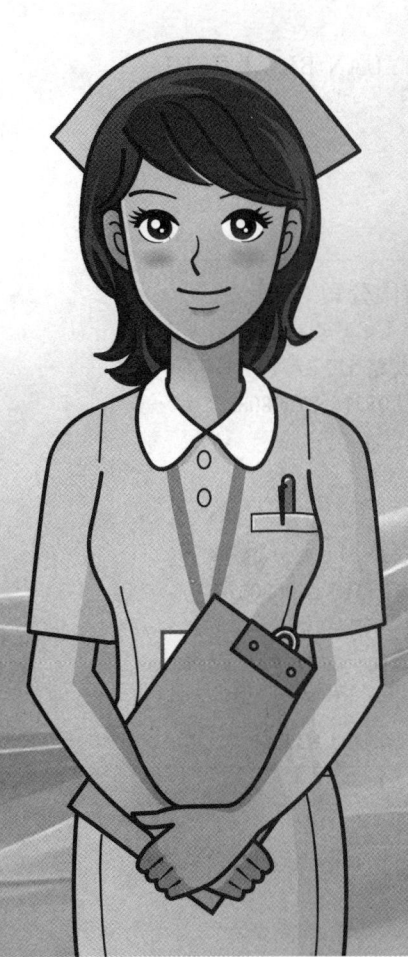

山东科学技术出版社
·济南·

图书在版编目（CIP）数据

中医医院护理人员必备基础理论与专业知识 / 包月，刘淑娟，杜振荣主编. -- 济南：山东科学技术出版社，2024.10. -- ISBN 978-7-5723-2266-2

Ⅰ．R248

中国国家版本馆 CIP 数据核字第 20246MD950 号

中医医院护理人员必备基础理论与
专业知识

ZHONGYI YIYUAN HULI RENYUAN BIBEI JICHU
LILUN YU ZHUANYE ZHISHI

责任编辑：崔丽君　杨甲丽
装帧设计：侯　宇

主管单位：山东出版传媒股份有限公司
出 版 者：山东科学技术出版社
　　　　　地址：济南市市中区舜耕路 517 号
　　　　　邮编：250003　电话：（0531）82098088
　　　　　网址：www.lkj.com.cn
　　　　　电子邮件：sdkj@sdcbcm.com
发 行 者：山东科学技术出版社
　　　　　地址：济南市市中区舜耕路 517 号
　　　　　邮编：250003　电话：（0531）82098067
印 刷 者：济南普林达印务有限公司
　　　　　地址：山东省济南市市中区二环西路 12340 号
　　　　　　　　西车间
　　　　　邮编：250001　电话：（0531）82904672

规格：16 开（170 mm×240 mm）
印张：29.75　　字数：486 千
版次：2024 年 10 月第 1 版　印次：2024 年 10 月第 1 次印刷
定价：80.00 元

编委会

主　编　包　月　刘淑娟　杜振荣

副主编（按姓氏笔画排序）

　　　　　王　志　申　林　朱　凤　孙彦平　张竹梅　魏　芳

编　委（按姓氏笔画排序）

　　　　　王　妍　王　雪　王玉秀　王利杰　王明霞　王昭辉
　　　　　王菲菲　田小宇　田爱娟　白如霞　冯金丽　巩　凤
　　　　　刘　丽　刘　婷　许　妍　李　杨　李　萍　李清花
　　　　　李瑞琴　杨　方　杨　盼　杨　艳　杨俊利　吴艳菲
　　　　　别小龙　何　倩　谷丽娜　怀志玲　宋甜甜　张　晓
　　　　　张　霞　张庚赟　张建翠　陈　华　房长青　赵文雪
　　　　　姜小龙　徐玉花　徐庆会　高　敏　高　鹤　高久肖
　　　　　郭　芳　黄银珠　常馨文　焦　宁　翟文文　魏珊珊

前言

随着社会的不断发展和医疗技术的日益进步，中医医院在医疗服务领域的作用日益凸显。为了进一步提高中医医院护理人员的专业素质和服务质量，编者团队编写了《中医医院护理人员必备基础理论与专业知识》一书，旨在为从业人员提供一份系统、全面的中医必备基础理论与学习资料。

本书涵盖了中医基础理论、中医护理学基础知识、中医护理技术等内容。在编写本书的过程中，我们广泛吸收了国内外中医学、护理学等领域的研究成果，力求使本书内容科学、实用、易懂。同时，在内容上具体详尽，既有"道"的理论知识，也有"术"的操作技术。

本书旨在为中医医院护理人员提供学习与培训的资料，尤其适合作为中医医院新入职护士教学的参考用书。此外，综合医院中医科的护士教学工作也可以参照本书执行。为方便大家阅读和学习，我们将图书编排为适合100学时的教学内容。通过学习本书，中医医院护理人员能够掌握从事临床护理工作所需的中医基础理论、基本知识和基本技能，并且能够运用中医的整体观念以及辨证论治的方法，进行病情观察、辨证施护、情志护理、健康教育、康复指导等工作，为患者提供更精准、个性化的护理服务。

由于时间仓促，加之经验有限，书中难免存在不妥之处，敬请广大同仁批评指正。

编　者

2024 年 7 月

目 录

第一章 绪论 ·· 1
　第一节 中医护理学发展概况 ··· 1
　第二节 中医护理的基本特点 ·· 16

第二章 中医基础理论 ·· 19
　第一节 阴阳学说 ·· 19
　第二节 五行学说 ·· 32
　第三节 藏象学说 ·· 45
　第四节 精气血津液 ·· 74
　第五节 病因病机 ·· 98
　第六节 护治原则 ··· 107

第三章 中医四诊 ··· 121
　第一节 望诊 ··· 121
　第二节 闻诊 ··· 148
　第三节 问诊 ··· 157
　第四节 切诊 ··· 195

第四章 中医辨证体系 ·· 207
　第一节 八纲辨证 ··· 207
　第二节 病性辨证 ··· 215
　第三节 脏腑辨证 ··· 235
　第四节 卫气营血辨证 ·· 259

第五章　中医体质学说 ………………………………………………… 262
第一节　中医体质概述 ……………………………………………… 262
第二节　体质生理 …………………………………………………… 266
第三节　体质病理 …………………………………………………… 269
第四节　体质的分类 ………………………………………………… 276

第六章　经络腧穴基础理论 …………………………………………… 281
第一节　经络总论 …………………………………………………… 281
第二节　腧穴总论 …………………………………………………… 292
第三节　经络腧穴各论 ……………………………………………… 310
第四节　治疗概论 …………………………………………………… 355
第五节　常见病症的治疗取穴 ……………………………………… 363

第七章　方药基础知识 ………………………………………………… 375
第一节　中药基础知识 ……………………………………………… 375
第二节　方剂基础知识 ……………………………………………… 394

第八章　中医护理实施 ………………………………………………… 410
第一节　常见中医技术 ……………………………………………… 410
第二节　生活起居护理原则 ………………………………………… 436
第三节　情志护理 …………………………………………………… 440
第四节　饮食护理 …………………………………………………… 446
第五节　用药护理 …………………………………………………… 455

第一章 绪 论

第一节 中医护理学发展概况

几千年来,中医护理学历经起源、形成、发展等各个阶段。然而,由于中医治病医、护不分,中医护理始终未能形成独立专业,但有关护理方面的记载散见于历代浩瀚的中医文献之中,并呈现出"医中有护、医护合一"的明显特征。中医历来主张"三分治、七分养",养即护理。诸如将护、调护、调理、调摄、抚养等具有护理含义的词汇散见于大量的中医文献之中。

一、古代中医护理学的发展

(一) 萌芽时期(远古—公元前 21 世纪)

早在远古时代,我们的祖先在与大自然作斗争的过程中便逐步积累了很多护理知识。人类用树叶和兽皮做衣遮体可避寒邪,形成了早期的生活起居护理。如《韩非子·五蠹》曰:"妇人不织,禽兽之皮足衣也。"《礼记·礼运》曰:"昔者……冬则居营窟,夏则居橧巢……未有麻丝,衣其羽皮。"记载了衣、食、住、行等方面的内容。在劳动中受伤后,人们学会用树枝枝干固定骨折部位、用清澈的溪水冲洗伤口等,这些成为骨折小夹板固定、伤口消毒处理的雏形。《淮南子·修务训》载:"神农……尝百草之滋味,水泉之甘苦,令民知所避就。当此之时,一日而遇七十毒。"上述记载说明神农为了让人民免除毒伤之害,尝遍百草。由于火的使用,人们在取暖过程中,发现受寒湿引起的疼痛减轻,从而产生了原始的热疗法。原始人在用火过程中,偶然烧灼了皮肤表层,开始感到表面的灼痛,随后发现局部烧灼可以减轻某些疾病的症状,从而形成了原始灸法等。

(二) 夏—春秋时期（公元前 21 世纪—公元前 476 年）

夏—春秋时期，建立了最早的医学制度。周代就有食医、疾医、疡医、兽医的医学分科，并开始除虫、灭鼠、改善环境卫生等防病调护活动。"喜、怒、哀、乐、爱、恶、欲之情，过则有伤"，这说明古人对情志护理已有所认识。"凡疗疡，以五毒攻之，以五气养之，以五药疗之，以五味节之"，表明古人已认识到外科疮疡用药护理和饮食护理的重要性。《礼记》记载的"炮生为熟，令人无腹疾"，为食物的消毒灭菌提供了资料。"五日则燂汤请浴，三日具沐""头有疮则沐，身有疡则浴"，为个人卫生提供了借鉴。"鸡初鸣，咸盥漱"成为口腔护理的最早记载。《诗经》"洒扫穹室""洒扫庭内"，《管子》"当春三月……抒井易水，所以去兹毒也"，记载了环境护理的内容。《枕中记·导引》所述"常以两手拭面，令人面有光泽，斑皱不生"，成为养颜美容的重要记载。

(三) 战国—东汉时期（公元前 475 年—220 年）

战国初期，我国现存最早的古医书《五十二病方》中记载了对伤口的冲洗消毒，如"犬所啮，令毋痛及易疗方：令啮者卧，而令以酒财沃其伤"。这是酒精处理伤口的最早记录。战国—东汉时期，《黄帝内经》《伤寒杂病论》《神农本草经》等医药典籍的相继问世，标志着中医护理的初步形成，为中医护理确立了基本原则。

1. 《黄帝内经》奠定中医护理学的理论基础

《黄帝内经》（简称《内经》）是我国现存最早、内容较完整的一部中医古典医学巨著，包括《素问》和《灵枢》两部分，各 81 篇。它系统论述了人体的结构、生理、病理，以及疾病的诊断、防治，在护理方面涉及生活起居护理、饮食护理、情志护理、用药护理、病情观察及部分护理技术等内容，该书奠定了中医护理学的理论基础。

(1)《内经》与生活起居护理：《内经》从"人与天地相应也"指出了人和自然界的统一性。这与我们现在认为的整体观念是一致的。"四时阴阳者，万物之根本也，所以圣人春夏养阳，秋冬养阴，以从其根，故与万物沉浮于生长之门"，提醒人们顺应四时气候，做好生活起居护理，避免疾病的发生。

(2)《内经》与饮食护理：《素问·生气通天论》认为，"高粱之变，足生大丁，受如持虚……因而饱食，筋脉横解，肠澼为痔"，说明饮食调养要注意忌饱食及肥甘厚味之品。《素问·玉机真脏论》曰："浆粥入胃，泄注止，则虚者活；身汗得后利，则实者活。"指出食粥养胃、止泻，啜热稀粥发汗促使邪气外泄，增强人体正气。"毒药攻邪，五谷为养，五果为助，五畜为益，五菜为充，气味合而服之，以补益精气""诸治热病，以饮之寒水""病热少愈，食肉则复，多食则遗，此其禁也"等记载，提出了疾病恢复期，不可大补，否则"虚不受补"，为饮食护理提供了依据。

(3)《内经》与情志护理：《内经》中包含着丰富的情志护理内容，强调情志活动与脏腑功能密切相关，认为情志失调会导致气机紊乱，脏腑功能紊乱，会诱发或加重病情。如"怒伤肝，喜伤心，忧伤肺，思伤脾，恐伤肾""精神不进，志意不治，故病不可愈"。此外，《内经》中还记载了情志相胜法、说理开导法等情志调护的方法。如"悲胜怒，恐胜喜，怒胜思，喜胜忧，思胜恐"。这是根据五行之间相生相克关系的原理，用相互克制的情志来转移和干扰对机体有害的情绪，以达到调和情志的目的，此乃中医情志调护的一大特色，为历代医家广泛使用。"告之以其败，语之以其善，导之以其所便，开之以其所苦"，这种开导法对现代心理护理有重要的指导意义。调护者对患者做耐心细致的思想工作，晓以利害，使其遵守医嘱，配合治疗护理。重视心理调护、调动患者的主观能动性，使其积极配合治疗和护理，是中医护理的一大特点。

(4)《内经》与用药护理：《素问·脏气法时论》所载的"肝苦急，急食甘以缓之……心苦缓，急食酸以收之……脾苦湿，急食苦以燥之……肺苦气上逆，急食苦以泄之……肾苦燥，急食辛以润之，开腠理，致津液，通气也"以五行生克理论为依据，阐述五脏疾病用药护理。《灵枢·四时气》有关于水肿病用药护理的记载："方饮无食，方食无饮，无食他食，百三十五日。"阐明了水肿患者在服利尿药期间的注意事项，同时强调了水肿的饮食禁忌。

(5)《内经》与病情观察：《素问·脉要精微论》所载的"中盛脏满，气盛伤恐者，声如从室中言，是中气之湿也。言而微，终日乃复言者，此夺气也"。提出通过观察呼吸频率和声音来判断中气的虚实，指出了病情观察的要点。《素问·五脏生成》云："五脏之气，故色见青如草兹者死，黄如枳实者死，黑如炲者死，赤如衃血者死，白如枯骨者死，此五色之见死也。青如翠羽者生，赤如鸡冠者生，黄如蟹腹者生，白如豕膏者生，黑如乌羽者生，此五色之见生也。"指出望色的要领以滋润光滑、颜色鲜明而含蓄为有生气，若色枯槁不泽、晦暗无神则为败象，以此判断疾病的轻重和预后的凶吉。

（6）《内经》与护理技术：《内经》记载的中医护理技术有针刺、灸法、推拿、刮痧、敷贴、热熨等。《素问·举痛论》云："寒气客于背俞之脉，则脉泣，脉泣则血虚，血虚则痛。其俞注于心，故相引而痛。按之则热气至，热气至则痛止矣。"指出对寒邪侵袭所致的疼痛可通过按摩推拿来缓解。《素问·骨空论》曰："失枕在肩上横骨间，折使揄臂齐肘正，灸脊中。"介绍落枕患者灸治时的取穴方法。《素问·玉机真脏论》曰："今风寒客于人……或痹不仁肿痛，当是之时，可汤熨及火灸刺而去之。"指出风寒侵入经络，发生麻痹或肿痛等症状时，可用汤熨及火罐、艾灸、针刺等方法以散邪。

2.《伤寒杂病论》开创辨证施护先河

《伤寒杂病论》为东汉末年张仲景所著。该书问世不久，因战乱而散佚，后经王叔和搜集整理而成现今的《伤寒论》与《金匮要略》。前者以六经辨伤寒，后者以脏腑论杂病。在形成中医辨证论治理论体系的同时，也为中医护理的辨证施护开了先河。该书在生活起居护理、饮食护理、情志护理、用药护理、临证护理及中医护理技术操作等方面，都有了较大的进展，起到了承上启下、继往开来的作用。

（1）《伤寒杂病论》与护理技术：该书有关护理技术的记载十分丰富。①首创灌肠法。《伤寒论·辨阳明病脉证并治》曰："阳明病……当须自欲大便，宜蜜煎导而通之。若土瓜根及大猪胆汁，皆可为导""又大猪胆一枚，泻汁，和少许法醋，以灌谷道内，如一食顷，当大便出宿食恶物，甚效"。这是灌肠法的最早记载。②最早开展复苏术。《金匮要略·杂疗方》曰："徐徐抱解，不得截绳，中下安被卧之；一人以脚踏其两肩，手少挽其发，常弦弦勿纵之；一人以手按据胸上，数动之；一人摩捋臂胫屈伸之；若已僵，但渐渐强屈之，并按其腹；如此一炊顷，气从口出，呼吸眼开，而犹引按莫置，亦勿苦劳之。"这段文字记载了自缢的抢救复苏过程，呈现了人工呼吸、胸外心脏按压的雏形。这是迄今世界上最早关于心肺复苏抢救技术的记载。③其他护理技术。该书记载了熏洗法、坐浴法、舌含法、热熨法、艾灸法、搐鼻法等。如用百合煎汁洗，治心肺阴虚之证候；狐惑病蚀于下者，用苦参汤外洗等。《金匮要略·杂疗方》还记载有抢救"尸厥""卒死"等昏迷垂危者，用"捣薤汁灌耳中""雄鸡冠割取血，管吹内鼻中""吹皂荚末鼻中""菖蒲屑内鼻两孔吹之"等法。

（2）《伤寒杂病论》记载了大量方药的用药法，如汤药的煎煮法，服药的温度、时间、次数，药后的观察，服药的注意事项及饮食宜忌等，并确立了辨证施护原则。如服桂枝汤后，所载"服已须臾，啜热稀粥一升余，以助药力，温覆令一时许，遍身漐漐微似有汗者益佳""凡服汤发汗，中病即止，不必尽剂也"，为日后的服药护理及药后观察提供了依据。

（3）《伤寒杂病论》重视饮食调护，强调饮食的禁忌原则，并有专篇论述禽兽鱼虫禁忌和果实菜谷禁忌。如《金匮要略·痰饮咳嗽病脉证并治》曰："得快下后，糜粥自养。"指出对腹泻的患者，应先给予清淡饮食，待胃肠功能恢复后再逐渐恢复正常的饮食。

3. 《神农本草经》是我国现存最早的药物学专著

书中详细阐述用药护理，载药365种，并根据药物毒性的大小分为上、中、下三品，并将药物分为寒、凉、温、热四性，酸、苦、甘、辛、咸五味，明确了"治寒以热药，治热以寒药"的用药原则，为后世中药的理论体系奠定了基础。此书指出临床用药中要注意密切观察并记录药物的增效与减效、有毒与无毒的各种临床变化。对有毒性作用的药物，则要特别谨慎，强调必须从小剂量开始，逐渐增加剂量，以免造成药物中毒的严重后果。"若用毒药疗病，先起如黍粟，病去即止。不去倍之，不去十之，取去为度。"此外，对服药时间和方法也相当重视。"病在胸膈以上者，先食后服药；病在心腹以下者，先服药而后食；病在四肢血脉者，宜空腹而在旦；病在骨髓者，宜饱满而在夜。"表明服药的时间和方法将直接影响药物效果的发挥。因此，该书对护理人员掌握用药的剂量、不良反应及用药后效果观察等具有非常重要的意义。

4. 华佗创编保健体操

华佗是我国东汉时期的名医，精通内、外、妇、儿诸科及针灸等，以擅长外科著称，首创酒服麻沸散作为外科手术的麻醉剂。华佗在古代气功导引的基础上，模仿虎、鹿、猿、熊、鸟五种动物的活动姿态，创编了一套保健体操，名叫"五禽戏"，使头、身、腰、四肢等各个关节都得到活动，认为"人体欲得劳动，但不当使极耳，动摇则谷气得消，血脉流通，病不得生，譬如户枢，终不朽也"。五禽戏一直流传至今，已成为人们强身健体的保健操，丰富了我国保健体育的内容，在养生康复及中国体育史的发展上都有重大意义。

(四) 魏晋南北朝时期 (220年—581年)

魏晋南北朝,历隋唐至五代,前后700余年。这一时期政治、经济、文化的发展有了新的提高,出现了众多名医名著,推动了中医护理学理论体系的发展。

1.《肘后备急方》集中医护理各科之大成

晋代葛洪所著《肘后备急方》是集中医急救、传染病、内科、外科、妇科、五官科、精神科、伤科等的总论述。

2.《刘涓子鬼遗方》发展中医外科护理

南北朝时期龚庆宣所著《刘涓子鬼遗方》是我国现存最早的一部外科专著,该书记载了许多外科病症的护理。

(五) 隋唐五代时期 (581年—960年)

隋唐五代时期是封建社会发展的繁荣阶段,隋唐统治者直接参与医学事业的领导和组织工作,采取了一些促进医学发展的重大政策和措施,如设置太医署教授学生,开始医学分科,规定了经考试录用医生及政府主持编修医书等。由于临床医学专科化的发展,中医护理学得到进一步充实和提高,总结出许多专科护理的经验。

1.《诸病源候论》论述了各种疾病护理的方法

隋朝巢元方编撰的《诸病源候论》是我国第一部病因病机证候学专著,对1 729种病候的病因、病机、症状、诊断进行了详尽的论述,同时也论述了各种疾病的护理。在外科方面,十分重视术后护理。

2.《千金要方》专论医德,首创导尿术

唐代孙思邈编撰的《千金要方》,以"人命至重,有贵千金,一方济之,德逾于此"而得书名。该书阐述了医德规范要求和所要达到的境界,更详细地论述了临床各科的护理、食疗及养生等内容。

(1) 专论:孙思邈有《大医习业》和《大医精诚》两篇专论医德,专论中阐述的医德规范要求和所要达到的境界至今为中医学生入门必学。他强调对患者要不分贫富贵贱,一视同仁;告诫医护人员不可将医术作为获取钱财的手段;对危急患者要急患者所急,想患者所想;在医疗作风上要有德有体,有高度的社会责任感。孙思邈高尚的医德一直流传后世,成为从医人员学习的典范。

(2) 首创:书中详细记载了用葱管导尿解除尿潴留(葱管导尿术)的过

程。"以葱叶除尖头，纳阴茎孔中深三寸，微用口吹之，胞胀，津液大通即愈"。葱管导尿术的出现标志着护理技术渐臻成熟。这一方法要比1860年法国人发明的橡皮管导尿术早1 200多年，充分体现了古人的智慧。

（3）儿科护理：孙思邈收集和总结唐代以前对小儿保健防病的经验，为儿科临证护理做出巨大的贡献。对初生婴儿，指出"先以绵裹指，拭儿口中及舌上青泥恶血……若不急拭，啼声一发，即入腹成百病矣"，此与现代护理首先要保持新生儿呼吸道通畅不谋而合。皮肤护理记载，小儿沐浴后，腋窝和阴部要扑上细粉干燥，以防湿疹。在母乳喂养方面，有更丰富完整的护理内容：首先要求喂奶的次数和量有一定的限制；乳母在喂奶时，先要把宿乳挤掉；强调乳母的饮食、精神状态、健康状况与婴儿的身心发育关系密切，故在乳母的选择上，指出狐臭、瘿瘘、疥疮、耳聋、鼻渊、癫痫等患者皆不宜。随着婴儿年龄的增长，强调要适当增加辅助食品等。以上充分体现了孙思邈对小儿护理的重视。

（4）妇产科护理：孙思邈对妇人怀孕养胎、分娩乃至产褥期的护理都做了详细的叙述。

（5）养生保健：孙思邈提倡"预防为主"，对饮食、起居、衣着等亦有具体论述，如"食毕当行步踌躇……则食易消""饮食即卧，乃生百病""湿衣及汗衣皆不可久着""饥忌浴，饱忌沐""浴沐后不得触风冷"。此为养生保健提供了借鉴。消渴病所慎有三，即"一饮酒，二房事，三咸食及面"，强调"能慎此者，虽不服药而自可无他，不知此者，纵有金丹亦不可救"，至今对糖尿病的养生护理仍有重要的借鉴作用。

3.《外台秘要》记载实验观察法

唐代王焘的《外台秘要》在临证护理中的病情观察上很有创见。如对黄疸病的观察曾指出："每夜小便里浸少许帛，各书记日，色渐退白，则瘥。"即用白帛每夜浸在病者的小便里以染色，然后按日期顺序记录下来，对比每日帛上黄色之深浅，以此来判断病情的发展趋势，如果黄色渐退为白，则表示病愈。这一记载，可谓是世界上最早的实验观察法，也说明我国早在唐代就开始有了简单的护理记录。另外，还注意到消渴病患者的尿是甜的，并对消渴病治疗采取饮食疗法和生活起居调护。该书最为突出的贡献是对传染病的论述，如对伤寒、肺结核、疟疾、天花、霍乱等病情观察方面均有较详尽的记载。对传染病的护理提出了禁止带菌人进入产房和"不得令家有死丧或污秽之人来探"等护理探视制度。

（六）宋金元时期（960年—1368年）

宋金元时期是我国科学技术发展较快、成果较多的时期。随着中医学理论的不断完善和临床治疗的发展，中医护理取得长足的进步，如北宋政府主持编撰的《圣济总录》《太平圣惠方》等，除了对当时有效的医方、验方做了一次系统的集结，还广泛收集了内、外、妇、儿、五官等各科的护理经验。其他如钱乙的《小儿药证直诀》、陈直的《寿亲养老新书》、陈自明的《妇人大全良方》也分别论述了小儿、老人及妇女的护理方法和特点。

1. 用药护理

煮药、服药讲究方式方法，体现了中医护理的特色。这方面的内容在宋代医籍中已有较详细论述。《太平圣惠方》载："凡煮汤……常令文火小沸，令药味出。煮之调和，必须用意。然则利汤欲生，水少而多取；补汤欲熟，多水而少取。用新布绞之。服汤宁小热，即易消下，若冷，则令人呕逆。"并在指出"服饵之法"时，认为"少长殊途，强羸各异，或宜补宜泻，或可汤可丸，加减不失其宜，药病相投必愈"。服药方法应根据患者情况灵活变通，不可千篇一律。《圣济总录》载："凡服利汤，贵在侵早。仍欲稍热，若冷则令人吐呕。又须澄清，若浊则令人心闷。大约分为三服，初与一服，宜在最多，乘病患谷气尚强故也。次与渐少，又次最少。若其疏数之节，当问患者，前药稍散，乃可再服。凡服补益丸散者，自非衰损之人，皆可先服利汤，泻去胸腹中壅积痰实，然后可服补药。"阐述了清利药和补益药的不同服用方法。此外，患者服药的多少，要与血气相适应。因人有体质不同，病有新久之分，故须辨证用药。

2. 饮食护理

中医历来强调饮食护理的重要性，到了宋金元时期，随着医药经验、生活经验的丰富，一些论著做了进一步阐述。李杲的《脾胃论》详细论述了脾胃内伤病的精神调养、饮食起居调理及用药宜忌等问题，强调不论有病还是无病，都应注意调理饮食，不宜过食大咸、大辛之味。《脾胃论》提出日常摄养"宜温暖，避风寒，省语，少劳役"，要"安于淡泊，少思寡欲，省语以养气，不妄作劳以养形，虚心以维神"。如此，方能使"血气自然谐和，邪无所容"。

《太平圣惠方》在介绍"服诸药忌"时指出：服药，不可多食生胡荽及蒜杂生菜，不可多食肥猪、犬肉、油腻肥羹及鱼脍腥臊，也不可食诸滑物果实等。当中风患者出现失音、闷乱、口眼㖞斜等症状时，张子和强调严禁进食"鸡、猪、鱼、兔、酒、醋、荞面动风引痰之物"。《格致余论》谈到老年人"饮食，尤当谨节"，需注意"物性之热者，炭火制作者，气之香辣者，味之甘腻者"，皆不可食。《寿亲养老新书》认为老人饮食"大抵宜其温热熟软，忌其黏硬生冷""食饱，不宜急行""腹空，即需索食，不宜忍饥"。对于小儿的饮食护理，《小儿药证直诀》中提道："乳母无知，但欲速得长大，更无时度，或儿睡着而更衔乳，岂有厌足？受病之源，自此渐至日深，导其胃气之虚，慢惊自此而得，可不慎乎！此候但令节乳为上，甚则宜令断乳。"另外，对麻疹、风疹、斑疹等小儿常见疾病的饮食禁忌，亦有颇多论述。

3. 生活起居护理

宋元以后有较全面记载生活护理的专著，如陶谷的《清异录》、蒲虔贯的《保生要录》及钱襄的《侍疾要语》等。《保生要录》可谓是我国较早也较全面的生活护理专著，指出："衣服厚薄欲得随时合度，是以暑时不可全薄，寒时不可极温，盛暑不可露卧"，并倡用药枕以健身防病。《寿亲养老新书》则记载了较多老年人的生活护理内容："栖息之室，必常雅洁，夏则虚敞，冬则温密。其寝寐床榻，不须高广，比常之制三分减一，低则易于升降，狭则不容漫风。褥浓藉务在软平。三面设屏，以防风冷。其枕宜用夹熟色帛为之，实以菊花。"

除了居住环境，《寿亲养老新书》还就老人穿衣提出了具体要求："其衣服制度，不须宽长，长则多有蹴绊，宽则衣不着身。""虽遇盛夏，亦不可令袒露""春时，遇天气燠暖，不可顿减绵衣"，对小儿更强调衣着冷热寒温适宜。如《格致余论》谈到"童子不衣裘帛"，尤其是裤子不宜选用丝织品和毛皮制品，因为丝毛制品比布温暖，而下半身主阴，得寒凉之气而阴精易于生长，得温暖之气则阴精反而易致暗耗。

4. 专科护理

至宋代，专科护理的内容已趋完备。医家认为小儿脐风与成人破伤风是同一种疾病，并发明"烙脐饼子"加以预防。《小儿卫生总微方论》记载："儿初生，须当以时断脐……才断脐讫，须用烙脐饼子安脐带上，烧三壮，炷如麦大。若儿未啼，灸至五七壮……上用封脐散裹之。"所谓"烙脐饼子"，指将药物制成大小如麦粒的药膏，置于脐带的创口上点火燃烧，以杀灭存留在伤口上的微生物，而封脐散则用以去腐生肌、消毒收敛。由于脐带无神经末梢，因此直接用高温火烙的灭菌方法，既简便易行，又安全可靠。再如鹅口疮（雪口），好发于哺乳期婴儿，据《圣济总录》记载，可用"以绵缠箸头"蘸药汁擦拭的方式护理患儿。惊风是儿科四大病症中最危急的证候，《儒门事亲》指出，当抽搐发作时，护理者千万不能用强力按止搐，否则可因"气血偏胜，必瘵，其一臂，渐成细瘦，至老难治"。医家认为最好的护理方法是："置一竹簟铺之凉地，使小儿寝其上，待其搐，风力行遍经络，茂极自止，不至伤人。"在妇产科护理方面也有较多论述，如《妇人大全良方》载："若遇经行，最宜谨慎，否则与产后症相类。若被惊怒劳役，则血气错乱，经脉不行，多致劳瘵等疾。"言简意赅地揭示了经期护理的重要性。在孕妇的护理方面，指出妊娠期前五月之膳食可与常人无大差异，后五月因胎儿发育加快，宜调五味以增进食欲，但须有节，以免胎儿发育过快而致难产。书中还以"妊娠逐月服药将息（护理）法""将护孕妇论"等为题，较详细地论述了妇女妊娠期在饮食、生活、情志等方面应注意的事项。对于产后护理，则强调产妇需充分休息，初产者可用手轻轻自上而下按摩腹部，以促进子宫复原，减少产后出血，防止产后血晕；饮食以易消化的半流质为宜，同时应避免足以影响产妇身心健康的语言、环境和精神刺激等。随着护理经验的日益丰富，宋金元时期的中医护理开始朝着专科专病的方向发展。

（七）明清时期（1368年—1911年）

明清时期，随着对医药认知程度的深入，医家对疾病的护理体会亦趋加深。尤其在疾病的治疗康复、妇婴保健及老年人的将养方面，一些综合性著作及内、外、妇、儿、老年养生等专著中均有丰富的记载。明清时期，温病肆虐，促进了温病学的发展，无论在理法方药方面，还是在病情的观察和护理方面，都积累了丰富的经验。明末吴又可所著的《温疫论》，在"论食""论饮""调理法"三篇专论中，详细论述了温疫病的护理措施。对内热烦渴者，应给"梨汁、藕汁、蔗浆、西瓜"，用以清热止渴生津。温邪易伤津耗液，温病患者失液应予补充，上述描述与现代护理学体液疗法的观点是一致的。这一时期由于传染病的流行，在预防交叉感染、消毒灭菌和预防接种方面有了突破性的进展，如对传染病患者的衣服用蒸汽消毒法处理，用焚烧檀香、沉香之类的药物进行空气消毒，还可以驱除室内异味，使空气清香。清代吴鞠通《温病条辨·中焦》对热病的口腔护理有所记载："以新布蘸新汲凉水，再蘸薄荷细末，频擦舌上。"另记载："胃液干燥，外感已净者，牛乳饮主之。"针对流行性热病的不同病程和病情，制订了十分具体而合理的饮食菜单。清代名医叶天士的《温热论》系统阐明了温病发生、发展的规律，指出温病卫、气、营、血四个阶段辨证论治和施护的纲领，总结了温病察舌、验齿、辨斑疹等病情观察的方法，指出在观察舌象、判断病情、推测预后的同时还应做好口腔护理。这些都为中医护理学的病情观察增添了新的内容。叶天士在老年病的防护方面还强调颐养，指出"寒暄保暖摄生，尤当加意于药饵之先"，饮食当"薄味"，力戒"酒肉厚味""务宜怡悦开怀""戒嗔怒"。叶天士在《温热论》中指出，"舌白而薄者，外感风寒也……若白干薄者，肺津伤也""其热传营，舌色必绛""齿若光燥如石者，胃热盛也"等，对温病病情的观察、预后判断均有重要参考价值。明清时期对传染病的防疫隔离措施，也有明确记载。陈耕道《疫痧草》指出："家有疫痧人，吸受病人之毒而发者为传染，兄发痧而使弟服药，盍若弟发痧而使兄他居之为妙乎！"清政府特设"查痘章京"一职，专查天花患者，并强令迁出四五十里以外居住，这些都是有效的隔离措施。明清时期还已广泛而有效地应用人痘接种术预防天花。这种预防天花的措施实为人工免疫法的先驱。

二、近代中医护理学的发展（1840年—1949年）

1840年鸦片战争以后，我国逐步沦为半殖民地半封建社会，随着西方列强的侵入，西方医学在我国广泛流传和渗透，中西文化出现了大碰撞。中医学理论的发展呈现出新旧并存的趋势，一是继承收集和整理前人的学术成果，二是出现了中西汇通和中医学理论科学化的思潮。这一时期，也出现了部分中医临床病症治疗专著，如吴师机的《理论骈文》、张山雷的《疡科纲要》、何炳元的《新纂儿科诊断学》、严鸿志的《女科精华》《女科医案选粹》等。如《理论骈文》中创立了数十种中医外治法，如"水肿，捣葱一斤坐身下，水从小便出""治痢用平胃散炒热敷脐上，冷则易之，又治久痢人虚或血崩肿者，不要用升药，用补中益气汤坐熏"等。除此之外，专门讨论了中风后遗症的护理，如"中风口眼㖞斜乃经络之病，用生瓜蒌汁和大麦面为饼，炙热熨心头（熨帖胸部），此治本之法也"。这为中医护理提供了很多简便实用的操作技术。在这一时期，中医办学得到了发展，如"京师同文馆""利济医学堂"等，可谓是最早的医学院。上海等地创办了中医院。随着医院的建立，护士队伍逐步形成。尽管当时没有专门的中医护士，但在中医院或中医诊所工作的护士在中医师的指导下，运用各种中医护理技能为患者解除病痛，成为发展中医护理的先驱。

三、现代中医护理学的发展（1949年至今）

（一）中医护理起步阶段

中华人民共和国成立后，全国大力开展了对中医药学的继承发扬和研究工作，各地相继成立了中医教学和研究机构、中医院和中医病房，为中医护理的发展和提高创造了良好的条件，中医护理专业相继设立，初步培养了一支中医护理专业队伍。1950年，首届全国卫生工作会议将"团结中西医"确定为新中国卫生工作的三大方针之一。1955年12月19日，由原卫生部（现国家卫生健康委员会）直接领导的卫生部中医研究院正式成立。随后，全国陆续建立起中医医院、教学和研究机构，使中医医疗服务形成了医、护、药分工协作的现代模式，中医护理也由此开始作为一个专业领域逐步从中医学中分化出来。然而，彼时中医护理临床工作尚处于起步阶段，其服务范畴尚未明确界定。20世纪60年代至70年代，许多中医院的护士深入乡镇、农村等医疗服务不足的地区开展工作。在基层医疗资源匮乏的条件下，护士们积极运用中医传统技术和理论进行疾病护理实践。这种广泛的实践显著提升了护理人员运用中医传统技术的能力，为中医护理的专业化发展奠定了重要基础。

（二）中医护理发展阶段

20世纪80年代至21世纪初，随着改革开放深入、国民经济发展及人民生活水平提高，社会对中医护理的需求日益突出。1984年，原卫生部组织全国专家编写了《中医护理常规和技术操作规程》，为临床初步规范中医护理提供了参考。此后经过3次修订，最终形成由中华中医药学会于2006年发布的《中医护理常规技术操作规程》，标志着中医护理向行业规范化管理迈出了新的一步。随着责任制护理模式兴起，中医护理以辨证施护为主体，其核心在于依据"辨证分型"提出护理问题，丰富了责任制护理内容。在此背景下，中医医疗机构纷纷设立责任制护理病房，运用中医护理技术为患者服务。1990年，国家中医药管理局启动重点科研项目"中医护理病历标准化研究",针对中医护理病历格式、书写要求、评分标准等进行了深入研究和初步统一。在此过程中,中医护理论文相继在1986年中美护理学术交流会及1989年国际护理学术交流会上受到国际护理学术界普遍关注和好评。近年来,中医护理越来越受到国际认可,国际交流与合作日益加深。2013年,时任国际护士会主席Judith Shamian女士在中华护理学会第26届理事长李秀华女士陪同下,赴中国中医科学院广安门医院就中医护理工作进行交流,对促进中医护理走向世界起到了重要推动作用。"十二五"期间,《中国护理事业发展纲要》(以下简称《纲要》)中明确提出"大力发展中医护理",其目标和任务是:提高中医护理水平,发挥中医护理特色和优势,注重中医药技术在护理工作中的应用。国家中医药管理局制订并推广优势病种中医护理方案,开展中医护理人员的规范化培训,到2015年,培养中医护理骨干人才2万名。中医医疗机构和综合医院、专科医院的中医病房要按照《中医医院中医护理工作指南》《中医护理常规、技术操作规程》等要求,积极开展辨证施护和中医特色专科护理,加强中医护理在老年病、慢性病防治和养生康复中的作用,提供具有中医药特色的康复和健康指导,加强中西医护理技术的有机结合,促进中医护理的可持续发展。该《纲要》对中医护理临床、科研、教育提出了纲领性的指导意见,为中医护理的发展带来了新的契机。中医护理事业发展取得显著的成效,中医临床护理的学术研究蓬勃开展,如中医护理内涵界定和外延的研究、中医护理古代文献数据库建设、中医护理传统技术的规范化研究、中医护理质量标准体系的研究、专科专病中医护理研究、中医食疗在疾病护理中的应用、社区中医护理慢性病管理、运动养生等方面均取得了一定的成果,并逐渐形成中医护理理论研究、中医护理技术规范化研究、中医护理专科专病研究、中医护理社区慢性病管理研究等研究方向。中医护理高层次人才培养已初具规模,形成了本专科、硕士、博士多层次中医护理高层次人才培养体系。2015年,国家中医药管理局举办了全国中医护理骨干护士培训班,为全国培养了近600名中医护理骨干护士,对临床中医护理人才队伍建设起到了推动作用。在国家中医药管理局的指导下,全国各中医护理重点专科建设单位,开展了优势病种中医护理专科专病方案研究,目前已形成30余种优势病种中医护理专科专病方案,并在临床推广使用。

(三) 中医护理学科发展与展望

1. 中医护理面临的机遇和挑战

2009年，国家中医药管理局第一次将"中医护理学"列为重点学科建设项目。2010年，在中医医院管理年活动方案中，专门印发了"中医医院中医护理工作指南"，明确提出西医院校毕业的护理人员系统学习中医理论比例≥95%，每个中医医院开展中医护理操作至少8项（艾灸、拔火罐、刮痧、熏洗、药熨、穴位贴敷、穴位按摩、耳穴埋籽），每护理单元开展中医护理操作不少于2项。很多中医医院设立了中医护理专科门诊，中医护理技能在门诊和病房广泛使用，中医护理技能操作纳入收费标准，取得了良好的社会效益和经济效益。2011年，国家中医药管理局在"十二五"重点专科建设项目中，又第一次将护理列入重点专科建设项目，为临床重点专科专病中医护理规范化研究提出了要求，为中医临床护理的发展指明了方向。

随着护理学（代码1011）一级学科的确立，中医护理学（代码101106）已被国务院学位办列为护理学二级学科进一步发展与完善。中医护理理论体系的形成、中医护理内涵的界定、中医护理外延的扩大、中医护理技术的规范、中医护理专科专病规范化建立、中医护理高级人才的培养、中医护理专科队伍的形成，将有力地推动中医护理学科的发展，也是中医护理未来的发展方向。

2. 中医护理学科发展与展望

(1) 加强中医护理理论研究，挖掘与整理中医护理古代文献系统。挖掘中医护理古代文献，整理中医护理知识与技能，构建中医护理理论体系，建立中医护理数据库平台，规范中医护理名词和词汇，研究整体护理与整体观念理论相关性，辨证施护理论框架，情志护理与心理护理的关系等。

(2) 明确中医护理定义、服务对象、服务内容和任务。进一步界定中医护理内涵和外延，明确中医护理的服务对象、服务内容和任务，拓展中医护理服务范畴，延伸至社区和家庭。

(3) 明确中医护理技术范畴，进行中医护理技术规范化研究。明确中医护理技术范畴，选择属于护理职责范围的中医护理技术，开展临床研究和基础研究，规范中医护理技术，制订规范化标准，形成循证指南，进一步完善《中医医院中医护理工作指南》《中医护理常规、技术操作规程》，指导临床中医护理实践。

（4）进一步加强中医护理专科专病的研究，形成规范化路径。在第一批专科专病方案推广使用过程中，通过对临床效果的观察，不断完善专科专病方案，建设全国多中心研究合作基地，形成优势病种规范化护理路径，提高中医护理临床疗效。

（5）加强中医护理在老年病、慢性病防治和养生康复中的作用。随着人口老龄化进程加速，健康养老已越来越引起关注，大力发展中医护理显得尤为重要。提高中医护理水平，发挥中医护理特色和优势。

（6）推动"互联网＋中医护理"大力发展，中医护理远程服务、移动护理、智慧护理等新型护理服务模式。构建中医护理信息共享服务体系，逐步建立跨医院的中医护理数据共享交换标准体系。探索互联网延伸等网络中医护理服务应用。利用移动互联网等信息技术提供在线咨询、预约诊疗、候诊提醒、上门服务、药品配送等便捷服务。

（7）加强中西医结合护理研究，加强中西医护理研究，围绕中医护理、技术和专科专病研究拟定中医护理研究方向和内容，注重理论和技术的创新，与现代护理技术有机结合，形成中西医结合护理态势。设立重点研究专题，研究技术规范和护理路径，产生一批标志性科研成果。

（8）加强中医护理专科队伍的建设，开展中医护理人员的规范化培训。①明确中医护理人才培养模式，构建中医护理核心课程。②加强临床中医护士继续教育，开展中医护理人员的规范化培训。③建立中医护理专科护士培训基地。④加强中医护理学位点建设，培养高层次中医护理人才。

（9）重视人文护理内涵建设，传播中医护理文化。挖掘中医护理在人文护理内涵建设中的作用，其整体观念、天人合一、情志护理等理论和内容，无不体现了人文护理的内涵。加强护理人员人文素质的培养，构建人文护理素质要素，充分体现以人为本、以健康为中心的理念，传播中医护理文化，构建和谐的医院环境和医患关系。

（10）搭建国际交流平台，加强国内外中医护理学术交流。举办国际国内中医护理学术交流会议，搭建中医护理学术交流平台，建立中医护理合作基地，开展中医护理跨国界、跨学科中医护理科学研究，传播中医护理知识与文化，使中医护理走向国际。

第二节　中医护理的基本特点

中医护理的基本特点包括两个方面：一是整体观念，二是辨证施护。

一、整体观念

整体观是中医学关于人体自身的完整性及人与自然、社会环境的统一性的认识。整体观认为，人体是一个由多层次结构构成的有机整体，脏腑、器官、经络、肌肉、皮毛、筋脉、四肢百骸、气血津液等，在结构上不可分割，功能上相互协调、相互为用，病理上相互影响。人生活在自然和社会环境中，人体的生理功能和病理变化，必然受到自然环境、社会条件的影响。人类在适应和改造自然及社会环境的过程中维持着机体的生命活动。所以，中医的整体观主要体现在人体自身的整体性和人与自然、人与社会环境的统一性三个方面。

（一）人体是一个有机的整体

整体观认为，人是一个有机的整体，以五脏为中心，通过经络的联系和沟通，将各脏腑、组织、器官及皮毛、筋肉、骨骼等联系成一个有机的整体，共同完成各项生理活动。如心与小肠相表里，主血脉和神志，其体合脉，其华在面，开窍于舌。心主血脉，功能正常，则神清气爽、面色红润光泽、脉搏和缓有力。中医认为，五脏分别与喜、怒、忧、思、恐等情志活动有关，各种不同的情志活动，可以对不同的脏腑产生影响。在护理上，可以通过各脏腑与器官、肌肉、皮毛、筋脉、四肢百骸之间的关系，观察病情变化，找出所属脏腑之间的关系，有的放矢地进行护理。通过情志护理，可以调畅脏腑气机，有助于发挥各自的生理功能。这种整体性同时也表现在病理方面。人体是一个内外紧密联系的整体。

（二）人与自然环境的统一性

中医学历来十分重视人与自然环境的联系，包括人与季节、人与昼夜、人与环境的统一。季节、昼夜、地理环境等对人体的影响论述尤多。

地理环境是人类生存环境的要素之一，地域气候的差异，地理环境和生活习惯的不同，在一定程度上也影响着人体的生理活动和脏腑功能。

（三）人与社会关系的统一性

人生活在纷纭复杂的社会环境中，其生命活动必然受到社会环境的影响。人与社会环境是统一的、相互联系的。

二、辨证施护

（一）辨证施护的内涵

证，又称证候，它既不是症状，也不是病名，而是中医学特有的诊断学概念，是疾病过程中某一阶段或某一类型的病理概括。证候是病机的外在反映，病机是证候的内在本质。证候的内涵中包括了病变的部位、原因、性质和邪正盛衰的变化。

（二）辨证施护的方法

辨证施护内容丰富、方法多样，主要包括了辨证施术、辨证施药、辨证施食（膳）、辨证施教、辨证施养等内容。

1. 辨证施术

施术是根据辨证的结果，遵循辨证的理论，确定中医护理技术和方法。如耳穴埋籽缓解失眠，一般取心、神门、交感、皮质下等耳穴。如心肾不交证失眠，可加肝、肾穴；如心脾两虚证失眠，可加脾和小肠穴；如心胆气虚失眠，可加肝、胆、三焦穴。再如脾胃虚寒证胃痛，可用艾灸、热熨等方法，胃热证忌用。气滞胃痛，穴位按摩中脘、足三里、合谷等穴，配合情志护理等方法进行辨证护理。所以在实施中医护理技术时，也要强调辨证施术。

2. 辨证施药

根据不同的证候，采取不同的给药方法。如解表药，宜武火快煎；补益药，宜久煎；风寒感冒，药要热服，可饮生姜红糖茶；风热感冒，药可温服。

3. 辨证施食（膳）

根据不同的证候，采取适当的饮食指导。如寒证胃痛，护理上要注意防寒保暖，饮食药物均宜偏热服，并给予羊肉、狗肉等助阳散寒之品，忌食生冷瓜果；气滞胃痛，指导用橘皮、郁金花等泡茶喝，穴位按摩中脘、足三里、合谷等穴，配合情志护理等方法进行辨证护理；食滞胃痛，饮食宜清淡，可食山楂等消食之品。热证患者起居要通风凉爽，饮食宜清淡、易消化之品，多给予水果、绿豆汤等清热生津之品。再如咳嗽要辨别肺热或阴虚等的不同证候，梨子生吃适用于肺热津伤,表现为发热、咳嗽、口渴的患者,可达清热生津之功,而冰糖蒸梨则适用于干咳少痰肺阴虚的患者,以达养阴润肺之功。如舌苔厚腻,往往反映了脾运化水谷的功能失常,此时饮食宜清淡,不宜大补。

4. 辨证施教

根据不同的证候,采取合适的健康教育内容。包括饮食、起居、情志、用药、养生康复等内容。

5. 辨证施养

根据不同的证候,采取科学的养生保健方法。

第一章 练习题与答案

第二章　中医基础理论

春秋战国至秦汉时期，中国古代哲学经历了显著的发展，涌现了气一元论、阴阳学说和五行学说等理论，这些思想在天文、地理、历法、政治、经济、兵法和农业等自然科学和社会科学领域广泛传播，对中医学理论体系的形成产生了深远的影响。

第一节　阴阳学说

阴阳学说是我国古代人民创造的辩证唯物哲学思想，是研究阴阳概念及其运动规律，并用以解释宇宙万物和现象发生、发展和变化的哲学理论。阴阳的对立统一法则是宇宙万物运动变化的根本规律。中医学通过阐释阴阳的交感、对立、互根、消长及转化规律，深刻理解和阐述了生命、健康和疾病的本质。

阴阳学说融入了中医学理论体系，广泛应用于解析人体生命活动的机制，分析疾病的发生、发展和变化过程，指导疾病的诊断与治疗。它不仅是中医学理论的哲学基石，而且对中医学的进一步发展具有重要影响。

一、阴阳的概念、特性、归类

（一）阴阳的概念

阴阳的概念形成历经了一个漫长的历史时期，可以追溯到夏商时期甚至远古时期。人类对自身和自然现象的观察，尤其是对太阳的出没、月亮的晦明变化等明暗交替的天象观察，早在殷商时期的甲骨文中即可见阴阳的文字记载，如"阳日""晦月"等术语。阴阳作为哲学概念成熟于战国与秦汉之际，并被运用到各学科领域。

阴阳最初源自对日光方向的简单观察：朝阳为阳，背阳为阴。这种观察不仅限于天地日月和四时的变化，还涵盖了昼夜的交替和天气的晴阴。这些朴素的观察逐渐抽象化，形成了中国古代哲学中关于世界观和认知的基本理论。阴阳二气的相互作用被视为一切事物固有的属性，驱动着它们的产生、发展和变化，甚至最终的消亡。

古代医学家们将阴阳学说引入中医学中，并用以阐明生命的起源和本质，人体的生理功能和病理变化，疾病的诊断、治疗和疾病预防的基本规律。因此，阴阳学说成为中医学理论体系的哲学基础和重要组成部分，贯穿于中医理论体系的始终。从古至今，阴阳学说一直有效地指导着中医学的理论与实践，对中医学产生的影响久远而深刻。

（二）阴阳的特性

1. 阴阳的普遍性

自然界中各种相互对立又相互关联的事物和现象中普遍存在着阴阳，因此宇宙间所有相关的事物和现象都可以用阴阳来概括。

2. 阴阳的相关性

用阴阳所概括或区分事物的属性，必须是相互关联的一对事物或现象，或是一个事物内部的两个方面，如时间的春夏与秋冬、昼与夜、温度的寒与热，生命物质的气与血等。若不是在一个统一体中，无关联性的事物或现象，则不能用阴阳概括表示，例如外与寒，昼与降都是不能分阴阳的。

3. 阴阳的规定性

阴阳学说对阴阳属性的界定具有明确的规定性，表现为它们的不可变性和不可对称性。阳性具有光明、温暖、向上、向外、兴奋和扩散等特征；阴性则具有晦暗、寒冷、向下、向内、静止和凝聚等特征。例如，水属于阴，火属于阳，这些属性不可互换。人体脏腑中的心阳与心阴、肾阳与肾阴、肝阳与肝阴等各自具有特定的含义和作用，不可颠倒。

4. 阴阳的相对性

事物或现象的阴阳属性，并不是绝对的，而是相对的。其阴阳属性的划分，取决于双方在性质、位置、趋势、强弱等方面的比较。事物或现象的阴阳属性，具有显著的相对性，主要表现在三个方面。

（1）阴阳属性的相互转化：指事物或现象的阴阳属性，在一定的条件下，可以向对立面转化，即阳也可转化为阴，阴可以转化为阳。正如寒证和热证之间可以相互转化，属阴的寒证在一定条件下可以转化为属阳的热症，属阳的热证在一定条件下可以转化为属阴的寒证。阴阳之间的相互转化，一方面是因为事物的不断运动，双方已倚伏着相互转化的因素，这是转化的内在原因；另一方面，事物转化还必须具备一定的外部条件。

（2）阴阳之中复有阴阳：即阴阳之中可以再分阴阳，阴阳的无限可分性（图2-1）。宇宙间的任何事物都可以概括为阴阳两类属性，而任何一种事物的内部又可以分为对立的两个方面，即阳中有阴阳可分，阴中也有阴阳可分，如此分下去，以至无穷。

（3）阴阳属性随比较对象而变：阴阳的属性是在比较中确定，并随着条件的变化而改变的。以脏腑而言，脏为阴，腑为阳；以五脏所在的位置而言，五脏中的心肺位于膈以上，属阳；肝脾肾位于膈以下，属阴；四时气候中的春天与冬天比较，则气候温暖的春天，属阳，寒冷的冬天，属阴；春天与夏天比较则其气凉而属阴。

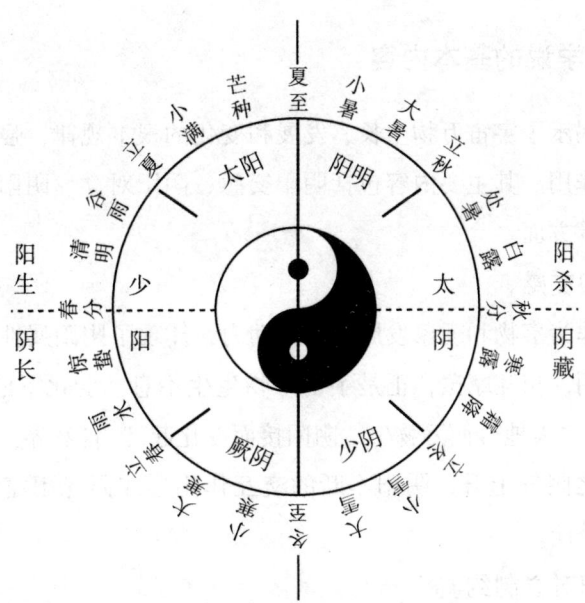

图2-1　阴阳之中复有阴阳

(三) 事物阴阳属性的归类（表2-1）

凡是存在相互关联且对立的事物或现象，或同一事物内部对立的两个方面，都可以用阴阳理论来分析它们各自的属性。

阴阳学说认为，"阳"代表积极、进取、刚强等特性，以及具有这些特性的事物或现象；"阴"则代表消极、退守、柔弱等特性以及具有这些特性的事物或现象。事物和现象相互对立的阴阳属性，是相比较而言的，是由其性质、位置、趋势等方面所决定的。一般来说，凡是运动的、外向的、上升的、温热的、无形的、明亮的、兴奋的、亢进的都属于阳；静止的、内守的、下降的、寒冷的、有形的、晦暗的、抑制的、衰退的都属于阴。

表2-1 事物阴阳属性归类

属性	空间	季节	时间	湿度	温度	性状	重量	亮度	事物运动状态
阳	上外左南天	春夏	昼	干燥	温热	清	轻	明亮	上升运动明亮亢进
阴	下内右北地	秋冬	夜	湿润	寒冷	浊	重	晦暗	下降静止抑制衰退

二、阴阳学说的基本内容

阴阳学说揭示了宇宙万物生长、发展和变化的根本规律，强调阴阳的对立统一及其相互作用。其主要内容包括阴阳交感、阴阳对立、阴阳互根、阴阳消长和阴阳转化等方面。

（一）阴阳交感

阴阳交感作为事物和现象发展变化的动力，体现了阴阳属性的相反性。阴阳两者相互作用、相互摩擦，正是宇宙万物生生不息、变化不已的原因。《荀子·礼论》载："天地合而万物生，阴阳接而变化起。"自然界，正是由于天之阳气下降，地之阴气上升，阴阳不断的交互作用形成阳光雨露，沐浴滋润万物，得以成长繁茂。

（二）阴阳对立制约

阴阳对立指自然界中的一切事物和现象，都存在着相互对立、相互矛盾的两个方面。任何事物的运动变化，都处于阴阳的对立统一之中。

阴阳制约指相互对立的阴阳双方之间存在着相互制约的特性，即阴阳双方相互制约、相互约束、相互掣肘，从而表现出复杂的动态联系。

阴阳对立制约指阴阳属性相反的双方在一个统一体中的相互斗争、相互排斥。它维持着人体物质及功能的动态平衡状态，即"阴平阳秘"。就五脏而言，肾主水，属阴；心主火，为阳；肾水必须上济于心，心火才能不亢，心火下降于肾，肾水才能不寒。这种"水火既济""心肾相交"的两脏间动态平衡，是人体内阴阳对立制约的结果。当某些原因的影响，使机体阴阳的对立斗争激化，制约失控，相对的动态平衡被打破，就可导致阴阳出现胜负失调，产生疾病，即"阴阳失调"。正气与邪气之间始终存在着这种阴阳的对立制约关系。

(三) 阴阳互根互用

阴阳互根表明阴阳相互依存、互为基础的关系，即"阳依赖于阴，阴依赖于阳"。阳存在的基础是阴，阴存在的基础是阳，它们彼此是存在的先决条件。阴阳互为基础，彼此相生、相助、相促。

阴阳始终是一个整体，每一个方面都以对方的存在为自身存在的先决条件，任何一方都无法独立存在而脱离另一方。

阴阳互用指阴阳双方具有相互资生、促进和助长的关系，即阳生阴、阴生阳。天气、地气的升降和云雨的形成，就是阴阳相互资生、相互促进的过程。精与气是构成生命活动最基本的物质。精有形属阴，气无形属阳，精是气化生的根本，是化生能量的源泉，没有精则无以化生气；气则是精功能的体现，也是精化生的动力，没有气则难以生成精。所以张介宾在《质疑录》中提道："阴不可无阳，阳不可无阴。"

阴阳互根互用指阴阳双方具有相互依存、相互为用的关系。阴阳互根互用有两层含义：其一，阴阳互根，指阴阳双方都以对方的存在作为自己存在的前提和条件，如动为阳，静为阴，没有动就无所谓静，没有静也就无所谓动等，两者相互依存。其二，阴阳互用，指阴阳双方还存在着不断相互资生和相互助长的关系，正如《素问·阴阳应象大论》所言："阴在内，阳之守也，阳在外，阴之使也。"这就是阴阳在事物统一体中相互为用关系的体现。

(四) 阴阳消长

阴阳的消长，是阴阳运动的基本形式之一。消，即减少；长，即增多。消长指事物的盛衰变化。阴阳消长，指事物或现象阴阳两个方面不是处于静止不变的状态，而是处于不断的运动变化之中。

阴阳消长运动的基本形式，可以表现为四种类型：此长彼消（阴长阳消、阳长阴消），此消彼长（阴消阳长、阳消阴长），此长彼亦长（阴长阳长、阳长阴长），此消彼亦消（阴消阳消、阳消阴消）。

1. 阴阳互为消长

阴阳两者相互对立，在彼此制约的过程中显示出互为消长的变化。这种变化可以表现为两种形式：一是此长彼消，即一方增加时另一方减少，如阳升阴降或阴升阳降；二是此消彼长，即一方减少时另一方增加，如阳降阴升或阴降阳升。

阴阳消长理论也可解释人体的生理活动。子时阳气初生，晨阳升起，午时阳气达到巅峰，随着阳气增长阴气减少，身体生理功能由抑制转向兴奋，即"阳长阴消"；午后阴气初生，傍晚至夜半阴气盛，阳气逐渐减少，身体生理功能由兴奋转向抑制，即"阴长阳消"。人体在昼夜交替中表现出周期性变化，这是因为阴阳之间持续进行的动态平衡，它们相互消长在一定范围内维持着这种稳定状态。

2. 阴阳同消同长

相互依存的阴阳双方，在彼此互相支持和促进的过程中显示出同步长消的变化。具体表现有两种形式：一是此长彼长，即当一方加长时另一方也相应加长，如阴随阳长或阳随阴长；二是此消彼消，即当一方消减时另一方也相应消减，如阴随阳消或阳随阴消。

阴阳消长的根本原因在于它们之间相互对立、相互制约以及共生关系的变化。对立制约关系的变化主要表现为阴阳双方的同步长消，即此长彼消或此消彼长；共生关系的变化则主要表现为阴阳双方的同步长消，即此长彼长或此消彼消。

阴阳消长的意义在于维持阴阳双方之间相对动态的平衡状态。在一定程度上，阴阳消长的动态变化是正常的。

如果因为某种原因，导致阴阳消长的平衡动态失调，则会产生异常状态。阴阳消长的动态变化过度或不足，会导致相对平衡被破坏，从而引发自然界的气候异常变化，或者在人体中引起疾病。例如，"阳胜则阴病，阴胜则阳病"，以及"阳虚阴盛，阴虚阳亢"，都是由于阴阳对立制约关系失调而导致的此长彼消或此消彼长；"精气两虚"和"气血两虚"，则是由于阴阳共生关系失调而导致的此消彼消。

(五) 阴阳转化

阴阳转化指在适当条件下，事物的阴阳属性可以朝相反的方向变化，即属阳的可以转变为属阴的，属阴的可以转变为属阳的。

阴阳双方之所以能够发生转化，是因为对立双方相互倚伏着向其对立面转化的因素。阴中蕴含阳，使得阴具备向阳转化的潜力；阳中隐藏着阴，则使得阳具备向阴转化的可能性。

阴阳的转化，必须具备一定的条件方能发生。《素问·阴阳应象大论》曰："重阴必阳，重阳必阴""寒极生热，热极生寒"。所谓的"重""极"，均是事物内部阴阳相互转化的内在因素和必备条件。

阴阳的相互转化在疾病发展过程中是常见的，如在疾病的发生、发展过程中，由阳转阴或由阴转阳的证候变化则更为常见。临床上各种原因引起的由实转虚，由虚转实，由表入里，由里出表等病证变化，都是阴阳转化的例证。可见，事物在发展过程中都存在着"物极必反"的状况，需要强调的是这种转化必须在一定条件下才可能发生。所以，阴阳的转化须以一定的条件为前提，不具备一定的条件，阴阳的属性就不会转化。可见，阴阳的消长（量变）和转化（质变）是事物发展变化全过程的两个阶段。阴阳的消长是阴阳转化的前提，而阴阳的转化则是阴阳消长运动的结果。

三、阴阳学说在中医学中的运用

中医学运用阴阳学说，以辩证思维指导对具体事物的认识，它贯穿于中医学理论体系的各个方面，阐明生命的形体结构、功能活动、病理变化、临床诊断、疾病防治以及养生康复等，并指导着临床疾病的诊断、治疗、预防及护理，奠定了中医学理论体系的基础。

(一) 说明人体的组织结构

《素问·宝命全形论》曰："人生有形，不离阴阳。"人体是一个有机整体，构成人体的脏腑经络形体组织，根据所在部位、功能特点划分阴阳。

人体脏腑经络及形体结构的上下、内外、表里、前后各部分之间，凡属相互关联有相互对立的部分，就可以用阴阳属性来划分。从人体部位来看，上部属于阳，下部属于阴；体表属于阳，体内属于阴；背部为阳，腹部为阴；四肢外侧为阳，内侧为阴。在体表结构中进一步分类，皮肉属于阳中的阳，而筋骨属于阳中的阴。关于脏腑器官，五脏主要负责精的贮藏，属于阴性；六腑则主要负责传导和转化，属于阳性。在五脏中，心和肺位于上部，属于阳性。其中，心属于阳中的阳，肺属于阳中的阴。肝、脾、肾位于下部，属于阴性。其中，肝属于阴中的阳，肾属于阴中的阴，脾属于阴中的至阴。根据《素问·金匮真言论》所述"背为阳，阳中之阳，心也；背为阳，阳中之阴，肺也。腹为阴，阴中之阴，肾也；腹为阴，阴中之阳，肝也；腹为阴，阴中之至阴，脾也。"从经络而言，则有阴经、阳经、阴络、阳络之分。从生命物质而言，则气为阳，精血津液为阴等。

（二）概括人体的生理功能

中医学以阴阳学说概括人体的生理功能，如《素问·生气通天论》所论："阴平阳秘，精神乃治。"人体的正常生理活动依赖于阴阳对立互根的动态平衡。阴阳的协调平衡是体内健康状态的重要指标。

人体正常的生命活动，是机体阴阳双方对立统一、协调平衡的结果。机体防御邪气侵袭的整体卫外机能、脏腑组织的功能活动及天人相应等人体的各种生理功能，均可用阴阳学说来加以概括和说明。

中医学强调以五脏为核心的脏腑功能对人体生命活动至关重要。肝、心、脾、肺、肾五脏具有不同的阴阳属性，其中五脏之阴具有安静、滋养和抑制作用，五脏之阳则具有推动、温暖和兴奋作用。只有五脏阴阳之气的平衡与协调，包括动静、温润、兴奋和抑制，才能维持人体正常的生理功能。

（三）说明人体的病理变化

疾病的发生常表示阴阳协调失衡，即所谓的"阴阳失调"。运用阴阳学说解释人体疾病变化，主要体现在以下两个方面。

1. 分析病因的阴阳属性

中医学根据致病因素的性质及致病特点，把病因分为阴阳两大类，如《素问·调经论》载："夫邪之生也，或生于阴，或生于阳。"一般而言，六淫属阳邪，情志失调、饮食居处等属阴邪。阴阳之中复有阴阳，如六淫之中，风邪、暑邪、火（热）邪属阳，寒邪、湿邪属阴。

2. 分析病机的基本规律

疾病的发生与发展是邪气与正气相争的结果，邪气侵袭导致人体阴阳失衡而引发疾病。阴阳失衡的主要病理机制包括阴阳偏盛、偏虚，以及相互损耗等（表 2-2）。

表 2-2　阴阳理论阐释人体病理变化

阴阳盛衰	病 理	临床表现
阳偏盛	阳盛则热	发热、汗出、面赤、口渴、脉洪数
阴偏盛	阴盛则寒	恶寒、畏寒、无汗、全身冷痛、脉紧
阳偏衰	阳虚则外寒	形寒肢冷、面白、舌淡、脉沉迟无力
阴偏衰	阴虚则内热	五心烦热、盗汗、舌干少津、脉细数

（1）阴阳偏盛，是亢盛、过胜之意。阴阳偏盛指阴或阳任何一方高于正常水平，机体机能过于亢盛的病理状态，即阴盛或阳盛。《素问·阴阳应象大论》概括为："阴盛则阳病，阳盛则阴病，阳盛则热，阴盛则寒。"

◎ 阳盛则热，阳盛则阴病：阳邪亢盛，其性质为热，产热过剩，因而出现实热证；阳盛之下对阴产生过度制约，则阴之功能削弱，因而出现阳长则阴消，阳偏盛必然导致阴液的损伤（图 2-2）。

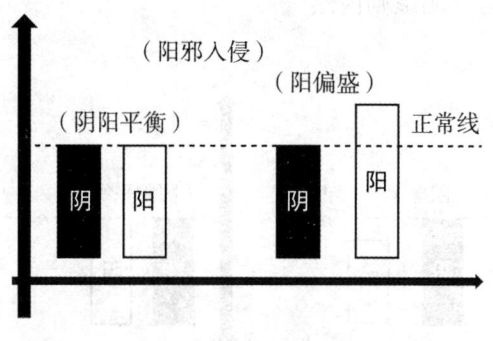

图 2-2　阳偏盛关系

◎ 阴盛则寒，阴盛则阳病：阴邪亢盛，性质为寒，阻滞机体机能，因而出现实寒证；阴盛之下对阳产生过度抑制，则阳之功能减退，因而出现阴长则阳消，阴偏盛必然导致阳气的损伤（图2-3）。

阳气偏盛所致的病症为实证，阳气过盛导致实热证，阴气偏盛则引发实寒证。因此，《素问·通评虚实论》中指出："邪气盛则实。"

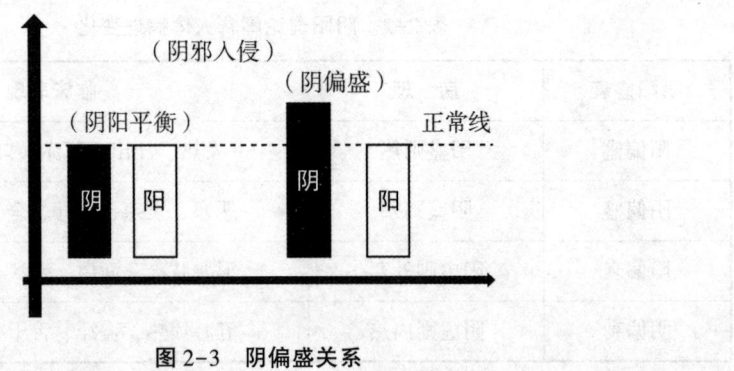

图2-3 阴偏盛关系

（2）阴阳偏衰是衰弱、不足之意。阴阳偏衰指阴或阳任何一方低于正常水平，机体机能不足或衰弱的病理状态，即阴虚或阳虚（图2-4）。《素问·调经论》概括为："阳虚则外寒，阴虚则内热。"

◎ 阳虚则寒：人体阳气不足，无力抑制阴寒，导致阴寒内生。临床上常表现为虚性寒证，称为"阳虚则外寒"。

◎ 阴虚则热：人体阴液不足，无法抑制阳气，导致阳气内亢。临床上常表现为虚性热证，称为"阴虚则内热"。

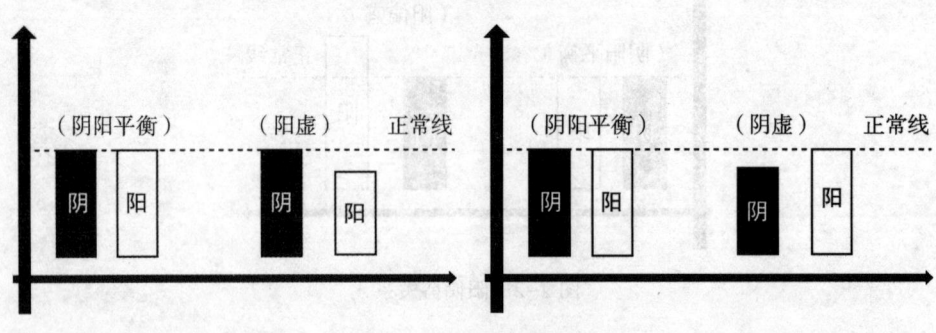

图2-4 阴阳偏衰关系

阴阳偏虚所引起的病症为虚证，阴虚则表现为虚热证，阳虚则表现为虚寒证。因此，《素问·通评虚实论》中提道："正气不足则为虚证。"

（3）阴阳互损指阴或阳的任何一方虚损到一定程度，常导致对方的不足而产生的病理变化。这包括阴损及阳和阳损及阴两方面，以至于最后阴阳俱损。

◎ 阴损及阳：指阴虚弱到一定程度，无以滋养阳气，以至于阳气化生不足，即"无阴则阳无以生"。临床上常先有阴虚的表现，继而出现阳虚的证候。

◎ 阳损及阴：指阳虚弱到一定程度，无以促进阴的化生，以至于阴不足，即"无阳则阴无以生"。临床上常先有阳虚的表现，继而出现阴虚的证候。

阴阳互损的前提是阴阳的互根互用。由于阴和阳相互为根、相互为用，因而当阴或阳虚损不足时，便会发生"阴消阳亦消"的"阴损及阳"和"阳消阴亦消"的"阳损及阴"病理变化。

阴阳互损不同于阴阳偏衰。阴偏衰或阳偏衰是阴阳互损病理现象产生的条件，是病理状态；阴阳互损是在阴偏衰或阳偏衰的病理基础上进一步发展而成的，其最终结果为阴阳两衰。

（四）用于疾病的诊断

由于疾病发生和发展的根本机制是阴阳失调，所以尽管疾病的临床表现错综复杂，千变万化，也都可以用阴证或阳证加以概括。诊查疾病时，只有分清阴阳，才能抓住疾病的本质。《素问·阴阳应象大论》曰："善诊者，察色按脉，先别阴阳。"阴阳学说用于疾病的诊断，包括分析望、闻、问、切四诊所收集的资料和概括各种证候的阴阳属性两个方面。

1. 分析四诊资料

将望、闻、问、切四诊采集的资料包括症状和体征，通过阴阳理论进行阴阳属性的分析。在望诊中，根据色泽划分为阳性和阴性，如黄、赤为阳，青、白、黑为阴，色泽鲜明为阳，晦暗为阴。在闻诊中，根据声音和气息判断为阳性或阴性，高亢洪亮为阳，低微无力为阴；呼吸有力、声高气粗为阳，呼吸微弱、声低气怯为阴。在问诊中，根据症状判断为阳性或阴性，身体有热感或恶热为阳，身体有寒冷感或恶寒为阴。在切诊中，根据脉象部位判断为阳性或阴性，寸脉为阳，尺脉为阴；根据脉象的动态判断为阳性或阴性，至者为阳，去者为阴；根据脉象的频率判断为阳性或阴性，数者为阳，迟者为阴；根据脉象的形状判断为阳性或阴性，浮大且洪滑为阳，沉涩且细小为阴。

2. 辨别疾病证候

辨别病证的阴阳属性是中医诊断的重要原则之一。在八纲辨证中，阴阳是总纲，指导着疾病证候的分类。通常，表证、热证、实证属于阳性，表示病证在表面、具有热性或实质性的特征；里证、寒证、虚证则属于阴性，表示病证在内部、具有寒性或虚弱性的特征。

(五) 用于确立疾病的护治原则

调节阴阳是预防和治疗疾病的根本原则，通过平衡脏腑经络、调和精气血津液，达到阴阳平衡的生理状态。

1. 指导养生保健

养生，又称"摄生"，指的是保护和促进健康。健康是推动个体全面发展的必要条件，是经济社会进步的基石，是民族繁荣和国家富强的重要象征，也是广大民众共同追求的目标。

2. 确定治疗原则

采用药物、针灸等方法调节阴阳盛衰的病理变化，恢复阴阳协调的平衡状态，这就是"调节阴阳"，是治疗疾病的重要原则之一。《素问·至真要大论》提道："谨察阴阳所在而调之，以平为期。"

阴阳偏盛的治疗原则是基于邪气过盛的实证情况，因此治疗的基本策略是"损其有余"，即对实证采取泻法。根据阴阳对立的调节原理，对于阳盛的实热证，治疗方法是"热者寒之"，即采用寒性药物进行治疗。对于阴盛的实寒证，则采用"寒者热之"的治疗策略，即使用热性药物来调治。

阴阳偏衰的治疗原则是针对正气不足的虚证，因此治疗的基本策略是"补其不足"，即对虚证采取补益法。根据阴阳对立的调节原理，阳虚主要表现为阳气不足导致的虚寒证，因此治疗重点在于补益阳气，"阴病治阳"，即通过"益火之源，以消阴翳"来加强阳气。阴虚则主要表现为阴液不足导致的虚热证，因此治疗重点在于滋补阴液，"阳病治阴"，即通过"壮水之主，以制阳光"来增强阴液。

(六) 归纳药物的性能

中药的性能，指药物具有四气、五味、升降浮沉的特性。阴阳用于疾病的治疗，不仅用以确立治疗原则，还用来概括药物的性味功效，作为指导临床用药的依据。治疗疾病，不但要有正确的诊断和治疗方法，还必须熟练地掌握药物的性能。根据治疗方法，选用适宜药物，才能收到事半功倍的效果。

中药的功效主要表现在以四气五味为特征的药理特性，以及升、降、浮、沉的性质，都可以用阴阳原理来界定。四气指寒、热、温、凉的药性，其中寒、凉属于阴，暖、热属于阳。五味分别表示酸、苦、甜、辣、咸的味道。虽然有些药用物质表现出淡淡或涩涩的味道，但传统上它们仍然被归类为"五味"。其中，辣、甜、淡的味道属于阳，酸、苦、咸的味道属于阴。升高、下降、浮选和下沉描述了药用物质在体内起作用的趋势，其中升高和浮选是阳属性，而下降和下沉是阴属性。

治疗疾病，就是根据病情的阴阳偏胜或偏衰，确定治疗原则，再结合药物的阴阳属性和作用，依据证候的性质将药物的气与味综合考虑以处方，每种中药都具有气与味两个方面的特性，配方时主要根据证候的性质来决定是主用"气"或"味"，还是"气"和"味"皆用，从而达到调整疾病过程中的阴阳失调，使之向恢复平衡方向发展的治疗目的。

（七）用于指导养生防病

养生防病，首要的就是调理阴阳，以保持人体阴阳的相对平衡及人与自然界的协调统一。《内经》中提出了健康的标志："阴阳匀平，以充其形，九候若一，命曰平人。"《灵枢·终始》曰："平人者不病，不病者，脉口人迎应四时也，上下相应而俱往来也，六经之脉不结动也，本末之寒温之相守司也，形肉血气，必相称也，是谓平人。"既然机体阴阳平衡标志着健康，那么平衡的破坏自然也就意味着疾病的发生，故养生保健就是要调理阴阳。

调理阴阳，不仅要保持人体内部的阴阳协调统一，更要保持人与自然界的协调统一，即天人相应。如《素问·四气调神大论》中提到调养四时阴阳的基本原则："圣人春夏养阳，秋冬养阴，以从其根，故与万物沉浮于生长之门。"故养生保健必须适应自然界的阴阳变化规律，并采取相应的护理措施，维持体内外环境的统一，达到防病健体、益寿延年的目的。此即"春夏养阳""秋冬养阴"的具体体现。

第二节 五行学说

五行学说是研究木、火、土、金、水五种物质的概念、特性及其相互关系的一种古代朴素的哲学思想，属于中国古代唯物论和辩证法的范畴。五行学说认为宇宙间的一切事物都是由木、火、土、金、水五种基本物质所构成的，而各种事物和现象的发展变化，也都是这五种物质不断运动和相互作用的结果。

古人将五行学说引入医学领域来说明、指导人体健康与疾病发展变化过程中出现的一些问题。

一、五行的概念、特性、归类

（一）五行概念的形成

五行最初的含义与"五材"有关，指的是木、火、土、金、水这五种基本物质。据《左传·襄公二十七年》记载："天生五材，民并用之，废一不可。"这些物质是人类日常生产生活中最为常见和不可或缺的基本元素。水火供给百姓的饮食，金木促使百姓的生产活动，土为万物提供生长所需，是为人类之用。此外，五行概念的形成，也与"五方""五时""五星"等观念有一定关联。

在春秋时期的《尚书》中，首次提及了"五行"一词并对五行的特性进行了总结。这些记载标志着五行作为哲学概念的初步形成，从最初的五种具体物质，如木、火、土、金、水，逐渐抽象到哲学层面，使得五行的特性得以高度概括。

随着人们对自然现象的观察和推理的深入，逐渐认识到木、火、土、金、水五种物质之间存在复杂的"相生"和"相克"关系。

（二）五行的基本概念

五行指木、火、土、金、水五种物质及其运动变化，其中"五"指木、火、土、金、水五种构成世界的基本物质，"行"指这五种物质的运动变化。

人们在漫长的生产生活实践中，用木、火、土、金、水五种物质的特性及其运动变化来概括和归类自然界的各种事物以及现象，使五行成为一个高度抽象的哲学范畴。

五行学说是一种世界观和方法论，以木、火、土、金、水五种物质属性及其运动规律为基础，以认识世界、解释现象，并探索宇宙变化的规律。古代学者运用五行学说，通过取象比类和推演的方法，将自然和社会中的各种事物和现象归纳为五类，并以五行之间的生克制化关系来阐释它们的发展和变化规律。

（三）五行的特性

五行的特性（表2-3），源自古人长期以来对木、火、土、金、水五种基本物质进行直接观察和朴素认知的积累，并逐渐形成了理性的概念。这些特性作为归纳各种事物和现象五行属性的基本依据，反映了人们对自然规律的探索和理解。

1. 木的特性

"木曰曲直"。曲，屈也；直，伸也。"曲直"指树木主干挺直向上、枝条曲折向外舒展的生长势态，进而引申为凡具有升发、生长、条达、舒畅等作用或性质的事物和现象，均归属于木。

2. 火的特性

"火曰炎上"。炎，热也；上，向上。"炎上"指火具有温热、上升、光明的特性，进而引申为凡具有温热、升腾、光明等作用或性质的事物和现象，均归属于火。

3. 土的特性

"土爰稼穑"。春种曰稼，秋收曰穑，"稼穑"指庄稼的播种与收获。土有播种和收获庄稼、生长万物的作用，进而引申为凡具有受纳、承载、生化等作用或性质的事物和现象，均归属于土。故有"土载四行""万物土中生，万物土中灭""土为万物之母"之说。

4. 金的特性

"金曰从革"。从，由也，说明金的来源；革，革除、改革、变革。"从革"说明金是通过变革而产生的，金之质地沉重，具有肃杀、收敛、沉降的特性，进而引申为凡具有肃杀、沉降、收敛等作用或性质的事物和现象，均归属于金。

5. 水的特性

"水曰润下"。润,湿润;下,向下。"润下"指水具有滋润、向下的特性,进而引申为凡具有寒凉、滋润、向下、闭藏等作用或性质的事物和现象,均归属于水。

表 2-3 五行的特性

五行	经典概括	特性概括	阴阳属性	形志属性
木	木曰曲直	升发、条达	属阴	具有升发、生长、条达、舒畅等作用或性质的事物和现象
火	火曰炎上	炎热、向上	属阳	具有温热、升腾、光明等作用或性质的事物和现象
土	土爰稼穑	生长、化育	属阴	具有受纳、承载、生化等作用或性质的事物和现象
金	金曰从革	沉降、收敛	属阳	具有肃杀、沉降、收敛等作用或性质的事物和现象
水	水曰润下	润下、闭藏	中性	具有寒凉、滋润、向下、闭藏等作用或性质的事物和现象

(四) 五行的归类

依据五行各自的特性,对自然界的各种事物和现象进行归类,从而建立五行系统。归类事物和现象的方法主要有取象比类法和推演络绎法两种。

1. 五行归类方法

其一,取象比类法。"取象"即从事物或现象的形象(形态、作用、性质)中找出最能反映本质的特有征象。"比类"则通过比较,并以五行特性为基准,将某种事物所特有的征象归类于相似的五行特性。例如,如果某一特征与木的性质相类似,则归属于木;与水的特性相类似,则归属于水,依此类推。

其二,推演络绎法。根据已知某些事物的五行归属,推断其他相关事物的归属。例如,已知肝属木,因为肝合胆、主筋、其华在爪、开窍于目、在志为怒,因此可以推断胆、筋、爪、目、怒等事物也属于木。同理,已知心属火,因小肠、脉、面、舌、喜与心相关，故亦归属于火；已知脾属土，因胃、肌肉、唇、口、思与脾相关，故亦归属于土；已知肺属金，因大肠、皮肤、鼻、悲与肺相关，故亦归属于金；已知肾属水，因膀胱、骨、发、耳、二阴、恐与肾相关，故亦归属于水。

2. 五行属性分类系统

在中医学的天人相应思想指导下，五行作为中心，结合空间结构的五个方位、时间结构的四时或五季，以及人体结构的五脏为基本框架，将自然界的各种事物和现象以及人体的生理病理现象进行五行属性归类（表2-4）。这样的分类系统有助于理解人体生命活动与自然界事物或现象之间的紧密联系，阐明人体自身及其与自然环境的互动关系。

表2-4 事物属性的五行归类

自然界						五行	人体					
五音	五味	五色	五化	五气	方位	季节		五脏	五腑	五官	形体	情志	五声	变动
角	酸	青	生	风	东	春	木	肝	胆	目	筋	怒	呼	握
徵	苦	赤	长	暑	南	夏	火	心	小肠	舌	脉	喜	笑	忧
宫	甘	黄	化	湿	中	长夏	土	脾	胃	口	肉	思	歌	哕
商	辛	白	收	燥	西	秋	金	肺	大肠	鼻	皮	悲	哭	咳
羽	咸	黑	藏	寒	北	冬	水	肾	膀胱	耳	骨	恐	呻	栗

二、五行学说的基本内容

五行学说的基本内容包括相生、相克、制化、相乘、相侮等方面。五行的相生、相克与制化是五行之间正常的关系，主要用于解释人体的正常生理关系；五行的相乘、相侮是五行之间异常的关系，主要用于解释人体的各种病理变化。

（一）五行生克制化

五行通过其生克制化的机制，在正常状态下自我调节，维持系统的平衡与稳定，助力事物的持续发展。

1. 五行相生

五行相生,指木、火、土、金、水之间存在着有序的递相资生、助长和促进的关系。

五行相生次序是:木生火、火生土、土生金、金生水、水生木。在五行相生关系中,任何一行都具有"生我"和"我生"两方面的关系(图2-5)。五行相生,实际上指五行中的某一行对另外一行(子行)的资生和助长。

古人将五行相生的关系比喻为母子关系:"生我"者为我母,"我生"者为我子。因此,如以木为例,由于水生木,故"生我"者为水,水为木之"母";又由于木生火,故"我生"者为火,火为木之子。

2. 五行相克

五行相克表明木、火、土、金、水之间有序地相互制约和抑制。相克的顺序为:木克土、土克水、水克火、火克金、金克木(图2-5)。在这种关系中,每一行都同时是其克制者和被克制者。《内经》称之为"所胜"和"所不胜"的关系:"克我"者为"所不胜","我克"者为"所胜"。因此,五行相克实际上是某一行对其克制的行的制约和限制的体现。例如,以土为例,因为土克水,所以水是土的"所胜";因为木克土,所以木是土的"所不胜"。

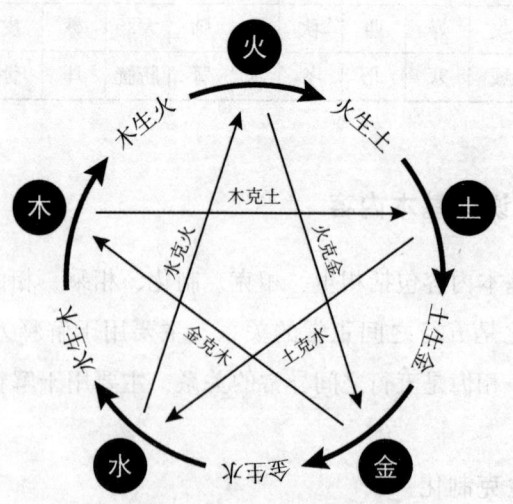

图 2-5 五行相生相克

3. 五行制化

五行制化，源于《素问·六微旨大论》："亢则害，承乃制，制则生化。"五行制化：制，制约、克制。化，即化生、变化。指五行间既相互资生，又相互制约，维持平衡协调，促进事物间有序变化和稳定发展。属五行相生与相克相结合的自我调节，是五行系统处于正常状态下的调控机制。

五行制化的规律表明，当五行中某一行达到过度亢盛时，必然会有其他行来制约它，以避免其过度造成损害；当某一行相对不足时，必然会有其他行来相生，以保持事物的持续生长。这种调节机制保持了五行系统的平衡和稳定。五行制化的次序如下：木生火，火生土，而木又克土；火生土，土生金，而火又克金；土生金，金生水，而土又克水；金生水，水生木，而金又克木；水生木，木生火，而水又克火。如此周而复始，形成了一个循环不息的过程。

五行系统结构中的每一行都与其他四行有一定的联系，五行中的每一行，由于既生别行，又被别行所生，在五行系统中的各部分之间不是孤立的，而是密切相关的，每一部分的变化，必然影响着其他部分的状态，同时又受着五行系统结构整体的影响和制约。任何部分之间，由于总是存在着不停地相生与相克变化，经常处于运动变化之中。

(二) 五行生克异常

五行生克关系的异常表现为五行之间的母子相及与相乘相侮。这种异常的生克变化，主要用于解释一些异常的气候变迁以及人体疾病的发生机制。

1. 五行的母子相及

五行母子相及属于相生关系的异常变化，包括母病及子以及子病及母两种情况。

（1）母病及子指某一五行异常，影响其子行，导致母子两行都出现异常。例如，肾病导致肝也受累，即为母病及子。

（2）子病及母指某一五行异常，影响其母行，导致母子两行都出现异常。例如，肝病导致肾也受累，即为子病及母。

2. 五行的相乘相侮

五行的相乘相侮，属于相克关系的异常变化，包括相乘和相侮两种情况。

（1）五行相乘，即乘虚侵袭的意思。相乘指某一五行对其所克制的行有过度制约或克制。五行之间的相乘顺序与相克顺序是一致的,即木乘土、土乘水、水乘火、火乘金、金乘木(图2-6)。相克是正常的生理现象,而相乘则是异常的病理现象。

五行相乘的原因有"太过"和"不及"两种情况。"太过"引起的相乘,指五行中的某一行过于亢盛,对其所胜一行进行超过正常限度的克制,引起其所胜一行的虚弱,从而导致五行之间的协调关系失常。如水行过亢,则过度克制其所胜火行,导致火行虚弱不足,称为"水气有余"。"不及"引起的相乘,指五行中某一行过于虚弱,难以抵御其所不胜一行正常限度的克制,使其本身显得更虚弱,如土行虽然没有过亢,但水行已经过于虚弱不足,土对水来说属相对偏亢,故水行也受到土行的较强的克制而出现相乘,称为"水气不足"。

(2)五行相侮,即欺侮,有恃强凌弱之意。相侮指五行中某一行对其所不胜一行的反克,是五行系统结构关系失调的另一种表现。五行相侮的次序与相克的顺序相反,即木侮金、金侮火、火侮水、水侮土、土侮木(图2-6)。

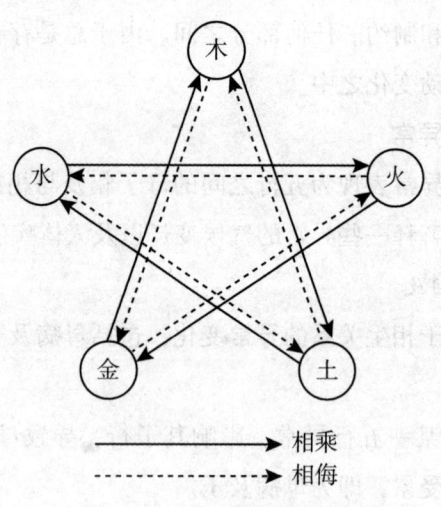

图2-6 五行乘侮之间的关系

五行相侮的原因,亦有"太过"和"不及"两种情况。"太过"所致的相侮,指五行中某一行过于强盛,使原来克制它的一行不仅不能克制它,反而受到它的反向克制。即被克者亢极,不受制约,反而欺侮克者。如土本克水,若水气有余，不受土制，反来侮土，即水侮土。又如金本克木，若木气亢极，不受金制，反来侮金，即为木（亢）侮金。"不及"所致的相侮，指五行中某一行过于虚弱，不仅不能制约其所胜的一行，反而受到其"反克"。即克者本身衰弱，被克者因其衰而侮之。如水本克火，若水气不足，则火因其衰而侮水，即为火侮水。又如金本克木，若金气虚衰，则木因其衰而侮金，即为木侮金（衰）。

五行相乘和五行相侮，这都是反常的相克现象，均由五行中的任何一行的太过或不及所引起，两者可同时发生，两者之间既有区别又有联系。其主要区别是：相乘是按五行的相克次序发生过强的克制现象；相侮是与五行相克次序发生相反方向的克制现象。两者之间的联系是：在五行关系中，相乘和相侮常常同时发生，当发生相侮时，通常也会伴随相乘。例如，木属性过于强盛时，不仅会乘虚侵袭土属性，也可能侮弱金属性；金属性虚弱时，则可能既受木属性的反侮，又可能受到火属性的乘侵。因此，相乘与相侮之间存在着紧密的联系和互动。

三、五行学说在中医护理学中的应用

在中医学中，五行学说主要应用于分析和总结人体的形态结构和生理功能特征。它构建了以五脏为核心的系统，强调了五脏之间与自然环境的密切联系，阐明了它们之间的生理互动。这一理论在指导疾病的诊断、治疗和护理中具有重要意义。

(一) 构建天人一体的五脏系统

五行学说作为中医学的重要认知框架，通过比较五脏的生理特性与五行的特性，确定了五脏的五行属性。基于这一基础，推演出人体各种组织结构和功能的络绎，将形体、官窍、情志等归属于五脏，建立了以五脏为核心的生理系统。同时，将自然界的五方、五气、五化、五色、五味等与五脏紧密联系，把人体内外环境统一起来，形成了五脏一体、天人一体的系统，为中医藏象学说奠定了理论基础。中医学以五行为核心，以空间结构的五方和时间结构的季节、人体结构的五脏为基本框架，按照五行属性对人体和自然界复杂事物进行分类，构建了联系人体内外环境的五大系统。这不仅阐述了人体内部脏器的整体统一，也反映了人类与自然环境的统一性。

(二) 说明五脏的功能、特点及其关系

中医学运用五行类比联系的方法，根据脏腑组织的性能及特点，将人体的形体、官窍、精神、情志等分别归属于五脏（肝、心、脾、肺、肾），构成了以五脏为中心的生理病理系统。五脏配合六腑（胆、小肠、胃、大肠、膀胱、三焦），联系其支配的五体（筋、脉、肉、皮、骨），开窍于所主的五官（目、舌、口、鼻、耳），外荣于体表特定组织（爪、面、唇、毛、发）等，从而形成了以五脏为中心的脏腑组织结构系统，为脏象学说的系统化奠定了基础（表2-5）。

表2-5 人体脏腑五行

五行	五脏	五腑	主	藏	充	华	开窍
木	肝	胆	疏泄	魂	筋	爪	目
火	心	小肠	血气	神	脉	面	舌
土	脾	胃	运化	意	肉	唇	口
金	肺	大肠	宣降	魄	皮	毛	鼻
水	肾	膀胱	精髓	志	骨	发	耳

1. 阐释五脏生理功能

中医学根据五行特性，取象比类，将五脏分别归属于五行，以五行的特性来说明五脏的部分生理功能。如木性曲直，条顺畅达，有生发的特性，故肝喜条达而恶抑郁，有疏泄的功能；火性温热，其性炎上，心属火，故心阳有温煦之功；土性敦厚，有生化万物的特性，脾属土，脾有消化水谷，运送精微，营养五脏、六腑、四肢百骸之功，为气血生化之源；金性清肃，收敛，肺属金，故肺具清肃之性，肺气有肃降之能；水性润下，有寒润、下行、闭藏的特性，肾属水，故肾主闭藏，有藏精、主水等功能。

2. 说明五脏间的相互关系

中医学运用五行生克制化理论，分析五脏之间的关系，从而将五脏联系成一个有机整体，维持人体内部环境的统一。

根据五行相生理论说明五脏之间的资生关系：木生火，以滋养肝血以助心血；火生土，以温煦脾土，促进脾胃的消化吸收功能；土生金，以滋润脾气，助肺的气机运行，形成宗气；金生水，以滋养肾中精气，肺气降以助肾纳气；水生木，以滋养肝血，肾阴助肝阴，以抑制肝阳过盛。

根据五行相克理论说明五脏之间的制约关系：水克火，以调节肾水上行，防止心火亢盛；火克金，以调和心火，限制肺气清肃过度；金克木，以调和肺气下降，抑制肝气升发过盛；木克土，以促进肝气条达顺畅，疏泄脾气壅滞；土克水，以促进脾胃的水液运化，预防肾水失调。

(三) 说明五脏病变的相互影响

人体是一个有机整体，五脏之间通过生克制化关系维持生理功能，在病变上也相互影响，某脏有病可传至他脏，他脏病也可传至本脏，这种病理转移和相互影响称为"传变"。运用五行学说阐释五脏病变的相互传变，可分为相生关系传变与相克关系传变两类（图2-7）。

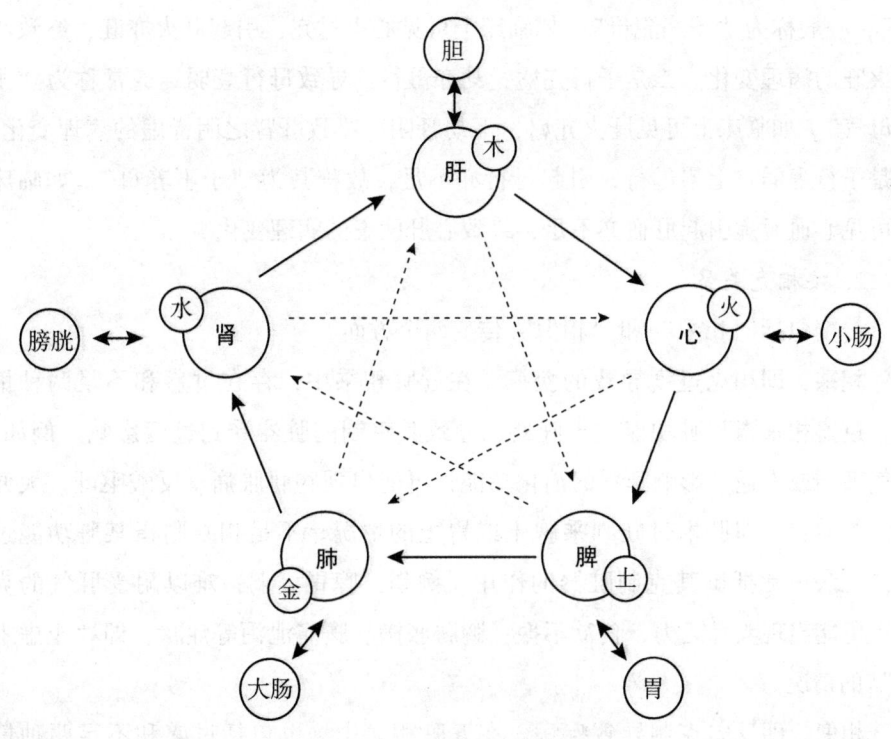

图2-7 五脏病变传变规律

1. 按相生关系

传变即五行的母子相及,所谓"及",连累之意也。包括母病及子和子病及母两个方面。

母病及子即疾病的传变,母脏(先病)及子脏(后病),指五行中的某一行异常,影响至其子行,导致母子两行均异常的改变。母病及子较为常见的有两类:一是母行虚弱,累及子行,导致母子两行皆虚弱,即所谓"母能使子虚"。如水生木,若水虚不能滋木,引起木行亦不足,以致水竭木枯,母子俱衰。这就是临床上常见的"水不涵木",肾精亏虚,精不化血,引起肝血不足,终致肝肾阴虚的病变。二是母行过亢,引起其子行亦盛,导致母子两行皆亢。如木生火,若木行过亢,可引起火行过旺,导致木火俱盛。临床上常见的肝火亢盛引致心火亦亢,出现心肝火旺的病变,即属此类。

子病及母即疾病的传变,子脏(先病)及母脏(后病),指五行中的某一行异常,影响至其母行,导致子母两行均异常的变化。子病及母较为常见的有三类:一是子行亢盛,引起母行也偏亢,以致子母两行皆亢,所谓"子能使母实",一般称为"子病犯母"。如临床上可见心火过亢,引起肝火亦旺,终致心肝火旺的病理变化。二是子行亢盛,劫夺母行,导致母行衰弱,通常称为"子盗母气"。如临床上可见肝火亢盛,下劫肾阴,终致肝肾之阴皆虚的病理变化。三是子行虚弱,上累母行,引起母行亦不足,故称其为"子不养母"。如临床上可见心血亏虚引起肝血亦不足,终致心肝两虚的病理变化。

2. 按相克关系

传变包括"相乘"和"相侮"传变两个方面。

相乘,即相克过度导致的疾病。在五脏相乘中,存在过盛和不足两种情况。过盛相乘指某脏功能过于旺盛,导致其克制的脏器受到过度影响。例如,肝气郁结或上逆,影响脾胃的消化功能,可能出现胸胁胀痛、反酸呕吐、大便泄泻等症状,即肝木过旺则乘脾土或胃土的情况。不足相乘则指某脏功能过弱,无法正常抵御其克制脏器的作用。例如,脾胃虚弱,难以耐受肝气的克制,可能出现头晕乏力、食欲不振、胸胁胀满、腹痛泄泻等症状,即"土虚木乘"的情况。

相侮,即反向克制导致疾病。在五脏相侮中,也包括过盛和不足两种情况。过盛相侮指某脏功能过于亢盛,反向克制其正常克制的脏器。例如,暴怒导致肝火亢盛，肺金无法有效抑制肝木，可能出现易怒、面红目赤，甚至咳嗽咯血等症状，即木火克金的情况。不足相侮则指某脏功能虚损，无法充分克制其正常克制的脏器。例如，脾土虚弱无法抑制肾水，可能导致全身水肿，即"土虚水侮"的情况。

总之，五脏病变的相互影响，可用五行的母子相及和乘侮规律来阐释。如肝脏有病，病传至心，为母病及子；病传至肾，为子病及母；病传至脾，为相乘；病传至肺，为相侮。其他四脏，以此类推。

（四）指导疾病的诊断

人体是一个有机整体，当内脏发生疾病时，其功能活动及相互关系的异常变化会显现在体表相应的组织器官上，表现为色泽、声音、形态、脉象等方面的异常变化，这正如《孟子·告子下》所说："有诸内，必形诸外。"五行学说指导人体的疾病诊断主要体现在确定病变的部位与判断病情的预后两个方面。

首先，五行学说运用五行特性和生克乘侮关系来确定五脏病变的部位。《灵枢·本脏》载："视其外应，以知其内脏。"确定五脏病变的部位，有本脏主病与本脏兼病两类。临床可以根据本脏所主之色、味、脉来诊断本脏主病，如面见黄色，喜食甘味，脉缓，可诊断为脾病；面见黑色，口味咸，脉沉，可诊断为肾病。临床还可以根据本脏是否具有他脏所主之色、味、脉来确定本脏兼病，若本来是脾虚的患者，而面见青色，可诊断为土虚木乘。

其次，五行学说运用五行的生克关系来推测病情的预后。从色诊而言，"主色"指五脏的本色，"客色"为四季的时色。"主色"胜"客色"，其病为逆，如肝病色青，不随四季而变者，预后较差；反之，"客色"胜"主色"，其病为顺，如肝病色青，但随四季而变者，预后较好。

（五）指导疾病的防治

应用五行学说指导疾病的防治，主要根据中药的色、味，按五行归属指导脏腑用药。依据五行生克乘侮规律，调节疾病的发展过程和确定治则治法，指导针灸取穴和处理情志疾病的治疗等方面。

1. 指导脏腑用药

根据五行学说，中药以天然色味为基础，分为五色、五味；根据其不同属性和归经原则，归属五脏。一般而言，青色、酸味属于肝经，赤色、苦味属于心经，黄色、甘味属于脾经，白色、辛味属于肺经，黑色、咸味属于肾经。例如，白芍和山茱萸属于酸味入肝经，用以滋养肝脏的精血；丹参味苦色赤，入心经，用以促进血液循环和安神；石膏属于白色味辛入肺经，用以清热润肺；白术属于黄色味甘，用以补益脾气；玄参和生地黄属于黑色味咸入肾经，用以滋养肾阴等。

2. 控制疾病传变

根据五行生克乘侮理论，当一个脏腑发生疾病时，可能会波及其他四个脏腑；反之，其他脏腑的疾病也可能影响到该脏腑。例如，肝病可以影响心、肺、脾、肾等脏腑；心、肺、脾、肾的疾病也可能对肝脏产生影响。不同脏腑病变的传播规律各异。疾病传播的关键在于各脏腑气的盛衰状态，"盛则传，虚则受"，这是五脏疾病传播的基本法则。在临床实践中，需要根据五行生克关系来理解五脏病变的传播规律，调整过盛或不足的情况，有效控制疾病的传播，做到预防在先。同时，也要根据具体病情进行辨证施治，避免机械套用刻板公式。

3. 确定治则治法

五行学说不仅用于阐明人体脏腑的生理功能和病理变化，指导疾病的诊断和预防，还根据五行相生相克的规律来指导治疗原则和方法。

（1）根据五行相生规律确定治法：指运用五行相生的原理来指导疾病的治疗。基本治疗原则是补母和泻子，正如《难经·六十九难》所言："虚则补其母，实则泻其子。"补母指治疗五脏虚证时，除了补益本脏外，还可以补其母脏，适用于五脏病变中母子关系失调的虚证。泻子指治疗五脏实证时，除了泻其本脏外，还可以泻其子脏，适用于五脏病变中母子关系失调的实证。

根据五行相生规律确定的常见治疗方法包括滋水涵木法、益火补土法、培土生金法、金水相生法、益木生火法等。

（2）根据五行相克规律确定治法：指运用五行相克的规律来指导疾病的治疗，基本的治疗原则是压抑强势和支持弱势。

压抑强势指处理相克过强所引起的相乘和相侮。通过抑制强者，可以促使弱者的功能自然恢复。支持弱势指处理相克不足所引起的相乘和相侮。通过支持和增强弱者的力量，有助于恢复脏腑的正常功能。

根据五行相克规律确定的常用治法，包括抑木扶土法、泻火润金法、培土制水法、佐金平木法和泻南补北法。

4. 指导针灸取穴

五输穴，即井、荥、输、经、合穴的总称，广泛应用于临床治疗。每条经络都有其对应的五输穴。根据《灵枢·本输》记载，阴经的井穴属木，阳经的井穴属金。在针灸治疗中，根据脏腑病症的虚实情况，遵循五行生克规律选择穴位进行治疗。

5. 指导情志治疗

喜、怒、思、忧、恐等情志变化被称为"五志"，由五脏功能活动所引发。《素问·阴阳应象大论》提道："人有五脏化五气，以生喜、怒、悲、忧、恐。"五脏分属五行，因此它们之间存在相克关系，五志也因而相互影响。运用五行学说，可以通过不同情志之间的相互抑制关系来达到治疗的目的。

四、阴阳学说和五行学说之间的联系

阴阳学说和五行学说，均以阴阳、五行的各自属性及其各自相互联系的法则为理论指导，以临床可见的各种生理、病理现象为客观指标，去分析、研究、探讨和阐释人体内在脏腑、经络等的生理功能和病理变化。

阴阳学说着重以"一分为二"的观点来说明相对事物或一个事物的两个方面存在的相互对立制约、互根互用、消长平衡和转化关系。阴阳学说用以解释宇宙，则认为整个宇宙即是一个对立的统一体；用以解释人体，则是把人体看作是由各种对立的组织结构、功能活动所组成的统一体；用以解释人和自然的关系，则就认为人和自然是一个对立着的统一体。

五行学说用以解释宇宙，则认为整个宇宙是由木、火、土、金、水五种基本物质的生克制化所组成的整体；用以解释人体，就以五行配属五脏、五官、五体、五志等来阐释其间相互生克制化的整体；用以解释人和自然的关系，则认为自然界的五运、六气、五方、五季、五化等都内应脏腑，人体脏腑的生理活动与自然环境之间同样存在着生克制化的相互关系，是一个整体。

第三节 藏象学说

"藏象"这一术语，首次在《素问·六节脏象论》中得以阐述。藏象学

说,作为中医学的重要组成部分,是对人体各脏腑生理功能、病理变化及其相互关系的系统理论阐述。其形成基础主要源于古代对人体解剖的初步认识、长期医学观察的积累、哲学思想的深远影响以及丰富临床经验的总结。

藏象学说,作为中医学理论体系中的核心组成部分,旨在深入探究人体脏腑的生理功能、病理变化以及它们之间的内在联系。这一学说是在历代医家长期的医疗实践中,经过总结与提炼而成的,对于中医学的发展具有至关重要的意义。

藏象学说,以脏腑为核心基础,其中"脏腑"一词,泛指人体内部的各类脏器。根据脏腑在生理功能上的独特特点,可以细分为以下三类:①心、肺、脾、肝、肾,这五者统称为五脏。②胆、胃、小肠、大肠、膀胱、三焦,这六者称为六腑。③脑、髓、骨、脉、胆(在此应特指非六腑之胆)、女子胞等,归类为奇恒之腑。

五脏的主要生理特性在于化生和贮藏精气,而六腑则主要负责受盛和传化水谷。从病理角度来看,脏病多表现为虚证,而腑病则多表现为实证。在治疗原则上,脏实之症可通过泻其相应的腑来调和,而腑虚之症则可通过补益其相关的脏来调养。

藏象学说,作为中医独特的理论体系,深入阐释了人体的生理与病理现象。其中所涉及的脏腑,并非仅限于解剖学的定义,而是涵盖了人体在特定环境条件下所展现的特定生理与病理现象。

一般而言,人的生命活动可划分为"形"与"神"两个基本层面。精、气、血、津液等,均为人体内部至关重要的细微物质,它们构成了产生各种生理功能与维持生命活动的基石,这些物质及功能共同归属于"形"的范畴。而人体生命的主导与外在表现,如精神、意识、思维活动以及情志活动等,则归属于"神"的范畴。形与神的和谐统一,是生命得以存续的根本保障。这两者之间呈现为相互依存、互为补充的紧密联系,且不可分割。

一、藏象学说的特点及其分类

(一) 藏象学说的特点

藏象学说的核心特点在其秉承的天人相应的整体观以及对于五大系统功能的深刻洞察。

天人相应的整体观念，着重于将自然界的五时（春、夏、长夏、秋、冬）、五方（东、南、中、西、北）、五气、五化等自然现象与人体的五脏（心、肺、脾、肝、肾）紧密关联。从时间维度来看，五时与五脏具有对应关系，即春季与肝相应、夏季与心相应、长夏与脾相应、秋季与肺相应、冬季与肾相应。

五大系统的功能观，系指人体以五脏为核心，通过经络系统的联络，将五脏、五体、五官、五液、五志等要素构成一个协同运作的有机整体。这五大系统各自承载独特的生理功能，且相互依存、相互作用。五脏在此代表人体的五大核心功能系统，人体的组织与器官均受其调控与滋养。具体而言，这五大系统包括：①心系统，涵盖心、小肠、脉、舌、面。②肺系统，涉及肺、大肠、皮毛、鼻。③脾系统，包含脾、胃、肉、口、唇。④肝系统，由肝、胆、筋、目、爪组成。⑤肾系统，涵盖肾、膀胱、骨髓、耳、发。

五大系统亦关联着五液与五志的运作。在五大系统中，心系统占据主导地位，正如《灵枢·邪客》所述："心者，五脏六腑之大主也。"

中医所述之"五脏"与西医提及的脏器名称虽表面一致，实则内涵大相径庭。中医中的五脏概念并非局限于形态学领域，而是侧重于人体功能的整体考量。

（二）藏象学说的分类

藏象作为中医学中的专有术语，其内涵在于"藏"与"象"的相辅相成。其中，"藏"指的是深藏于人体内部的脏腑器官，"象"指这些脏腑器官在体外所表现出的生理病理现象。古代医者通过观察"象"来推测"藏"的状态，实现对人体内部脏腑功能的认知。由于"藏"与"脏"在中医学中常互为通用，因此藏象亦被称为脏腑，体现了中医学对人体内部结构与功能的深刻洞察与理解。

脏腑体系涵盖五脏、六腑以及奇恒之腑。《素问·五脏别论》明确指出："所谓五脏者，藏精气而不泻也，故满而不能实；六腑者，传化物而不藏，故实而不能满也。"此论述精确地揭示了五脏与六腑在生理功能上的本质区别。

二、脏腑

(一) 五脏

五脏，即指心、肝、脾、肺、肾（表2-6）。在中医的经络学说中，心包络亦被视为脏，因此，亦有关于六脏之说的论述。

表2-6 五脏的主要生理功能及体窍志液

五脏	阴阳五行	主要功能	体	华	窍	志	液
心	阳中之阳（火）	主血脉、藏神	脉	面	舌	喜	汗
肺	阳中之阴（金）	主气、司呼吸 主宣发、肃降 通调水道、宣散卫气 朝百脉、主治节	皮	毛	鼻	悲忧	涕
脾	阴中之至阴（土）	主运化 主升清 主统血	四肢肌肉	唇	口	思	涎
肝	阴中之阳（木）	主疏泄 主藏血	筋	爪	目	怒	泪
肾	阴中之阴（水）	主藏精 主水 主纳气	骨	发	耳、二阴	惊恐	唾

1. 心

心脏位于胸腔内，居于两肺之间，膈膜之上，外部有心包膜作为保护。心脏在阴阳理论中属阳中之阳，五行属性为火，其生理功能与小肠相互关联，互为表里。心脏乃生命之根本，神志之所在，血液之主宰，脉络之源头。因此，心脏亦被称为"君主之官""主"或"大主"等。

(1) 主要生理功能：心的主要生理功能有两方面，一是主血脉；二是藏神。

◎ 心主血脉：指的是心气具备推动血液在脉道中顺畅运行，进而滋养全身的功能。心、脉、血三者共同构成了一个循环于全身的完整系统，其中，心在这一系统中发挥着核心的主导作用。血液在脉管中的正常流动，需要满足三个基本条件：心气充足、脉管畅通无阻、血液量充盈。

心主血脉功能的正常状态，通常可以通过面色、舌色、脉象以及胸部感觉这四个方面来观察。在功能正常时，面色会呈现出红润且富有光泽的状态，舌色淡红，脉象和缓有力且有序，胸部感觉舒畅。

然而，当心主血脉的功能发生异常时，上述四个方面的表现也会随之出现异常。

其一，心火旺盛时，面色会变得红赤，舌尖也会呈现红色，脉象加快，心中感觉烦热。

其二，心血不足时，面色会变得苍白无华，舌色淡白，脉象细弱无力，常伴有心悸的症状。

其三，当心血瘀阻时，面色会变得晦暗，舌色紫黯或伴有瘀斑，脉象涩或结代，胸部会感到憋闷或刺痛，症状轻微者可能短暂缓解，而症状严重者则可能出现面、舌、唇均呈现青紫并伴有大量出汗，甚至可能危及生命。

◎ 心藏神：即心具备统御人体一切生理及心理活动的核心功能。生理活动的有序进行，均受心之神的主宰，这是因为神内蕴于心，心神对于人体的生理活动起着主导与协调的作用。当心神处于正常状态时，人体各部分功能相互协调，全身保持和谐与安宁。然而，一旦心神出现紊乱，人体各部分功能将发生失调，进而可能诱发疾病。关于机体的心理活动，主要指人的精神意识与思维活动，古代中医理论认为，这些活动同样在心神的统领下，并由五脏共同参与完成。

心主血脉与心藏神之间存在着密切的相互影响关系。具体而言，心主血脉作为生理功能的体现，为心藏神提供了必要的物质基础，是其得以发挥作用的基石。心藏神，则是作为精神活动的核心，对心主血脉的功能具有主导和调控作用，是心主血脉活动的主宰。这种相互依存、相互制约的关系，体现了中医理论中"形神合一"的基本观点。

心脏的气血循环是心脏执行其生理活动和功能发挥的基石。具体而言，心气在推动血液流通方面起着至关重要的作用，而心血则主要承担滋养心神的责任。此外，心脏的阴阳平衡对于其生理活动的调节同样不可或缺。心阳，具有激发心脏活动、提升兴奋性和温暖机体的功能；心阴，则侧重于维持心脏的宁静状态，起到内敛和制约阳热的作用。

（2）心与体、窍、志、液的关系："心在体合脉，其华在面；舌为心之苗；心在志为喜；心在液为汗。"具体而言，心与体之脉紧密相连，其生理功能的正常体现于面部的光泽；舌作为心之窍，被视为心的外在表现；在情志方面，心主喜，喜悦的情绪与心的功能状态密切相关；在体液层面，心与汗液的生成和排泄具有直接联系，汗液被视为心的液态表现形式。

◎ 心在体合脉：旨在强调心脏与全身血脉的紧密联系，即全身的血脉均归属于心脏，共同构成了一个复杂的循环系统。"其华在面"则进一步指出，面部的血脉分布尤为丰富，因而能够直接反映心脏功能的正常与否。具体而言，心脏功能的强弱和健康状况可以通过面部色泽的变化得以体现，这是一种直观且重要的生理表征。

◎ 心开窍于舌：即舌作为心之外候，素有"舌为心之苗"之称。舌的味觉与言语功能，皆基于心主血脉与心藏神的调控。具体而言，舌的色泽直接映射出心主血脉的功能状态，而舌的运动则间接反映出心藏神的功能活动。此外，手少阴之别络紧密关联于舌体，因此，一旦心脏发生病变，其病理变化往往可以通过舌象得以体现。

◎ 心在志为喜：心与喜之情志紧密相连。喜作为机体对外界良性刺激的自然反应，能够调和人体的气血运行，促进营卫畅通，因此，适度的喜悦通常对心主血脉和心藏神的功能具有积极影响。然而，过度的喜乐则可能导致心神不宁，注意力分散，甚至出现心神错乱、精神失控或异常状态。基于这一观察，中医理论提出"喜伤心"的观点，警示人们需保持情志的平和与适度。

◎ 心在液为汗：指的是心脏与人体汗液之间的紧密关联性。具体而言，出汗这一生理现象与心脏功能有着直接的关联，特别是当涉及精神性出汗时。由于心脏在人体中扮演着主宰精神情志活动的重要角色，因此，由精神情志因素所引发的出汗现象，往往被归属于心脏功能的范畴。此外，从生理角度来看，血液与汗液均源自人体的津液，而汗液的分泌状况也会对血液状态产生一定的影响。鉴于心脏在血液循环中的核心作用，故有"汗为心之液"的表述，以强调心脏与汗液之间的紧密关系。

【附】心包络

心包络，亦简称心包，乃心脏外部之包膜，作为心脏的外围组织，其上附着脉络，构成通行气血的经络系统，统称为心包络。在中医理论中，心包与三焦互为表里，共同维系人体脏腑功能的和谐运作。

心包络承载着保护心脏、代替君主承受邪气的重要职责。心脏作为君主之官，邪气不可侵犯，《灵枢·邪客》明确指出："诸邪之在于心者，皆在于心之包络。"当邪气侵犯心包时，其临床表现主要体现为心藏神的功能异常。例如，因温热之邪深入体内，导致高热、神昏、谵语妄言等心神受扰的病态，这种情况被称为"热入心包"。又如，痰浊引发的神志异常，表现为神昏模糊、意识障碍等心神昏乱的病态，此类病症被称为"痰浊蒙蔽心包"。在实际上，心包受邪所展现的病症与心脏本身的病症是一致的，因此在诊断与治疗方法上，两者也大体相同。

2. 肺

肺部位于胸腔之内，分左右两侧。在中医理论中，肺被归类为阳中之阴，五行属性为金，与大肠互为表里关系。肺作为呼吸系统的核心，是气的生成及运行的基础。在人体脏腑中，肺因其位置最高，故有"华盖"之称，象征着其保护人体、抵御外邪的重要作用。肺通过呼吸系统与外界相连，特别是通过鼻腔与外界相通，因此容易受到外界邪气的侵袭，故被称为"娇脏"。在中医理论中，肺还被誉为"相傅之官""清虚之脏"，体现了其在人体健康中的关键地位和重要性。

（1）主要生理功能：肺的主要生理功能有五大方面，一是主气、司呼吸；二是主宣发、肃降；三是通调水道；四是宣散卫气；五是朝百脉，主治节。

◎ 肺主气、司呼吸：肺作为五脏之一，与气的关系尤为紧密。首先，体现在气的生成上，肺吸入的清气乃人体之气的重要来源之一。其次，肺在调节全身气机方面亦发挥着关键作用，其呼吸运动对全身气机运动具有显著的调节效应。第三，肺的功能主要体现在司呼吸的能力上，作为体内外气体交换的场所，人体通过肺的宣发与肃降运动，实现与外界环境的气体交换。宣发功能负责呼出浊气，肃降功能则负责吸入清气，宣降正常则呼吸平稳。此外，肺的清肃功能可确保气道畅通，这也是肺司呼吸的重要前提。肺主气与肺司呼吸二者相互依存，不可分割。

◎ 肺主宣发、肃降：肺的生理功能通过其两种基本运动形式得以实现，即宣发与肃降。宣发表现为肺气向上、向外的运动，而肃降则体现为肺气向下、向内的运动。肺的各项生理功能，均依赖于这两种运动的协调运作。在生理状态下，肺的宣发与肃降相互协作，共同维持肺部的正常功能；在病理状态下，二者亦相互影响，可能导致肺部功能的紊乱。肺的生理特性在于其清肃功能，即能够肃清肺部及呼吸道内的异物，以保持肺和呼吸道的洁净与通畅。这一清肃特性是确保肺气宣降运动正常进行的关键因素。

◎ 肺通调水道：肺的宣降运动在人体内对津液的输布和排泄具有至关重要的疏通与调节作用。具体而言，通过宣发运动，水液得以向上、向外输送，从而遍及全身并到达皮肤表层，最终在代谢后以汗液的形式经由汗腺排出体外。另一方面，通过肃降运动，水液则向下、向内输布，经过肾脏的气化作用后，以尿液的形式贮存于膀胱，并最终通过尿道排出体外。鉴于肺在人体中的高位置及其在水液代谢中的核心作用，肺被形象地称为"水之上源"。若肺的宣散功能受损，将导致水液无法有效输送至皮肤表层，进而可能引发无汗或皮肤水肿等症状；若肺的肃降功能失调，水液无法顺利下输至膀胱，则可能出现小便不畅、浮肿等病理表现。

◎ 肺宣散卫气：肺脏的宣发功能指其通过特定的生理机制，将卫气广泛布散至全身，以确保卫气能够发挥其重要的生理功能，包括护卫体表、温煦全身以及调节汗孔的开合。在肺气宣发不畅的情况下，卫气无法顺利外达，这可能导致患者表现出恶寒、无汗等症状。当肺气虚弱，无法有效宣发卫气时，则可能出现怕冷、出汗异常以及易于感受外邪等卫气不足的现象。

◎ 肺朝百脉：指全身之血液皆汇聚于肺，经肺之呼吸作用进行气体的交换与更新，随后富含清新之气的血液通过百脉输送至全身。此现象是肺气宣发与肃降运动的直观体现，亦证明了肺在辅助心脏推动血液循环中的重要作用。血液的正常运行，虽以心气推动为主要动力，但亦离不开肺气的宣发与肃降运动的辅助。在病理状态下，若肺气受阻壅塞，则可能导致心脏血脉运动受阻，进而出现血脉瘀滞的现象，其临床表现包括但不限于心悸、胸闷以及唇舌青紫等症状。在治疗上，对于心血瘀滞证，除采用活血化瘀的药物外，还需结合行气、益气的药物以增强疗效。

肺作为人体的重要器官，在全身起着关键的治理调节作用，具体表现在以下四个方面：首先，肺主气，具有调节全身气机的功能；其次，肺司呼吸，负责调节呼吸运动；再者，肺朝百脉，协助心脏推动血液循环并调节血液的运行；最后，肺通过宣降作用，调节津液的代谢。因此，肺主治节是对其主要生理功能的高度概括，正如《素问·灵兰秘典论》所述："肺者相傅之官，治节出焉。"

（2）肺与体、窍、志、液的关系："肺在体合皮，其华在毛，肺开窍于鼻，肺在志为悲（忧），肺在液为涕。"在中医理论中，肺与皮肤具有紧密的关联性，其在身体外部体现为皮肤，其滋养状态则反映在毛发上。此外，肺与鼻窍相通，开窍于鼻，意味着鼻腔的健康状况与肺功能紧密相连。在情感方面，肺主悲（忧），反映了情感与脏腑功能的内在联系。而在体液分泌上，肺在液为涕，说明肺部功能对鼻液的产生和排泄具有重要影响。

◎ 肺在体合皮，指全身的皮肤都归属于肺。其华在毛，指肺其有润泽皮毛的作用，肺的生理功能是否正常，可以反映在毛发上。皮毛，作为一身之表，涵盖了皮肤、汗孔、毛发等组织，其主要功能在于抵御外邪侵袭、调节体内津液的代谢、维持体温稳定以及辅助呼吸过程。当肺部生理功能处于正常状态时，皮肤与毛发将展现其光泽，且具备较强的防御外邪能力。然而，一旦肺部功能受损，将导致卫表不固、抗邪能力减弱，进而可能表现为多汗、易于感冒、皮毛枯槁等症状。当外邪侵犯人体时，常导致腠理闭塞、卫气郁滞，并可能进一步累及肺脏，出现咳喘、喷嚏、流涕等临床表现。此外，若肺气不宣，将导致汗孔闭塞而无汗，这一现象亦与皮毛功能紧密相关。因此，人们常将肺部与皮毛的功能联系起来，合称为"肺主皮毛"。

◎ 肺开窍于鼻，鼻与肺之间存在直接连通，是气体进出肺部的必经之路。鼻的通气功能与嗅觉能力均依赖于肺气的正常运作。因此，当肺气得以宣畅时，呼吸将保持平和，嗅觉将保持灵敏。相反，若肺气失于宣肃，则可能导致鼻塞、呼吸不畅、嗅觉功能受损。此外，肺部疾病亦常因外邪通过鼻腔入侵而引发。

◎ 肺在志为悲（忧），肺脏与悲、忧等情志之间存在着紧密的关联。悲与忧作为机体对不良刺激的情绪反应，均能显著影响肺的宣发和肃降功能，从而可能损伤肺气。若个体经历过度的悲忧情绪，可能会导致呼吸气短等肺气不足的症状出现。基于此，中医理论中常言"悲忧伤肺"。反之，当肺气呈现虚弱状态时，个体对外界不良刺激的耐受性会相应降低，从而更易于产生悲忧等情绪变化。尽管悲与忧在表现形式上有所不同，但它们均被视为与肺脏密切相关的情志表现。

◎ 肺在液为涕，鼻乃肺之窍，其生理功能的健全与否，可通过鼻涕的变化来精确反映。鼻涕作为鼻腔的自然分泌液，主要功能是润泽鼻腔，以维持其正常功能。在正常情况下，鼻涕应润泽鼻腔而不外流。若因肺寒，鼻涕则呈清澈状且易于流出；若因肺热，鼻涕则变得黄浊；若因肺燥，则可能导致鼻腔干燥等症状，从而体现出肺部生理状态的差异。

3. 脾

脾，位居人体中焦，膈下之处，乃阴中之至阴，五行归土，与胃互为表里。脾，作为后天之基，与胃共同承载着"仓廪之官"的职责。此外，脾亦被誉为"气血生化之源"，担当着"知周之官"的角色，且素有"裹血之脏"之称。

（1）主要生理功能：脾的主要生理功能有三个方面，一是主运化；二是主升清；三是主统血。

◎ 脾主运化：脾的生理功能在于将水谷转化为精微，并将这些精微物质吸收并输送到全身。脾的运化功能涉及两个主要方面，即运化水谷和运化水液。运化水谷指的是脾对食物的消化过程，包括对精微物质的吸收和输布。这一过程可分为三个阶段：首先，脾协助胃肠道将食物消化并分解为精微和糟粕；其次，脾促进胃肠道对水谷精微的吸收；最后，脾将吸收的水谷精微转运至全身。由于水谷精微是人体出生后维持生命活动的重要营养物质，也是气血生成的基础，因此脾被誉为"后天之本""气血生化之源"。当脾的运化水谷功能旺盛时，人体的气血充足，身体健康。反之，若脾运化水谷功能减弱，则可能出现腹胀、便溏、食欲减退、消瘦、倦怠等气血不足的症状。

运化水液方面，脾具有吸收和输布水液的功能，以防止水液在体内滞留。这一功能体现在两个方面：一方面，人体摄入的水液经过脾的吸收和输送，以滋养全身；另一方面，脾将体内多余的水液及时输送至肺和肾，进而转化为汗液和尿液排出体外。因此，当脾运化水液功能正常时，既能确保全身各部分得到充足的水液滋养，又能防止水液在体内异常积聚。反之，脾运化水液功能减弱将导致水液在体内滞留，进而引发水湿、痰湿、阴邪及水肿等病理变化。

◎ 脾主升清：脾气的升清功能主要体现在两个方面。首先，它将水谷精微物质输送至心、肺、头、目等脏腑，通过心、肺的转化作用，形成气血，从而为全身提供营养。若脾气升清功能减弱，导致上气不足，则可能引发头目失养，表现为头晕目眩、神疲乏力、腹胀泄泻等症状。其次，脾气的升清作用还有助于维持内脏位置的相对恒定。若脾气升举无力，导致中气下陷，则可能出现内脏下垂、久泄脱肛等病理表现。

◎ 脾主统血：脾作为人体五脏之一，具有统摄血液在脉内顺畅运行，确保血液不逸出脉外的关键生理功能。这种统血作用实质上源于气的固摄效应。当脾的运化水谷功能强健时，气血自然旺盛，气的固摄力也随之增强，血液能够得以稳定地循行于脉内。然而，若脾的运化水谷功能出现减弱，则会导致气血不足，气的固摄力相应减弱，进而可能引发血液逸出脉外的现象，即临床上所见的出血症状。由于脾主统血，因此，当气虚无法有效固摄血液时，所引起的便血、尿血、崩漏等下部出血以及肌衄等症状，往往被归结为"脾不统血"的病理表现。

（2）脾与体、窍、志、液的关系："脾主四肢和肌肉、其华在唇，脾开窍于口，脾在志为思，脾在液为涎"。脾脏在中医理论中，被视为主宰四肢和肌肉的主要脏腑，其健康状态在外表现为唇部的色泽与光泽。同时，脾脏开窍于口，意味着口腔的健康状况与脾脏功能紧密相关。在情志方面，脾脏主司思考活动，反映了脾脏在精神层面上的影响。此外，在体液分泌上，脾脏与涎液（唾液中较为清稀的部分）的生成和分泌密切相关。

◎ 脾主四肢和肌肉：脾与四肢及全身肌肉之间存在密切联系。其中，脾之华体现在唇上，即口唇的色泽红润程度，不仅反映了全身气血的充盈状态，也直接映射出脾的生理功能状况。脾具有升清和散精的功能，它能够将食物中的精微物质输送到人体的四肢，以保障四肢的正常活动。同时，全身的肌肉亦依赖于脾运化并输送的水谷精微来获取营养，从而实现肌肉的强健与有力。当脾气健运时，四肢和肌肉便能得到充足的营养供给，表现为四肢活动灵活且敏捷，全身肌肉强健有力。反之，若脾的运化功能失常，四肢和肌肉的营养供给便会不足，进而表现为四肢的倦怠无力及全身肌肉的萎缩与软弱。

◎ 脾开窍于口：饮食口味及食欲与脾的运化功能之间存在紧密关联。具体而言，当脾脏功能强健并正常运转时，个体将表现出旺盛的食欲；反之，若脾脏功能受损或失调，则可能导致口中感觉无味、对食物缺乏兴趣，甚至可能出现口甜、口腻等异常感受。

◎ 脾在志为思：脾脏与思的情志之间存在着紧密的联系。过度的思虑往往会对脾的运化和升清功能产生不利影响，进而可能导致食欲减退、脘腹胀满以及头目眩晕等症状，这在中医理论中被称为"思伤脾"。

◎ 脾在液为涎：脾作为人体的重要脏腑之一，开窍于口，与口中的涎液存在密切的生理联系。涎液在食物的吞咽和消化过程中扮演着重要的辅助角色。当脾的运化功能处于正常状态时，其会促使津液上行至口部并转化为涎液，同时确保涎液不会过度分泌至口外。然而，若脾的功能发生异常，导致脾胃的运化失调，便可能引起涎液的异常分泌，进而出现口涎自出等不良现象。

4. 肝

肝脏位于人体胁部之下，其在阴阳属性中归为阴中之阳，五行分类中则属木，与胆腑互为表里。肝脏作为罢极之本，乃魂之所居，血液的贮藏之地，筋的统帅。在中医理论中，肝脏亦被誉为"将军之官"，因其具备刚强的特质，故又称之为"刚脏"。

（1）主要生理功能：肝的主要生理功能有两个方面，一是主疏泄；二是藏血。

◎ 肝主疏泄：肝脏在维持全身气机疏通畅达方面发挥着关键作用，其通而不滞、散而不郁的特性，体现了肝脏主升、主动、主散的"刚脏"生理特性。这一作用具体体现在以下五个方面。

其一，肝脏能够调畅气机，确保气机的疏通、畅达与升发。这一过程对于血的运行、津液的输布、脏腑的功能活动以及经络的通利至关重要。若肝脏失去疏泄功能，导致气机郁滞不畅，可能出现胸胁、少腹等部位的胀痛不适，即"肝气郁结"，进一步可能形成瘀血、癥积、"梅核气"、膨胀等症状。

其二，肝脏能够调节脾胃升降。肝脏的疏泄功能正常时，有助于脾升胃降的协调运作。若该功能异常，可能影响脾的升清功能，导致腹痛、飧泄，即肝脾不和；或影响胃的和降功能，引发嗳气、呃逆、呕吐、恶心、脘腹胀痛等症状，即肝胃不和。

其三，肝脏对情志的调节亦至关重要。肝脏疏泄功能正常时，气机调畅、气血和调，使人心情开朗舒畅。反之，若肝脏失去疏泄功能，气机郁滞不畅，可能导致情志郁闷、压抑，即"因病致郁"。此外，情志活动异常也可能导致气机失调，进而影响肝脏的疏泄功能。在情志中，怒对肝脏的疏泄功能影响最大，故有"怒伤肝"之说。

其四，肝脏能够调节胆汁的分泌和排泄。胆汁的排泄依赖于肝脏的疏泄功能和气机的调畅。肝脏疏泄功能正常时，胆汁分泌排泄正常；反之，则可能导致胆汁分泌、排泄不畅，出现口苦、胁痛、纳呆、黄疸等症状。

其五，肝脏还参与调节男性排精和女性月经。肝脏的疏泄功能与肾脏的封藏功能相互合作协调，确保男子排精和女子月经的正常进行。肝脏主疏泄时，精液或经血排泄通畅；若肝脏失去疏泄功能，则可能出现排精不畅或经行不畅等症状。

在以上五个方面中，肝脏主疏泄对气机的调畅作用是最根本的，其他作用均在此基础上派生而来。

◎ 肝藏血：肝脏具备多种重要的生理功能，主要包括血液的贮藏、血量的调节以及防止出血的机制。首先，肝脏具备血液的贮藏功能，能够将一定数量的血液贮存于内部，以满足机体各部分活动之需，并同时滋养肝脏自身，以保持其柔软状态。其次，肝脏在人体各部分的血量分配中起着关键的调节作用。正如《素问·五脏生成》所述："故人卧血归于肝。"王冰对此注解道："肝藏血，心行之，人动则血运于诸经，人静则血归于肝脏。"这表明，肝脏的调节血量功能是以其贮藏血液为基础的。若肝脏贮藏血液不足，必将影响其调节血量的能力。最后，肝脏还具有防止出血的功能，能够确保血液在脉管内流动，避免其溢出脉外。若肝脏功能减弱，如肝气虚弱导致收藏无力，或肝火旺盛导致脉络受损，都可能引起肝藏血功能的失常，进而导致各种出血症状，如吐血、衄血、咯血、月经过多、崩漏等，这在临床上被统称为"肝不藏血"。

(2) 肝与体、窍、志、液的关系："肝在体合筋、其华在爪，肝开窍于目，肝在志为怒，肝在液为泪。"肝与筋体相互关联，其健康状态反映于爪甲，肝脏开窍于目，与视觉功能紧密相关。在情志上，肝主怒，情绪的波动常影响肝的健康。在体液层面，肝与泪液有所联系，肝功能的异常可能引发泪液分泌异常。

◎ 肝在体合筋：肝脏与全身的筋脉之间存在着密切的生理联系。其中，"其华在爪"这一理论，即指爪甲的状态能够直接反映肝脏的生理功能状态。

筋脉附着于骨骼并聚集于关节，其收缩与舒张对于人体的运动功能至关重要，而筋脉的正常状态则有赖于肝脏所提供的充足血液的滋养。在肝血充沛的情况下，筋脉得到良好的滋养，使得肢体运动更为灵活有力。然而，若肝血不足，则筋脉无法得到充分的滋养，导致肢体运动受限，甚至可能出现手足震颤、肢体麻木等症状。由于肝血亏虚导致的筋骨活动无力，使人易于疲劳，故肝被形象地称为"罢极之本"。其中，"罢"字在此处与"疲"字相通。

爪甲，即指甲和趾甲，其状态同样受到肝血盛衰的影响。在肝血充盈的情况下，爪甲呈现出红润且光亮的状态；反之，若肝血不足，爪甲则可能呈现出色泽枯黄、质地软弱、易于折断的特点。基于以上现象，中医有"爪为筋之余"之说，强调了爪甲作为筋脉延续部分，其健康状态同样依赖于肝脏所提供的充足血液的滋养。

◎ 肝开窍于目：肝之经脉与目系紧密相连，体现了肝与目之间的密切关联。肝的功能状态，可通过目部的表现得以反映，而目的正常功能又依赖于肝血的滋养。具体而言，若肝之阴血不足，则会导致双目干涩，视物模糊或夜盲；肝火上炎时，目部会呈现红肿、疼痛，甚至可能产生翳障；肝阳上亢则表现为目眩头晕；肝风内动则可能引发目斜上视；肝经风热则会导致目赤痒痛等症状。这些症状均为肝功能异常的体现，须引起足够的重视和相应的治疗措施。

◎ 肝在志为怒：肝脏与怒的情志之间存在着极为密切的关联。怒作为机体对不良刺激的一种反应，表现为情绪激动的一种情志变化，与肝脏的功能紧密相连。具体而言，当肝火旺盛、肝阳亢进时，个体往往容易表现出急躁易怒的特质。反之，过度的愤怒情绪会导致肝气上逆，严重时甚至可能引发气血上涌至头部，造成突然昏厥的现象。因此，过度愤怒对肝脏健康具有潜在的损害。

◎ 肝在液为泪：肝开窍于目，泪液自目而出，由此揭示了肝与泪之间的紧密关联。在生理状态下，泪液适量分泌，用以滋养眼睛而不致外溢。然而，在病理条件下，肝的异常状态常可通过泪液的分泌情况得以反映。例如，肝之阴血不足时，常导致双眼干涩不适；而当肝经受风热侵袭时，则可能表现为目眵增多、迎风流泪等症状。

5. 肾

肾脏位于人体腰部、脊柱两侧，每侧各有一个。肾脏在中医理论中，被视为阴中之阴，五行中归属于水，与膀胱相互关联。肾脏作为封藏之根本，承载着先天的精元之气，是精气的汇聚之地。肾脏亦被喻为"作强之官"，这象征着其强大的生理功能。同时，肾脏亦被称为"水脏"和"胃之关"，体现了其在人体内的重要地位和作用。

（1）主要生理功能：肾的主要生理功能有三，一是藏精；二是主水；三是主纳气。

◎ 肾主藏精：肾脏具备对精气的封闭与蓄积的生理功能，为精气在体内发挥其应有的生理作用奠定了坚实的基础，确保精气不会无故耗散。精，作为构成人体并推动人体生命活动的基石，具有广义与狭义之分。广义的精，泛指一切精微物质；狭义的精，特指肾脏所蕴藏的精华。肾脏内贮藏的精华源于两个方面：首先，是源自父母生殖之精华，被称为先天之精；其次，源于食物中汲取的水谷之精华，被称为后天之精。这两者相互交融，储存于肾脏之中，统称为肾精。肾精与肾气为同一物质的不同表现形式，一般认为，肾精具有物质形态，而肾气则属于无形之气。肾气凝聚则转化为肾精，肾精分散则化为肾气，两者相互转化、相互辅助，可分而不离，共同构成"肾中精气"。

肾中精气在人体内的生理作用十分重要，主要体现在以下两个方面。

首先，它促进机体的生长、发育和生殖功能。人体的生长、发育分为先天和后天两个关键阶段。从父母生殖之精形成胚胎至出生前，人体在母体内的生长、发育依赖于先天之精的作用以及母体供给的营养，从而形成完整的生命体。出生后，由于先天之精得到后天之精的持续滋养，肾中精气逐步发展至一定阶段，人体会产生一种称为"天癸"的物质，这一现象标志着性功能的成熟和生殖能力的获得。

其次，肾中精气还调节机体的代谢和生理活动。这一调节作用是通过肾阴和肾阳来实现的，肾阳主要负责促进机体温煦、运动、兴奋和化气；肾阴则侧重于促进机体滋润、宁静，制约过亢的阳热。古代医家将肾阳称为"真阳"或"元阳"，肾阴称为"真阴"或"元阴"，认为全身脏腑、经络及组织器官的阴阳平衡均根源于肾阳和肾阴。肾阳推动全身之阳，肾阴强化全身之阴，二者之间的平衡对人体阴阳平衡起着至关重要的调节作用。

◎ 肾主水：肾作为人体重要的脏腑之一，具备主持和调节人体津液代谢的生理功能。其重要性主要体现在以下几个方面。

首先，肾阴和肾阳在津液代谢的各个环节中均发挥调节作用。津液的代谢涵盖了生成、输布和排泄等过程，涉及肺、脾、肾、肝、胃、小肠、大肠、膀胱、三焦等多个脏腑，以及皮肤、鼻、前后阴等体窍的参与。这一过程的顺利进行，均依赖于肾阴和肾阳的调节，因为全身的脏腑和组织只有在肾阳的温煦、鼓动以及肾阴的滋养、宁静作用下，才能发挥正常的生理功能。

其次，肾脏本身是津液代谢过程中的关键环节。肾阳主开，肾阴主合，二者在协调平衡的状态下，确保水液的正常排出。若肾的阴阳失去平衡，将导致水液排出异常。正如《素问·水热穴论》所述："肾者，胃之关也。"

最后，肾阳对水液具有蒸腾气化作用。当水液通过肾脏时，肾阳会将大部分水液蒸腾气化，使其重新回到全身，而将小部分代谢后的废液化为尿液，向下注入膀胱排出体外。这一过程体现了肾的蒸腾气化对水液升清、降浊的调节作用。若肾阳虚弱，可能导致尿少、尿闭、浮肿等症状，也可能出现小便清长、夜尿增多等异常表现。

◎ 肾主纳气：肾的纳气功能特指其摄纳肺脏所吸入的清气，从而辅助肺部维持呼吸的深度，避免呼吸过于浅表。这一功能实为肾主封藏特性在呼吸运动中的具体体现，其背后的物质基础即为肾中之精气。在肾中精气充盈的情况下，封藏与摄纳之力强健，肺的吸气得以保持深度；反之，肾中精气不足，封藏与摄纳之力减弱，则肺的吸气将变得表浅，甚至可能出现呼多吸少、稍动即喘等临床表现，医学上称之为"肾不纳气"。

（2）肾与体、窍、志、液的关系：肾主骨、生髓，其华在发，肾开窍于耳及二阴，肾在志为恐，肾在液为唾。肾脏作为生命活动的重要器官，主要负责骨骼的滋养与骨髓的生成，其健康状态亦体现在头发的光泽上。在中医理论中，肾脏的经络开窍于耳及二阴，这反映了肾脏与这些部位的密切联系。同时，肾脏在情志上主管恐惧，而在体液方面，则与唾液的产生和调节密切相关。

◎ 肾主骨、生髓：肾脏与骨、髓之间存在着紧密的生理联系。具体而言，发的生长依赖于精和血的滋养，这一现象被称为"其华在发"。由于肾主藏精，肝主藏血，且精血之间存在相互转化的关系，故有"发为血之余"的论述。髓作为肾中精气所化生的物质，对于骨的生长、发育具有至关重要的作用，骨的健康生长和发育有赖于骨髓的充盈及其提供的营养支持。若肾中精气充盈，则能有效滋养骨髓，促进骨骼的正常生长和发育。反之，若肾中精气不足，则可能导致骨髓空虚，进而影响骨骼的生长和发育，表现为小儿囟门迟闭、骨软无力等症状，以及老年人常见的骨质疏松、脆弱易折等问题。此外，肾中精气的盛衰还会对脊髓和脑髓的充盈和发育产生重要影响。

◎ 肾开窍于耳及二阴：肾与耳、二阴之间存在紧密的联系。耳的听觉灵敏度，实际上依赖于脑髓的滋养，而脑髓则源自肾中精气的转化。具体而言，当肾中精气充盈时，脑髓亦相应充盈，耳得以滋养，听觉功能因此保持灵敏；反之，若肾中精气虚衰，脑髓亦随之虚衰，耳部无法得到足够的滋养，将导致听力减退，甚至可能出现耳鸣、耳聋等症状。

"二阴"指前阴和后阴。前阴负责排尿与生殖功能，后阴负责排泄粪便。这两者功能的实现，均依赖于肾的气化作用。因此，我们可以说肾开窍于二阴。尿频、遗尿、尿闭等症状，往往与肾的气化功能失常有关。

进一步来说，当肾阴不足时，肠液将变得枯涸，从而引发便秘；而肾阳虚损时，气化功能将减弱，可能导致阳虚便秘或阳虚泄泻；此外，肾的封藏功能若失司，还可能出现久泄滑脱等症状。

◎ 肾在志为恐：肾脏与恐的情志之间存在着紧密的关联。恐，作为一种情志活动，具体表现为恐惧和害怕，它是机体在面临不良刺激时的一种自然反应。肾脏作为贮藏精气的器官，位于下焦。根据中医理论，"恐则气下"，即恐惧会使气机下陷，导致精气下沉而难以上行，进而影响其在全身的布散。此外，恐惧还会迫使气机向下，导致下焦部位出现胀满感，严重时甚至可能引发遗尿现象。因此，中医有"恐伤肾"之说。

◎ 肾在液为唾：肾脏与唾液之间存在密切的相关性。唾液，作为一种黏度较低且富含泡沫的口腔分泌物，通常被称为"唾沫"。在中医学的视角下，唾液被视为肾精所转化而来的液体，它循肾经而上，滋润于舌。若肾阴不足、肾精亏虚，则常表现为咽干、口燥以及唾液分泌不足的症状。反之，若唾液分泌过多或长时间分泌，则可能消耗肾脏中的精气。因此，人们常通过舌抵上腭的方式，待唾液分泌至充足后再行咽下，以此作为养护肾精的方法。

【附】命门

"命门"这一术语，最初可见于古代医学经典《灵枢·根结》，其中记载"命门者，目也"，明确指出命门即为眼睛。但是，另一医学典籍《难经·三十六难》则提出："其左者为肾，右者为命门"，这是首次将命门与右肾相联系，提出命门即右肾的观点。自《难经》之后，历代医家对于命门的探讨并不多见，直至明清时期才有较为深入的论述。尽管在此期间存在诸多争议，但关于命门与肾之间的紧密联系，则始终未有分歧。现今医学界普遍认为，命门之火即指肾阳，命门之水即指肾阴，这一观念实则强调了肾中阴阳平衡的重要性。

（二）六腑

六腑，即指胆、胃、小肠、大肠、膀胱、三焦。

1. 胆

胆与肝互为表里，两者之间存在经脉相连的关系。胆作为六腑中的首位，同时亦被视为奇恒之腑，其别称包括"中正之官""中精之腑""清净之腑"及"中清之腑"等。

胆的主要生理功能体现在两个方面：首先，它负责贮存与排泄胆汁；其次，胆具有主决断的功能。

（1）胆贮存胆汁：胆汁，源于肝脏，汇聚于胆部，被誉为精汁。胆的主要功能之一为排泄胆汁，即贮存于胆内的胆汁通过胆的排泄作用进入小肠，从而辅助食物的消化过程。胆的排泄功能依赖于肝的疏泄功能进行调节。当肝脏的疏泄功能正常时，胆汁排泄畅通无阻，有助于脾胃的健运。反之，若肝脏的疏泄功能失调，胆汁排泄不畅，则可能导致脾胃运化功能减弱，表现为胁下胀痛、食欲减退、腹胀泄泻等症状。若胆汁随肝气上逆，则可能出现口苦、呕吐黄绿色苦水等临床表现；若胆汁随肝气横逆，则可能外溢于肌肤，引发黄疸等病状。

（2）胆主决断：胆之功能与人的勇敢与否及决策能力密切相关。具体而言，若胆气虚弱，则可能表现为惊悸不安、内心怯懦、易于叹息，且在面临决策时犹豫不决，多次思考仍无法作出决断。

2. 胃

胃，又被称为胃脘，位于腹腔的上方，上部与食管相连，下部与小肠相通。胃的结构上分为上、中、下三部分，分别对应上脘、中脘、下脘。在中医理论中，胃与脾被赋予了极高的地位，它们在维持人体生理功能方面具有重要作用，被合称为"仓廪之官"与"后天之本"。此外，胃还被称为"太仓""水谷之海""水谷气血之海""五脏之本"等，这些称谓均体现了胃在人体内的核心地位。

胃的主要生理功能体现在两个方面：首先，它主要负责接受并初步消化食物，即"胃主受纳、腐熟水谷"；其次，胃具有通降的特性，通过胃气的下降来维持消化系统的和谐运作，即"主通降，胃气以降为和"。

（1）胃主受纳、腐熟水谷：胃之主要职责在于接纳并容纳饮食，进而对食物进行初步消化，以形成食糜。食糜随后经胃传递至小肠，其中之精微物质经由脾的运化作用，进而滋养全身。因此，胃的接纳与腐熟功能必须与脾的运化功能相互协作，以确保饮食能够转化为水谷精微，进而生成气血，以滋养全身。在中医理论中，所谓的胃气，实际上涵盖了脾与胃的协同功能。

（2）胃主通降：胃气以降为和，在消化过程中，当食物经过胃的初步消化形成食糜后，必须依赖胃的下行功能，将食糜传送至小肠，以便进一步进行消化与吸收。胃的通降功能与胃的受纳功能紧密相连，二者互为依存。若胃的受纳功能受损，则其通降功能亦将受阻；反之，若胃的通降功能不畅，亦将影响胃的受纳能力。

当胃的通降功能失调时，不仅会导致食欲下降，还可能因浊气上升而引发口臭、脘腹胀满、腹痛、便秘等症状。此外，胃气上逆还可能表现为嗳气、呃逆、恶心、呕吐等症状。因此，胃的通降功能对于维持消化系统的正常生理功能至关重要。

胃以降为和，通过通降功能，胃与脾的升清功能得以协调平衡，从而保证整个消化系统生理功能活动的正常进行。同时，胃的通降功能还影响着小肠将食物残渣输送至大肠，以及大肠传化糟粕的生理功能，进一步体现了其在消化过程中的重要性。

3. 小肠

小肠位于人体腹腔之内，其上口与胃相连，下口则与大肠相接。在中医理论中，小肠被誉为"受盛之官"，意指小肠承担着重要的生理功能。具体而言，小肠的主要生理功能包括两个方面：其一，小肠具有受盛和化物的功能，即接收胃传来的食物，并进行初步的消化和吸收；其二，小肠还主泌别清浊，即对经过消化的食物进行进一步处理，区分清浊，将营养物质吸收并输送至全身，同时将剩余的废物传递给大肠。

（1）小肠主受盛和化物：小肠具备接收胃初步消化后的食糜，并将其进一步分解为水谷精微的生理功能。若小肠在接收和转化食物的功能上出现异常，则可能引发腹胀、肠鸣、腹痛以及泄泻等一系列症状。

（2）小肠主泌别清浊：小肠作为消化系统的重要组成部分，具备将消化后的水谷精微与食物残渣进行有效分离的功能。其中，水谷精微通过小肠的吸收作用，经由脾脏进一步转输至全身各处，以满足机体需求；食物残渣则在小肠的引导下，顺利下输至大肠进行后续处理。同时，小肠还负责吸收大量的水液，这一作用被形象地称为"小肠主液"。

若小肠在泌别清浊的过程中出现异常，导致水液吸收功能失调，原本应渗入膀胱的水液转而进入大肠，就可能引发大便稀薄、小便短少等症状。小肠主泌别清浊的生理功能，实际上是脾升胃降功能的延伸与具体展现，对于维持机体正常的水液代谢和消化吸收具有至关重要的作用。

4. 大肠

大肠位于腹腔内，其上端与小肠相连，下端则与肛门紧密相连，担任着排泄功能，因此亦被称为"传导之官"。

大肠作为人体消化系统的重要组成部分，其核心的生理功能在于传化糟粕。具体而言，大肠负责接收小肠传递而来的食物残渣，并进一步吸收其中的残余水分，随后形成粪便，最终通过大肠末端传送至肛门排出体外。此外，"大肠主津"这一理论，揭示了大肠具有吸收水液的功能。

当大肠在传化糟粕的功能上出现异常时，通常表现为排便异常；当大肠不能有效吸收水液，则可能出现泄泻、便溏等症状；当大肠津液亏损时，则可能引发大便秘结等问题；当大肠湿热时，则可能表现为里急后重、下痢脓血等症状。

值得注意的是，大肠的传导功能并非孤立存在，它与胃的和降功能、肺气的肃降功能以及肾的气化功能有着密切的关联。一旦胃失和降、肺失肃降或肾的气化功能出现障碍，均可能对大肠传化糟粕的功能产生不良影响。

5. 膀胱

膀胱位于人体的腹部中央区域，素有"州都之官"等称谓，为人体内重要的储尿器官。

膀胱作为人体重要的器官，其主要生理功能在于贮存和排泄尿液。具体而言，膀胱具备贮存尿液的能力，并能够通过特定的生理机制将尿液排出体外。

膀胱实现贮尿功能，需依赖于肾气的固摄作用，若肾气不固，则可能导致膀胱的约束能力减弱，从而出现遗尿，甚至小便失禁的现象。同样，膀胱的排尿功能亦依赖于肾与膀胱的气化作用，一旦气化作用失司，便可能引发排尿不畅，甚至出现癃闭等病理现象。

6. 三焦

三焦，作为六腑之一，囊括了上焦、中焦与下焦，亦被尊称为"决渎之官"及"孤腑"。其主要的生理功能体现在两个方面：首要的是通行元气，确保人体元气得以畅通无阻；其次则是运行水液，对于人体内水液的流动与分布具有关键作用。

（1）三焦通行元气：三焦作为元气的核心通道，旨在确保根源于肾脏的元气能够充分流布全身，从而驱动并激发各脏腑组织器官的功能活动。《难经·六十六难》中，三焦被喻为"原气之别使"，意指其重要性在于保障元气的流通无阻。当三焦畅通无阻时，全身气的升降出入运动将维持正常状态。

（2）三焦运行水液：全身水液的输布代谢是一个复杂的过程，它依赖于多个脏腑的协同作用，但其中三焦作为通道，起到了至关重要的作用。若三焦水道不畅，将会导致肺、脾、肾等脏腑在调节水液功能方面受到阻碍。所谓"三焦气化"，即是三焦对于水流代谢所具备的协调与平衡功能。此外，三焦在运行水液的同时，也与其通行元气的功能相互关联，形成了一种相辅相成的状态。具体而言，当气流畅通时，水液也能顺利流动；当气流受阻时，水液也将随之停滞。反之，水液的积聚也会导致气的停滞，而水液的顺畅流动则有助于气的畅通。

《黄帝内经》对三焦的部位有明确的划分。具体而言，上焦涵盖横膈以上的区域，其功能特性在于宣发与布散，主要涉及心、肺对于水谷精微和气血的输布作用，这一过程被形象地描述为"上焦如雾"。中焦则指横膈以下至脐上的部位，其功能特点在于"泌糟粕，蒸津液"，即脾升胃降的运化过程，此过程被比喻为"中焦如沤"。下焦指脐下的区域，其功能特点在于排泄糟粕和尿液，主要涉及膀胱、大肠等器官的排尿和传导功能，这一过程被形容为"下焦如渎"。此外，在明清温病学派的理论体系中，按照三焦辨证的方法，肝、肾虽按部位应属中焦，但亦被归列于下焦范畴。

(三) 奇恒之腑

奇恒之腑，特指一组独特的脏腑器官，即脑、髓、骨、脉、胆以及女子胞。在形态结构上，奇恒之腑呈现出中空的特点，与六腑颇为相似；在功能层面，它们主要承担储藏之责，与五脏的功能相类。鉴于其形态与功能的特殊性，既不完全符合六腑的特征，也不完全等同于五脏的性质，因此被特别称为奇恒之腑。在此，我们将重点介绍其中的脑、髓与女子胞这三个器官。

1. 脑

脑，作为人体的重要器官，位于颅腔之内，由髓质汇聚而成，有髓海之称。

脑的主要生理功能包含三个方面：首先，脑主管精神活动，对于人的思维、情感、意志等具有重要影响；其次，脑主导感觉运动，负责感知外界环境并协调身体的运动功能；最后，脑亦参与主生命活动，对于维持人体的生命状态起到至关重要的作用。

（1）脑主精神活动："脑乃元神之府"，脑，作为人体之精髓的汇聚之地，亦是精神之源泉所在。

（2）脑主感觉运动：脑与听觉、视觉、嗅觉以及思维、记忆、言语等功能的关联是医学领域的重要研究方向。在古典医著《灵枢·海论》中，即有关于"髓海不足"可能导致"脑转耳鸣""目无所见"等症状的论述。清代医学家汪昂在《本草备要》中提出了"人之记忆，皆在脑中"的见解，进一步强调了脑在记忆功能中的核心地位。清代王清任在《医林改错》一书中，对脑与思维、记忆以及视、听、嗅、言等功能的关联进行了更为详尽的记录和阐述。

（3）脑主生命活动：脑是生命之核心器官。古代医学经典《内经》中，对此已有深刻的认识。《素问·刺禁论》明确指出："刺头，中脑户，入脑立死。"这一描述进一步强调了脑在人体生命活动中的关键地位。

2. 髓

髓，作为生物体内的重要组织，分别存在于骨骼、脊柱及脑部，因此有骨髓、脊髓、脑髓之区分。这三者均源自肾中精气的化生，并在体内分别充盈于骨骼、脊柱与脑部，各自履行其独特的功能与使命。

髓的生理功能主要涵盖三个核心方面：首先，它起到充养骨骼的关键作用；其次，对于脑髓的濡养具有不可或缺的功能；最后，髓还能够化生血液，为人体提供必要的生命元素。

（1）髓充养骨骼：骨髓位于骨骼内部，持续为骨骼提供滋养与支持。鉴于骨髓是由肾中精气所化生，因此，骨髓对骨骼的充养实际上体现了肾中精气的核心作用。

（2）髓濡养脑髓：髓，作为连接脑部与骨骼的纽带，其向上延伸至脑部，故有"脑为髓之海"之说。在滋养骨骼的同时，髓亦不断上行滋养脑部，确保脑部的正常功能得以发挥。髓濡养脑髓的功能，实际上深刻体现了肾中精气功能的实质。

（3）髓化生血液：髓作为血液的化生之源，其生成过程体现了中医理论的深刻内涵。具体而言，肾主藏精，精能转化为髓，当肾精充盈时，髓亦随之充满。进一步地，肾精能够转化为血液，因此髓被视为血液生成的根源。《素问·生气通天论》中明确指出："骨髓坚固，气血皆从。"这句话深刻阐述了骨髓与气血生成之间的密切关系，体现了中医对于人体生命活动的独到见解。

3. 女子胞

女子胞，位于人体小腹部，确切位置在膀胱之后、直肠之前，其形态呈倒梨形，亦被称之为"胞宫"或"子宫"。女子胞的主要生理功能包含两个核心方面：一是负责女性月经的产生与调控，二是承载着孕育胎儿的重要职责。

女子胞的生理功能系为繁复过程，其核心与天癸、冲任二脉以及肾、心、肝、脾三脏紧密相连。首先，天癸作为肾中精气发展至特定阶段的产物，对生殖器官的发育及生殖功能的维持具有显著地促进作用。天癸的充盈与衰竭直接受肾中精气盛衰的影响。因此，肾中精气的充盈是确保月经正常与胎儿孕育的基本前提。

其次，冲脉与任脉均起始于胞中，其中冲脉被誉为血海，主司血液汇聚；任脉则主胞胎，负责孕育胎儿。冲、任二脉的盛衰受天癸的调节，而天癸的调节又依赖于肾中精气的充盈。在冲、任二脉气血充盈且脉道畅通的情况下，月经方能正常，女子胞方能发挥其孕育胎儿的功能。

再者，心、肝、脾三脏在全身血液的产生与运行中发挥着调节作用。心主血脉，肝主藏血，脾主运化而生血并主统血。鉴于"女子以血为本"的特点，月经的来潮与胎儿的孕育均离不开血液的流动与滋养。

综上所述，天癸、冲任二脉以及心、肝、脾三脏与女子胞的生理功能紧密相关。只有深入理解这些要素，方能全面认识女子胞的生理与病理变化，进而掌握治疗妇科疾病的核心要领。

(四) 脏腑之间的关系

人体作为一个复杂的有机整体，内部脏腑在生理与病理层面上，存在着紧密的相互关联与影响。

脏腑间的相互作用主要体现在三个核心层面：首先是各脏之间的紧密联系与相互作用，其次是各腑之间的协同配合，最后是脏与腑之间的相互依存与制约关系。这些关系共同构成了人体内部复杂的生理网络。

1. 脏与脏的关系

在中医理论中，脏与脏之间的关系，特指五脏之间存在的相互关联和相互影响。此处仅以五脏中任意两脏之间的关联为例进行阐述，其余脏腑间的相互关系亦遵循此理。

(1) 心与肺：心与肺之间的紧密联系，主要体现在心主血脉的功能与肺司呼吸、朝百脉的协同作用上。心主血脉确保了血液在体内的正常循环，这种循环的顺畅对肺司呼吸、朝百脉的功能发挥至关重要。肺通过调节气机，以及朝百脉以辅助心行血，确保了心肺功能的和谐统一。同时，肺的功能正常也有助于促进心的行血功能。

从本质上讲，这种关系体现了气与血之间的相互依存和相互促进。在心肺之间，宗气作为核心要素，起着至关重要的作用。肺通过吸入清气生成宗气，宗气既能行走于息道以司呼吸，又能贯穿心脉以推动气血的运行，从而维持并调节着心主血脉与肺司呼吸之间的动态平衡。

在病理状态下，肺气虚或肺失宣肃会阻碍心的行血功能，导致胸闷、心悸，甚至心血瘀阻的现象，如唇青、舌紫等。反之，心气虚或心阳不振、瘀阻血脉也会影响肺的宣肃功能，引发咳喘、气促等肺气上逆的症状。

(2) 心与脾：心与脾的紧密联系主要体现在血液的生成与循环过程。心脏作为血液的主要推动者，其主导着血液的循环；脾脏则负责血液的统摄，是气血生成的根源。在健康状态下，心脏推动血液在脉管中顺畅运行，脾脏则维持着血液的稳定统摄，确保血液的正常生成与分布。

在病理条件下，心与脾两者亦常相互影响。一方面，若脾脏功能虚弱，将导致运化功能失调，进而影响血液的生成与统摄，可能出现血的化源不足或脾不统血的情况。另一方面，过度的思虑会消耗心血，导致心血不足，从而影响到脾脏的运化功能。这些病理变化均可导致心脾两虚证的出现，其主要症状包括心悸、失眠、多梦、腹胀、体倦、食欲不振、面色无华等。

（3）心与肝：心与肝之间的紧密联系主要体现在两个方面：一是它们共同维持血液的正常运行，二是它们在调节人体情志方面发挥协同作用。从生理角度来看，心主行血，即心脏负责推动血液循环；肝主藏血，即肝脏具有储存血液的功能。当心行血功能正常时，肝能够充分贮藏血液；当肝藏血充足时，心又能够顺畅地推动血液运行。在病理状态下，若肝藏血功能不足，将导致心脏因缺乏血液供应而无法正常发挥其行血功能；反之，若心行血功能不足，也会导致肝脏血虚。因此，临床上常见的心肝血虚证，正是这一病理状态的具体体现。

此外，心与肝在调节人的精神情志方面也具有密切联系。心主神志，即心脏与人的精神活动密切相关；肝主疏泄，即肝脏具有调节气机、疏泄情志的功能。因此，当临床上出现"心肝阴虚、心肝火旺"的病理变化时，这两种病理状态往往会相互影响、同时出现，且多表现为情志亢奋的特点。

（4）心与肾：心与肾的相互作用主要体现在心阳与肾阴之间的阴阳水火平衡。心位于上位，其属性为阳与火；而肾位于下位，其属性为阴与水。在生理层面，心火需下潜至肾，肾水亦需上升至心，这种交互作用维持了心肾之间的阴阳平衡，这一状态被称为"心肾相交"或"水火既济"。然而，当这种交互作用失衡时，即心火不能下潜至肾，肾水不能上升至心，则会导致心肾之间的平衡被破坏，进而产生一系列病理表现，这一状态被称为"心肾不交"或"水火未济"。在临床上，以失眠为主要症状的心悸、怔忡、心烦、腰膝酸软、遗精、梦交等症状，多属于心肾不交范畴。此外，心肾阴阳之间也存在密切联系，在病理状态下常相互影响。例如，肾阳虚弱导致的水湿泛滥可能会上犯于心，损伤心阳，进而引发心悸、水肿等症状，这一病理现象被称为"水气凌心"或"心肾阳虚"。同时，心的阴虚状态也可能向下累及肾阴，导致心肾阴虚。

（5）肺与脾：肺与脾之间的关联，核心体现在气的生成以及津液的输布代谢两个方面。首先，在气的生成过程中，肺主气而脾主运化，这两者共同构成了人体后天之气的基础。具体而言，肺吸入的清气和脾运化生成的水谷精气，是构成这一基础的关键要素。若脾气虚弱，则脾的运化功能减弱，导致水谷精气生成减少，进而影响到肺气的充盈，使之变得虚弱。反过来，长期肺虚也会因吸入清气不足，进而引发脾气的虚弱。其次，在水液代谢的过程中，肺与脾同样有着紧密的合作关系。肺主通调水道，而脾则主运化水湿。当脾的运化功能失常时，水液将停滞并聚湿成痰，进而影响肺的宣降功能，导致咳喘、痰多等症状的出现。因此，有"脾为生痰之源，肺为贮痰之器"的论述。反之，若肺失宣降，通调水道的功能将会失调，导致水湿停聚，进一步影响到脾的运化功能，表现为腹胀、水肿等症状。

（6）肺与肝：在探讨肺与肝之间的关系时，我们需特别关注其在调节气机层面的相互作用。具体而言，肺主降而肝主升，二者之间形成了一种相互制约、协调的关系，以确保全身气机的调畅。若肝脏升发功能过强或肺部降气功能不足，则易导致气火上逆，可能引发咳逆上气，甚至咯血等病状，此现象在中医理论中被称为"肝火犯肺"。反之，若肺部失去其清肃之性，导致燥热内盛，亦可能反过来影响肝脏，使其失去正常的条达与疏泄功能，进而在咳逆的同时，表现出胸胁引痛胀满、头晕头痛、面红目赤等症状。

（7）肺与肾：肺与肾之间的紧密关系主要体现在水液代谢、呼吸运动以及相互资生三个方面。首先，肾主水液代谢，而肺则作为水之上源，负责通调水道。肺在通调水道的过程中，依赖于肾的气化作用；而肾主水液的功能，则依赖于肺的通畅水道。若肾气化功能失调，则水气上升影响肺的宣发与肃降，导致咳喘倚息，甚至难以平卧等症状。反之，若肺失宣肃，则水道不畅，进而影响肾的气化，出现尿少、浮肿等症状。其次，肺主呼吸，而肾主纳气。肺的呼吸功能依赖于肾的纳气作用，以保持吸气的深度。故有"肺为气之主，肾为气之根"之说。若肾的精气不足，则摄纳无力，导致气浮于上；或长期肺气虚弱，也会导致肾气受损，表现为呼吸表浅、动则气短、呼多吸少等肾不纳气的症状。

最后，肺与肾在五行理论中属于母子关系。因此，肺阴虚往往会影响肾阴，肾阴不足也会累及肺阴。因此，肺肾阴虚常同时出现，表现为颧红盗汗、骨蒸潮热、干咳音哑、腰膝酸软等症状。

（8）肝与脾：肝与脾的相互关系，主要聚焦于食物的消化吸收以及血液的生成与贮存两个核心层面。首先，肝具备疏泄的功能，而脾则主运化，肝的疏泄功能正常与否，直接关系到脾的运化功能是否能有效执行。一旦肝失疏泄，将导致脾的运化受到影响，进而可能引发肝脾不和的症状，如精神抑郁、腹痛腹泻等。反之，若脾的运化功能受损，导致湿热蕴积于肝胆，则可能引起肝胆的疏泄功能异常，从而出现黄疸等症状。其次，肝负责血液的贮存，而脾则主导血液的统摄，同时又是气血生成的重要源泉。当脾气健运时，其统血功能正常，血液生化充足，为肝提供了足够的贮藏条件。然而，若脾气虚弱，则可能导致血液的生成不足或失血过多，进一步导致肝血的亏虚。特别是当脾的统血功能与肝的藏血功能同时受损时，可能引发各种出血症状，如女性月经过多、崩漏等，这在临床上被称之为"肝脾统藏失司"。

(9) 肝与肾：肝与肾之间的紧密联系主要体现在肝血与肾精的相互转化，以及肝主疏泄与肾主封藏的相辅相成，再者是肝肾阴阳的密切关联。具体而言，肝负责血液的储存，而肾则负责精气的蕴藏。这两者之间能够实现相互的滋养与转化，从而形成了"肝肾同源""精血同源"的理论基础。例如，当肾精出现亏损时，可能会导致肝血的不足；反之，肝血不足也可能引起肾精的亏损。

肝的功能在于疏泄，而肾则主封藏。这两者之间能够相互制约、相互协调，从而有效地调节男性的排精和女性的月经来潮。然而，若这两者之间的平衡与调节被打破，可能会导致排精和月经方面的多种病变。

肝肾之间的阴阳也存在着紧密的关联。当肾阴不足时，无法有效地滋养肝木，可能导致肝阳上亢的病理变化。反之，肝阴不足也可能累及肾阴，出现相火妄动的病理现象。此外，肝火亢盛也可能对肾阴造成损害，形成肾阴不足的病理状态。

(10) 脾与肾：脾与肾的关联性核心体现在其先天与后天的相互依存之中。脾作为后天之本，主导运化，将食物转化为精微物质，以滋养全身。肾，作为先天之本，主要职能在于藏精、主水纳气。脾的运化功能得以顺利进行，依赖于肾阳的温煦作用；同样，肾的藏精功能亦需脾所运化的水谷精微进行充养。若肾阳出现不足，将导致脾阳亦显虚亏；反之，脾阳长时间的虚损亦会累及肾阳，进而可能引发腹部冷痛、下利清谷、五更泻、浮肿等症状。

2. 腑与腑的关系

腑与腑之间的关系，指六腑在生理活动中所呈现出的相互依存与协同工作的状态。这种关系主要体现在六腑对食物的消化、对水谷精微物质的吸收以及对残渣糟粕的排泄过程中，它们共同协作，确保了机体内环境的稳定与平衡。

在生理过程中，饮食通过口腔进入胃部，随后在胃内经过接纳与初步消化，形成食糜。这一过程完成后，胃通过其通降功能将食糜向下输送至小肠。在小肠内，食糜经过进一步的消化和区分清浊，其中的水谷精微物质在脾的转运作用下，输送到全身各处，发挥滋养作用。同时，无用的水液则渗透至膀胱，而食物残渣则继续向下传递至大肠。在大肠中，食物残渣经过干燥处理后形成粪便，随后在大肠的传导作用下，通过肛门排出体外。对于从小肠渗入膀胱的水液，经过肾的气化作用转化为尿液，随后通过尿道排出体外。另外，胆通过排泄胆汁进入小肠以辅助消化过程，而三焦则作为水液在体内运行的通道。因此，六腑在生理功能上呈现为相互关联的状态，其整体功能特点以通畅为主。

在医学理论中，六腑之间在病理上呈现出相互影响的关系。任一腑的功能异常，均会波及整个消化系统的正常运作，包括对饮食物的消化、吸收和排泄过程，从而引发一系列病理变化。例如，当大肠传导功能失常，腑气阻塞时，会导致胃的通降功能受阻，进而引发胃气上逆或胃失和降的现象。反过来，胃气上逆也会影响大肠的传导功能，这一系列相互作用可能导致恶心、呕吐、腹胀、便秘等症状的出现。

在中医理论中，一般认为脏病多表现为虚证，而腑病则多表现为实证。然而，值得注意的是，腑病同样存在虚证的情况，如胃阴不足、大肠津亏等，这些都需要在临床实践中予以细致辨别。

3. 脏与腑之间的关系

脏与腑之间的关系，主要体现于它们之间阴阳表里的相互关联。脏作为阴的实体，其特性为内敛与深藏；腑则为阳的体现，特性为外散与通达。这种阴阳属性的划分，使得脏成为内部的主体，而腑则成为外部的表现。通过经脉的相互络属，脏与腑之间建立了紧密的联系，形成了阴阳表里相互依存、相互制约的复杂体系。

（1）心与小肠：心与小肠在中医理论中，通过特定的经脉相互连接，从而形成了紧密的表里关系，这种关系主要通过病理现象得以体现。具体而言，当心脏的火气过于旺盛时，它可能会向下转移至小肠，进而引发一系列症状，如尿液减少、尿液热赤以及尿痛等。反之，若小肠出现热邪过盛的情况，也可能向上影响到心脏，导致患者出现心烦意乱、舌赤以及口舌生疮等症状。

（2）肺与大肠：肺与大肠，在中医理论中，通过特定的经脉相互络属，从而形成了紧密的表里关系。从生理角度而言，肺的肃降功能有助于促进大肠的传导功能，大肠的顺畅传导又能进一步辅助肺的肃降过程。然而，从病理角度来看，若大肠发生实热，导致腑气不畅，则可能阻碍肺的肃降功能，进而引发胸满、咳喘等症状。反之，若肺失清肃，无法发挥其正常的调节功能，则可能导致津液无法下行，进而造成大便秘结等临床表现。

（3）脾与胃：脾与胃之间通过经脉相互络属，形成了紧密的表里关系。在生理层面，二者相互协作，共同维持机体正常功能。具体而言，脾主运化，承担食物的消化、吸收和转运，而胃主受纳，负责食物的初步消化与储存。脾有升清之功能，胃则主降浊，二者在阴阳上相互补充，确保纳运协调、升降平衡，以及燥湿相济，从而顺利完成食物的传化过程，被合称为"后天之本"。

在病理状态下，脾与胃相互影响，互为因果。例如，当脾受到湿邪的困扰时，其运化功能受损，进而影响胃的受纳和降浊功能，可能引发恶心、呕吐、食欲不振、腹胀等症状。反之，若胃的降浊功能失调，食物滞留于胃脘，也会影响脾的运化升清功能，导致泄泻、腹痛、头晕、目眩等症状的出现。正如《素问·阴阳应象大论》所述："清气在下，则生飧泄；浊气在上，则生䐜胀。"

（4）肝与胆：肝脏与胆囊紧密相连，通过经脉相互联络，形成紧密的表里关系。胆汁的产生源自于肝脏的余气，而胆囊则负责胆汁的贮存与排泄，这一过程依赖于肝脏的疏泄功能。若肝脏的疏泄功能出现失调，将直接影响胆汁的正常分泌与排泄。反之，胆汁的排泄不畅亦会反作用于肝脏，影响其疏泄功能的正常运行。在临床医学实践中，肝脏与胆囊的疾病往往相互关联，相互影响，常表现为肝胆火旺、肝胆湿热等肝胆同病的情况。

（5）肾与膀胱：肾与膀胱通过特定的经脉相互连接，形成了一种表里相合的紧密关系。膀胱的贮尿与排尿功能，皆依赖于肾气的正常气化与固摄功能。在肾气充足的情况下，膀胱的开合功能将得以适度调节。然而，若肾气出现不足，则可能导致膀胱功能失调，表现为尿频、尿失禁等症状。此外，肾气的不足还可能影响膀胱的气化过程，致小便不畅、尿量减少，乃至出现癃闭等严重情况。

第四节 精气血津液

精、气、血、津液是构成和维持人体生命活动的基本物质。精、气、血、津液是脏腑功能活动的产物，又是脏腑功能活动的物质基础。

中医认为人体内有精、气、血、津液等基本物质，这些基本物质构成人体并维持着人的生命活动，为人的形体和人生理的功能提供必需的物质和能量。在人的生命活动中，各种物质运行于形体内部进行新陈代谢，以维持人体内部的动态平衡。同时，人的形体不断与自然界进行物质交换，以维持人与自然之间的动态平衡。

一、精

中医学精的概念、代谢、功能及其与气、血关系等虽受到古代哲学精气学说的影响，但还是有很大的区别。古代哲学精学说以精或精气为构成宇宙万物的本原，而人体之精是构成和维持人体生命活动精微物质和生命繁衍的根源。

(一) 人体之精的基本概念及分类

1. 人体之精的基本概念

精，指的是从父母那里继承的生命物质与后天水谷精微的融合，形成了构成人体并维持生命活动的基本物质。精的含义包括广义、狭义和一般意义。广义上，指的是构成人体并维持生命活动的液态精华物质，包括先天精、水谷精、生殖精以及脏腑精、血液、津液和髓等。狭义上，特指具有繁衍后代功能的生殖精。一般意义上的精，即先天精、水谷精、生殖精及脏腑精，不包括血液和津液。精是构成和维持人体生命活动的最基本物质，对于人体生命活动具有重要意义，故《素问·金匮真言论》曰："夫精者，身之本也。"

2. 人体之精的分类

精，按其来源，可分为先天之精和后天之精；按其部位，可分为各脏腑之精；按其功能，可分为生殖之精和营养之精。

(1) 先天之精：源于父母的生殖之精，是构成胚胎的原始物质，是生命产生的本原。《灵枢·本神》曰："生之来，谓之精。"

(2) 后天之精：源于吸入清气、水谷精微，与肺主气、脾胃受纳运化等脏腑功能密切相关，是维持后天生命活动的重要物质。

先天之精为基础，后天之精为补充，两者相辅相成，使一身之精生成有源，逐渐充盛。

(3) 生殖之精：源于肾精，由肾所藏的先天之精在后天之精的充养和天癸的促发下形成，具有繁衍后代的功能。人类通过生殖之精的交合将生命物质遗传给下一代。男女生殖之精结合成为胚胎，产生新的生命体。

(4) 脏腑之精：指脏腑所藏的具有濡养、滋润作用的精华物质。各脏腑之精都由先天之精与后天之精相融合而成。脏腑不同，其精的存在形式及生理功能也有所不同。"心精"源于《素问·大奇论》，心精与心血融合贮存于心，具有濡养心脏、血脉和心神的作用。"肺精"源于《素问·经脉别论》"输精于皮毛"之论，肺精与脾转输至肺的水谷之精融合贮藏于肺，具有滋养肺脏及皮毛的作用。"脾精"源于《素问·示从容论》，主要由水谷之精构成，并由脾气输布到其他脏腑，化为脏腑之精。此外，脾精尚有化生气血、生长肌肉的作用。"肝精""肾精"源于《黄帝内经太素·邪论》，肝精与肝血融合贮存于肝，发挥濡养肝脏及筋的作用。肾精由禀受于父母的先天之精，在后天之精的充养下生成。肾精主要有濡养肾脏、化生生殖之精以繁衍生命，以及生髓充脑以养神等作用。

脏腑之精不仅濡养脏腑，而且化生脏腑之气，推动和调节脏腑的生理功能。如心精、心血化生心气，推动和调节心主血脉以及精神活动；肺精、肺津化生肺气，推动和调节呼吸运动和津液的输布；肝精、肝血化生肝气，疏泄气机，调畅情志，促进精、血、津液的运行；脾精化生脾气，推动和调节水谷运化、血液的生成和运行；肾精化生肾气，推动和调节人体的生长发育、生殖与津液的生成、输布、排泄以及呼吸运动等。

(二) 人体之精的生成、贮藏和输泄

人体之精的生成、贮藏和输泄是三个不同而又相互关联的方面。

1. 精的生成

人体之精由禀受于父母的先天之精及来源于吸入清气与水谷精微的后天之精融合而成。

先天之精禀受于父母，是生命的本源物质，是构成人体胚胎和繁衍后代的基本物质。古人通过对生殖现象的观察和体验，认识到男女生殖之精的结合能产生一个新的生命个体。《灵枢·天年》认为，人之始生，"以母为基，以父为楯"。《灵枢·决气》曰："两神相搏，合而成形，常先身生，是谓精。"父母生殖之精相结合，即孕育了生命，又转化为子代的先天之精。

后天之精是人出生后，从自然界吸入的清气及饮食中摄取的营养精华，脏腑气化所生成的精微物质，后天之精来源于水谷，又称"水谷之精"。脾气升运，将饮食水谷转化为水谷精微，传输至全身。《素问·厥论》曰："脾主为胃行其津液也。"《素问·玉机真藏论》曰："脾为孤脏，中央土以灌四傍。"

人体之精，以先天之精为本，赖后天之精的不断充养。先天之精与后天之精相互促进、相互辅助，人体之精才能逐渐充盛。若先天之精与后天之精亏虚，则可导致发育迟缓、早衰、生殖功能低下及营养不良等病症。

2. 精的贮藏和输泄

(1) 精的贮藏：人体的精气分别储存于各个脏器组织中。先天之精在胎儿时期即存于各脏器中，主要集中在肾中。后天之精分布于全身各个脏器，其余部分也存于肾中，以滋养先天之精。正如《素问·上古天真论》所言："肾者主水，接受五脏六腑之精而藏之。"每个脏器所储存的精气，是其功能活动的物质基础。

后天之精由脾胃化生的水谷精微物质，经脾气的转输作用化生为各脏腑之精，满足各脏腑生理活动的需要，其剩余部分再输送到肾，以充养肾中的先天之精，肾中所藏的精才逐渐充盛起来。

由于先天之精主要藏于肾并在后天之精的滋养下化为生殖之精以繁衍生命，因而称肾为"先天之本"。肾的藏精功能主要依赖肾的封藏作用。肾精化生肾气，肾气的固摄封藏作用，使精藏肾中而不妄泄，保证肾精发挥其各种生理功能。故《素问·六节藏象论》曰："肾者主蛰，封藏之本，精之处也。"若肾气虚亏，封藏失职，则可出现遗精、滑精等症状。

(2) 精的输泄：精的输泄作用，一是分藏于各个脏腑之中，濡养脏腑并推动各脏腑的生理活动；二是转化为生殖之精以繁衍生命。

肾所藏先天之精化生元气，元气以三焦为通道，布散到全身各脏腑，推动和激发其功能活动，为生命活动的原动力。因此，肾精亏虚可影响全身脏腑的生理功能。

后天之精经由脾肺等转输到各脏腑，成为脏腑之精。脏腑之精与血、津液等物质相互化生，以多种形式促进脏腑生理功能的发挥。精气遍布全身，不仅构成人体的基本物质，还是人体各脏腑生理活动必不可少的物质基础。脏腑之精亏虚则难以维持其自身的生理功能。

生殖之精，以先天之精为主体，在后天之精的资助下化生。人体生长发育至女子"二七"、男子"二八"，随着肾精的不断充盛，肾气充沛，天癸按时而至。肾精的一部分在天癸的作用下，化为生殖之精以施泄。如《素问·上古天真论》曰："二八，肾气盛，天癸至，精气溢泻，阴阳和，故能有子。"生殖之精的化生与施泄适度、肾气封藏、肝气疏泄以及脾气的运化作用密切相关。

3. 精的功能

精宜闭藏而静谧，相对于气之运行不息，其性属阴，主闭藏，具有繁衍生命、濡养、化血、化气、化神等功能。

（1）繁衍生命：先天之精具有遗传功能，在后天之精资育下所生成的生殖之精，具有繁衍生命的作用。父母将生命物质通过生殖之精遗传给子代。生殖之精承载着生命遗传物质，是新生命的"先天之精"。因此，精是生命的本源。

（2）濡养作用：精能濡养、滋润脏腑、形体、官窍。先天之精与后天之精充盛，脏腑之精充盈，各种生理功能得以正常发挥。若先天禀赋不足，或后天之精化生乏源，脏腑之精亏虚，濡养、滋润功能减退，则脏腑功能减退。如肾精亏损，则见生长发育迟缓、未老先衰，或性功能减退致生育能力下降；脾精不足，则见营养不良，气血衰少；肺精不足，则见呼吸障碍、皮毛干枯无泽等症状。

（3）化血作用：精能化血，是血液生成的来源之一。《张氏医通·诸血门》曰："精不泄，归精于肝而化清血。"肾精充盈，则肝有所养，血有所生。肾藏精，精生髓，髓化血。故精足则血旺，精亏则血虚。

（4）化气作用：精力可转化为气体。《素问·经脉别论》载："精气化为气。"先天之精能转化为元气，而食物的精华则转化为所需的能量，肺部则吸收来自环境中的清新空气，这三者结合成为全身的能量。因此，精是气的起源。

（5）化神作用：精与神的关系，即物质与精神的关系。精力能够转化为神明，成为神的物质基础。《素问·八正神明论》提道："血气者，人之神，不可不谨养。"神明对于精力的生产、输送和排泄具有促进和调节作用。《素问·刺法论》中指出："精气不散，神守不分。"只有保持足够的精力，神明才能完整。反之，精力不足则神明疲惫，精力消失则神明散乱。

（6）抗邪作用：精具有保卫机体、抵御外邪入侵的功能。精足则正气盛，抗邪力强，不易受外邪侵袭。若精虚则正气不足，抗邪力弱，易受外邪侵袭，或无力驱邪，邪气潜伏，在一定条件下发病。《素问·金匮真言论》曰："故藏于精者，春不病温。"

二、气

中医关于气的理论，是研究人体之气的概念、生成、运动、变化与生理功能的学说。

（一）人体之气的基本概念

在中医学中，"气"指的是人体内不断运动、活力充沛的微细物质，是构成和维持人体生命活动的基础物质。正如《素问·宝命全形论》所言："人以天地之气生，四时之法成。"气源源不断地运动着，推动和调控着人体内的新陈代谢，维持着生命的持续进行。气聚集则生命存在，气散尽则生命消逝，气的停息，则意味着生命的终止。

《素问·六节藏象论》曰："气合而有形，因变以正名。"指出自然界万物由气聚合而成，不同结构和性质的气体形成了丰富多样的自然界。人类也是自然界的一部分，我们需要从"天地之气"中吸取养分，以养护五脏六腑的气血，从而维持机体的生命活动。如《素问·六节藏象论》所言："天食人以五气，地食人以五味。五气入鼻，藏于心肺……气和而生，津液相成，神乃自生。"

中医学关于气的理论，受到古代哲学气一元论的影响，但其所论主要是人体之气，以及与自然界相关联的气，在研究对象和范围上与古代哲学气一元论有着显著的区别。

此外，在中医学术语中，气在不同语境下表达不同的意义。如六气指风、寒、暑、湿、燥、火六种正常的气候变化，邪气指各种致病因素的统称，药物之气指药性等。

(二) 人体之气的生成

人体之气，来源于父母的先天之气、饮食物的水谷精气和自然界清气，通过肾、脾胃和肺等脏腑生理功能的综合作用而生成。

1. 物质基础

(1) 先天之精气：先天之气来源于父母，先天之精化生先天之气，成为人体之气的根本和生命活动的原动力。

(2) 后天水谷精气和自然界清气：后天之精气，由水谷精气和自然界清气结合而成。饮食水谷化生水谷精气，水谷精气布散周身，成为人体之气的重要部分。吸入体内的自然界清气，是生成人体之气的重要物质。人体之气不足，与气的生成之源有关。先天之精气不足，后天水谷精气和自然界清气亏耗，皆可致气虚之病变。

2. 相关脏腑

人体之气的生成有赖于全身各脏腑的综合作用，与肾、脾胃和肺的关系尤为密切。

(1) 肾为生气之根：肾藏精，先天之精是肾精的主体，先天之精所化生的先天之气，是人体之气的根本。肾精充则元气足，肾精亏则元气衰。

(2) 脾胃为生气之源：脾主运化，胃主受纳，共同完成对饮食水谷的消化和吸收。饮食水谷在脾胃运化、受纳、腐熟作用下化生水谷之精，水谷之精化生水谷之气，水谷之气布散全身脏腑，成为人体之气的主要来源，故称脾胃为"生气之源"。若脾胃功能失常，水谷之精生成不足，水谷之气亏虚，则一身之气衰少，故《灵枢·五味》曰："故谷不入，半日则气衰，一日则气少矣。"

(3) 肺为生气之主：肺主气，主司宗气的生成。一方面，肺主呼吸之气，通过吸清呼浊，将自然界清气不断地吸入体内，同时不断地呼出浊气，保证了体内之气的生成与排出。另一方面，肺将吸入的清气与脾气上输的水谷之气相结合，生成宗气。宗气积于胸中，走息道以行呼吸，贯心脉以行气血，并下蓄丹田以资元气。若肺主气功能失常，则清气吸入减少，宗气生成不足，导致一身之气衰少。肾与先天之气的生成关系密切，脾胃和肺与后天之气的生成关系密切，诸多脏腑的功能协调，密切配合，则人体之气充足旺盛。肾、脾胃和肺等脏腑功能失常，皆可导致气的生成不足。

(三) 人体之气的运动与变化

人体之气是运动不息的,生命过程即气的运动及其所产生的各种变化的过程。

1. 气机

(1) 气机的概念:气的运动称为气机,人体之气不断运动,流行于全身,内至五脏六腑,外达筋骨皮毛,激发和推动人体的各种生理活动。

(2) 气运动的基本形式与意义:人体之气的运动形式,一般归纳为升、降、出、入四种。气的运动:自下而上的运动称为升,自上而下的运动称为降,由内向外的运动称为出,自外向内的运动称为入。气的正常运动,称为"气机调畅"。气的运动只有在相对协调平衡状态下,才能发挥其维持生命活动的作用。气的升降出入运动是人体生命活动的根本,一旦停息就意味着生命活动的终止。故《素问·六微旨大论》曰:"出入废则神机化灭,升降息则气立孤危。故非出入,则无以生长壮老已;非升降,则无以生长化收藏。是以升降出入,无器不有。"

(3) 脏腑之气的运动规律:全身各脏腑、经络、形体、官窍是气运动的场所,气的升降出入运动,只有在脏腑、经络等组织器官的生理活动中,才能具体体现出来。脏腑之气的运动规律,体现了脏腑生理活动的特性,也表现了脏腑之气运动的不同趋势。心肺在上,其气宜降;肝肾在下,其气宜升;脾胃属土,居中央,脾气升而胃气降,斡旋四脏之气的升降运动。脾气升则肾肝之气升,胃气降则心肺之气降,故为脏腑气机升降之枢纽。脾胃之气的升降失调,不仅影响饮食物的消化和水谷精微的吸收,导致气血化生无源,而且可阻滞中焦,导致其他四脏之气的升降运动失常而出现心肾水火不济、肝肺左升右降失调等病机变化。人体之气的五脏六腑的功能活动与气机的升降出入有密切的联系。一般来说,肾为气机升降的根本、脾胃为气机升降的枢纽、肺为气机升降的治节、肝调畅气机,这四脏与气机运动关系最为密切。

(4) 气的运动失常的表现形式:气的运动失去平衡的病理状态称为"气机失调"。气机失调表现形式是多种多样的,如气的运动受阻,运动不利时,称气机不畅。气的运动受阻较甚,称为气滞。气的上升运动太过,称为气逆。气的上升不及或下降太过,称为气陷。气的外出运动太过,称为气脱。气的出入运动不及而结聚于内称为气结,甚则称为气闭。肝气不舒、肝气郁结,称为气郁。气的运动失调表现在脏腑上，可有肺失宣降、脾气下陷、胃气上逆、肾不纳气、肝气郁结等证候。

2. 气化

（1）气化的概念：气化，指气的运动所产生的各种变化，具体表现为精、气、血、津液等生命物质的生成及其相互转化过程。气化与气机既相区别又密切相关。气化强调气的变化，基本形式是生命物质的新陈代谢；气机强调气的运动，基本形式是脏腑之气的升降出入。气化以气机为前提和依据，气化过程由气的升降出入运动所产生和维持。气机和气化是生命最基本的特征。

（2）气化的形式：《素问·阴阳应象大论》所载的"味归形，形归气；气归精，精归化；精食气，形食味，化生精，气生形……精化为气"是对气化过程的简要概括。如精化为气，气化为精；精与血同源互化，津液与血同源互化；机体浊气的呼出，汗液、尿液的生成和排泄，粪便排泄等，皆属气化过程的具体体现。气化过程的有序进行，是脏腑生理活动相互协调的结果。

(四) 人体之气的主要生理功能

气具有非常重要的作用，《难经·八难》曰："气者，人之根本也。"《类经·摄生类》曰："人之有生，全赖此气。"概括地说，主要表现在以下七个方面。

1. 推动作用

气的推动作用，指其在激发、促进和增进等方面的作用。

（1）激励和促进人体的生长发育与生殖功能。

（2）激发和促进各脏器经络的生理功能。

（3）激发和促进精气血液及津液的生成与流通。

（4）激发和兴奋精神活动。

气的推动作用减弱，可影响人体的生长发育或出现早衰，亦可使脏腑经络生理功能减退，出现精血、津液生成不足或运行迟缓，输布、排泄障碍等病机变化，亦可见精神委顿等症状。

2. 温煦作用

气的温煦作用，指阳气温煦人体的作用。《难经·二十二难》曰："气主煦之。"

（1）温煦机体，维持相对恒定的体温。

（2）温煦脏腑、经络、形体、官窍，维持其正常生理活动。

（3）温煦精、血、津液，维持其正常运行、输布与排泄，即所谓血"得温而行，得寒而凝"。

气的温煦作用失常，可出现体温低下、畏寒、脏腑功能减弱、血和津液运行迟滞等寒象，所以有"气不足便是寒"之说。

3. 防御作用

气的防御作用，指气卫护肌肤，抗御邪气的作用。气的防御作用，一方面可以抵御外邪的入侵，《素问·刺法论（遗篇）》曰："正气存内，邪不可干。"另一方面，气可驱邪外出。

气的防御功能正常，邪气不易侵入，即便侵入，也不易发病，即使发病，也易于治愈。

气的防御功能减弱，机体抵御邪气能力下降。一方面，易染疾病，故《素问·评热病论》曰："邪之所凑，其气必虚。"另一方面，患病后难以速愈。所以，防御功能与疾病的发生、发展与转归有着密切的关系。

4. 固摄作用

气的固摄作用，指气对体内液态物质的固护、统摄和控制，不使其无故丢失的作用。

（1）固摄血液，防止其逸出脉外，维持其正常循环。

（2）固摄汗液、尿液、胃液、肠液等，防止其丢失。

（3）固摄精液，防止妄泄。

（4）固摄内脏，防止虚陷下垂。

气的固摄功能减退，可能导致体内液态物质的流失。例如，气虚导致血液无法固摄，可能出现各种出血情况；气不固摄津液，则可能导致自汗、多尿、尿失禁、流涎、清水泛吐、腹泻等症状；气虚无法固摄精气，可能出现遗精、滑精、早泄等问题；气虚冲任不固，可能引发早产、流产等情况。

固摄作用和推动作用是相反相成的两个方面。一方面，气推动血液的运行和津液的输布排泄；另一方面，气又固摄体内液态物质，防止其无故流失。两者相互协调，控制和调节着体内液态物质的正常运行、输布和排泄，这是维持人体正常的血液循环和津液代谢的重要环节。

5. 中介作用

气的中介作用，指气感应传导信息，以维系机体整体联系的作用。气弥漫于全身，是感应传递信息的载体，彼此相互联系的中介。外在信息传递于内脏，内脏信息反映于体表，以及内脏之间各种信息的相互传递，都以人体之气作为信息的载体来感应和传导。如针灸治法产生的刺激和信息，通过气的感应运载而传导于内脏，从而达到调节机体生理活动的目的。因此，气是生命信息的载体，是脏腑、形体、官窍之间相互联系的中介。

6. 气化作用

气化指在气的作用下，各种物质发生的变化。具体而言，包括精、气、血、津液在体内的新陈代谢和彼此之间的相互转化过程。例如气、血、津液的生成，都需要由饮食物转化为水谷之精气，然后再化生成精、气、血、津液等；津液经过代谢，转化成汗与尿液等，是气化作用的具体表现。如气化功能失常，则能影响到气、血、津液的新陈代谢，影响饮食物的消化吸收及汗液、尿液和粪便等的排泄，从而形成各种病变。

7. 营养作用

脾胃把饮食物化生为水谷精气，进而化生为营气以营养全身。营气与津液结合化生为血液，由脉运往全身，发挥营养作用。

（五）人体之气的分类

人体之气，因其生成来源、分布部位及功能特点不同而有各自不同的名称。气的分类有三个层次：第一层次是人气，即人身之气，亦即一身之气；第二层次是元气、宗气、营气和卫气；第三层次是脏腑之气和经络之气。

1. 元气

元气，指以先天精气为基础，赖以后天精气充养，而根源于肾的气。元气，《难经》又称"原气"，是人体最根本、最重要的气，是生命活动的原动力。

（1）生成与分布：元气由肾中先天之精化生，根于命门。《难经·三十六难》曰："命门者……原气之所系也。"元气以先天之精为基础，又赖后天之气的培育。因此，元气充盛与否，不仅与先天之精有关，而且与脾胃运化功能、饮食营养及化生的后天之精是否充盛有关。若因先天之精不足而导致元气虚弱者，也可通过后天的培育补充而使元气充实。《景岳全书·论脾胃》载："故人之自生至老，凡先天之有不足者，但得后天培养之力，则补天之功，亦可居其强半，此脾胃之气所关于人生者不小。"

元气通过三焦流行于全身。《难经·六十六难》曰："三焦者，原气之别使也，主通行三气，经历于五脏六腑。"元气以三焦为通路循行全身，内至五脏六腑，外达肌肤腠理，无处不到。

（2）生理功能：一是推动和调节人体的生长发育和生殖功能；二是推动和调节各脏腑、经络、形体、官窍的生理活动。

◎ 推动和调节人体的生长发育和生殖功能：元气充沛，机体生长发育正常，脏腑、经络、形体、官窍生理功能旺盛，体魄强健而少病；若先天禀赋不足，或后天失养，或久病损伤元气，则可因元气虚衰而出现生长发育迟缓、生殖功能低下及未老先衰的临床表现。

◎ 推动和调节各脏腑、经络、形体、官窍的生理活动：元气含有元阴、元阳，为一身阴阳之根，脏腑阴阳之本。元气既能发挥推动、兴奋、温煦等属于元阳的功能，又能发挥宁静、抑制、凉润等属于元阴的功能。元阴与元阳协调平衡，元气则能发挥其推动和调节功能。故《景岳全书·传忠录下》曰："命门为元气之根，为水火之宅，五脏之阴气非此不能滋，五脏之阳气非此不能发。"

2. 宗气

宗气，指由呼吸清气与水谷精气所化生而聚于胸中之气。宗气在胸中积聚之处，《灵枢·五味》称为"气海"，又名"膻中"。

（1）生成与分布：宗气的生成一是来源于脾胃运化的水谷之精所化生的水谷精气；二是来源于肺从自然界吸入的清气，两者结合生成宗气，故宗气属于后天之气的范畴。宗气积于胸中，其分布途径有三：一是上出于肺，循喉咙而走息道，推动呼吸；二是贯注心脉，推动血行；三是沿三焦向下运行于脐下丹田（下气海），注入腹股沟部位足阳明胃经的气街，再下行于足。如《灵枢·邪客》曰："宗气积于胸中，出于喉咙，以贯心脉，而行呼吸焉。"

（2）生理功能：主要有行呼吸、行气血和资先天三个方面。

◎ 宗气上走息道，推动肺的呼吸，凡呼吸、语言、发声皆与宗气有关。宗气充盛则呼吸徐缓均匀，语言清晰，声音洪亮。反之，则呼吸短促微弱，语言不清，发声低微。

◎ 宗气贯注于心脉，促进心脏推动血液运行：凡血液的运行、心搏的力量与节律等皆与宗气有关。《读医随笔·气血精神论》曰："宗气者，动气也。凡呼吸、语言、声音，以及肢体运动，筋力强弱者，宗气之功效也。"宗气充盛则脉搏和缓有力，节律一致。反之，则脉来躁急，或微弱无力节律不规则。

"虚里"发于左乳下，相当于心尖搏动处，主候宗气盛衰。《素问·平人气象论》曰："胃之大络，名曰虚里，贯膈络肺，出于左乳下，其动应衣，脉宗气也。"若其搏动正常，是宗气充盛之象；若其搏动躁急，应衣而动，是宗气大虚之象；若其搏动消失，是宗气亡绝之象。由于宗气贯心脉行气血，所以宗气不足常可导致血行瘀滞、凝而留止的病机变化。此外，临床也从脉象测知宗气盛衰，由于操作方便而较为多用。

◎ 宗气作为后天之气，对先天元气有重要的资助作用：元气自下而上运行，以三焦为通道，散布于胸中，以助后天之宗气；宗气则自上而下分布，蓄积于脐下丹田，以资先天元气。先天与后天之气相合，形成一身之气。因此，气之不足，在先天主要责之肾，在后天主要责之脾肺。

3. 营气

营气，指由饮食水谷所化生的精气，行于脉内，具有化生血液、营养周身的功能。因其富于营养，在脉中营运不休，故称为营气。

营气行于脉中，是血液的重要组成部分，与血关系密切，两者可分不可离，故多"营血"并称。

（1）生成与分布：营气来源于脾胃运化之水谷精微，由水谷精微中的精华部分，即最富营养的部分所化生。如《素问·痹论》曰："荣者，水谷之精气也。"营气行于脉中，循脉运行全身，内入脏腑，外达肢节，终而复始，周而不休。《素问·痹论》曰："和调于五脏，洒陈于六腑，乃能入于脉也。故循脉上下，贯五脏，络六腑也。"

（2）生理功能：营气的生理功能有化生血液和营养全身两个方面。

◎ 营气注于脉中，化为血液：营气与津液调和，共注脉中，化成血液，维持血液充盈。《灵枢·邪客》曰："营气者，泌其津液，注之于脉，化以为血。"

◎ 营气循脉流注全身，为脏腑经络等提供营养物质：营气的营养作用在生命活动中非常重要。《灵枢·营卫生会》曰："此所受气者，泌糟粕，蒸津液，化其精微，上注于肺脉，乃化而为血，以奉生身，莫贵于此，故独得行于经隧，命曰营气。"

4. 卫气

卫气是运行于脉外，具有护卫、防御作用的气。营气与卫气从性质、功能和分布进行比较，则营属阴，卫属阳。故营气又称"营阴"，卫气又称"卫阳"。

（1）生成与分布：卫气来源于脾胃运化之水谷精微，由水谷精微中的"慓悍"部分，即最具活力部分所化生。故《素问·痹论》曰："卫者，水谷之悍气也。"卫气行于脉外，不受脉道约束，外而皮肤肌腠，内而胸腹脏腑，布散全身。《素问·痹论》曰："其气慓疾滑利，不能入于脉也，故循皮肤之中，分肉之间，熏于肓膜，散于胸腹。"

（2）生理功能：卫气有防御外邪、温养全身和调节腠理的生理功能。

◎ 防御外邪：卫气布于肌表，构成一道抵御外邪入侵的防线，使外邪不能侵入机体。《医旨绪余·宗气营气卫气》曰："卫气者，为言护卫周身……不使外邪侵犯也。"因此，卫气充盛则外邪难侵，卫气虚弱则外邪易袭。

◎ 温养全身：卫气布散全身，发挥温养作用，以维持脏腑肌肤的生理活动。卫气充足，温养机体，人体体温则相对恒定。卫气虚亏，温养功能减弱，则易受风寒湿等邪气侵袭而出现寒性病变。若卫气在局部运行受阻，郁积化热则又可出现热性病变。《读医随笔·气血精神论》曰："卫气者，热气也。凡肌肉之所以能温，水谷之所以能化者，卫气之功效也。虚则病寒，实则病热。"

◎ 调节腠理：卫气司汗孔开合，调节汗液排泄，能维持体温的相对恒定，调和气血，从而维持机体内外环境的阴阳平衡。《景岳全书·杂证谟》曰："汗发于阴而出于阳。此其根本则由阴中之营气，而其启闭则由阳中之卫气。"卫气虚弱，调节腠理开阖失职，可见无汗、多汗或自汗等症状。

此外，卫气循行与睡眠也有密切关系。卫气行于体内，人便入睡；卫气自睛明出于体表，人便醒寤。若卫气循行异常，则可导致寤寐异常。卫气行于阳分时间长则少寐，行于阴分时间长则多寐。

营气与卫气，既有联系又有区别。营属阴，卫属阳。一阴一阳，互为其根。营气与卫气均来源于水谷精微，均由脾胃所化生。营气性质精柔，富于营养；卫气性质慓疾滑利，易于流行。营气行于脉中，卫气行于脉外，营卫相偕而行；营气具有化生血液和营养全身之功，卫气具防御、温养和调节腠理之用。营卫之间必须协调,不失其常,才能发挥正常的生理功能。若营卫失和,则可出现恶寒发热,无汗或汗多,"昼不精,夜不瞑",以及抗邪能力低下而易于感冒等。

5. 脏腑之气

脏腑之气是全身之气的组成部分。一身之气分布到某一脏腑,即成为某一脏腑之气。脏腑之气分为脏气、腑气;脏气又可进一步分为心气、肺气、脾气、肝气、肾气等。脏腑之气推动和激发脏腑的生理活动,某一脏腑的生理功能即某一脏腑之气运动的具体体现。

6. 经络之气

经络之气是全身之气的组成部分。一身之气分布到某一经络,即成为某一经络之气。经络之气分为经气、络气;经气又可进一步分为手太阴肺经之气、足阳明胃经之气等。经络之气推动和激发经络的生理活动,某一经络的生理功能即某一经络之气的运动的具体体现。

三、血

中医学关于血的理论,是研究血液的生成、运行与生理功能的学说。

(一) 血的概念

血即血液,是循行于脉中而富有营养和滋润作用的红色液态物质,是构成人体和维持人体生命活动的基本物质之一。

脉是血液循行的管道,具有阻遏血液溢出的功能,故有"血府"之称。血必须在脉管中循环流注不息,才能充分发挥其生理功能。如因某种原因,血液在脉中运行迟缓涩滞,停积不行,则成"瘀血";血液不在脉中循行而溢出脉外,则形成"出血",即"离经之血"。离经之血若不能及时排除或消散,则变为瘀血。瘀血及离经之血均失去了血液正常的生理功能。

(二) 血的生成

水谷精微和肾精是化生血液的物质基础,它们在脾、胃、心、肺、肝、肾等脏腑的共同作用下,经过一系列气化过程而化生为血液。

1. 物质基础

(1) 水谷之精:中焦脾胃受纳、运化饮食水谷,吸收精微物质,即所谓"汁",包含营气和津液,两者进入脉中,变化而成红色的血液。《灵枢·决气》曰："中焦受气，取汁变化而赤，是谓血。"因此，由水谷之精化生的营气和津液是血液的主要构成成分。

（2）肾精、髓：肾精输于肝，在肝的作用下，化以为血。《诸病源候论·虚劳精血出候》曰："肾藏精，精者，血之所成也。"肾所藏的精是生成血液的原始物质。肾精化生血液，主要通过骨髓和肝脏的作用而实现。肾藏精，精生髓，髓充于骨，可化为血。《素问·生气通天论》曰："骨髓坚固，气血皆从。"《张氏医通·诸血门》曰："气不耗，归精于肾而为精；精不泄，归精于肝而化清血。"精与血之间存在着相互资生和相互转化的关系，肾精充足，可化为肝血以充实血液。

2. 相关脏腑

血液的生成是在多个内脏器官共同作用下完成的，尤其是脾胃的生理功能至关重要。

（1）脾胃：脾胃为血液生化之源。脾胃运化的水谷精微所产生的营气和津液，是血液的主要构成成分。脾胃运化功能强健与否，饮食水谷充足与否，均直接影响着血液的化生。若脾胃功能虚弱或失调，水谷精微化生不足，则可致血液化生不足，形成血虚证。故临床治疗血虚，首先应调理脾胃。

（2）肾肝：肾藏精，精生髓，髓化血。肾精充足，则血液化生有源。若肾精不足，则可导致血液生成亏少。此外，肝藏血，精血同源，与血液的化生密切相关。《素问·六节藏象论》曰："肝者……以生血气。"临床上治疗血虚证，可采用补益肝肾治法，促进血液化生。

（3）心肺：脾胃运化的水谷精微，由脾气上输于心脉，在心气的作用下变化成红色血液。清代张志聪《侣山堂类辩·辨血》曰："血乃中焦之汁……奉心化赤而为血。"说明心参与血液的生成，故《素问·阴阳应象大论》明确提出"心生血"。

肺对于血液的生成也有着重要作用。《灵枢·营卫生会》曰："此所受气者，泌糟粕，蒸津液，化其精微，上注于肺脉，乃化而为血。"水谷精微上注于肺脉，与肺吸入的清气相融合，化生血液。

总之，血液的化生以水谷之精以及肾精为物质基础，主要依赖于脾胃运化的功能，并在肾肝、心肺等脏的配合作用下完成。

(三) 血的运行

血液在脉管中不断循环流动,分布全身,其正常运行受多种因素影响,同时也是多个内脏器官共同作用的结果。

1. 影响血液运行的因素

血的运行有赖于气的推动、温煦和固摄作用。气的推动作用,是血液运行的动力,如《医学正传·气血》曰:"血非气不运。"气的温煦作用,对血液运行具有重要作用,故《正体类要·扑伤之症治验寒药之非》曰:"气血得温则行,得寒则凝。"气的固摄作用,使血液行于脉中而不逸出脉外。临床治疗血行失常,首当调气。故《温病条辨·治血论》曰:"故善治血者,不求之有形之血,而求之无形之气。"

血行脉中,脉为血府,具有"壅遏营气,令无所避"的功能,脉道完好无损和通畅无阻,也是保证血液正常运行的重要因素。

血的运行还与血液的清浊状态相关。若血液中痰浊较甚,或血液稠浊,可致血行不畅瘀滞。

此外,血液运行还受邪气的影响。阳邪侵入,或内生火热,可发生阳热亢盛的病机变化,阳盛则逼迫血液妄行,易致血逸出脉外而出血。阴邪侵袭,或寒从中生,可发生阴寒偏盛的病机变化,阴盛则脉道涩滞不利,易使血行迟滞,甚至出现瘀血。

2. 相关脏腑

血液的正常运行,与心、肺、肝、脾等脏腑密切相关。

心主血脉,心气是推动血液运行的动力,在血液循环中起着主导作用。心气充沛,则行而有力。

肺朝百脉,主治节,能辅心行血。肺气宣发肃降,调节一身气机,通过气的升降出入运动而推动血液运行至全身。宗气贯心脉而行气血的功能,也体现了肺在血行中的推动作用。

肝主疏泄,调畅气机,是保证血行正常的又一重要环节。肝贮藏血液、调节血量,可根据人体各部位的生理需要,在肝气疏泄功能的协调下,调节脉道中循环的血量,维持血液循环的正常运行。

脾主统血,脾气健旺则能固摄血液在脉中运行,防止血逸脉外。同时,肝藏血的生理功能也可以防止血逸脉外,避免出血的发生。

心气推动、肺气宣降、肝气疏泄是推动血液运行的重要因素，脾统血、肝藏血则是固摄血液运行的重要因素。心、肺、肝、脾等脏生理功能相互协调、密切配合，共同维持血液的正常运行。其中任何一脏的生理功能失调都可以引起血行失常的病变。如心气不足，血运无力，可形成血瘀；肺气不足，宣降失司，也可导致血瘀；脾气虚弱，统摄无力，可产生多种出血病症；肝失疏泄，肝气上逆可致出血；肝气郁滞不畅则可致血瘀等。

（四）血的功能

血液具有濡养和化神两大功能。

1. 濡养作用

血具有营养和滋润全身的生理功能。《难经·二十二难》曰："血主濡之。"《素问·五脏生成》曰："肝受血而能视，足受血而能步，掌受血而能握，指受血而能摄。"说明全身各个部分的生理功能无一不是在血液的濡养作用下得以正常发挥的。血的濡养作用，反映在面色、肌肉、皮肤、毛发、感觉和运动等方面。血液充盈，濡养功能正常，则面色红润，肌肉壮实，皮肤和毛发润泽，感觉灵敏，运动自如。如若血虚，或濡养功能减弱，则可出现脏腑功能低下，面色萎黄，肌肉瘦削，皮肤干涩，毛发不荣，肢体麻木或运动无力等。

2. 化神作用

血是机体精神活动的主要物质基础。《素问·八正神明论》曰："血气者，人之神，不可不谨养。"《灵枢·平人绝谷》曰："血脉和利，精神乃居。"说明人体的精神活动有赖于血液的营养。

血液充盛，则精力充沛，神志清晰，感觉灵敏，思维敏捷。反之，血液亏耗，血行异常，则可出现不同程度的精神情志方面的病症，如神疲、失眠、健忘、多梦、惊悸、烦躁，甚至神志恍惚、谵妄、昏迷等。

总之，血液在人体生命活动中有着极其重要的作用。《景岳全书·血证》曰："凡为七窍之灵，为四肢之用，为筋骨之和柔，为肌肉之丰盛，以至滋脏腑，安神魂，润颜色，充营卫，津液得以通行，二阴得以调畅，凡形质所在，无非血之用也。是以人有此形，唯赖此血，故血衰则形萎，血败则形坏，而百骸表里之属，凡血亏之处，则必随所在而各见其偏废之病。"这是对血液的功能及其重要性的全面概括。

四、津液

(一) 津液的概念

津液是津和液的合称,指人体的正常水液,包括脏腑、形体、官窍的内在液体及其正常的分泌物。

津和液在性状、分布和功能上有所不同(表2-7):质地较清稀,流动性较大,布散于体表皮肤、肌肉和孔窍,并能渗入血脉,起滋润作用的称为津;质地较浓稠,流动性较小,灌注于骨节、脏腑、脑、髓等,起濡养作用的称为液。《灵枢·决气》曰:"腠理发泄,汗出溱溱,是谓津……谷入气满,淖泽注于骨,骨属屈伸,泄泽补益脑髓,皮肤润泽,是谓液。"

津与液虽有一定的区别,但两者同源于饮食水谷,生成于脾胃,并可相互渗透补充,所以津液常并称,不做严格区分。津与液的区别,主要用于临床对津液损耗而出现"伤津""脱液"病机变化的分辨。

表 2-7 津与液鉴别

		津	液
不同点	性状	较清稀,流动性较大	较稠厚,流动性较小
	分布	布散于体表肌肤、肌肉、孔窍、渗入血脉	灌注于骨节、脏腑、脑、髓
	作用	滋润	濡养
相同点		同属水液,同源于饮食水谷,均有赖于脾胃而化生	

(二) 津液的生成、输布和排泄

津液的生成、分布和排泄涉及多个脏腑的生理功能,是多个内脏器官协调作用的结果。《素问·经脉别论》对此做了简要总结,描述为:"饮入于胃,游溢精气,上输于脾,脾气散精,上归于肺,通调水道,下输膀胱,水精四布,五经并行。"

1. 津液的生成

津液来源于饮食水谷,在脾胃运化及有关脏腑的共同参与下生成。

胃主受纳腐熟,"游溢精气"而吸收饮食水谷的部分精微,包括津液。小肠主液,泌别清浊,可吸收肠中较多的津液。大肠主津,可吸收食物残渣中的津液，促使糟粕成形而为粪便。胃、小肠、大肠所吸收的津液，依赖脾的运化功能，并通过脾气的转输作用布散到全身。可见，津液的生成主要与脾、胃、小肠、大肠等脏腑有关。若脾失健运及胃、小肠、大肠功能减退或失调，均可导致津液生成不足的病变。

2. 津液的输布

津液的输布主要依靠脾、肺、肾、肝和三焦等脏腑生理功能的协调配合来完成。

（1）脾气散精：脾主运化水谷。脾输布津液主要有两条途径：一是将津液上输于肺，通过肺气的宣发肃降，使津液输布于全身而灌溉脏腑、形体和官窍。二是直接将津液向四周布散至全身，即脾有"灌溉四傍"的功能。若脾失健运，脾气输布津液障碍，则易致津液停聚，或为水湿、痰饮，或为水肿胀满等。

（2）肺主行水：肺通调水道而行水。肺为水之上源，肺气宣发，将津液输布至人体上部和体表；肺气肃降，将津液输布至肾和膀胱以及人体下部。若肺气宣发肃降失常，津液输布障碍而停聚，则可发为痰饮，甚则水泛为肿。

（3）肾主津液：肾为水脏。一方面，肾气及肾阴肾阳对胃的"游溢精气"、脾气散精、肺气行水、三焦决渎以及小肠的分清别浊等作用具有推动和调节作用，维持其稳定发挥输布津液的功能。另一方面，肾自身也是津液输布的一个重要环节。津液通过肺气肃降向下输送到肾，经过肾的气化作用，化为尿液排出体外。若肾气虚亏，或肾阴肾阳失调，则可致津液输布失常。

（4）肝主疏泄：肝调畅气机以行水。肝主疏泄，调畅气机，气行则津布。若肝失疏泄，气机郁结，则可影响津液的输布，津液停滞，产生痰饮、水肿以及痰气互结的梅核气、瘿瘤、鼓胀等病症。

（5）三焦决渎：三焦具有通调水道、运行水液的作用。三焦在《素问·灵兰秘典论》中被称为决渎之官，负责通调水道，促进水液运行。文中描述道："三焦者，决渎之官，水道出焉。"三焦水道畅通，则津液能正常分布。若三焦水道不畅，则可能导致津液停滞，引发多种疾病。

津液的正常输布是多个脏腑密切协调、相互配合的结果，是人体生理活动的综合体现。

3. 津液的排泄

津液的排泄主要通过排出尿液和汗液来完成。此外，呼气和粪便也带走部分津液。与津液的排泄相关的脏主要有肾、肺、脾，由于尿液是津液排泄的最主要途径，因此肾的生理功能在津液排泄中最为重要。

（1）肾的蒸腾与气化功能，负责将机体代谢产生的浊液分为清浊两部分：清液重新吸收并散布至全身，浊液则转化为尿液排出体外。如果肾气蒸化失调，可能导致尿量减少、尿潴留、水肿等病变，正如《素问·水热穴论》所言："肾者，胃之关也，关门不利，故聚水而从其类也。上下溢于皮肤，故为胕肿。"

（2）肺的宣发功能，将津液的一部分输送至体表皮毛，在阳气的作用下形成汗液，并通过汗孔排出体外；同时，肺在呼气时也可将水汽形式的津液排出体外，肺的肃降作用则将津液向下输送至肾和膀胱，最终转化为尿液排出体外。

（3）膀胱具有储存尿液和排泄的功能，参与水液的代谢过程。

（4）大肠负责传化水谷粮食残渣，粪便排出时会带走部分津液。但正常情况下粪便中所含津液的量很少。若脾胃运化及大肠吸收失常，水谷中的精微与糟粕俱下，则粪便稀薄，不但不能吸收饮食水谷之精华，甚至连胃肠中的津液也随之丢失，引起体内津液的损耗，发生伤津或脱液的病变。

（三）津液的功能

1. 滋润濡养

津的性状较清稀，以滋润作用为主，布散于体表能滋润皮毛肌肉，输注于孔窍能滋润鼻、目、口、耳等官窍；液的性状较为稠厚，以濡养作用为主，灌注濡养脏腑，充养骨髓、脊髓、脑髓，流注骨节，使关节滑利，屈伸自如。如若津液不足，可致皮毛、肌肉、孔窍、关节、脏腑失去滋润而出现一系列干燥的病变，骨髓、脊髓、脑髓，失去濡养而生理活动受到影响，脏腑的生理功能也可能因失去濡养而遭到破坏。

2. 充养血脉

津液渗入血脉，化生血液，并起着濡养和滑利血脉的作用。《灵枢·痈疽》曰："中焦出，气如露，上注谿谷，而渗孙脉，津液和调，变化而赤为血。"津液和血液都来源于水谷精气，同出一源，两者相互资生，相互转化，相互影响。故有"津血同源"之说。

3. 调节阴阳

人体津液的代谢,对调节机体的阴阳平衡起着重要作用。津液作为人体阴液的一部分,一方面可以制约亢奋之阳热,又可化为汗,借出汗以散发多余的热量,调节体温,从而维持体内阴阳寒热的平衡。另一方面,津液代谢随机体活动与外界环境的变化而变化,如寒冷时,皮肤汗孔闭合,汗少尿多;夏暑季节津液下行减少,汗多尿少。

4. 代谢作用

通过津液的代谢,机体能够持续排出各种代谢废物,如汗液和尿液,从而有效地进行废物排泄。如果这种排泄功能受到阻碍,就会导致代谢产物在体内滞留,形成痰、饮、水、湿等多种病理产物,使得脏腑功能失调。

5. 调节气血

津液具有运载全身气血的作用。人体的气血必须依附于津液运输,才能全身运行并达到各处,以发挥其功能。

五、精气血津液之间的关系

精、气、血和津液是构成人体并维持其生命活动的基本物质,尽管它们在性质、功能和分布上各有特点,但都起源于脾胃运化的水谷精微。这四者在生理上相互依存、相互制约,并且能相互转化。在病理状态下,它们之间互相影响。

(一) 精与气的关系

1. 气对精的作用

(1) 气能生成肾中所藏的精,这精源自先天之精,并依赖后天水谷的源源不断充养。只有脾胃气机充足、功能旺盛,才能有效运化并吸收饮食中的精微物质,使得各脏腑的精气充盈。这些精气在脏腑利用后的剩余部分,流注至肾脏充养先天之精。因此,精的生成与气的充足密切相关。

(2) 气能摄精、气能固摄精液,防止其无故耗损外泄。气聚则精盈,气弱则精走。若气虚,则精的化生不足而出现精亏;或精失固摄而出现遗精、滑精等病症,临床上常用补气生精、补气固精的治疗方法。

2. 精对气的作用

精通过转化而生气，分布于人体各脏腑，滋养组织，促进气的生成。各脏腑的精气相互作用，肾中的先天之精转化为元气，水谷之精转化为营气。精是气化生的根本来源，精充足则体内气息旺盛，分布到各脏腑经络，使其气血充盈，脏络功能正常。因此，精充足则气盛，精不足则气衰。因此，精虚和失精的患者通常伴有气虚的病理表现。

(二) 气与血的关系

气与血是人体的生命物质，在生命活动中有着极其重要的意义，如《素问·调经论》曰："人之所有者，血与气耳。"气与血同源于脾胃化生的水谷精微和肾中精气，具有互根互用的关系。两者相对而言，气属阳，无形而主动，具有温煦、推动、固摄、气化等作用；血属阴，有形而主静，具有滋润、濡养等作用。气与血的关系，可以概括为"气为血之帅""血为气之母"。

1. 气为血之帅

气为血之帅，指气对血有化生、推动、统摄等作用，具体表现为气能生血、气能行血、气能摄血。

(1) 气能生血：指气参与并促进血液的生成。营气直接参与血液的生成，是血液的主要构成成分。脾胃、肝肾、心肺等脏腑的气化功能，促进饮食水谷转化为营气、津液并化赤为血，是血液生成的动力。因此，气充则化生血液的功能强，血液充足；气虚则化生血液的功能弱，易于导致血虚的病变。临床治疗血虚证，常以补气药配合补血药使用，即气能生血理论的应用。

(2) 气能行血：指气具有推动血液在脉中运行的作用。气行则血行，血液必须依赖于气的推动才能运行不息，流布至全身。血液运行主要依赖于心气、肺气的推动，以及肝气的疏泄。气充足旺盛，气机调畅，则血液正常运行。若气虚则血行迟缓，气滞则血行涩滞，二者均可导致血病变。气机逆乱，升降出入失常，也会影响血液正常运行，导致血液妄行，出现血随气逆的咳血、吐血，血随气陷的便血、尿血等症状。因此，临床治疗血液运行失常的不同病症，可用补气、行气、降气、升提的药物，即气能行血理论的应用。

(3) 气能摄血：指气具有统摄血液在脉中正常循行而不逸出脉外的作用，主要体现在脾气统血的生理功能之中。脾气健旺，统摄有力，则血液行于脉中而不逸出脉外。若脾气虚弱，统摄无力，血液逸出脉外，则可出现吐血、咳血、尿血、便血、衄血、崩漏等多种出血病症，称为"脾不统血"或"气不摄血"。临床采用补气摄血的方法，以达止血的目的，即气能摄血理论的应用。

2. 血为气之母

血为气之母，指血为气的物质基础，血能化气，并作为气运行的载体，具体表现为血能养气、血能载气。

（1）血能养气：指血对气具有濡养作用。气的生成离不开血液的化生和濡养。血液循环流布周身，不断地为一身之气提供营养，维持其充足旺盛状态。血足则气旺，血少则气衰。临床上血虚日久的患者，往往兼有气虚的表现，治疗宜养血与补气兼顾。

（2）血能载气：指血液是气的载体。气存于血中，依附于血液而不致散失，赖血之运载而布于周身。《张氏医通·诸血门》曰："气不得血，则散而无统。"临床上大出血的患者，气无所依附，导致涣散不收、漂浮无根的气脱病变，称为"气随血脱"。治疗应采取益气固脱和止血补血的方法，以达补气、固脱、止血之功。

总之，血与气，一阴一阳，相互维系，气血平和，方能保证人体生命活动的正常进行；反之，血气不和，则百病乃生。《素问·调经论》云："血气不和，百病乃变化而生。"因此，调整气血之间的关系，使其恢复协调状态是治疗疾病的基本法则。

(三) 气与津液的关系

气与津液同源于饮食水谷，皆以三焦为通路运行全身。气与津液相对而言，气属阳，津液属阴，其关系类似于气与血的关系。

1. 气对津液的作用

（1）气能生津：指通过气化作用促进和激发津液的生成。津液来源于饮食水谷，依赖脾运化、小肠主液、大肠主津等脏腑生理功能而化生，其中尤以脾胃之气最为重要。气化作用盛，吸收津液功能强健，则人体津液充盛。临床上，气虚日久常可出现津液不足之证，常用补气生津的治疗方法。

（2）气能行津：指气具有推动津液输布和排泄的作用。津液的输布，排泄离不开气的推动作用，以及脏腑之气有序的升降出入运动。脏腑之气充盛，津液输布、排泄正常。若气虚而推动作用减弱，气化无力，或气机郁滞不畅，气化受阻，皆可导致津液输布、排泄障碍，津液停滞形成痰饮、水湿、水肿等病变,称为"气不化水"或"气不行水"。临床常将补气、行气法与利湿、化痰法配合使用,如《丹溪心法·痰》所谓"善治痰者,不治痰而治气,气顺则一身之津液亦随气而顺矣",即气能行津理论的具体运用。

(3) 气能摄津:指气具有固摄津液,防止津液无故流失的作用。气的固摄作用,固护、控制调节津液的分泌和排泄,防止其无故流失。如卫气调节腠理而固摄汗液,脾肾之气固摄唾涎,肾和膀胱之气固摄尿液等。若相关脏腑之气不足,固摄作用减弱,可导致体内津液流失,出现多汗、自汗、多尿、遗尿、小便失禁、口角流涎等症状,多采用补气摄津法治疗。

2. 津液对气的作用

(1) 津能化气:指津液在输布过程中,受到各脏腑阳气的蒸腾温化,可以化生为气。如《类经·阴阳类》云:"请以釜观,得其象矣。夫水在釜中,下得阳火则水干,非水干也,水化气而去也;上加复固则水生,非水生也,气化水而流也……水气一体,于斯见矣。而人之精气亦犹是也。"津液亏虚,可致气的衰少,从而导致津气亏虚之证。

(2) 津能载气:指津液是气的载体之一。在血脉之外,气的运行依附于津液。津液丢失,必定导致气的损耗。如暑热证,不仅伤津耗液,而且气亦随汗液外泄,可见少气懒言、体倦乏力等"气随津泄"症状。大汗、剧烈吐泻等津液大量丢失时,气亦随之大量外脱,可见精神萎靡、肌肤湿冷、四肢厥逆、脉微欲绝等"气随液脱"症状。故清代尤在泾《金匮要略心典·痰饮》云:"吐下之余,定无完气。"因此,临床使用发汗、涌吐和泻下治法时,必须适当,中病即止,勿使过用而生变证。

(四) 精、血、津液之间的关系

精、血、津液同为液态物质,皆由饮食水谷化生,均具有濡养、化气和化神等作用,因此精、血、津液之间存在着相互资生和相互转化的关系。

1. 精血同源

肾主藏精,肝主藏血,精能生血,血可化精,两者之间相互资生,相互转化,因此精与血的这种化源相同而又相互资生、相互转化的关系称为"精血同源",也称为"肝肾同源"。

(1) 精可化血:水谷之精和肾精是血液化生的基础物质。脾运化吸收的水谷之精,其精粹部分化为营气,与津液入于脉中,化赤为血;肾藏精,精髓为化血之源。由于肾为藏精之脏，故肾精化血的意义更为重要。肾之外华为发，肾精化血，荣养头发，故称"发为血之余"。肾精亏耗，可表现血虚证，同时常见有头发枯槁脱落之候。

（2）血以养精：血液充养脏腑可化生脏腑之精；血液滋养于肾，使肾精充实。故血液充盈则精足，血液少则精亏。临床常见肝血不足与肾精亏损，相互影响，表现为头晕眼花、耳聋耳鸣的肝肾精亏虚证。

2. 津血同源

血和津液皆为液态物质，与气相对而言，皆属于阴，均由水谷精微所化生，同具营养和润的功能，两者之间可以相互资生、相互转化，称为"津血同源"。血与津液的关系可概括为血可化津、津能生血。

（1）血可化津：血液由营气和津液构成。血行脉中，血中之津液可渗出脉外而为脉外之津液。若失血过多，脉中血少，脉外津液进入脉中以维持血量，可引起脉外津液不足，故失血患者，除表现面白、舌淡等血虚症状外，多见口渴、尿少等津液亏虚的症状。因此，对于失血者应慎用发汗等方法治疗，以防进一步耗伤津液。《灵枢·营卫生会》云："夺血者无汗。"《伤寒论》也有"衄家不可发汗"和"亡血家不可发汗"的告诫。

（2）津能生血：津液是血液的重要组成部分，脉外之津液进入脉中则化而为血。若大汗、剧烈吐泻，或严重烧伤，脉外津液不足，则血中之津液渗出于脉外，以补充脉外津液，从而导致血脉空虚、津枯血燥等病变。因此，对于大汗、剧烈吐泻等津液耗伤者，应慎用破血逐瘀之峻剂，或放血疗法，以防进一步耗伤血液。《灵枢·营卫生会》有"夺汗者无血"之说。

第五节　病因病机

病因是导致疾病发生的原因，当某种致病因素侵犯人体，破坏了人体的相对平衡，引起人体的生理活动异常，就会发生疾病。疾病发生、发展及转归过程极其复杂，涉及人体内外各种因素，但总的来说，取决于人体正常生理功能与各种致病因素之间的矛盾斗争，病因学说，是研究各种病因的概念、形成、性质、治病特点及其所致病症临床表现的理论。

一、病因

病因是导致人体发生疾病的原因，指能破坏机体相对平衡状态而引发疾病的任何因素，又称致病因素、病邪、病源等。导致人体产生疾病的原因是多样的、复杂的，中医将病因主要分为外感、内伤、病理产物及其他因素等。

（一）外感病因

外感病因指来源于自然界，多从肌表、口鼻入侵人体而致病的病邪，包括六淫和疠气。当自然界气候异常变化，或人体抵抗能力下降时外感病因侵犯人体导致的疾病称为外感病。外感病的特点为发病急、病程短、季节性、地域性、症状相似。外感病初期具有恶寒发热、脉浮等表证的临床表现。

1. 六淫的基本概念

六淫即风、寒、暑、湿、燥、火（热）六种外感病邪的统称，在正常情况下，风、寒、暑、湿、燥、火是自然界六种不同的气候变化，是万物生长、化生、收藏和人类赖以生存的必要条件，在正常情况下称为"六气"。在自然界气候异常变化，超过了人体的适应能力，或人体的正气不足，抵抗力下降，不能适应气候变化而发病时，六气则成为致病因素。此时，伤人致病的六气便称之为"六淫"。由于六淫是致病的邪气，所以又称为"六邪"。由于脏腑失调而产生的内风、内寒、内湿、内燥、内火等，称为内生五邪，当与之区别。

2. 六淫致病的共同特点

主要包括：外感性、季节性、地域性、相兼性、转化性等。

（1）外感性：六淫致病途径多从肌表、口鼻而入，或两者同时受邪。如风寒湿邪易犯人肌表，温热燥邪易自口鼻而入。由于六淫均自外界侵犯人体，故称外感致病因素，所致疾病即称为外感病。

（2）季节性：六气致病常有明显的季节性表现。例如春季多风病、夏季多暑病、长夏多湿病、秋季多燥病、冬季多寒病。六气引发疾病与季节变化密切相关，因此也被称为"时令病"，或简称"时病"。

（3）地域性：六淫致病与生活、工作的区域环境密切相关。如西北多燥病、东北多寒病、江南多湿热病；久居潮湿环境者，多湿病；长期高温环境作业者，多燥热或火邪为病等。

（4）相兼性：六淫邪气既可单独致病，又可两种以上同时侵犯人体而为病。如风热感冒、暑湿感冒、湿热泄泻、风寒湿痹等。《素问·痹论》云："风寒湿三气杂至，合而为痹也。"

(5) 转化性：六淫致病在一定条件下相互转化。寒邪入里可以化热，暑久可以化燥伤阴等。

3. 六淫的性质和致病特征

(1) 风邪：①风为阳邪，轻扬开泄，易袭阳位。风邪善动不居，具有轻扬、升发、向上、向外的特性，故属于阳邪。风邪致病，多侵犯人体的上部（头、面）、外部、阳经和肌表，使皮毛腠理开泄，出现头痛、汗出、恶风等症。②风性善行而数变。风邪致病，发病迅速，变化快，病位游走不安。如风疹就表现为皮肤瘙痒时作，疹块发无定处，此起彼伏，时隐时现等特征。③风性主动。主动，指风邪致病具有动摇不定的特征。临床上因受风而面部肌肉颤动，或口眼㖞斜，为风中经络；因金刃外伤，复受风毒之邪而出现四肢抽搐、角弓反张等症。④风为百病之长，为外邪致病的先导。因风性开泄，凡寒、湿、暑、燥、热诸邪，常依附于风而侵犯人体，从而形成外感风寒、风湿、风热、风燥等证。

(2) 寒邪：①寒为阴邪，易伤阳气。寒邪侵入后，机体的阳气奋起抵抗。阳气本可制阴祛寒，但若寒邪亢盛，则阳气不仅不足以祛除寒邪，反为寒邪所侵害。所以，感受寒邪，最易损伤人体阳气。寒邪致病，侵犯人体，则出现形寒肢冷、无汗、疼痛等表现。②寒性凝滞。寒邪侵入，易使气血、津液凝结，经脉阻滞之意。阴寒之邪侵犯，阳气受损，失其温煦，易使经脉气血运行不畅，甚或凝结阻滞不通，不通则痛。故疼痛是寒邪致病的重要临床表现。《素问·痹论》云："痛者，寒气多也，有寒故痛也。"因此又有寒性凝滞而主痛之说。③寒性收引。寒邪侵袭人体，可使气机收敛，腠理、经络、筋脉收缩而挛急。如寒邪侵袭肌表，毛窍腠理闭塞，卫阳被郁，不得宣泄，可见恶寒发热、无汗等；寒客血脉，则气血凝滞，血脉挛缩，可见头身疼痛、脉紧；寒邪侵犯关节，则经脉收缩拘急，甚则挛急作痛，屈伸不利，或冷厥不仁等。

(3) 暑邪：①暑为阳邪，其性炎热。暑邪伤人多表现为一系列阳热症状，如高热、心烦、面赤、脉洪大等。②暑性升散，扰神伤津耗气。升，即升发、向上。暑为阳邪，其性升发，故易上扰心神，或侵犯头目，出现心胸烦闷不宁、头昏、目眩、面赤等。③暑多夹湿。夏季气候炎热，且经常降雨，空气潮湿，热力和潮湿共同作用，导致水气弥漫，因此夏季容易受到暑邪和湿邪的影响。在临床上，除了出现发热、烦渴等暑热症状外，常伴有身体发热不显著、四肢无力、胸闷恶心、大便稀溏等湿滞症状。

（4）湿邪：湿为长夏的主气。①湿性重浊。湿邪致病，出现以沉重感为特征的临床表现，如头身困重、四肢酸楚沉重、痛处固定，活动不利、小便浑浊不利。②湿性黏滞。湿邪致病，其黏腻停滞的特性主要表现在两个方面：一是症状的黏滞性：湿病症状多表现为黏滞而不爽，如排泄物和分泌物多滞涩不畅，痢疾的大便排泄不爽，淋证的小便滞涩不畅，以及口黏、口甘和舌苔厚滑、黏腻等，皆为湿邪为病的常见症状。二是病程的缠绵性：因湿性黏滞，易阻气机，气不行则湿不化，其性胶着难解，故起病隐缓，病程较长，反复发作，或缠绵难愈。③湿性趋下，易袭阴位。湿邪为重浊有质之邪，类水属阴而有趋下之势，多易伤及人体下部。如水肿、湿疹等病以下肢较为多见。

（5）燥邪：①燥性干涩，易伤津液。燥邪为干涩之病邪，侵犯人体，最易损伤津液，出现各种干燥、涩滞的症状，如口鼻干燥、咽干口渴，皮肤干涩，甚则皲裂，毛发不荣，小便短少，大便干结等。②燥易伤肺。燥邪多从口鼻而入，故最易损伤肺津，从而影响肺气之宣降，甚或燥伤肺络，出现干咳少痰，或痰黏难咳，或痰中带血，甚则喘息胸痛等。

（6）火（热）邪：①火热为阳邪，其性趋上。火热之性燔灼、升腾，故为阳邪。阳邪侵入，临床多见高热、恶热、烦渴、汗出、脉洪数等症。多发生在人体上部，尤以头面部为多见。如目赤肿痛、咽喉肿痛、口舌生疮糜烂、牙龈肿痛、耳内肿痛或流脓等。②火热易扰心神。火热与心相通应，故火热之邪入于营血，尤易影响心神，轻者心神不宁而心烦、失眠，重者可扰乱心神，出现狂躁不安，或神昏、谵语等症。③火热易伤津耗气。火热之邪侵入，热淫于内，一方面迫津外泄，因气随津泄而致津亏气耗；另一方面则直接消灼煎熬津液，耗伤人体的阴气，即所谓热盛伤阴。④火热易生风动血。火邪耗伤津液，筋脉失养，易引起热急生风的病症，临床表现为高热、神昏、四肢抽搐、两目上视、角弓反张等。动血，指火热入于血脉，易迫血妄行。⑤火邪易致疮痈。火邪入于血分，可聚于局部，腐蚀血肉，发为痈肿疮疡。由火毒壅聚所致之痈疡，其临床表现以疮疡局部红肿、热痛为特征。

4. 疠气

疠气,指一类具有强烈致病性和传染性的外感病邪。在中医文献中,疠气又称为"疫毒""疫气""异气""戾气""毒气""乖戾之气"等。疠气可以通过空气传染,经口、鼻侵入致病,也可随饮食、蚊虫叮咬、虫兽咬伤、皮肤接触等途径传染而发病。

疠气致病具有发病急剧,病情危重,症状相似,传染性强、易于流行等特点。疠气的发生与流行,多与气候、环境、饮食、预防及社会因素有关。

(二) 内伤病因

内伤病因,指人的情志、饮食、行为不循常度,超出自身的调节能力,而致人体发病的一类病因。相对外感病因而言,因其由内而生并直接伤及人体脏腑、气血、阴阳,故称为内伤病因。内伤病因主要包括七情、饮食、劳逸等,其所致的疾病统称为内伤疾病。

1. 七情内伤

七情指喜、怒、忧、思、悲、恐、惊七种正常的情志活动。七情内伤指喜、怒、忧、思、悲、恐、惊七种情志变化引起脏腑气机紊乱导致疾病发生。七情转化为七情内伤,指突然、强烈或长期持久的情志刺激,超越了人体的生理和心理适应能力,损伤机体脏腑精气,导致功能失调,或人体正气虚弱,脏腑精气虚衰,导致疾病的发生。七情分属五脏,七情反应太过或不及则可损伤相应之脏。心在志为喜为惊,过喜或过惊则伤心;肝在志为怒,过怒则伤肝;脾在志为思,过度思虑则伤脾;肺在志为悲为忧,过悲则伤肺;肾在志为惊恐,过恐则伤肾。七情影响脏腑气机主要有:怒则气上,喜则气缓,悲则气消,恐则气下,思则气结等。

2. 饮食失宜

饮食是人类赖以生存和维持健康的基本条件,但饮食失宜可以导致疾病发生而成为病因。饮食失宜包括饮食不节、饮食不洁、饮食偏嗜。

(1) 饮食不节:指饮食过饥、过饱或饥饱无常。过饥指长期摄食不足,造成营养缺乏,气血亏虚,脏腑组织失养,功能活动衰退,全身虚弱,正气不足,抗病力弱,易致外邪入侵。过饱指长期饮食超量,营养过剩,可发展为肥胖、消渴、胸痹等。过饱,则食滞不化、食积内停,可出现脘腹胀痛、嗳腐吞酸、呕吐泄泻、畏食纳呆等。食积停滞日久,还可以聚湿、生痰、化热,引起多种病症。饥饱无常可导致脾胃损伤。若大病初愈，或暴食暴饮，或滋腻过度，或早进大补，可引起疾病复发。

（2）饮食不洁：指进食不洁净的食物而导致疾病的发生。如进食陈腐变质，或被疫毒、寄生虫等污染的食物以及缺乏良好的卫生习惯，喜食刺激食物，冷热混吃等。饮食不洁会引起脾胃、小肠、大肠的病变，使胃肠功能紊乱，出现脘腹疼痛、恶心、呕吐、肠鸣、腹泻或下利脓血等，甚至神志昏迷，导致死亡；或患寄生虫病；或发生某些烈性传染病。

（3）饮食偏嗜：长期饮食偏嗜可导致人体脏腑、气血、阴阳失调，引起疾病发生。

3. 劳逸失度

适度的劳动和锻炼，有助于人体气血流通，增强体质。必要的休息和放松，有助于消除疲劳，恢复体力和脑力，保持人体健康。如果劳逸失度，或长时间过于劳累，都可以损伤人体而引起疾病发生。劳累过度包括劳力过度、劳神过度和房劳过度三个方面。

（1）劳力过度：其病变特点主要表现在两个方面。一是过度劳力而耗气，损伤内脏的精气，导致脏气虚少，功能减退；二是过度劳力而致形体损伤，即劳伤筋骨，积劳成疾。

（2）劳神过度：指长期用脑过度，思虑劳神而心神失养。

（3）房劳过度：指房事太过，耗伤肾精、肾气而致病。常见如腰膝酸软、眩晕耳鸣、精神萎靡、性功能减退等。

4. 病理产物病因

病理产物病因包括痰饮、瘀血等。痰饮、瘀血是疾病过程中所形成的病理产物。这些病理产物形成之后，又能作用于人体，干扰机体的正常功能，可加重病理变化，或引起新的病变发生。

（1）痰饮：是由人体水液代谢障碍形成的病理产物。一般来说，较浓稠的称为痰，较清澈的称为饮。痰可分为实质性痰和无形之痰。实质性痰指可以看到或听到的痰液，例如咳嗽吐痰、喉中痰鸣，或可以触及的痰块。无形之痰指病症表现明显，但实际上没有物质形态的痰，如眩晕、癫狂等症状。

（2）瘀血：指体内血液停积而形成的病理产物。包括体内淤积的离经之血，以及因血液运行不畅停滞于经脉或脏腑组织内的血液。瘀血既是疾病过程中形成的病理产物,又是具有致病作用的"死血"。

5. 其他病因

(1) 外伤:指外力或外在因素所致的机体损伤,如跌仆、金刃、棍棒、枪弹、坠落、撞击、挤压、闪挫、烧伤、冻伤、虫兽咬伤、电击伤等。外伤致病,一般都有明确的外伤史。轻者,皮肉损伤,血行不畅,出现疼痛、出血、瘀斑、血肿等;重者,伤筋动骨、损伤内脏,出现关节脱臼、骨折、内出血、虚脱、死亡等。

(2) 药邪:指因药物炮制或使用不当引发疾病的致病因素。药邪致病具有导致中毒、产生过敏、产生新的疾病等特点。药物用于治疗疾病,前提是要科学而合理地使用药物,若使用不当,则会致病。

(3) 先天因素:指人在出生以前因父母体质或遗传而形成的致病因素,包括胎儿孕育期及分娩时所形成的致病因素。先天因素与近亲结婚、怀孕时遭受重大精神刺激、分娩意外情况等有关。父母个体的体质类型也可遗传给子女,形成某些特殊的体质,决定着对某些病变的易感特点,而易患与父母相同或类似的疾病。

二、病机

病机,是疾病发生、发展及其转归的机制。病机是用中医理论分析疾病现象,从而得出的对疾病内在、本质、规律性的认识,是防治疾病的依据。尽管疾病发生的机制复杂多样,但总的来说基本机制主要包括邪正盛衰、阴阳失调、气血津液失常、内生五邪等。

(一) 邪正盛衰

邪正盛衰,指在疾病过程中,机体的抗病能力与致病邪气之间相互斗争中所发生的盛衰变化。正气是决定发病的主导因素,邪气是发病的重要条件,正气不足是疾病发生的内在根据。

1. 邪正盛衰与虚实变化

正气和邪气这两种力量不是固定不变的,而是在其不断斗争的过程中,发生力量对比的消长盛衰变化。一般来说,正气增长而旺盛,则促使邪气消退;反之,邪气增长而亢盛,则会损耗正气。随着体内邪正的消长盛衰变化,形成了疾病的虚实病机变化。邪正的消长盛衰,不仅可以产生比较单纯的虚或实的病理变化，而且在某些病程较长、病情复杂的疾病中，还会出现虚实之间的多种变化，主要有虚实错杂、虚实转化及虚实真假。

2. 邪正盛衰与疾病转归

在疾病的发展过程中，由于邪正两方的相互作用，它们的力量对比不断发生变化，这种变化对疾病的进展起着至关重要的作用。通常情况下，正气强盛，邪气减退，疾病往往向好转和康复方向发展；若邪气占据上风，正气衰弱，则疾病可能恶化甚至导致死亡；若邪正力量相持不下，则疾病可能趋向于迁延呈慢性化状态。

（二）阴阳失调

阴阳失调指的是在疾病发生和发展过程中，由于多种致病因素的作用，导致机体内阴阳双方失去平衡协调的情况。这种失调表现为阴阳偏盛、偏衰、相互损伤、相互排斥或失去平衡等一系列病理变化。

1. 阴阳偏盛

指人体阴阳双方中的某一方的病理性亢盛状态，属"邪气盛则实"的实证。在阴阳偏盛中，一方偏盛必然制约另一方而使之虚衰。阳偏盛伤阴可引起阳盛兼阴虚，进而发展为阴虚的病变；阴偏盛伤阳可导致阴盛兼阳虚，进而发展为阳虚的病变。即是"阳胜则阴病，阴胜则阳病"，指出了阳偏盛或阴偏盛的必然发展趋势。

2. 阴阳偏衰

人体阴阳双方中的一方虚衰不足的病理状态，属"精气夺则虚"的虚证。如果由于某种原因，出现阴气或阳气的某一方减少或功能减退时，则不能制约对方而引起对方的相对亢盛，形成"阳虚则阴盛""阳虚则寒（虚寒）""阴虚则阳亢""阴虚则热（虚热）"的病理变化。

3. 阴阳互损

在阴或阳任何一方虚损的前提下，病变发展影响到相对的一方，形成阴阳两虚的病机。阴阳互损是阴阳的互根互用关系失调而出现的病理变化。在阴虚的基础上，继而导致阳虚，称为阴损及阳；在阳虚的基础上，继而导致阴虚，称为阳损及阴。以上情况就是阴阳互损。

4. 阴阳格拒

在阴阳偏盛基础上由阴阳双方相互排斥而出现寒热真假病变的一类病机，

包括阴盛格阳和阳盛格阴两方面。阳盛格阴指阳热偏盛的一方居于内，而将阴寒格拒于外的一种病机。阳热盛于内是本质，阴寒格于外是假象，又称为真热假寒证。阴盛格阳，指阴寒偏盛的一方闭于内，而将阳热格拒于外的一种病机。阴寒盛于内是本质，热格于外是假象，又称为真寒假热证。

5. 阴阳亡失

人体的阴气或阳气突然大量亡失而导致生命垂危的一种病理状态。

阴阳的亡失，包括亡阴和亡阳两类。亡阳，是机体的阳气发生突然大量脱失，而致全身功能严重衰竭的一种病理状态。多见大汗淋漓、面色苍白、四肢逆冷、精神萎靡、呼吸微弱、舌淡苔白润、脉微欲绝等生命垂危的临床表现。亡阴，是由于机体阴气发生突然大量消耗或丢失，而致全身功能严重衰竭的一种病理状态。多见手足虽温而大汗不止、烦躁不安、心悸气喘、体倦无力、脉数疾躁动等生命垂危的临床表现。

(三) 气、血、津液失常

气、血、津液失常指气、血、津液不足，运行代谢或功能异常，以及相互之间关系失调等一系列的病机变化。

1. 气的失常

指气的亏虚以及气的运行失常而产生的病机变化。主要包含两个方面：一是气的生化不足或耗散太过，形成气虚的病机变化；二是气的升降出入运动失常，气机失调，出现气滞、气逆、气陷、气闭、气脱等病机变化。

2. 血的失常

指血液的亏虚或血液运行失常而产生的一系列病理变化。主要表现在两个方面：一是因血液的生成不足或耗损太过，致血的濡养功能减弱而引起的血虚；二是血液运行失常而出现的血瘀、出血等病理变化。

3. 津液的失常

指津液亏虚或津液代谢失常而产生的病机变化。表现为津液亏虚、津液代谢失常。

4. 气、血、津液关系失常

气、血、津液之间的关系发生紊乱而导致的一系列病机。

(1) 气与血的关系失常：指气与血之间的关系发生紊乱而导致的病机。主要有气滞血瘀、气虚血瘀、气不摄血、气随血脱、气血两虚等。

(2) 气与津液的关系失常：指气与津液之间的关系发生紊乱而导致的病机。主要有津停气阻、气随津脱等。

(3) 血与津液的关系失常：指血与津液之间的关系发生紊乱而导致的病机。主要有津枯血燥、津亏血瘀等。

(四) 内生五邪

内生五邪指脏腑功能失调而产生的化风、化寒、化湿、化燥、化火的病机变化。由于疾病起源于机体内部的脏腑功能失调，临床表现又与风、寒、湿、燥、火外感病邪类似，因暑无内生，故称为内生五邪。内生五邪并非致病因素，而是脏腑阴阳失调和气血津液等生理功能异常所致。外感邪气是由于自然界气候变化侵害人体而发生的，为外感疾病。内生五邪发生的病机和病症，多属于里证、虚证，可归纳为阴证。外感邪气发生的病机和病症，多属于表证、实证，可归纳为阳证。

第六节 护治原则

中医护治原则是建立在整体观念和辨证施护的基础上，运用中医理论指导临床护理实践经验的概括与总结，是中医治疗疾病的原则在护理学上的扩展与应用。护治原则的主要内容包括预防为主、扶正祛邪、护病求本、调整阴阳、调和脏腑、调精气血津液、三因制宜等。

一、预防为主

预防，指采取一定的措施，防止疾病的发生与发展。中医学历来重视预防，早在《内经》就提出"治未病"的预防思想。《备急千金要方·论诊候》提出："古人善为医者，上医医未病之病，中医医欲病之病，下医医已病之病。"将疾病分为未病、欲病、已病三类，这是中医学最早的三级预防概念，亦与现代预防医学的三级预防思想甚为相合。

所谓"治未病"的思想，主要包括未病先防、既病防变和愈后防复三个方面。

(一) 未病先防

未病先防指在疾病发生之前，采取各种预防措施以防止疾病的发生。疾病的发生受到正邪两方面的影响，正气不足是内在因素，邪气侵袭则是重要条件。因此，增强人体正气和防止病邪侵害袭击，是预防工作的关键两个方面。

1. 扶助人体正气，注重养生

（1）人与自然息息相关：自然界四时气候和昼夜晨昏等变化，必然影响人体，使之发生相应的生理变化。只有顺应自然变化而摄生，才能保障健康，避免邪气侵害，减少疾病发生。例如《素问·四气调神大论》中提道："春夏养阳，秋冬养阴，以从其根。"春生、夏长、秋收、冬藏，人应根据四时气候的变化来进行调摄，使人的生理活动与自然界的变化保持协调。

（2）调节情志：指通过调整人的精神活动，以精、气、血、津液为基础，与脏腑功能和气血运行密切相关。情志变化与疾病的发生密切相关，过度或不足的七情之患是导致疾病的重要因素之一。《素问·痹论》提道："静则神藏，躁则消亡。"强调了调节情志对身体健康的重要性，建议尽量避免不良的精神刺激和过度的情绪波动，以维护身心健康。

（3）起居有常："常"指常度，起居有常主要是人的起居作息既要符合自然界昼夜阴阳的消长规律，也要符合人体自身的生理节律。在日常生活中要做到按时起居、睡眠充足；衣着得当、注意卫生；劳逸结合、谨防劳伤；房事有节、护肾保精。起居有常，才能使人体精充气足、形健神旺，达到预防疾病、延年益寿的目的。

（4）调理饮食：其重要性在于保障身体的根本。正如孙思邈在《千金要方·食治》中指出："人赖饮食以生，五谷之味，熏肤，充身，泽毛。"陈直在《养老奉亲书》中也提道："高年之人，真气耗竭，五脏衰弱，全仰饮食为资气血。"饮食不仅有助于增强体质，还能调整身体状况，预防和治疗疾病。

为了保持合理的饮食，有以下几点要注意：第一，要规律安排每天的三餐，养成良好的饮食习惯，按时按量进食，避免饿与饱的不适感。第二，饮食要全面、均衡、互补，确保平衡营养，避免偏食。第三，要注意食品卫生，避免食用不洁、变质或有毒的食物。第四，可以结合药膳进行健康保健，药膳有助于预防疾病和强身健体的效果，应根据个体体质选择合适的食物组合，注意调味搭配。同时，根据季节变化选择适宜的食材，以维持身体的阴阳平衡。

（5）强身健体：《素问·上古天真论》认为，"形体不敝，精神不散"。经常形体锻炼，可使人体气机调畅，血脉流通，关节活利，筋骨肌肉壮实，体魄强健，才能增强体质，提高抗病力，减少疾病的发生，促进健康长寿，而且对某些慢性病也有一定的治疗作用。数千年来，我国人民在长期的养生实践中创造了多种有效的强身健体方法，例如五禽戏、气功、太极拳、八段锦、易筋经等。需要注意的是体育锻炼方面：①运动应适度，因人而异，量力而行，以达到"劳逸结合"的效果。②运动不能心急如焚，也不能一时兴起后又荒废，应该逐步加深，由简至繁，循序渐进。③必须坚持不懈，持之以恒。

2. 防止病邪侵袭

（1）慎避外邪：邪气是导致疾病发生的重要因素，因此在预防疾病时，除了稳固正气外，还需注意避免各种邪气的侵扰。《素问·上古天真论》提道："虚邪贼风，避之有时。"要尽可能避免病邪的侵袭。应顺应四时变化，防范六淫之邪的侵袭，如春季防护风寒，夏季防范酷暑，秋季防治干燥，冬季防御严寒。此外，还要"避其毒气"，即避开疫病，在疫病流行地区，要做好隔离、消毒工作，注意环境卫生，防止水源和食物的污染及传播。

（2）药物预防：事先使用某些药物，可提高机体的抗邪能力，有效地防止病邪的侵袭，从而起到预防疾病的作用，亦是防病于未然的一项重要措施。我国很早以前就开始了药物预防工作，早在《素问遗篇·刺法论（遗篇）》中，就有"小金丹……服十粒，无疫干也"的记载。民间常用雄黄、艾叶、苍术等进行烟熏消毒防病，采用板蓝根、大青叶预防流感和腮腺炎，使用茵陈、贯众预防肝炎，以及马齿苋预防菌痢等方法，简单易行且效果显著。预防接种作为一种防疫措施，早在16世纪中叶中国就发明了人痘接种法来预防天花，成为世界医学中"人工免疫法"的开创者。

（二）既病防变

既病防变强调在疾病发生后，追求早期诊断和治疗，根据《素问·阴阳应象大论》的观点："故邪风之至，疾如风雨，故善治者治皮毛，其次治肌肤，其次治筋脉，其次治六腑，其次治五脏。治五脏者，半生半死也。"因此，必须深入了解疾病的发展过程和变化规律，实现早期诊断和治疗。护理人员应该密切观察病情的变化，为患者提供恰当的护理。

任何疾病发展都有其内在的规律，在护理实践中，应当密切观察病情的变化，掌握疾病传播的规律，采取有效的护理措施，做到"防患于未然"。《金匮要略》指出："见肝之病，知肝传脾，当先实脾。"这意味着在治疗肝病时，通常会配合调理脾胃功能，以增强脾气，从而预防外邪侵袭，确保治疗效果。此外，既病防变的另一个目标是预防传染病的传播。

(三) 愈后防复

愈后防复，指在疾病初愈、缓解或痊愈时，要注意从整体上调理阴阳，维持并巩固阴阳平衡的状态，预防疾病复发及病情反复。

中医学认为，疾病就是人体在邪正斗争的作用下出现的阴阳失衡状态，而治疗目的就是调整阴阳的偏盛偏衰，通过扶弱抑强、补虚泻实、温寒清热、升降沉浮来调理气血、疏通经络、调和脏腑、固护正气，以期达到阴阳平衡。患者初愈后，阴阳刚刚达到新的平衡，一般而言，大多仍有邪气留恋之势，机体处于不稳定状态，生理功能尚未完全恢复，这就要求在病愈或病情稳定之后，针对患者的具体情况，采取综合措施，促使脏腑经络功能尽快恢复正常，以达到邪尽病愈、扶助正气、消除宿根、避免诱因、防其复发之目的。如《素问·热论》在论述热病的护理与饮食禁忌时指出："病热少愈，食肉则复，多食则遗，此其禁也。"

二、扶正祛邪

疾病的发展过程，也是正邪之间不断斗争的过程。正邪斗争的胜负，直接影响了疾病的发生、发展和转折。支持正气、清除邪气，是治疗和护理疾病的基本原则。

扶正祛邪的运用原则有扶正法或祛邪法的单独使用、两者兼用和先后运用。在扶正与祛邪过程中，要做到扶正不留邪、祛邪不伤正。

1. 扶正

扶助正气，增强体质，提高机体抗邪和康复能力。适用于各种虚证，益气、养血、滋阴、温阳、填精、生津等，以及补养各脏精气阴阳等，均是扶正治则下确立的具体治疗方法。

2. 祛邪

祛除邪气，指祛除病邪，减少对机体的损害，恢复正常功能。适用于各种实证，发汗、涌吐、攻下、消食、化痰、活血、散寒、清热、解毒、祛湿等，均是祛邪治则下确立的具体治疗方法。

3. 扶正与祛邪

扶正与祛邪的方法虽然不同，但二者相互为用，相辅相成。二者兼用，攻补兼施，适用于虚实夹杂之证。根据虚实的主次与缓急不同，攻补兼施有先后主次之别。或先扶正后祛邪、或先祛邪后扶正、或祛邪为主兼顾扶正、或扶正为主兼顾祛邪等。

总之，扶正祛邪的应用，应知常达变，灵活运用，根据具体情况而选择不同的治法。

三、护病求本

疾病在发展过程中会表现出许多症状，但症状只是疾病的现象而非本质，只有在中医理论指导下，综合分析所收集的资料，才能透过现象看本质，找出疾病的根本原因，从而确立相应的治疗及护理措施。护病求本指治疗与护理都必须抓住疾病的本质，并针对疾病的本质进行施护，这是辨证施护的根本原则。

（一）标本缓急

标和本是一个相对的概念，它主要说明病变过程中矛盾的主次关系。标指现象，本指本质；本是事物的主要矛盾，标是事物的次要矛盾。从疾病本身来分，病因是本，症状是标。治疗护理的原则一般是先护治本，后护治标，即所谓"治病必求其本"。但在病情发生变化，标病转为矛盾的主要方面时就有急则护治其标、缓则护治其本、标本同护治的不同。掌握疾病的标本就能分清护治的主次，抓住治疗护理的关键。

1. 急则护治其标

指急重或危及生命的情况下，应首先针对"标"来进行治疗护理。如大出血患者，无论何种出血，均应采取紧急措施先止血，补充血容量，对症处理，待血止后再针对出血原因护治其本。急则护治其标是在应急情况下的权宜之计，是为了更好地治本。一旦标病缓解后，仍当治疗其本，以获长久疗效。

2. 缓则护治其本

指不急或经过处理已缓解的情况下应该针对疾病的"本"来进行治疗护理。多用于慢性疾病，病情缓和、病势迁延、暂无急重病状；或病势向愈，正气已虚，邪尚未尽之际。如肺肾阴虚的咳嗽，肺肾阴虚是本，咳嗽是标，治疗护理时不能单纯止咳，而应滋养肺肾以治本。

3. 标本同护治

指在标病与本病俱急，或标病与本病俱缓之时采取的一种治则。如脾虚失运的水湿内停证，脾虚是本，水湿为标，治疗护理可补脾与祛湿同用。

(二) 正护与反护

正护与反护，是根据护理方法与病证现象之间的逆从关系提出的两种护理疾病的原则。

1. 正治与正护法

又称逆治与逆护法，指在疾病的本质和现象相一致情况下，逆其证候性质而治疗护理的一种常用法则。它适用于疾病的征象与本质相一致的病证。如临床上常用的"寒者热之""热者寒之""虚则补之""实则泻之"等均为正护法。

(1) 寒者热之：寒性病证表现寒象，用温热性质的药物和方法来治护，如表寒证运用辛温解表的方药，里寒证运用辛热温里的方法等。

(2) 热者寒之：热性病证表现热象，用寒凉性质的药物和方法来治护。如表热证运用辛凉解表的方药，里热证运用苦寒攻里的方药等。

(3) 虚则补之：虚损病证表现虚弱的征象，用补益性质的药物和方法来治护。如阳气虚用温补阳气的方药，阴液亏少用滋阴养血的方药等。

(4) 实则泻之：邪实病证表现实证的征象，用攻邪泻实的药物和方法来治护。如火热毒盛用清热解毒泻火的方药，阳明腑实、积滞内结证用通腑泻热的方药，瘀血疼痛证用活血化瘀的方药等。

2. 反治与反护法

又称从治与从护法，指疾病的征象与本质不相一致甚至相反情况下的治护方法，即顺从疾病的现象而治护的方法。常用的有"热因热用""寒因寒用""塞因塞用""通因通用"等。

(1) 热因热用：即用热性药物、温热方法治疗护理具有假热症状的病证，适用于真寒假热证。如内脏虚寒、阴邪太盛者出现阳气上浮，反见面红的假热症状时，应用温热治疗护理方法护其真寒假热证。

(2) 寒因寒用：即用寒性药物、寒凉方法治疗护理具有假寒症状的病证，适用于真热假寒证。如四肢厥冷、脉沉等，似属寒证，但其身寒而不喜加衣被，脉沉而有力，并可见口渴喜冷饮、咽干口臭、小便短赤、大便燥结等热象。故在治疗护理过程中，用寒凉护理法护其真热假寒证。

(3) 塞因塞用：即用补益药物和方法治疗护理因虚而闭塞不通的真虚假实证。如脾胃虚弱、中气不足、脾阳不运引起腹胀便秘时，用补中益气、温运脾阳、以补开塞的治护措施，使脾气健运，即为塞因塞用。

(4) 通因通用：即用通利的药物和方法治疗护理具有实热通泄症状的真实假虚证。如热痢腹痛、里急后重、泻下不畅等病证，治疗护理采用消食泻下法，这就是以通治通的通因通用法。

反治和反护法指顺着疾病的假象来进行治疗护理。就其本质而言，实际上还是正治与正护法。因此，用寒药治疗护理真热假寒证，虽然它的假象是寒，本质是热，但在服药时要注意给予温热药，以减少患者服药格拒。

(三) 同病异护与异病同护

"同病异护""异病同护"，是从中医学的"同病异治""异病同治"的原则中衍生出来的，是辨证施护、护病求本的重要原则，在指导护理实践的过程中发挥着重要的作用。

1. 同病异护

指同一种疾病，由于病情的发展和病机的变化，以及邪正消长的差异，机体的反应性不同，所表现的证候不同，治疗护理上应根据其具体情况，运用不同的方法进行治疗和护理，即"同病异证异护"。如同为感冒，有风热、风寒、暑热、气虚等不同，治护方法也各有不同。

2. 异病同护

指不同的疾病，在其发生、发展过程中，出现相同或相似的病理变化，即表现为相同或相似的证型，可采取相同的护理方法，即"异病同证同护"。例如，久痢、久泻、脱肛、崩漏、子宫脱垂、胃下垂等几种不同的疾病，如果辨证均属气虚下陷这一证型，则都可采用升提中气的护治法则。

四、调整阴阳

人体阴阳的消长平衡是维持正常生命活动的基本条件，而阴阳失调则是一切疾病发生、发展变化的内在根据。调整阴阳，指纠正疾病过程中机体阴阳的偏盛偏衰，损其有余，补其不足，促使阴阳协调平衡，达到"阴平阳秘，精神乃治"。

(一) 损其有余

损其有余，也被称为"减其偏胜"，是针对阴或阳任何一方偏胜的病证，采取"实则泻之"的治疗方法。

泻其阳盛，对于阳胜则热的实热证，使用寒凉药物或其他方法以消除偏盛的阳热，即热者寒之。损其阴盛，对于阴胜则寒的实寒证，使用温热药物或其他方法以消除偏盛的阴寒，即寒者热之。

(二) 补其不足

阴阳互制之调补阴阳，当阳虚不能制约阴时，导致阴气相对偏亢，表现为面色苍白、畏寒肢冷、神疲蜷卧、自汗、脉微等虚寒证。此时可采用扶阳以抑阴的方法，即"治阳以抑阴""增强火力，以消除阴寒"；当阴虚不能制约阳时，导致阳气相对偏亢，表现为潮热、盗汗、五心烦热、口干舌燥、脉细数等虚热证。此时可采用滋阴以制阳的方法，即"治阴以抑阳""增强水分，以抑制阳热"。

阴阳互济之调补阴阳，根据阴阳互根的原理，在治疗阳偏衰的虚寒证时，可以在扶阳的同时适度滋阴，促进阳气的化生，即"在阴中寻求阳"；在治疗阴偏衰的虚热证时，可以在滋阴的同时适度扶阳，促进阴液的化生，即"在阳中寻求阴"。此外，当阴尽阳亡时，阴阳并补由于阴阳之间存在的互根互用关系，当阴阳偏衰进一步发展，导致阴阳互损，可能出现阴阳两虚证。这时应当采取阴阳并补的方法，但需要明确主次分配。若阳虚主要，应在补阳的基础上辅以滋阴；若阴虚主要，应在滋阴的基础上辅以补阳。回阳救阴法适用于阴阳亡失者。亡阳者则益气回阳固脱，亡阴者则益气救阴周脱，此属"虚则补之"之法的急证应用。

五、调和脏腑

人体是以五脏为中心的有机整体，脏与脏、脏与腑、腑与腑之间，生理上相互协调，相互为用，在病机上也相互影响。一脏有病可影响他脏，他脏有病也可影响本脏。因此，调和脏腑也是护治原则之一。

(一) 顺应脏腑生理特性

脏腑的阴阳五行属性、气机升降出入规律、四时通应以及喜恶在志等有所不同，故调和脏腑须顺应脏腑之特性而治。如脾胃属土，脾为阴土，阳气易损；胃为阳土，阴气易伤；脾喜燥恶湿，胃喜润恶燥；脾气主升，以升为顺，胃气主降，以降为和。故治脾常宜用甘温、辛散之剂以助其升运，而慎用阴寒之品以免助湿伤阳；治胃常用甘寒之剂以生津润燥，降气和胃之剂以助其通降，而慎用温燥之品以免伤其阴。根据脏腑生理特性，六腑传化物而不藏，以通为用，以降为和；五脏藏精气而不泻，以藏为贵，故有"实则泻腑，虚则补脏"之治。

(二) 调和脏腑阴阳气血

脏腑的生理功能不一，其阴阳气血失调的病机变化也不尽一致。因此，应根据脏腑病机变化，或虚或实，或寒或热，予以虚则补之，实则泻之，寒者热之，热者寒之。如肝藏血而主疏泄，以血为体，以气为用，性主升发，宜条达舒畅，病机特点为肝气肝阳常有余，肝阴肝血常不足等，其病变主要有气和血两个方面，气有气郁、气逆，血有血虚、血瘀等。故治疗肝病重在调气、补血、和血，结合病机予以清肝、滋肝、平肝等。

(三) 调和脏腑相互关系

1. 根据五行生克规律调和脏腑

(1) 根据五行相生规律确立治则治法：临床上运用五行相生规律来治疗疾病，其基本治疗原则是补母和泻子，即"虚则补其母，实则泻其子"。

补母，即"虚则补其母"，指一脏之虚证，不仅可以补其本脏进行治疗，同时还可依据五行相生规律，补其"母脏"，通过相生作用而促其恢复。适用于母子关系的虚证。如肝血不足，除须用补肝血的药物外，还可以用补益肾精的方法，促使肝血的恢复。

泻子，即"实则泻其子"，指一脏之实证，不仅可以泻除本脏亢盛之气，还可依据五行相生规律，泻其子脏以泻除其母脏的亢盛之气。适用于母子关系的实证。如肝火炽盛，除须用清泻肝火的药物外，还可以用清泻心火的方法，以消除亢盛的肝火。

根据五行相生规律确立的治法，包括滋水涵木法、益火补土法、培土生金法、金水相生法、益木生火法。

滋水涵木法，是滋肾阴以养肝阴的治法，又称滋肾养肝法、滋补肝肾法。适用于肾阴亏损而肝阴不足，甚或肝阳上亢之证。

益火补土法，是温肾阳以补脾阳的治法，又称温肾健脾法、温补脾肾法。适用于肾阳衰微而致脾阳不振之证。

培土生金法，是健脾生气以补益肺气的治法。主要用于脾气虚衰，生气无源，以致肺气虚弱之证。若肺气虚衰，兼见脾运不健者，亦可应用。

金水相生法，是滋养肺肾之阴的治法，亦称滋养肺肾法。主要用于肺阴亏虚，不能滋养肾阴，或肾阴亏虚，不能滋养肺阴的肺肾阴虚证。

益木生火法，是补肝血以养心血的治法。主要用于肝血不足，不能滋养心血，以致心肝血虚之证。

（2）根据五行相克规律确立治则治法：临床上运用五行相克规律来治疗疾病，其基本治疗原则是抑强和扶弱。

抑强，适用于相克太过引起的相乘和相侮。如肝气横逆，乘脾犯胃，出现肝脾不调、肝胃不和之证，称为"木旺乘土"，治疗应以疏肝平肝为主。又如木本克土，若土气壅滞，或脾胃湿热或寒湿壅脾，不但不受木之所克，反而侮木，致使肝气不得疏达，称为"土壅木郁"，治疗应以运脾祛邪除湿为主。抑其强者，则其弱者功能自然易于恢复。

扶弱，适用于相克不及引起的相乘和相侮。如脾胃虚弱，肝气乘虚而入，导致肝脾不和之证，称为"土虚木乘"，治疗应以健脾益气为主。又如土本制水，但由于脾气虚弱，不仅不能制水，反遭肾水反制而出现水湿泛滥之证，称为"土虚水侮"，治疗应以健脾为主。扶助弱者，加强其力量，可以恢复脏腑正常功能。

依据五行相克规律确立的治法，包括抑木扶土法、泻火润金法、培土制水法、佐金平木法、泻南补北法。

抑木扶土法，是疏肝健脾或平肝和胃以治疗肝脾不和或肝气犯胃证的治法，又称疏肝健脾法、平肝和胃法。适用于木旺乘土或土虚木乘之证。

泻火润金法，是清泻心火以润肺金的治法。适用于火旺乘金之证，即心火过旺以消灼肺阴，以致肺热伤津之证。

培土制水法，是健脾利水以治疗水湿停聚证的治法，又称为敦土利水法。适用于脾虚不运，水湿泛滥而致水肿胀满之证。

佐金平木法，是滋肺阴清肝火以治疗肝火犯肺证的治法，也可称为滋肺清肝法。适用于肺阴不足，肃降不及的肝火犯肺证。

泻南补北法，是泻心火补肾水以治疗心肾不交证的治法，又称为泻火补水法、滋阴降火法。适用于肾阴不足，心火偏旺，水火未济，心肾不交之证。

2. 根据脏腑相合关系调理

人体脏与腑的配合，体现了阴阳表里配合的关系。

（1）脏病治腑：如心合小肠，心火上炎之证，可以通利小肠而直泻心火，导心经之热从下而出，则心火自降。其他如肝实泻胆、脾实泻胃等，亦为临床常用。

（2）腑病治脏：肾合膀胱，膀胱气化功能失常，水液代谢障碍，治肾即治膀胱。大便秘结，腑气不通，则肺气壅塞，而宜降肺气，亦可使腑气得顺，大便自通。

（3）脏腑同治：脏腑病变，虽可脏病治腑，腑病治脏，但临床上多脏腑同治。如脾与胃，纳运相得，燥湿相济，升降相因，故脾病必及胃，胃病必累及脾。所以，临床上常脾胃同治。

六、调理精气血津液

精气血津液是脏腑经络功能活动的物质基础，生理上各有不同功效，彼此之间又相互为用。因此，调理精气血津液是针对精气血津液失调而设的治疗原则。

（一）调气

包括补气和调理气机。补气适用于气虚证。调理气机适用于气机失常的病证，气滞者宜行气，气逆者宜降气，气陷者宜补气升提，气闭者宜顺气开窍通闭，气脱者则宜益气固脱。

（二）调血

包括补血和调理血液运行。补血适用于血虚证。血液运行失常，血瘀者宜活血化瘀，血寒则温经散寒，血热易清热凉血，出血不止者弄清楚出血原因后给予止血。

（三）调津液

包括滋养津液和祛除水湿痰饮。滋养津液适用于津液不足证。水液代谢障碍者，宜祛除水湿痰饮。

(四) 调精

包括补精和调理精液运行。肾精或水谷之精不足者，补精；滑精、遗精、早泄等需固精；精瘀难排治者，当疏精通络散结。

(五) 调理精气血津液的关系

1. 调理气与血的关系

(1) 气病治血：《医家四要》认为，"气为血之帅，血为气之母，气即病矣，则血不得独行，故亦从而病焉。是以治气药中必兼理血之药"。气病则血随之亦病、气虚则血弱、气滞则血瘀、气陷则血下、气逆则血乱、气温则血滑、气寒则血凝。

(2) 血病治气：气病血易病，血病气易伤，气血两者，和则俱和，病则同病。治血必调气，气和则血宁。血虚者，补其气而血自生。血瘀者，行其气而血自调。出血者，调其气而血自止。

2. 调理气与津液的关系

气虚而致津液化生不足者，宜补气生津。气不行津而成水湿痰饮者，宜补气、行气以行津；气不摄津而致体内津液丢失者，宜补气以摄津。津停而致气阻者，在治水湿痰饮的同时，应辅以行气导滞；气随津脱者，宜补气以固脱，辅以补津。

3. 调理气与精的关系

气滞可致精阻而排精障碍，治宜疏利精气；精亏不化气可致气虚，气虚不化精可致精亏，治宜补气填精并用。

4. 调理精血津液的关系

"精血同源"，故血虚者在补血的同时，也可填精补髓；精亏者在填精补髓的同时，也可补血。"津血同源"，津血同病而见津血亏少或津枯血燥，治当补血养津或养血润燥。

七、三因制宜

三因制宜，根据时、地、人的不同情况来制订相应的护理方案被称为三因制宜。疾病的发生、发展和恢复受到季节、气候、地理环境，以及个体的性别、年龄、体质等多种因素的影响。因此，在临床护理中，必须综合考虑这些因素，制订适合具体情况的个性化护理方案。

(一)因时制宜

根据不同季节气候的特点,制订适宜治法和方药的原则,称为"因时制宜"。因时之"时",一指自然界的时令气候特点,二指年、月、日的时间变化规律。《灵枢·岁露论》云:"人与天地相参也,与日月相应也。"指出自然界与人体的生理活动、病理变化相互影响。

以季节而言,夏季炎热,人体腠理疏松开泄,易于出汗,如感受风寒而致病,不宜多用辛温发散的药物,以免伤津耗气、助热生变。寒冬时节,人体腠理致密,此时感受风寒,则可用辛温发表药物。《素问·六元正纪大论》云:"用寒远寒,用凉远凉,用温远温,用热远热,食宜同法。"其中,"用寒远寒"的意思是要避免在寒冬使用寒凉的药物和食物,其余类推。

以月令而言,《素问·八正神明论》提出"月生无泻,月满无补,月郭空无治,是谓得时而调之"的治疗原则。提示治疗疾病时须考虑月相盈亏圆缺变化规律,在针灸及妇科月经病治疗中较为常用。

以昼夜而言,日夜阴阳之气消长不同,人亦应之。因而某些病症,如阴虚的午后潮热,湿温的身热不扬而午后加重,脾肾阳虚之五更泄泻等,也具有日夜的时相特征,亦当考虑在不同的时间实施治疗。针灸"子午流注针法",即是根据不同时辰而有取经与取穴的相对特异性,是择时治疗的最好体现。

(二)因地制宜

因地制宜,根据地理环境的差异,制订相应的护理措施被称为因地制宜。各地区的地形、气候、水土情况不同,再加上人们的生活和工作环境、习惯各异,这些因素都会对人体的生理和病理产生影响。因此,在对不同地区的患者进行护理时,应考虑采用适合当地特点的护理措施。

(三)因人制宜

因人制宜,指根据患者的年龄、性别、体质,生活习惯、精神状态的特点,来确定不同的护理原则。

1. 年龄

年龄不同,则生理功能、病机变化各异,治宜区别对待。如小儿生机旺盛,但脏腑娇嫩,气血未充,发病则易寒易热,易虚易实,病情变化较快。因而,治疗小儿疾病,药量宜轻,疗程宜短,忌用峻剂。青壮年则气血旺盛,脏腑充实,病发则由于邪正相争剧烈而多表现为实证,可侧重于攻邪泻实,药量亦可稍重。老年人生机减退，气血日衰，脏腑功能衰减，病多表现为虚证，或虚中夹实。因而，多用补虚之法，或攻补兼施，用药量应比青壮年少，中病即止。

2. 性别

男女生理差异明显，因此在护理上应有所区别。女性需关注经期、带下、孕期、产后及哺乳期等生理特点。月经期间应注意休息，避免过度劳累或剧烈运动，保持个人卫生，谨慎使用破血逐瘀的药物；带下问题主要以祛湿为主，可以考虑中药坐浴以杀菌、渗湿、止痒；孕妇需避免外邪侵袭，避免使用峻下、破血、滑利、伤胎或有毒药物；产后常见的恶露不尽或气血亏虚问题，需兼顾祛瘀和补益；哺乳期间用药应注意对母子的影响。此外，女性体质以血为本，肝为先天，情绪变化易导致疾病，因此情志护理尤为重要。男性以肾精为本，易出现精气亏损导致的阳痿、早泄、遗精等问题，应注意节制房事，以养护精气。

3. 体质

个体的先天和后天因素不同，人的体质也各有差异。现代学者王琦在《中医体质学》中提出了九种基本体质类型，包括平和质、气虚质、阳虚质、阴虚质、痰湿质、湿热质、血瘀质、气郁质和特禀质。这些不同体质对病邪的易感性不同，同时在疾病的发病倾向、病情的演变、病证的性质以及疾病的传变和转归方面也有所不同，因此在护理上应当因人而异。例如，体质偏阳盛或阴虚的人应慎用温热药物；偏阴盛或阳虚的人则应慎用寒凉药物。体质强壮者多见实证病，可以适度重用攻伐之品；体质虚弱者则多见虚证或虚实夹杂，治疗上应以补益为主，或者采用攻补兼施的方法。此外，根据不同体质的发病倾向、病情演变等特点，重视预防为主，防止疾病的进一步发展。

因时、因地和因人制宜三者密不可分，相互联系，充分体现了中医的整体观和辨证观在实践运用中的灵活性和原则性，只有在全面分析病证的基础上，才能有效地实施辨证施护。

第二章 练习题与答案

第三章 中医四诊

第一节 望 诊

在中医诊断学中，望诊是中医诊断疾病的重要方法之一，医者运用视觉，对人体全身和局部的一切可见征象以及排出物等进行有目的地观察，以了解健康或疾病状态，测知病情的方法。因为人在认识客观事物的过程中视觉发挥着重要的作用，所以望诊被称为四诊之首，在诊法中必然占有相当重要的地位，《难经·六十一难》有曰："望而知之谓之神。"

在中医理论体系中，诊断疾病依据阴阳五行、脏腑经络等基本原理。中医认为，人体的内外环境是相互关联的，人体的健康状态可以通过外在的表现来反映。望诊通过观察患者的外在表现，可以了解患者的阴阳气血状况、脏腑功能以及病邪的性质和部位。望诊是中医四诊中最为直观的一种方法。通过观察患者的面色、舌苔、眼睛、皮肤、肢体动作等，可以初步判断患者的阴阳、寒热、虚实等病情。如面色红润则可能表示气血充足，面色苍白则可能表示气血不足。望诊中要求医者要具有敏锐的观察能力，依据正常标准并排除各种干扰因素，通过综合分析，对疾病本质作出正确判断。正如《灵枢·本脏》所云："视其外应，以知其内脏，则知所病矣。"

中医望诊的内容主要涵盖：全身望诊、局部望诊、望排出物三个部分。全身望诊，主要通过望神、望色、望形、望态，对机体情况有一个全面的了解。局部望诊，是望头面、五官、躯体、四肢、二阴、皮肤等局部神、色、形、态的变化。望排出物，是望痰涎、呕吐物、大便、小便等色、质、量的变化。其中，因望舌、望小儿指纹已形成独特的诊法，本章将独立进行介绍。

一、全身望诊

全身望诊，又称整体望诊，是医者对患者的神气、色泽、形体、姿态等整体表现进行整体的诊察，以期对患者机体精气的盛衰、脏腑功能的强弱、病情的寒热虚实和轻重缓急等得到一个整体印象，作为辨别疾病性质、推断病情预后的依据。

（一）望神

神是人体生命活动的总称，是对人体生命活动外在表现的高度概括。广义之神谓之"神气"，是脏腑功能活动的外在表现；狭义之神谓之"神志"，指人的意识、思维、情志活动。

望神，主要指通过观察人体生命活动的现象及整体表现来判断病情进展、了解病情的方法，既包括对人体生命活动外在表现的高度概括，也包括对人的意识、思维和情感活动状态的观察，是对两方面的综合观察分析判断。

1. 望神的原理

望神的原理主要是通过观察人体生命活动的外在表现，即人的精神状态和机能状态，来了解人体五脏精气的盛衰以及病情的轻重与预后。这种观察包括阳神和阴神两个方面。阳神指整个人体生命活动的外在表现，主要集中表现在面部，它是以精气为基础的，是五脏所生之外荣；阴神则指人的思维活动，主要表现在人的双目、眉心和额头，其反映了患者当前所处环境和病情程度对人精神的影响。望神是基于中医理论中对人体生命活动的整体观念，通过观察外在表现来推断内在脏腑的功能状态和病情变化。因此，《素问·移精变气论》曰："得神者昌，失神者亡。"

2. 望神的重点

在望神的过程中，医者应重点观察患者的精神、意识、面目表情、形体动作以及反应能力等，尤其是眼神的变化。通过观察这些外在表现，可以判断患者神气的盛衰以及病情的发展趋势，从而做出相应的诊断和治疗护理方案。望神除以上重点外，必要时还要结合神在其他方面的表现，如语言、呼吸、饮食、舌象、脉象等，进行综合分析。

（1）双目：目为五脏六腑精气之所注，目系通于脑，目为肝之窍、心之使、神之舍，望目可以反映脏腑精气的盛衰。《医原·望病须察神气论》云：

"人之神气，栖于二目。"医者观察眼睛，主要观察目色清浊、目光明暗、眼球运动、瞳孔调节等方面。一般而言，凡目色清亮、精彩内含、视物清晰、眼球运动灵活、瞳孔调节正常者为有神，是脏腑精气充足之象。凡目色浑浊、目无精彩、视物模糊、眼球运动不灵活、瞳孔调节失常者为无神，是脏腑精气虚衰之征。《灵枢·大惑论》曰："目者……神气之所生也。"所以，观察两目对于望神尤为重要。眼神明亮通常表示人体气血充足，精神状态良好；眼神暗淡则可能表示气血不足或精神状态较差；眼神灵动、反应敏捷通常表示身体机能正常，脑神经功能良好；眼神呆滞、反应迟钝则可能表示身体虚弱或有神经系统问题；眼神能够集中且稳定，通常表示精神状态较好，注意力集中；眼神涣散、不能集中则可能表示精神疲惫或注意力不集中；正常健康的眼神应该有一定的色泽，比如黑白分明、瞳仁清亮等。如果眼神色泽异常，如眼白发黄、瞳仁浑浊等，则提示机体可能存在某些疾病。

（2）面色：人体面部皮肤的颜色光泽，亦是神气外现的重要表象。故《医门法律·望色论》曰："色者，神之旗也，神旺则色旺，神衰则色衰，神藏则色藏，神露则色露。"中医理论认为，心主藏神，其华在面，故面部皮肤的颜色及光泽的变化，能较为准确地反映心神是否康旺。皮肤润荣，满面红光，为神气繁盛之象；肤色枯槁，面晦色暗，是神气衰败之征。

（3）神情：指的是精气意识和面部神情的综合观察，是心神和脏腑精气盛衰的外在表现。心为五脏六腑之大主，心神为人体生命活动的主宰，若神清志明，思维敏捷，表情自然，是心神旺健，脏腑精气充盛之象；若心神失常，则神志昏蒙，思维混乱，表情淡漠，反应迟钝；邪气盛扰乱心神，则表现为神昏谵语，手足躁扰，表情烦躁或痛苦。所以人的精神、意识、思维活动和面部表情是心神和脏腑精气盛衰的外在表现。

（4）体态：指观察人的形体和静动姿态。医者通过观察患者形体的强弱胖瘦，动作是否协调自如，以反映神之盛衰。患者的坐姿、站姿、卧姿等可以反映其身体状态和病情程度；患者走路的姿态、步伐的稳健程度等可以评估其体力状况；观察患者的体形，如肥胖、瘦弱、矮小等，可以初步判断其体质和脏腑精气虚衰。

3. 神的分类

临床诊断中将神的表现概括为得神、少神、失神、假神及神乱五类，作为判断病情的轻重以及疾病预后的重要依据。其诊断意义从反映脏腑功能、机体基础状况、体内正邪斗争、病情轻重及预后等方面综合分析。

（1）得神：又称"有神"，临床表现为精神饱满、神志清晰、目光明亮、反应敏捷、面色红润、表情自然、肌肉不削、体态自如、呼吸均匀。得神通常被认为是病情较轻或预后良好的表现。相反，如果患者的神气不足或出现异常，如精神萎靡、反应迟钝、目光呆滞等，则被称为"无神"，这往往意味着病情较重或预后不良。

（2）少神：又称"神气不足"，是正气不足、虚证的表现，临床表现为精神不振、嗜睡健忘、目光乏神、双目少动、面色淡白少华、肌肉松弛、倦怠乏力、动作迟缓、气少懒言、食欲减退。少神多由正气不足，精气轻微损伤，脏腑功能减退所致，多见于病轻或疾病恢复期的患者；素体虚弱者，平时亦多出现少神。

（3）失神：又称"无神"，可见于久病衰虚或神乱邪实的病重患者。通常表现为精神萎靡不振或精神状态异常。失神是生命活动异常的一种体现，也是五脏六腑精气失衡的表现。一种因精亏神衰而失神，临床表现为精神萎靡、气息微弱、瞳神呆滞、表情淡漠、循衣摸床、撮空理线，提示人体精气大伤，脏腑功能严重受损，预后不良。一种则为邪盛扰神而失神，神昏谵语，两手握固，牙关紧急，二便闭塞，多因邪陷心包，内扰神明，或因肝风夹痰，蒙蔽清窍，亦属病情危重，预后不良。

（4）假神：假神是垂危患者出现精神暂时好转的假象，是临终前的预兆，并非佳兆。其临床表现包括久病重病之人，本已失神，但突然精神转佳、目光转亮、语言不休；或病至语声低微断续，忽而清亮起来；或原来面色晦暗，突然颧赤如妆；或原来毫无食欲，忽然食欲增强等。假神的临床意义在于其是精气衰竭已极，阴不敛阳，以致虚阳外越，暴露出一时"好转"的假象。古人常用"残灯复明""回光返照"来形容这种阴阳即将离绝的危候。

（5）神乱：指患者神志错乱，意识失常，通常表现出恐惧焦虑、狂躁不安、淡漠痴呆或猝然昏倒等神志异常的症状。这些症状多见于躁、癫、狂、痫等患者，反映了患者心神不宁、意识错乱的病理状态。

◎ 焦虑恐惧：患者时时恐惧，焦虑不安，心悸气促，不敢独处一室。这种表现多属虚证，常见于卑慄、脏躁等患者，多由心胆气虚，心神失养所致。

◎ 狂躁不安：患者狂躁妄动，胡言乱语，少寐多梦，打人骂詈，不避亲疏。这种表现多属阳证，常见于狂病等。多由暴怒，气郁化火，煎津为痰，痰火扰乱心神所致。

◎ 淡漠痴呆：患者表情淡漠，神志痴呆，喃喃自语，哭笑无常，悲观失望。这种表现多属阴证，常见于癫病、痴呆等。多由忧思气结，津凝为痰，痰浊蒙蔽心神，或先天禀赋不足所致。

◎ 猝然昏仆：患者突然昏倒，口吐涎沫，两目上视，四肢抽搐，醒后如常。这种表现多属痫病，多由脏气失调、肝风夹痰上逆、阻闭清窍所致。

（二）望色

望色，又称"色诊"，是通过观察人体皮肤色泽变化来诊察病情的方法。颜色反映的是色调的变化，而光泽则代表了肤色明暗度的变化。

1. 望色的原理及观察重点

望色诊病的方法具有悠久的历史，早在两千多年前的《黄帝内经》中就十分强调望色对于临床诊断的重要性，指出诊病必当察色。《素问·阴阳应象大论》曰："善诊者，察色按脉，先别阴阳。"

我国古人将颜色分为五种，即青、赤、黄、白、黑，这五种颜色称为五色诊。中医理论将这五种颜色分别与人体内的五脏相关联，即为肝青、肺白、心赤、脾黄、肾黑。

中医色诊的观察部位不仅包括人的面部，还涉及全身皮肤、体表黏膜和排出物等。因为面部色泽是由气血上荣于面而成，且手足三阳经皆上行于头面，由于面部皮肤色泽的变化最为明显，因此面部通常是望色的主要部位。面部具体部位与五脏对应关系为：额心、鼻脾、左颊肝、右颊肺、颏肾等（图3-1）。《灵枢·五色》曰："以五色命脏，青为肝，赤为心，黄为脾，白为肺，黑为肾。"又曰："青黑为痛，黄赤为热，白为寒。"

2. 面色的分类及临床意义

（1）常色：指人在正常生理状态下的面部色泽，包括主色（人终生不改变的基本肤色）和客色（随环境、生活条件等变化而变化的面色）。常色的共同特征是润泽明亮、含蓄隐然。

（2）病色：指人体在疾病状态下的面部颜色与光泽。除上述常色外，凡一切反常的颜色都属病色。中医理论中病色分青、黄、赤、白、黑五种，每种颜色都对应着不同的病证（表3-1）。

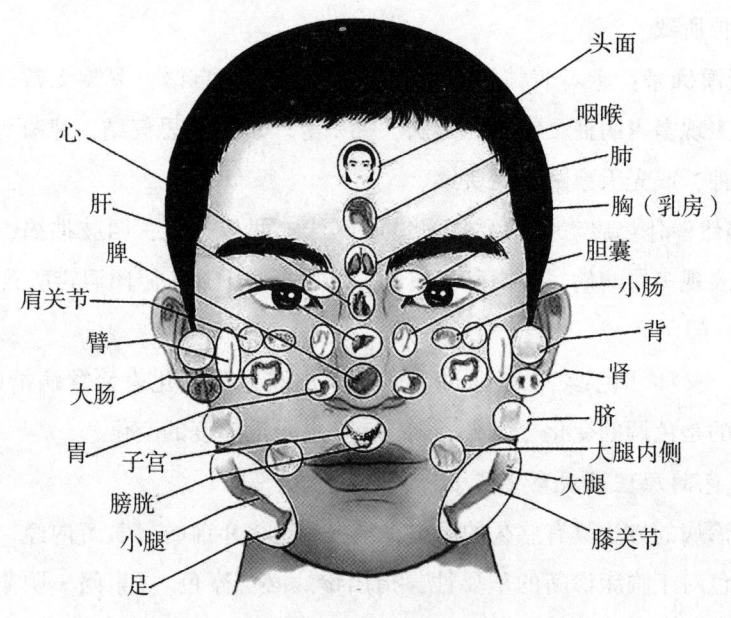

图3-1 面部区域与脏腑的关系

◎ 青色：主气滞、血瘀、寒证、疼痛、惊风。色青多为寒凝气滞血瘀，经脉不通的表现。若小儿高热，鼻柱、眉间及口唇四周现青色，常为惊风的先兆。

◎ 黄色：主脾虚证、湿证。黄色为脾虚、湿蕴的征象。脾失健运，气血不充，或水湿不化，湿邪浸淫，面部常呈黄色。如面色淡黄无华，称为"萎黄"，是脾胃气虚，运化无力，水谷精微不能上荣的表现；面色黄而虚浮，为"黄胖"，多是脾气虚弱，湿泛肌肤，或内有虫积，消耗气血所致。如面、目、肌肤俱黄，是为黄疸；黄而鲜明如橘皮色者，为阳黄，多属湿热内蕴；黄而晦暗如烟熏者，为阴黄，多属寒湿郁阻，或为瘀血阻滞。

◎ 赤色：主热证，也见于戴阳证。赤色多为血热致血行加速，脉络充盈的表现。如满面通红，多见于外感发热，或脏腑阳盛之实热证；如午后两颧潮红，是阴虚之虚热证；久病、重病的患者，面色苍白，但时时泛红如妆、游移不定者，称戴阳证，是阴寒内盛、阴盛格阳、虚阳浮越的真寒假热之危重证候。

◎ 白色：主寒证、虚证。白色为气血不荣之候。因血少气虚，或寒盛阳虚，气血无力运行，气血不能充盈所致。如面色消瘦淡白，或面白无华而略带黄色，多为气血亏虚；面色白而虚浮，多属阳气不足，水湿内停；若失血后面色苍白，常为夺气脱血之象；面色苍白，疼痛剧烈，多因阴寒凝滞、经脉拘急所致。

◎ 黑色：主寒证、瘀血、疼痛、肾虚、水饮。黑色为阳虚寒盛、气血凝滞或水饮内停所致。黑色是青色的进一步发展，其主病中的寒证、瘀血、疼痛也较青色为重。黑色为水色，肾虚之色，面色黧黑，多为阳虚寒盛之水气证；妇女眼眶发黑，多为肾阳虚寒湿下注的带下证。

表 3-1　五色与五脏的主证、临床意义

五色	五脏	主证	临床意义
青色	肝	寒证 气滞 血瘀 疼痛 惊风	面色淡青或青黑：寒盛、痛剧 突见面青灰，唇青紫：心阳暴脱，心血瘀阻 久病面、唇青紫：心气及心阳虚，肺气闭塞 面色青黄（即苍黄）：肝郁脾虚 小儿眉间、鼻柱、唇周发青：惊风
黄色	脾	脾虚 湿证	面色萎黄（淡黄无华）：脾胃气虚，气血不足 面色黄胖（面黄虚浮）：脾虚湿蕴 面色黄疸：阳黄为湿热证，阴黄为寒湿证 面色淡黄而垢：湿证
赤色	心	热证 戴阳证	满面通红：实热证 午后两颧潮红：阴虚证 久病重病面红如妆：戴阳证
白色	肺	虚证 寒证 失血	面色淡白无华，唇舌色淡：血虚证，失血 面色㿠白：阳虚证 面色㿠白虚浮：阳虚水泛 面色苍白：亡阳证，气血暴脱，阴寒内盛
黑色	肾	肾虚 寒证 水饮 血瘀 剧痛	面黑暗淡：肾阳虚证 面黑干焦：肾阴虚证 面色黧黑兼肌肤甲错：血瘀日久 眼眶周围发黑：肾虚水饮，寒湿带下，睡眠不足

3. 望色的重点部位

（1）面部：面部是望色的主要部位，通过观察面部的色泽、光度、纹路等变化，可以了解机体内气血、阴阳的盛衰和脏腑功能的盛衰。如面色红润有光泽，说明气血充盈；面色晦暗无光泽，则可能提示体内阳气不足或气血瘀滞。

（2）口唇：口唇的色泽变化也能反映体内脏腑功能的状况。例如，口唇鲜红，可能提示心火旺盛；口唇淡白，则可能提示气血不足或阳气虚弱。

（3）牙龈：牙龈的色泽也能为中医诊断提供一定依据。如牙龈鲜红、肿胀，可能提示胃火上炎；牙龈萎缩、色泽淡白，则可能提示肾气不足。

(三) 望形

望形是通过观察患者的形体特点，如强弱、胖瘦、体形等，来诊察病情的方法。人体的形体与内脏在生理功能和病理变化上都有着密切的关系，审察形体有助于疾病的诊断和治疗。望形诊病为历代医者所重视，因为它能反映关于患者内在脏腑、气血、体质特征等的重要信息。望形体主要是观察皮毛、脉、筋、骨、肉等五体变化，结合精神、饮食等情况，判定形体的强、弱、胖、瘦，体质形态的表现以诊察病情的方法。形体与脏腑的盛衰是一致的，观察形体之强、弱、胖、瘦，可以推测内脏的虚实、气血的盛衰、邪正的消长。

1. 望形的原理

望形的原理基于"五体"与"五脏"之间的密切联系。皮、肉、脉、筋、骨构成人体的五种基本组织，分别与五脏（肝、心、脾、肺、肾）有对应关系。五体的结构和功能直接影响身形动作和姿态，同时五体依赖五脏精气的充养，五脏精气的盛衰又可通过五体反映于外。

2. 望形的内容

（1）形体强弱：体强表现为骨骼健壮，胸廓宽厚，肌肉充实，皮肤润泽，筋强力壮等。临床意义为气血旺盛，脏腑坚实，抗病力强。体弱表现为骨骼细小，胸廓狭窄，肌肉消瘦，皮肤干枯，筋弱无力等。临床意义为气血不足，体质虚弱，脏腑脆弱，抗病力弱。

（2）形体胖瘦：体胖多食，而肌肉坚实，精力充沛，是身体健康的表现；体胖食少，肌肉松弛，气短乏力，是形盛气衰的表现，多为脾虚湿盛。若形体消瘦但精力充沛、抗病力强，应属健康体质；若形体消瘦且精神不振、食少乏力，则表明脏腑精气不足，气血虚衰。

(3) 体质形态：体质是个体在生长发育过程中形成的形体结构与机能方面的特殊性，反映了机体阴阳气血的盛衰和对疾病的易感受性。人的体质一般被分为阴脏人、阳脏人、平脏人三种类型。

(四) 望态

望态又称望姿态，是一种重要的中医诊断方法，医者通过细致观察患者的动静姿态和异常动作，结合其他诊断方法，可以更准确地判断疾病的性质和邪正的虚实，以测知相应脏腑的病变情况，为疾病的治疗提供有力支持。

1. 动静姿态

喜动者多属阳证、热证、实证，如患者表现出躁动不安等特征。喜静者多属阴证、寒证、虚证，如患者表现出喜静懒动等特征。特定的坐姿或卧姿，如仰首坐、喜俯坐、卧时面常向里或外等，也可能提示特定的疾病。

2. 动作异常

患者的肢体颤动、颈项强直、四肢抽搐等异常动作，可能提示特定的疾病或病理状态。如唇、睑、指、趾颤动不受控可能是动风先兆；颈项强直、四肢抽搐可见于小儿惊风、破伤风等。

3. 衰疲姿态

脏腑亏损、精气虚衰的患者可能出现精神萎靡、目光呆滞、少气懒言等衰疲姿态，这些姿态能反映脏腑的病变程度和预测疾病的转归。

二、局部望诊

局部望诊是在全身望诊的基础上，根据病情和诊断的需要，对患者的某些局部进行深入、细致地观察，以测知病情程度的一种诊察方法。中医学认为，人体是一个有机整体，各脏腑组织之间在功能上互相协调、病理上互为影响。全身的病变可映射于机体相应的局部，局部的病变也可影响全身，故观察局部的异常变化，既可诊断局部相应具体疾病，也有助于了解整体的病变。

局部望诊的内容包括望头面、五官、颈项、躯体、四肢、皮肤及二阴等。

(一) 望头面

头为精明之府，为元神所居之处，内藏脑髓，髓为肾精所化。头为诸阳之会，手足三阳经及督脉皆上行于头，足厥阴肝经和任脉亦上达于头，故脏腑精气皆上荣于头部。面为心之华,脏腑精气上荣于面,肾之华在发,发为血之余。望头面主要观察头部的形态、囟门及头发和面部的状况。

1. 望头

主要观察头的形状及动态。小儿头形过大或过小,伴有智力低下者,多因先天不足、肾精亏虚。头摇不能自主,不论成人或小儿,多为肝风内动之兆。前囟在小儿出生后 12~18 个月闭合,后囟于出生后 2~4 个月闭合。囟门凸出或凹陷可分别反映实证和虚证。前额左右突出,头顶平坦,颅呈方形,故称方颅,多因肾精不足或脾胃虚弱,颅骨发育不良所致,多见于佝偻病或先天性梅毒患儿。

2. 望发

主要观察发的质和色的变化。毛发茂密、黑润是肾气旺盛、精血充足的表现;发黄干枯、稀疏易落则多属精血不足。小儿头发稀疏黄软,生长迟缓,多因先天不足,肾精亏损所致;青壮年发白,俗称"少白头",若伴有耳鸣、腰酸膝软等症者,属肾虚;伴有失眠、健忘等症者,为劳神伤血所致;短时间内大量须发变白,伴情志抑郁者,为肝郁气滞,也见于先天禀赋所致者;小儿发结如穗,枯黄无泽,兼肌瘦面黄,腹大便溏者,常见于疳积;头发突然呈片状脱发,显露圆形或椭圆形光亮头皮,称为斑秃,俗称"鬼剃头",多为血虚受风。

3. 望面

望面部色泽、面容等。面部浮肿,多见于水肿病;腮部肿胀,腮部一侧或两侧突然肿起,逐渐胀大,并且疼痛拒按,多属温毒,见于痄腮;面部口眼㖞斜,多属中风症。面部肌肉消瘦,两颧高耸,眼窝凹陷,多见于慢性病的危重阶段。

(二) 望五官

人体的眼、鼻、耳、口、舌五官,与五脏相关联。望五官是一种重要的诊断方法,通过观察五官异常表现和状态,来推断和诊断疾病的状况。

1. 望目

肝开窍于目,且五脏的精华皆上注于目,因此望眼在中医望诊中非常重要。望眼主要是诊察眼的神态和眼色的变化。久病、重病而眼神正常者,病多可治;眼无光彩,闭目不欲视或眼神异常者,病较难治;双眼窜视(上翻)、直视、斜视，多为肝风内动；瞳孔散大，则是病危的征象。眼的颜色和其他特征也可以反映疾病情况，眼红肿痛者，为风热；巩膜色黄、肤黄、尿黄者，为黄疸；巩膜蓝色多见于小儿的急慢惊风；眼干涩，多为肝血虚；眼睑浮肿多为水肿；晚上视物模糊，中医称为雀目或夜盲。

2. 望鼻

肺开窍于鼻，从观察呼吸和鼻分泌物，可帮助了解肺的功能或有关病症的情况。鼻塞、流清涕，多为风寒。鼻塞、鼻涕黄稠为风热；涕黄浊腥臭为鼻渊（可见于化脓性鼻窦炎或鼻炎），多因外感风热，或胆经蕴热上攻于鼻所致；鼻翼煽动，呼吸困难，多为风热闭肺（如患支气管肺炎时）。鼻腔出血称为"鼻衄"，外感引起者，多因风热犯肺、燥邪伤肺所致；出血量多，色深红质稠者，多因肝火犯肺，或胃火炽盛，火热上炎，灼伤阳络，迫血外溢所致；血色淡红而质稀，多因脾不统血，血不循经而外溢所致。个别妇女经期鼻衄随月经周期而发作，称为"倒经"，多因肝郁化火犯肺，或阴虚肺热所致。鼻腔内长有状若葡萄或榴子，光滑柔软，带蒂可活动，而无痛感的肉状物，为"鼻痔"（鼻息肉）。若其撑塞鼻孔，则致气息难通，多因湿热邪毒壅结鼻窍所致。

3. 望耳

肾开窍于耳，当人体脏腑或局部受到某种病因影响而致阴阳不调时，就会在耳廓的相应部位出现不同的病理反应。正常人的耳廓，特别是耳轮，常肉厚而润泽，这表明肾精充足。如肉薄而干枯，则为肾阴虚损；黧黑萎缩则为肾败。耳轮甲错即耳轮肌肤甲错，多属久病血瘀。耳内流脓，为脓耳或聍耳，多为肝胆湿热所致。

4. 望口唇

脾开窍于口，其华在唇，手足阳明经环绕口唇，故望口与唇的异常变化，主要可以诊察脾与胃的病变。唇口为脾之窍，观察唇的情况可以帮助了解病症的寒热、虚实。唇色淡白，多为血虚；唇色青紫，多为瘀血凝滞；唇色深红而干，多属热证、实证。

（1）口形异常动态：①口角流涎，小儿多为脾虚湿盛，成人多为中风口㖞不收。②口疮口糜，多由湿热内蕴上蒸所致。③口张开而不闭，为虚证。④若状如鱼口，张口气直，但出不入，则为肺气将绝的危证。⑤口闭而难开，牙关紧急，属实证，多因筋脉拘急所致，可见于脑卒中、痫病、惊风、破伤风、马钱子中毒等。⑥口唇紧聚，为邪正交争所致，可见于新生儿脐风或破伤风。⑦口面㖞斜，见于脑卒中，为风痰阻络；见于口僻，为风邪中络。⑧战栗鼓颌，口唇振摇，多为阳衰寒盛或邪正剧争所致，可见于伤寒、温病或疟疾。⑨若口角掣动不止，则为热极生风或脾虚生风之象。

（2）望唇：①唇色红润，是胃气充足、气血调匀的表现。②唇色淡白，多属血虚或失血。③唇色深红，多属热盛，红肿而干则为热极。④唇色青紫，多属血瘀。⑤唇色青黑，多属寒盛、痛极。⑥唇干而裂，多属燥热伤津或阴虚液亏。⑦嘴唇糜烂，多为脾胃积热。⑧唇边生疮，红肿疼痛，为心脾积热。

（3）望齿龈：齿为骨之余，骨为肾所主，胃之经脉络于龈中，所以齿与肾、龈与胃有着密切的联系。望齿，应注意色泽、润燥、形态几个方面。牙齿属肾，牙龈属胃。观察齿龈的润泽和干燥，可了解热病时津液的充盈与不足。齿龈干燥，多是高热、津液不足。齿龈红肿、疼痛或兼出血的，多是胃火。

（4）望咽喉：咽通于胃腑，是饮食之道，为胃所系；喉连于气道，是气息之门，归肺所属。足少阴肾经循喉咙，夹舌本，故望咽喉可察肺、胃、肾的病变。正常咽喉色泽应为淡红润滑。不同的色泽可能反映出不同的健康状况，如红赤可能表示肺胃郁热，深红可能表示火毒壅盛，红而娇嫩可能表示肺肾阴虚等。正常咽喉不肿不痛，吞咽顺利。异常形态可能包括乳蛾红肿胀大、形似蚕蛾的"风热乳蛾"，或乳蛾常年肿大不红不痛的"石蛾"等。需要观察局部分泌物的色、质、量，如乳蛾生出白腐污秽，状若苔膜等。咽部溃烂处表面所覆盖的一层黄白或灰白色膜为伪膜。如伪膜松厚，容易拭去者，病情较轻，为肺胃热甚，火毒熏蒸；若伪膜坚韧，不易拭去，重剥出血，很快复生者，为白喉，属烈性传染病，乃感受疫邪所致，多见于儿童。

（三）望颈项

颈项是连接头部和躯干的部分，其前部为颈，后部为项，合称颈项。手足阳明经与任脉行于颈，太阳经与督脉行于项，少阳经行于两侧，是经气运行之路。颈项内有呼吸气道与饮食路径，又是经脉上达头面必经之处。颈项经脉阻滞，可引起全身的病变；脏腑气血失调，亦可在颈项部反映出来。

正常人的颈项直立，两侧对称，气管居中；矮胖者略粗短，瘦高者略细长；男性喉结突出，女性喉结不显；颈侧动脉搏动在安静时不易见到。颈项转侧俯仰自如，左右旋转30°，后仰30°，前屈30°，左右侧屈各45°。望颈项主要观察其外形和动态等变化。

1. 形态变化

颈前结喉处，单侧或双侧，有肿块突起，或大或小，可随吞咽上下移动，称为"瘿瘤"，多因肝郁气结，痰凝血瘀，或因水土失调，痰气凝结所致；颈侧颌下、耳后皮里膜外，有肿块如豆，累累如串珠，称为"瘰疬"；大者属瘰，小者属疬，多由肺肾阴虚，虚火灼液，结成痰核；或因外感风热时毒，气血壅滞于颈部所致。

2. 动态变化

项部筋脉肌肉拘紧或强硬，俯仰转动不利，伴头痛、恶寒、脉浮称项强，多为风寒侵袭太阳经脉，经气不利所致；伴高热神昏，甚则抽搐，多属热极生风；睡醒后突觉项强不便，为"落枕"，多因睡姿不当，或风寒客于经络，或颈部肌肉劳损所致。反之，颈项软弱，抬头无力称项软。小儿项软，多因先天不足，肾精亏损，或后天失养，发育不良，可见于佝偻病患儿；久病、重病颈项软弱，头垂不抬，眼窝深陷，多为脏腑精气衰竭之象，属病危。颈脉怒张指颈部脉管明显胀大，平卧时更甚，多见于心血瘀阻，肺气壅滞及心肾阳衰，水气凌心的患者。

(四) 望躯干

望躯干主要包括望颈项、胸胁、腹部和腰背部四个部分。望躯干在中医诊断中具有重要意义，通过观察躯干的外形、动态等变化，可以诊察脏腑气血失调的情况，了解全身病变的情况。例如，颈项若有阻滞可引起全身病变；胸胁的变化可以反映心肺病变和宗气盛衰的情况；腹部的变化可以反映内在脏腑的病变和气血的盛衰；腰背部的变化则可以反映肝肾等脏腑的情况。

1. 望胸胁

横膈以上、锁骨以下的躯干正面为胸；胸部两侧，由腋下至第十一、十二肋骨端的区域为胁。胸腔内藏心肺等重要脏器，属上焦，为宗气所聚，是经脉、血管循行布达之处。胸廓前有乳房，属胃经，乳头则属肝经；胁肋是肝胆经脉循行之处。正常胸廓呈扁圆柱形，两侧对称，左右径大于前后径（比例约为1.5∶1），小儿和老人则左右径略大于前后径或相等；两侧锁骨上下窝亦对称；胸胁随呼吸而活动，呼吸均匀，节律整齐，每分钟16~18次，胸廓起伏左右对称，均匀轻松。常见的胸廓异常有以下几种。

（1）扁平胸：胸廓前后径较常人明显缩小，小于左右径的1/2，呈扁平状，多见于气阴两虚、肺肾阴虚的患者。

（2）桶状胸：胸廓前后径较常人明显增大，与左右径几乎相等，呈圆桶状，多为素有伏饮积痰、壅滞肺气、久病伤及肾气、肾不纳气、日久胸廓变形所致，见于久病咳喘患者。

（3）鸡胸：胸骨下部明显向前突出，形似鸡之胸廓畸形，因先天禀赋不足、肾精亏虚，或后天失养、脾胃虚弱、骨骼失于充养所致，常见于小儿佝偻病。

（4）漏斗胸：胸骨下段及与之相连的两侧肋软骨向内凹陷，形成漏斗状，多因先天发育不良所致。

（5）肋如串珠：肋骨与肋软骨连接处变厚增大，状如串珠，因肾精不足，或后天失养、发育不良所致，多见于佝偻病患儿。

（6）胸不对称：一侧胸廓塌陷，肋间变窄，肩部下垂，脊骨常向对侧凸出者，多见于肺痿、肺部手术后等患者。若一侧胸寒膨隆，肋间饱满，按之软，咳则引痛，气管向健侧移位，多见于悬饮证或气胸患者。

2. 望腹部

腹部指躯干正面剑突以下至耻骨以上的部位，属于中下焦，内藏肝、胆、脾、胃、大肠、小肠、膀胱、胞宫等脏腑。十二经脉除足太阳膀胱经脉外，其他经脉均行于腹部。正常腹部对称、平坦（仰卧时腹部平于胸骨至耻骨中点连线），直立时腹部可稍隆起，约与胸平齐，仰卧时则稍凹陷，老人和小儿腹略呈圆形。脐腹过度膨隆或凹陷均为异常。

（1）腹部膨隆：仰卧时，前腹壁明显高于胸耻连线。若腹部胀大，伴周身俱肿者，为水肿病，因肺、脾、肾三脏功能失调，水湿内停所致。若仅见腹部肿大、四肢消瘦者，为鼓胀，多因肝郁或脾虚，以致气滞血瘀水停所致。《医学入门》曰："凡胀初起是气，久则成水。"

（2）腹部凹陷：仰卧时，前腹壁明显低于胸耻连线，腹部凹陷如舟状，肌肉松弛失去弹性，伴形体消瘦，可见于久病脾胃气虚，机体失养，或新病吐泻太过，津液大伤的患者。若腹皮甲错，深凹着脊，称为"肉消着骨"，为脏腑精气耗竭，属病危。

（3）腹露青筋：腹部皮肤青筋暴露，常与腹部膨隆同时出现，可因肝郁气滞、脾失健运、气滞湿阻，或脾肾阳虚、水湿内停等，导致气血运行不畅、脉络瘀阻，见于鼓胀重证。

3. 望腰背部

背为胸中之府，为心肺所居之处，亦与肝胆相关。腰为身体运动的枢纽，为肾之府。足三阳经脉循腰而下，足三阴和奇经之脉循腰而上。正常人体腰背部两侧对称、俯仰转侧自如，直立时脊柱居中，颈、腰段稍向前弯曲，胸、骶段稍向后弯曲，但无左右侧弯。其异常改变主要有以下几种。

（1）脊柱后突：脊骨过度后弯，以致背高如龟，称为"龟背"，俗称"驼背"。若见于小儿，多因胎禀怯弱，肾精亏虚，或后天失养，骨髓失充，督脉虚损，脊柱弯曲变形所致；若见于成年后，多为脊椎疾患；若久病见后背弯曲、两肩下垂，称为"背曲肩随"，为脏腑精气虚衰之象。

（2）脊柱侧弯：脊柱的某一段持久地偏离身体正中线，使脊柱形成侧向弧形或"S"形，多因小儿发育期坐姿不良所致，亦可见于先天禀赋不足、肾精亏虚、发育不良的患儿或一侧胸部疾患者。

（3）脊疳：背部肌肉消瘦，脊骨突出如锯齿状，为脏腑精气极度亏损之象。

（4）腰部拘急：腰部疼痛、活动受限、转侧不利，多因寒湿侵袭、经气受阻、跌仆闪挫、血脉瘀滞所致。

4. 望四肢

通过观察四肢的形态、色泽变化以及动态异常来诊察五脏病变和循行于四肢的经脉病变。人体五体合五脏，心主四肢血脉，肺主四肢皮毛，脾主肌肉四肢，肝主四肢筋膜，肾主四肢之骨，因此五脏均与四肢有关，而脾与四肢的关系尤为密切。此外，四肢有手足三阴三阳经脉循行，故四肢与经脉关系也很密切。因此，望四肢可以诊察五脏病变，以及循行于四肢的经脉病变。

（1）望外形：包括望肢体肿胀、望肢体畸形、望腿部青筋。

◎ 肢体肿胀：即四肢浮肿发胀，表现为四肢同时肿胀，或肿胀偏于一侧，或仅见上肢或下肢，或见于单一肢体。若四肢关节肿胀，灼热疼痛者，多因湿热郁阻经络，气血运行不畅所致，常见于热痹；若足跗肿胀，兼全身浮肿，多见于水肿病；若下肢肿胀，皮肤粗厚如象皮者，多见于丝虫病。

◎ 肢体畸形：①膝部肿大：膝部红肿热痛，屈伸不利，多因风湿郁久化热所致，常见于热痹；膝关节肿大疼痛，股胫肌肉消瘦，形如鹤膝，称为"鹤膝风"，多因气血亏虚，寒湿久留，侵于下肢，流注关节所致；膝部紫暗，肿胀疼痛，为膝骨或关节受损，多因外伤所致。②下肢畸形：两下肢自然伸直或站立时，两足内踝并拢而两膝不能靠拢者，称为膝内翻，又称"O"形腿；两下肢自然伸直或站立时，当两膝相碰而两足内踝分离不能靠拢者，称为膝外翻，又称为"X"形腿。若踝关节呈固定型内收位，称为足内翻；呈固定外展位，称为足外翻。上述畸形皆因先天禀赋不足，肾气不盈，或后天失养，脾胃虚弱，发育不良所致。③望手足：主要观察手足的形态、色泽变化以及动态异常。手足拘急、屈伸不利多因寒凝经脉；手足抽搐常见于邪热亢盛，肝风内动之痉病；手足振摇不定是气血俱虚，肝筋失养，虚风内动的表现；四肢肌肉萎缩多因脾气亏虚，营血不足，四肢失荣。④望掌腕：主要观察掌心皮肤的变化，如掌心皮肤燥裂、疼痛、迭起脱屑，可能是鹅掌风。⑤望指趾：主要观察手指、脚趾的形态变化以及动态异常。如手指挛急、不能伸直可能是"鸡爪风"；指趾关节肿大变形、屈伸不便多系风湿久凝，肝肾亏虚所致；足趾皮肤紫黑、溃流败水、肉色不鲜可能是脱疽。⑥手指变形：手指关节呈梭状畸形，活动受限，称为梭状指，多因风湿久蕴，痰瘀结聚所致；指趾末端增生、肥厚，呈杵状膨大，称为杵状指，亦称鼓槌指，常兼气喘唇暗，多因久病心肺气虚，血瘀痰阻所致。

◎ 腿部青筋：小腿青筋怒张隆起，形似蚯蚓，或呈青紫色树枝状，多因寒湿内侵，络脉血瘀所致，或由体质素虚，或久病气虚，兼以长时间负重站立或行走所致。

(2) 望动态：患者四肢肌肉萎缩，筋脉弛缓，软弱无力，甚则痿废不用。多见于痿病，因肺热伤津，或湿热浸淫，或脾胃虚弱，或肝肾亏虚，或外伤瘀血阻滞所致。《证治准绳·杂病》曰："痿者手足痿软而无力，百节缓纵而不收也。"若一侧上下肢痿废不用者，称为半身不遂，多见于中风患者；若双下肢痿废不用者，多见于截瘫患者。

(五) 望皮肤

皮肤居一身之表，内合于肺，卫气循行其间，有抵御外邪、保护机体的作用，脏腑气血亦通过经络而外荣于皮肤。感受外邪，皮表首当其冲，脏腑气血的病变亦可通过经络反映于肌表。因此，望皮肤可了解邪气的性质和气血津液的盛衰，测知内在脏腑的病变，判断疾病的轻重和预后。

望皮肤应注意观察皮肤的色泽、形态变化。正常人皮肤荣润有光泽，是精气旺盛，津液充沛的征象。望皮肤重点注意以下要点。

1. 色泽

皮肤色泽的变化可能反映不同的病理状态。例如，苍白可能表示气血不足或寒证；潮红可能表示热证或阴虚火旺；面目、皮肤、爪甲俱黄者，为黄疸。黄色鲜明如橘皮色者，属阳黄，因湿热蕴蒸所致；黄色晦暗如烟熏色者，属阴黄，因寒湿阻遏所致；皮肤突然鲜红成片，色如涂丹，边缘清楚，灼热肿胀者，为"丹毒"，因发生部位不同，名称有别。发于头面者，名"抱头火丹"；发于小腿足部者，名"流火"；发于全身、游走不定者，名"赤游丹"。其发于上部者，多因风热化火所致，发于下部者多因湿热化火所致，亦有因外伤染毒而引起者；皮肤黄中显黑，黑而晦暗，称为"黑疸"，多见于黄疸病后期，多由劳损伤肾所致。全身皮肤发黑者，亦可见于肾阳虚衰患者；局部皮肤出现点、片状白色改变，大小不等，边界清楚，称为"白驳风"或"白癜风"，多因风湿侵袭，气血失和，血不荣肤所致。

2. 形态

皮肤的形态也可能提供诊断线索。皮肤松弛可能表示气血不足或脾胃虚弱；皮肤干枯无华，甚至皲裂、脱屑，多因阴津耗伤，营血亏虚，肌肤失养，或燥邪侵袭，气血滞涩所致；皮肤发生局限性或广泛性的干枯粗糙，状若鱼鳞，多因血瘀日久，肌肤失养所致肌肤甲错。

3. 润燥

皮肤的润燥程度反映了体内津液的盈亏状态。皮肤干燥可能表示津液不足或阴虚；皮肤湿润或油腻可能表示湿邪内蕴或湿热等。

4. 肿胀

皮肤肿胀可能由多种原因引起，如水肿（常见于心、肝、肾等脏腑功能失调）、气肿（气滞引起）等，皮肤水肿有阳水与阴水之分，阳水以肿起较速，眼睑、颜面先肿，继则遍及全身为特征，多由外感风邪，肺失宣降所致；阴水以肿起较缓，下肢、腹部先肿，继则波及颜面为特征，多由脾肾阳衰，水湿泛溢所致。

5. 疮疡

皮肤疮疡（如痈、疽、疔等）的形态、色泽、脓液性质等可以反映病变的性质和阶段。疮疡发于皮内筋骨之间，常见的有痈、疽、疔、疖。

（1）痈：病变部位范围较大，红、肿、热、痛，根盘紧束，易破溃，脓液稠厚，多发高热，属阳证。因感受热毒、湿热蕴结、气血壅滞所致。

（2）疽：漫肿无头，皮色不变，破溃后脓液清稀，难以收口，属阴证。多为气血亏虚，阴寒凝滞而发。

（3）疔：初起如粟，根深如钉，根脚坚硬，或痒或麻或木，顶白灼热而痛，多发于颜面和手足。因感受火毒、疫毒所致。

（4）疖：起于皮肤浅表，形小而圆，红肿热痛不甚，脓出即愈。因外感热毒或湿热蕴结所致。

6. 斑疹

斑疹（如紫癜、红斑、丘疹等）的出现和分布也可以为诊断提供重要线索。斑和疹都是全身性疾病表现于皮肤的症状。点大成片，或点小如粟，色红或紫，凡平摊于皮肤，摸之不碍手者，是谓斑；高出肤面，扪之碍手者，则为疹。

（1）疹：常见麻疹、风疹、瘾疹。疹以分布均匀，疏密适中为顺；疏密不匀，或先后不齐，或见而即陷者，多为正气不足，病邪内陷之危候。

（2）斑：有阴斑和阳斑之分。阳斑多见于外感热病，邪热郁于肺胃，内迫营血，从肌肉而出，斑色红。若色深红，或紫黯，为阴斑，多为热毒炽盛，阴液大伤。阴斑常见于内伤杂病，斑太小不一，多散在胸腹四肢，色淡或紫，出没无常，患者神志清楚。若散在肌表，色淡紫，兼食少便溏的，多为脾气亏虚，脾不统血。如斑色紫黯，舌紫，脉涩，多为瘀阻脉络，血不循经。

7. 水痘

水痘是一种儿童常见的传染病，证候较轻。患儿皮肤出现粉红色斑丘疹，很快变成椭圆形小水疱，顶满无脐，大小不等，痘疹易破，浆薄如水，色晶莹明亮，不结厚痂，不留痘痕。多由外感时邪，内蕴湿热所致。

（六）望二阴

在中医理论中，二阴通常指的是前阴和后阴。前阴为生殖和排尿器官，后阴指肛门，为排便之门户。前阴为肾所司，宗筋所聚，太阴、阳明经所会，阴户通于胞宫并与冲任二脉密切相关，肝经绕阴器，故前阴病变与肾、膀胱、肝关系密切。后阴亦为肾所司，又脾主运化，升提内脏，大肠主传导糟粕，故后阴病变与脾、胃、肠、肾关系密切。

1. 望前阴

对于男性，应注意观察阴茎、阴囊和睾丸是否正常，有无硬结、肿胀、溃疡和其他异常的形色改变。男性阴囊肿大，因小肠坠入阴囊所致者，为"疝气"。或因内有瘀血、水液停积，或脉络迂曲，睾丸肿胀等引起。若阴囊红肿热痛，皮紧光亮，寒热交作，形如瓢状，称为"囊痈"，多为肝经湿热下注所致。男子阴囊或女子大小阴唇起疹，瘙痒灼痛，湿润或有渗液，反复发作，为湿疮，多因肝经湿热下注，风邪外袭所致。日久皮肤粗糙变厚，呈苔藓样变，则为阴虚血燥。观察内容包括外阴部有无肿胀、溃疡、肿瘤、畸形及分泌物等。子宫脱垂为妇女阴部有物下坠或挺出阴道口外，又称"阴挺"。《景岳全书·妇人规》曰："妇人阴中突出如菌如芝，或挺出数寸，谓之阴挺。"本病多因气虚下陷，带脉失约，冲任虚损，或生育过多，或产后劳伤，损伤胞络及肾气，系胞无力而使胞宫下坠于阴户之外。

2. 望后阴

注意观察肛门部有无红肿、痔疮、裂口、瘘管及其他病变。检视时，可以让患者采取左侧卧位，双腿尽量前屈靠近腹部，或膝胸位、弯腰位，以便充分暴露肛门。检查者用双手将臀部分开，即可观察肛门外部的病变，肛管的皮肤全层纵行裂开，并伴有多发性小溃疡，久不愈合，排便时疼痛流血者，为"肛裂"，多因热结肠燥或阴虚津亏，大便秘结，排便努责，使肛管皮肤裂伤，伤口染毒，逐渐形成慢性溃疡。肛门内、外生有紫红色柔软肿块，突起如峙者，为"痔疮"，常伴便血、疼痛、脱出、便秘，或肛周潮湿、瘙痒等症状。其生于肛门齿状线以上者为内痔，生于肛门齿状线以下者为外痔，内外皆有者为混合痔，多因肠中湿热蕴结或血热肠燥，或久坐、负重、便秘等，使肛门部血脉瘀滞，热与血相搏，结滞不散而成。直肠或肛管与周围皮肤相通所形成的瘘管，称为"肛瘘"，也称为"肛漏"。直肠黏膜或直肠反复脱出肛门外，伴肛门松弛，常因大便、咳嗽、用力而脱出。轻者，便时脱出，便后缩回；脱肛重者，脱出后不能自回，须用手慢慢还纳，多因脾虚中气下陷所致。

三、望排出物

望排出物是观察患者的分泌物、排泄物和某些排出体外的病理产物的形、色、质、量的变化以诊察病情的方法。分泌物主要指人体官窍所分泌的液体，具有濡润官窍等作用，如汗、泪、涕、唾、涎等；排泄物是人体排出的代谢废物，如大便、小便等；此外，还有某些病变时所产生的其他病理产物，如痰、呕吐物、脓血等，亦属排出物的范畴。各种排出物的产生均与脏腑的功能密切相关，当疾病状态脏腑功能异常时，可引起其发生形、色、质、量的异常改变，故临床观察排出物的形、色、质、量的变化，可了解相关的脏腑功能正常与否，借以推断疾病之寒热虚实。

望排出物变化的总规律：色淡、质稀者，多属虚证、寒证；色深、质稠者，多属实证、热证。故《素问·至真要大论》曰："诸病水液，澄澈清冷，皆属于寒。"又曰："诸转反戾，水液混浊，皆属于热。"

1. 望痰

痰是津液代谢障碍所形成的一种病理产物，是从肺和气道排出的病理性黏液。观察痰的色、质、量，可以判断脏腑的病变和病邪的性质。痰白质清稀者，多属寒痰，因寒邪阻肺，津凝不化，聚而为痰，或脾阳不足，湿聚为痰，上犯于肺所致；痰黄质黏稠，甚则结块者，多属热痰，因邪热犯肺，煎津为痰，痰聚于肺所致；痰少而质黏，难于咳出者，多属燥痰，因燥邪犯肺，耗伤肺津，或肺阴亏虚津亏，清肃失职所致；痰白质滑量多，易于咳出者，多属湿痰，因脾失健运，水湿内停，湿聚为痰，上犯于肺所致；痰中带血，色鲜红者，称为咳血，常见于肺痨、肺癌等肺脏疾病，多因肺阴亏虚和肝火犯肺，火热灼伤肺络，或痰热、邪毒壅阻，肺络受损所致；咳吐脓血痰，味腥臭者，为肺痈，是热毒蕴肺，肉腐成脓所致。

2. 望涕

涕是鼻腔分泌的黏液，为肺之液。流涕多因六淫侵袭，肺失宣肃，或热邪熏蒸，气血腐败成涕，或气虚阳亏，津液失固所致；新病流涕多属外感表证，鼻塞流清涕，属风寒表证；鼻塞流浊涕，属风热表证。反复阵发性清涕，量多如注，伴鼻痒、喷嚏频作者，多属鼻鼽，是肺气虚，卫表不固，风寒乘虚侵入所致；久流浊涕，质稠、量多、气腥臭者，多为鼻渊，是湿热蕴阻所致。

3. 望涎唾

涎唾是口腔中的黏液与唾液，其中清稀水样的称为涎，黏稠泡沫状的称为唾。涎为脾之液，由口腔分泌，具有濡润口腔、协助进食和促进消化的作用。望涎主要诊察脾与胃的病变。唾为肾之液，亦与胃有关。口流清涎量多者，多属脾胃虚寒，因脾胃阳虚，气不化津所致。口中时吐黏涎者，多属脾胃湿热，为湿热困阻中焦，脾失运化，湿浊上泛所致；小儿口角流涎，涎渍颐下，病名曰滞颐，多由脾虚不能摄津所致，亦可见于胃热虫积；睡中流涎者，多为胃中有热或宿食内停，痰热内蕴；时时吐唾，多因胃中虚冷，肾阳不足，水液上泛所致；胃有宿食，或湿邪留滞，唾液随胃气上逆而溢于口。

4. 望呕吐物

呕吐是胃气上逆所致，外感、内伤皆可引起。呕吐物有多种多样，有饮食物、清水或痰涎，亦可能混有脓、血等。通过观察其形、色、质、量的特点，有助于了解呕吐的原因和病性的寒热虚实。呕吐物清稀无酸臭，多属寒呕，因脾胃阳虚，腐熟无力，或寒邪犯胃，损伤胃阳，水饮内停，使胃失和降所致；呕吐物秽浊有酸臭味，多属热呕，多因邪热犯胃，胃失和降所致，邪热蒸腐胃中饮食，则吐物酸臭；呕吐清水痰涎，胃有振水声，为痰饮，因脾失健运，水饮内停，胃失和降所致；呕吐不消化、气味酸腐的食物，多属伤食，因暴饮暴食，损伤脾胃，食积不化，胃气上逆，推邪外出所致；呕吐黄绿苦水，多属肝胆湿热或郁热；吐血，色暗红或紫暗有块，夹有食物残渣者，属胃有积热，或肝火犯胃，或胃腑血瘀所致。望排出物除了上述内容之外，还包括望二便、望经带等，但这些在临床上通常是通过询问患者来加以了解的。

四、望舌

舌诊是通过观察舌质、舌苔和舌下络脉的变化，了解人体生理功能和病理变化的诊察方法，又称望舌。舌诊是望诊的重要内容，也是中医学独具特色的诊法之一。舌诊具有悠久的历史，早在《黄帝内经》中便记载有舌诊的基本理论及舌与内脏之间的关系。《敖氏伤寒金镜录》记载舌象图 36 幅，并结合临床，详细论述了各种舌象所主病证及治法，是我国历史上第一部舌诊专著。

（一）舌诊的原理

舌为心之苗，脾之外候，苔由胃气所生。脏腑通过经脉与舌相联系，因此脏腑病变可在舌质和舌苔上反映出来。舌诊主要诊察舌质和舌苔的形态、色泽、润燥等，以此判断疾病的性质、病势的浅深、气血的盛衰、津液的盈亏及脏腑的虚实等。

（二）舌的形态

舌是口腔中的主要器官之一，附着于口腔底部、下颌骨、舌骨，是由许多纵横交错的横纹肌组成的肌性器官，舌的上面称为舌背，中医称为舌面；舌的下面称为舌底。舌体的前端称为舌尖；舌体的中部称为舌中；舌体的后部、人字形界沟之前，称为舌根；舌体两侧称为舌边。舌体的正中有一条不甚明显的纵行皱褶，称为舌正中沟。当舌上翘时，可看到舌底，舌底正中线上有一条连于口腔底的皱襞，称为舌系带。舌系带终点两侧各有一个小圆形突起，称为舌下肉阜，皆有腺管开口，左侧为金津，右侧为玉液，是胃津、肾液上潮的孔道。

（三）常见舌象及临床辨证

舌质和舌苔的综合变化统称舌象。舌质，又称舌体，指舌的肌肉脉络组织，与脏腑气血密切相关。舌苔，是舌体上附着的一层苔状物，由胃气上蒸而生。望舌质主要是从舌的神色形态等方面了解舌质的变化，望舌苔主要是通过苔质、苔色等方面了解舌苔的变化以诊察病情。

正常舌象的特征为舌色淡红润泽，舌体柔软，活动自如，舌面铺有薄薄的、颗粒均匀、干湿适中、刮之不脱的白苔，简称为"淡红舌，薄白苔"，提示脏腑功能正常，气血充足，胃气旺盛，是健康的表现。即或有病，病轻预后好。

正常舌象受内外环境的影响，可以产生生理性变异。如年龄、性别因素、体质禀赋因素、气候环境因素等，可以引起舌象变化，但无任何不适症状者，多属于生理变异。否则，应考虑是疾病的前期表现，必要时进行随访观察。

对病理舌象的认识，主要观察舌质和舌苔的颜色、润燥、形态等方面的变化，以判断脏腑精气盛衰、疾病预后转归。

1. 望舌色

舌色是舌质的颜色。与正常舌色淡红润泽相比较，不正常的舌色变化常有淡白、红绛、青紫等。舌色变化主要提示脏腑和气、血、津液的变化。

（1）淡白舌：较正常舌色浅淡，称为淡舌。枯白无血色，称为白舌。两者同类，主病有程度的差别。主虚证，或虚寒证。因气血亏虚，血不荣舌，或因阳气衰微，运血无力，血不上荣，致舌色浅淡。如舌淡白，舌体瘦小，多属气血亏虚。舌淡白稍胖嫩，或舌边有齿痕，多为阳气亏虚，水湿内停。

(2) 红绛舌：舌色鲜红，称为红舌。舌色深红，称为绛舌。两者同类，主病有程度的差别。主热证，有实热证和虚热证之不同，可以结合舌形和舌苔的变化加以区别。舌色越红热越重。因阳热亢盛，血络充盈，气血上壅于舌，或热入营血，耗伤营阴，血热充斥于舌，或因阴虚水涸，虚火上炎舌络所致。如舌红而干，兼黄厚苔，多为实热证，津液已伤；舌红无苔，或少苔，或有裂纹，多为阴虚火旺；舌红起刺，多为营分热盛；舌色由红转绛，主内热深重。外感热病中见此，表示邪由气分转入营血分，多见于热性病极期。内伤杂病中，常见于久病、重病，多属阴虚火旺。此外，舌尖红者，为心火亢盛。舌边红者，为肝胆火旺。舌中红者，为脾胃热盛。

(3) 青紫舌：舌色或青或紫，称为青紫舌。舌上见青紫斑点，称瘀斑、瘀点，属青紫舌之类。主瘀血证、寒证或热证。舌色青紫或见瘀斑、瘀点，多为气滞血瘀；色紫绛而干，多为热证兼瘀血；色淡紫或青紫润滑，多为里寒证兼瘀血。

2. 望舌形

舌形指舌质的形状。不正常的舌形变化主要有老嫩、胖大、瘦薄、裂纹等，其诊断意义当与舌色结合考虑。

(1) 老嫩舌：舌色深暗，舌形坚敛苍老，纹理粗糙，为老舌，多主实证；舌质纹理细腻，浮胖娇嫩，舌色浅淡，为嫩舌，多主虚证。

(2) 胖大舌：一般指舌体胖嫩，边有齿痕，色淡，舌无痛觉，多属阳虚、水饮痰湿内停。若舌体肿胀满口，转动不灵，色深红，舌体疼痛，则称肿胀舌，多是心脾热盛；若舌形肿大，色青紫而暗，多见于中毒。

(3) 瘦薄舌：舌体瘦小而薄，称为瘦薄舌，是阴血亏虚，舌体不充之象。瘦薄而色淡，多是气血两虚；瘦薄而色红绛且干，多是阴虚火旺、津液耗伤所致。

(4) 齿痕舌：舌体的边缘有牙齿的痕迹，即为齿痕舌。多因舌体胖大而受齿缘压迫所致，齿痕舌常与胖大舌同见，多属脾虚水湿内停。

(5) 芒刺舌：舌乳头增生、肥大，高起如刺，摸之棘手，称为芒刺舌。芒刺舌干燥，多属热邪亢盛，且热愈盛则芒刺愈多。

（6）裂纹舌：舌面上有裂沟，裂沟处无舌苔覆盖，称为裂纹舌，多由阴液亏损不能荣润舌面所致。若舌质红绛而有裂纹，多属热盛津伤，阴液亏损；舌色淡白而有裂纹，常是血虚不荣的反映。正常人亦有裂纹舌，为生理变异，或有习惯性便秘。

3. 望舌态

舌态指舌体的动态。不正常的舌态变化主要有强硬、痿软、短缩、颤抖、㖞斜、吐弄等。

（1）强硬舌：舌体失其柔和而强硬，屈伸不便或不能转动者，为强硬舌。多因热入心包，或高热伤津，舌脉失养或痰浊内闭心神所致。如舌质红干而强硬，兼神志不清，多属热扰心神，热盛伤津；如舌强不语，口眼㖞斜，常为脑卒中先兆。

（2）痿软舌：舌体软弱，伸缩无力，转动不便，称为痿软舌。多因气血虚极，阴液亏耗，筋脉失养所致。若久病舌淡而痿软，是气血俱虚；舌绛而痿软，是阴亏已极；新病舌干红而痿软，则为热灼阴伤。

（3）短缩舌：舌体短缩，不能伸长，无力伸出口外者，称为短缩舌。多为危重病症。舌短缩色白而润，多属寒凝筋脉；短缩而干红，多为热盛伤津；短缩胖而黏腻，多为痰湿阻闭；凡舌短缩，神昏难言者，多属危证。

（4）颤动舌：舌体不自主颤动，称为颤动舌。多因阴血亏虚，筋脉失养，或因邪热亢盛，燔灼肝经，筋脉拘急所致。如舌淡白而颤抖，属血虚生风。舌红绛而颤抖，为热极生风。

（5）㖞斜舌：舌体偏斜于一侧，称为㖞斜舌。多是脑卒中或脑卒中先兆。

（6）吐弄舌：舌不时吐露出口外为吐舌；舌时时伸出口外，立即收回口内，或舌舐口唇四周，称为弄舌。两者都属心脾有热。吐舌可见于疫毒攻心，或正气已绝；弄舌多为动风先兆，或小儿智力发育不全。

4. 望苔质

苔质指舌苔的质地。异常的苔质有厚薄、润燥、腐腻、剥脱等。

（1）厚薄：舌苔薄薄铺于舌面，透过舌苔能隐约看到舌质，为见底。见底所对应的舌苔为薄苔。薄苔一般属正常舌苔，病中见薄苔，多为病邪轻浅的表证。透过舌苔看不到舌质，为不见底。不见底所对应的舌苔为厚苔，多为病邪深重的里证，或为痰湿积滞。观察舌苔的厚薄主要是判断正气与邪气的盛衰，尤其是胃气的盛衰。如虽病仍见薄苔，为胃气尚存，病轻；舌苔由薄变厚，为病进，邪气盛；舌苔由厚逐渐变薄，为胃气渐复；舌苔厚薄突然转变皆为病重。

（2）润燥：苔润，多提示津液未伤。如湿润而滑，多为水湿过盛；苔燥，多为病邪伤津。

（3）腻苔：苔质颗粒致密，紧贴于舌面，刮之不脱，多为痰湿食浊内蕴，阳气被遏所致。

（4）腐苔：苔质颗粒粗大，堆铺于舌面，刮之易脱，多为阳热有余，蒸腾胃中秽浊之邪上泛，聚积舌面而生。若病情发展，胃气亏虚，无以上蒸续生新苔而形成腐苔。

（5）剥落：舌苔部分或全部剥脱，多为胃气胃阴不足征象。

5. 望苔色

苔色指舌苔的颜色变化，主要有白苔、黄苔、灰黑苔。

（1）白苔：一般多主表证、寒证。薄白苔为正常舌苔。若兼有发热恶寒、脉浮等症，则主表证；厚白苔或滑或腻，多主寒证、痰湿、食浊内停。

（2）黄苔：主热证、里证。黄苔有淡黄、深黄和焦黄之分。多因病邪入里，转为热证，脏腑内热，胃气挟邪热上泛，熏灼于舌，故苔色变黄。苔色愈黄，邪热愈重。淡黄为热轻，深黄为热重，焦黄为热结。苔薄黄而润，是病邪初入里，热未伤津；薄黄而干，为邪热不甚，但津液已伤。苔厚黄而润，是湿热内蕴；厚黄干燥，主热盛伤津；苔黄厚而腻，为湿热蕴结。舌苔焦黄干裂，多为邪热炽盛，津液枯涸之征。

（3）灰黑苔：主里寒证、里热证。苔色浅黑为灰苔，深灰色为黑苔。灰苔与黑苔有轻重程度的差别，常并称为灰黑苔。灰黑苔提示病情较重。如肾阳虚衰，里寒之极，寒水上泛，舌苔灰黑而润；如里热极盛，舌苔由黄发展成灰黑而干。

（四）舌诊的综合分析及意义

舌诊简便易行，舌象的变化能较客观准确地反映病情，可作为诊断疾病、了解病情的发展变化和辨证的重要依据。舌诊在几千年的临床实践中，不断经受考验，《临症验舌法》指出："凡内外杂证，亦无一不呈其形，著其色于舌……据舌以分虚实，而虚实不爽焉；据舌以分阴阳，而阴阳不谬焉；据舌以分脏腑、配主方，而脏腑不差、主方不误焉。危急疑难之顷，往往症无可参，脉无可按，而唯以舌为凭，妇女幼稚之病，往往闻之无息，问之无声，而唯有舌可验。"舌诊的临床意义有如下几个方面。

1. 分辨病位浅深

病邪轻浅多见于舌苔变化，其苔质偏薄，提示病邪多在体表；而病情深重可见舌苔、舌质均可发生明显的改变。如在外感温热病中，苔薄白是疾病初起，邪在卫分，病情轻浅；苔黄厚、舌质红为病邪入里，病情较重，主气分热盛；邪入营分，可见舌绛；邪入血分，可见舌质深绛或紫暗，苔少或无苔。一般舌尖红或起芒刺，属心火亢盛；舌边红多属肝胆有热；舌苔白而厚腻，多因脾失健运，湿邪内阻，如见于湿浊、痰饮等；舌中苔黄厚腻，多属脾胃湿热；舌体颤动，多为肝风内动；舌体㖞斜，为中风或中风先兆等。

2. 区别病邪性质

不同的病邪侵袭人体，其舌象特征表现各不相同。例如，外感风寒，苔多薄白；外感风热，苔多薄白而干；寒湿为病，多见舌淡苔白滑；湿浊、痰饮、食积或外感秽浊之气，均可见舌苔厚腻；燥邪为患，多见舌红少津；实热证，多见舌红绛苔黄燥；内有瘀血，多见舌紫暗或有斑点，或舌下络脉怒张。因此，风、寒、热、燥、湿、痰、瘀、食等诸种病因，大多可从舌象上加以鉴别。

3. 判断邪正盛衰

正气之盛衰，可从舌象方面反映出来。例如，气血充盛，则舌体淡红，柔软灵活，苔薄白而润；气血两虚，则舌色淡白；津液亏虚，则舌干苔燥；气滞血瘀，则舌色青紫；胃气旺盛，则舌苔有根；胃气衰败，则舌苔无根或光剥无苔。

4. 分析病势进退

通过对舌象的动态观察，可测知疾病发展的进退趋势。从舌苔上看，若苔色由白转黄，由黄转为灰黑，苔质由薄转厚，由润转燥，多为病邪由表入里，由轻变重，由寒化热，邪热内盛，津液耗伤，为病势发展。反之，若舌苔由厚变薄，由黄转白，由燥转润，为病邪渐退，津液复生，病情向好的方向转变。若舌苔骤增骤退，多为病情暴变所致。如薄苔突然增厚，是邪气急骤入里的表现；若满舌厚苔突然消退，是邪盛正衰，胃气暴绝的表现，二者皆为恶候。从舌质上看，舌色由淡红转为红、绛或绛紫，或舌面有芒刺、裂纹，是邪热内入营血，有伤阴、血瘀之势；若淡红舌转淡白、淡紫湿润，舌体胖嫩有齿痕，为阳气受伤，阴寒内盛，病邪由表入里，由轻转重，病情由单纯变为复杂，为"病进"。

5. 推测病情预后

舌荣有神，舌面有苔，舌态正常者，为邪气未盛，正气未伤，胃气未败，预后较好；舌质枯晦，舌苔无根，舌态异常者，为正气亏虚，胃气衰败，病情多凶险。

五、望小儿指纹

望小儿指纹又称望小儿示指脉络，是观察3岁以内小儿示指掌侧前缘部浅表络脉的形色变化以诊察病情的方法。小儿指纹诊法始见于唐代王超《水镜图诀》，是由《灵枢·经脉》"诊鱼际络脉法"发展而来。

(一) 望小儿示指纹的原理及临床意义

因人体示指掌侧前缘络脉为寸口脉的分支，与寸口脉同属手太阴肺经，故望小儿指纹与诊寸口脉的原理和意义大致相同，能够诊察患儿体内的病情变化。因为小于3岁的患儿寸口脉位小，只能在切脉时"一指定三关"，患儿诊脉时不像成人可以配合，时常哭闹不止，气血先乱，脉象真假难辨，从而影响诊察准确性。且小儿皮肤白皙薄嫩，易于观察示指脉络，望患儿指纹比诊脉更为方便易行且准确，故常以此作为一种较为可行的用以弥补小儿脉诊不足的辅助诊察方法。

(二) 望小儿指纹的方法

诊察小儿指纹时，抱小儿面向光线明亮，医者以左手拇指和示指握住小儿示指末端，再以右手拇指的侧缘在小儿示指掌侧前缘从指尖向指根部轻推几次，力道适中，使络脉显露，便于观察。主要观察其纹位、纹色、纹形及长短四方面的情况。

(三) 正常小儿指纹

正常指纹隐现于风关以内，呈淡紫红色，粗细适中，单支不分叉。小儿示指按指节分为三关。示指第一节，即掌指横纹至第二节横纹之间，为风关；第二节，即第二节横纹至第三节横纹之间，为气关；第三节，即第三节横纹至指端，为命关（图3-2）。

1. 正常脉络特点

小儿正常示指指纹在掌侧前缘，纹色浅红，红黄相间，络脉隐隐显露于风关之内，粗细适中。

2. 影响因素

幼儿络脉显露而较长；年长儿络脉不显而略短。皮肤薄嫩者，络脉较明显；皮肤较厚者，络脉较模糊不清。肥胖儿络脉较深而不易显露；体瘦儿络脉较浅而明显。易受温度影响，如环境温度高则脉络扩张，指纹变粗增长；温度低则脉络收缩，指纹缩短变细。

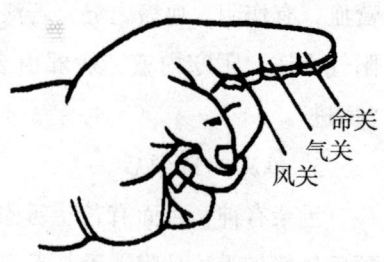

图3-2 小儿指纹三关

(四) 望小儿指纹的临床意义

望小儿指纹临床观察时可采用浮沉分表里、红紫辨寒热及三关测轻重。

1. 以纹色辨寒热

纹色鲜红，且浮而显露，多属外感风寒；纹色紫红，多主热证；纹色青，主惊风或痛证；纹色青紫或紫黑色，是脉络郁滞或肝风内动；纹色淡白，主脾虚、疳积，多因脾胃虚弱，气血不足。

2. 浮沉分表里

指纹浮而显露，主病邪在表；沉隐不显，主病邪在里。

3. 以纹形测虚实

纹细而色浅淡，多属虚证；纹粗而色浓滞，多属实证。

4. 以三关测轻重

主要在热证、实证中符合度较高，如是虚证，病情越重，指纹越短，指纹色淡而细。指纹显现于风关，表示邪浅病轻，见于外感初起。指纹透过风关至气关，为邪已深入，病情较重。若指纹透过风、气、命三关，直达指端，是谓"透关射甲"，提示病情危重，预后不良。

第二节 闻 诊

闻诊是通过听声音和嗅气味以测知病情、诊察疾病的方法。听声音包括听辨患者的语声、语言、呼吸、咳嗽、呕吐、呃逆、嗳气、太息、喷嚏、呵欠、肠鸣等各种声响,主要是根据声音的大小,高低、清浊,以分辨病情的寒热虚实。嗅气味包括嗅病体发出的异常气味、排出物及病室的气味。人体的各种声音和气味,都是在脏腑生理活动和病理变化过程中产生的。所以,辨别声音和气味的变化,可以判断脏腑的生理和病理变化,为诊病、辨证提供依据。

闻诊是诊察疾病的重要方法之一,颇受历代医家重视,早在《黄帝内经》中就有根据患者发出的声音来测知内在病变的记载,如《素问·阴阳应象大论》提出以五音(角、徵、宫、商、羽)、五声(呼、笑、歌、哭、呻)应五脏的理论;东汉张仲景在《伤寒论》和《金匮要略》中也以患者的语言、咳嗽、喘息、呕吐、呃逆、肠鸣、呻吟等作为闻诊的主要内容。后世医家又将病体气味及病室气味等列入闻诊范围,从而使闻诊从耳听扩展到鼻嗅,使闻诊的内容得以不断丰富。

一、听声音

听声音指听辨患者言语气息的高低、强弱、清浊、缓急变化,以及咳嗽、呕吐、肠鸣等脏腑病理变化所发出的异常声响,以判断脏腑功能与疾病寒热虚实性质的诊病方法。

声音是由气流通过体内空腔、管道、器官振动而发出的声响,各种声音的发出主要是气的活动,因此"气动则有声"。声音的发出,大多是肺、喉、会厌、舌、齿、唇、鼻等器官的协调活动,共同发挥作用的结果。肺主气,司呼吸,故肺为发声的动力。喉是发声机关,声由喉出,其余器官则对声音起协调作用。而肠鸣之声则与胃的和降及肠的传导相关。因此,听辨声音不仅可以诊察发音器官的病变,还可以根据声音的变化,进一步诊察体内各脏腑的变化。《四诊抉微》曰:"听声审音,可察盛衰存亡。"即强调了听声音在疾病诊断中的重要作用。

(一)正常声音

正常声音指人在正常生理状态下发出的声音。虽有个体差异,但发声自然,声调和谐,柔和圆润,语言流畅,应答自如,言与意符等特点。此为气血充盈,宗气充沛,气机调畅,发音器官和脏腑功能正常的外在表现。由于年龄、性别及禀赋、情志变化的不同,正常人的声音亦各不相同,一般男性多声低而浊，女性多声高而清，儿童则声尖利而清脆，老年人则声厚重而低沉。此外，语声的变化与情志的变化也有关系，如喜时发声多欢悦，怒时发声多忿厉而急，悲哀时发声多悲惨而断续，快乐时发声多舒畅而和缓，敬则发声多正直而严肃，爱则发声多温柔等。这些因一时情感触动而发的声音，也属于正常范围。

（二）病变声音

病变声音指疾病反映在语声、语言及人体其他声响方面的变化，除正常生理变化和个体差异外的声音，均属病变声音。其内容主要包括听辨患者的发声、语言、呼吸、咳嗽、呕吐、呃逆、嗳气、太息、喷嚏、肠鸣等。

1. 发声

听发声主要听患者在病变过程中说话的声音及呻吟、惊呼等异常声响。通过声音的变化来判断正气的盛衰、邪气的性质及病情的轻重。

发声的辨别要注意语声的有无，语调的高低、强弱、清浊、缓急，以及有无异常声响，以供辨证参考。言语声音的强弱，一方面可以反映正气的盛衰，另一方面也与邪气的性质有关。一般而言，语声高亢洪亮有力、声音连续者，多属阳证、实证、热证，是阳盛气实、功能亢奋的表现；语声低微细弱，声音断续而懒言者，多属阴证、虚证、寒证，是正气不足、功能低下的表现。

（1）语声重浊：指发出的声音沉闷而不清晰或似有鼻音，又称声重，多为肺气不宣，气道不畅，常见于外感风寒，或湿浊内困等证。

（2）语声低微：语声低微，气短不续，欲言而无力复言者，称为夺气，是宗气大虚之证。

（3）音哑与失音：语声嘶哑者为音哑，失音为完全不能发出声音。喑哑或失音亦有虚实之分，新病喑哑或失音者，多因外感风寒或风热，或感邪后伤于饮食，多属实证；见于内伤，肺肾阴虚，津液不能上承，表现为慢性或反复发作者，多属虚证。若久病重病，突现语声嘶哑，多是脏气将绝之危象。暴怒喊叫或持续高声宣讲，耗气伤阴，咽喉失润，亦可导致音哑或失音。妇女妊娠后期出现音哑或失音者，称为妊娠失音，古称"子喑"，多因胎儿渐长，压迫肾之络脉，从而使肾精不能上荣于咽喉所致，这是生理现象，一般分娩后不治而愈。

此外，应注意失音与失语的区别。失音是神志清楚而不能发出声音，即

"语而无声";失语为神志清晰,虽能发出声音,但表达障碍,即"有声而无语",多见于中风或脑外伤之后遗症。

(4) 惊呼:指患者突然发出的惊叫声。其声尖锐,表情惊恐者,多因剧痛或惊恐所致。小儿阵发惊呼,多为受惊;小儿惊呼、高热或抽搐,多为惊风。成人发出惊呼,除惊恐外,多属剧痛,或精神失常。

(5) 鼻鼾:指在深度睡眠或昏迷状态下,由于气道不畅通而产生的异常呼吸声;熟睡鼻鼾若无其他明显症状,多由慢性鼻病或睡姿不当所致,体胖、老年之人较常见。若昏睡不醒或神志昏迷而鼾声不断者,多属高热神昏,或中风入脏之危候。

(6) 喷嚏:多由肺气上逆于鼻所致,见于外感风寒证;久病阳虚者,突然出现喷嚏,为阳气来复,病愈之兆。

(7) 太息:胸中郁闷不舒,时时发出长呼短叹声,后觉舒服者,称为太息,俗称叹气。多为情志不遂,肝气郁结的表现。

2. 语言

听语言主要是听辨患者语言的表达与应答能力有无异常、吐字的清晰程度等。言为心声,语言的异常主要是心神的病变。语音高亢,响亮有利,多言而躁动的,属实证、热证;语音低微无力,懒言而沉静的,属虚证、寒证。常见有以下几种。

(1) 谵语:指神志不清,语无伦次,声高有力,常伴高热,神志昏蒙,多属热扰心神之实证。即《伤寒论》所言"实则谵语",见于外感热病、温病邪入心包,或阳明腑实证、痰热扰乱心神等。

(2) 郑声:指神志不清,语言重复,时断时续,语声低弱模糊的症状,多属心气大伤,精神散乱的虚证。故《伤寒论》谓"虚则郑声",见于多种疾病的晚期、危重阶段。

(3) 独语:指自言自语,喃喃不休,见人则止,首尾不续的症状,多因心气不足或气郁痰结,神失所养,蒙蔽心神所致,属阴证,可见于癫病、郁证。

(4) 错语:指神志清晰而语言颠倒、错乱,说后自知。其证有虚实之分,虚证多因心气不足,神失所养,多见于久病体虚或老年脏气衰微之人;实证多为痰浊、瘀血、气郁等阻碍心神所致。

(5) 狂言:指精神错乱,言语粗鲁,语无伦次,狂躁妄言,失去理智控制，或登高而歌、弃衣而奔的症状。多因情志不遂，气郁化火，痰火互结，内扰心神所致，多属阳证、实证，多见于狂病、伤寒蓄血证等。

（6）语謇：指神志清楚，思维正常，舌体强硬而吐字困难、含糊不清。语謇因习惯而成者，称为口吃，不属病态。病中语言謇涩，每与舌强并见者，多因风痰阻络所致，见于中风后遗症或热证后期。

3. 呼吸

闻呼吸是诊察患者呼吸的快慢、是否均匀通畅，以及气息的强弱粗细、呼吸音的清浊等。病者呼吸如常，是形病而气未病；呼吸异常，是形气俱病。外感邪气有余，则呼吸气粗；内伤正气不足，则呼吸气微，一般以气粗为实，气微为虚，但久病肺肾之气将绝，其气亦粗而断续，不属实证；热在心包，其气亦微昏沉，也非虚证，需结合其他诊法来鉴别。

呼吸的病态还有哮、喘、上气、短气等。

（1）喘：指呼吸困难、短促急迫，甚则鼻翼煽动，张口抬肩，难以平卧。其发病有虚实之分。

实喘发作急骤，呼吸深长，息粗声高，体壮脉实，唯以呼出为快，多属肺有实热或痰饮内停，肺失清肃，肺气上逆所致。

虚喘来势缓慢，喘促气怯，声低息短，动则喘甚，唯以深吸为快，形体羸弱，脉虚无力者，多属肺肾亏虚，气失摄纳所致。

（2）哮：指呼吸急促似喘，喉间有哮鸣音，常反复发作，缠绵难愈，多因痰饮内伏，复感外邪而诱发；也可因久居寒湿之地，或过食酸、咸、生冷，或闻刺激性气味等都可诱发哮证。

临床上哮喘常并称，实际上两者是有区别的，喘不兼哮，但哮必兼喘。明代虞抟《医学正传·哮喘》曰："夫喘促喉中如水鸡声者，谓之哮；气促而连续不能以息者，谓之喘。"喘以气息急迫、呼吸困难为主；哮以喉间哮鸣声为特征。临床上哮与喘常同时出现，故并称为哮喘。

（3）短气：指呼患者吸较正常人急而短促，气短不足以息，息快而不相接续，似喘而不抬肩，虽急并无痰鸣声者，称为短气。短气亦称气短，有虚实之别，虚证短气，兼有形瘦神疲、声低息微等，多因体质虚弱或元气亏损所致；实证短气，常兼有呼吸声粗，或胸部窒闷，或胸腹胀满等，多因痰饮、胃肠积滞、气滞或瘀阻所致。

(4) 少气：指呼吸微弱，短而声低，气少不足以息，言语无力。少气又称气微，主诸虚劳损，多因久病体虚或肺肾气虚所致。

4. 咳嗽

咳嗽指肺气上逆冲击喉部而发出的一种"咳—咳"声音，多因六淫外邪袭肺、内伤损肺，或有害气体刺激等而致肺失宣降，肺气上逆所致。外感内伤皆可引发咳嗽，因此，《素问·咳论》曰："五脏六腑皆令人咳，非独肺也。"古人将其分为三种，有声无痰谓之咳，有痰无声谓之嗽，有痰有声谓之咳嗽。

诊察时应注意分辨咳声和痰的色、质、量的变化，以及发病时间、病史及兼症等，以鉴别病症的寒热虚实。

(1) 咳声重浊沉闷，多属实证，多因寒痰、湿浊停聚于肺，肺失肃降所致。

(2) 咳声轻清低微，多属虚证，多因久病耗伤肺气，失于宣降所致。

(3) 咳声重浊，痰白清稀，鼻塞不通，多因风寒袭肺，肺失宣降所致。

(4) 咳声不扬，痰稠色黄，不易咯出，多属热证，多因热邪犯肺，灼伤肺津所致。

(5) 咳嗽痰多，易于咯出，多因痰浊阻肺所致。

(6) 干咳无痰或痰少而黏，不易咯出，多属燥邪犯肺或阴虚肺燥所致。

(7) 咳嗽阵发，连声不绝，咳而气急，咳止时常有鸡鸣样回声，称为顿咳；因其病程较长，缠绵难愈，又称"百日咳"，多因风邪与痰热所致，常见于小儿。

(8) 咳声如犬吠，伴有声音嘶哑，呼吸困难，喉中有白膜生长，擦破流血，随之复生，是肺肾阴虚，时行疫毒攻喉所致，多见于白喉。

5. 呕吐

呕吐指饮食物、痰涎等胃内容物上涌，由口中吐出的症状，是胃失和降，胃气上逆的表现。前人把呕、吐、干呕三者加以区分，以有声有物为呕，有物无声为吐，有声无物为干呕，但临床上难以截然分开，故一般统称为呕吐。根据呕吐声音的强弱和吐势的缓急，可判断其寒热虚实。

(1) 吐势徐缓，声音微弱，呕吐物清稀者，多属虚寒证，常因脾胃阳虚，脾失健运，胃失和降，胃气上逆所致。

(2) 吐势较猛，声音壮厉，呕吐黏稠黄水，或酸或苦者，多属实热证，常因邪热犯胃，胃失和降，胃气上逆所致。

（3）呕吐呈喷射状者，多为热扰神明，或因头颅外伤，或因脑髓有病等。

（4）呕吐酸腐味食物，多属伤食，多因暴饮暴食，或过食肥甘厚味，损伤脾胃，食滞胃脘，胃失和降，胃气上逆所致。

（5）共同进餐者多人发生吐泻，可能为食物中毒。

（6）朝食暮吐、暮食朝吐者，为胃反，多属脾胃阳虚证。

（7）口干欲饮，饮后则吐者，称为水逆，多因饮邪停胃，胃气上逆所致。

6. 呃逆

呃逆是胃气上逆从咽喉发出的一种不由自主的冲击声，声短而频，呃呃作响，不能自制的症状。呃逆俗称"打呃"，是胃气上逆所致。临床上根据呃声的高低强弱、间歇时间的长短不同，以诊察病情的虚实寒热性质。

呃声频作，高亢有力而短，连续有力者，多属实热证；呃声低沉，声弱无力，多属虚寒证。突发呃逆，呃声不高不低，患者神清气爽，持续时间短暂，无其他病史及兼症者，往往出于一时气逆，或偶感风寒，或食时咽下匆促所引起。

7. 嗳气

嗳气俗称"打饱膈"，古称"噫"，指胃中气体上出咽喉所发出的一种声长而缓的症状。多见于饱食之后，可由于宿食不化，肝胃不和，胃虚气逆所致。临床根据嗳声和气味的不同，判断虚实寒热。

（1）嗳气酸腐，兼脘腹胀满者，多因宿食停积或消化不良，属实证。

（2）嗳气频作而响亮，嗳气后脘腹胀减，发作因情志变化而增减者，多为肝气犯胃，属实证。

（3）嗳气频作，兼脘腹冷痛，得温症减者，多为寒邪犯胃，或为胃阳亏虚。

（4）嗳声低沉断续，无酸腐气味，兼见食少纳呆者，为脾胃虚弱，属虚证，多见于老年人或体虚之人。

（5）饱食或喝碳酸饮料之后，偶有嗳气，无其他兼症者，不属病态。

8. 肠鸣

肠鸣指腹中胃肠蠕动所产生的声响。在正常情况下，肠鸣声低弱而和缓，一般难以直接闻及；而当腹中气机不利，导致胃肠中水气相搏发出的声响，则可闻及。

临床根据肠鸣发生的部位、频率、强度、音调及伴随症等,结合进食、是否嗳气、呕吐与排便等情况加以辨别。

(1)肠鸣增多:脘腹部鸣响如囊裹浆,辘辘有声,行走或推抚脘部时,其声下移者,称为振水声。若是饮水过后出现,多属正常;若非饮水而常闻此声者,多为水饮留聚于胃,为中焦气机阻遏所致。

鸣响在脘腹,如饥肠辘辘,得温得食则减,饥寒则重者,为中气不足,胃肠虚寒。

肠鸣高亢而频急,脘腹痞满,大便泄泻者,多为感受风寒湿邪以致胃肠气机紊乱所致。若伴有腹痛,便急难忍,腹泻,或水样便,或伴见呕吐者,属饮食不洁。肠鸣阵作,伴有腹痛欲泻、泻后痛减,胸胁满闷不舒者,为肝脾不调。

(2)肠鸣稀少:多因肠道传导功能障碍所致,如实热蕴结肠胃,肠道气机受阻;肝脾不调,气机郁滞,肠道腑气欠通;脾肺气虚,肠道虚弱,传导无力;阴寒凝滞,气机闭阻,肠道不通等所致。

肠鸣音完全消失,脘腹部胀满疼痛拒按者,多属肠道气滞不通之重证,可见于肠痹或肠结等病。

二、嗅气味

嗅气味,指嗅辨患者身体气味与病室气味以诊察疾病的方法。正常情况下,人体脏腑气血得水谷之精气的充养则能进行正常的代谢,而不发生异常的气味。当人处于疾病状态下,由于邪气侵扰,脏腑气血受邪气侵扰而代谢发生紊乱,脏腑机能失调,秽浊排除不利,产生腐浊之气,可表现出体气、口气、分泌物、排泄物的气味异常。一般气味酸腐臭秽者,多属实热;气味偏淡或微有腥臭者,多属虚寒。因此,嗅气味可以了解病症的寒热虚实,判断病情轻重及预后。

(一)病体之气

病体之气指病体散发的各种异常气味,临床上除了医生直接闻及了解以外,还可通过询问患者或陪诊者而获知。

1. 口气

口气指从口中散发出的异常气味。正常人呼吸或讲话时，口中无异常气味散出。

(1) 口气臭秽者，多属胃热。

(2) 口气酸臭，是胃有宿食，兼见食少纳呆、脘腹胀满者，多属食积胃肠。

(3) 口中散发臭气者，称为口臭，多与口腔不洁、龋齿、便秘及消化不良等因素有关。

(4) 口气腐臭，或兼咳吐脓血者，多是内有溃腐脓疡。

(5) 口气臭秽难闻，牙龈腐烂者，多为牙疳。

(6) 口中有酒臭，常因嗜酒或湿热内蕴。

(7) 口中散发烂苹果气味，为消渴重症。

2. 汗气

汗气指患者随汗出而散发出的气味。

(1) 汗出腥膻，多为湿热蕴于皮肤，津液蒸发所致，多见于风温、湿温、热病，或汗后衣物不洁所致。

(2) 汗出腥臭，多见于瘟疫，或暑热火毒炽盛所致。

(3) 腋下随汗散发阵阵臊臭气味者，多为湿热内蕴所致，可见于狐臭。

3. 痰涕之气

正常状态下，人体排出少量痰和涕，无异常气味。

(1) 鼻流清涕无气味，多为风寒表证或鼻鼽。

(2) 鼻流浊涕腥秽，为鼻渊。

(3) 咳吐痰涎清稀量多，无特异气味者，属寒证。

(4) 咳痰黄稠味腥，是肺热壅盛所致。

(5) 咳吐浊痰脓血，腥臭异常者，多为热毒炽盛，瘀结成脓之肺痈。

4. 呕吐物之气

(1) 呕吐物清稀，无臭味，多见于胃寒。

(2) 呕吐物气味酸腐臭秽者，见于胃热。

(3) 呕吐未消化食物，气味酸腐，见于食积。

(4) 呕吐物无酸腐气味，见于气滞。

(5) 呕吐脓血而腥臭，多见于溃疡。

5. 排泄物之气

排泄物之气包括二便及妇女经、带等的异常气味，应结合望诊、问诊综合判断。

(1) 大便臭秽难闻者，是热结肠道的表现；大便溏泄而腥者，多因脾胃虚寒；大便泄泻臭如败卵，或夹有未消化食物，矢气酸臭者，为宿食停滞，消化不良之症。

(2) 尿清无臊味，属虚寒证，亦可见于正常人；尿臊黄少，甚至浊臭，多是湿热下注；尿液若散发出烂苹果样气味者，多属消渴病重症。

(3) 妇女月经臭秽者，多属热证；经血味腥者，多属寒证。带下臭秽而黄稠者，多属湿热；带下腥臭而清稀者，多属寒湿。崩漏或带下奇臭，兼见颜色异常者，应进一步检查，以判别是否为癌症所致。

(二) 病室之气

病室之气是由病体本身或排泄物、分泌物所发出散布室内所致。气味从病体发展到充斥病室，说明病情危重。临床上通过嗅病室气味，可作为推断病情及诊断特殊疾病的参考。

病室臭气触人，多为瘟疫类疾病。戴天章《广瘟疫论·辨气》曰："瘟疫气从中蒸达于外，病即有臭气触人，轻则盈于床帐，重则蒸然一室。"

(1) 病室有血腥味，多为失血证。

(2) 病室有腐臭或尸臭气味，多为脏腑衰败之兆，病情重笃。

(3) 病室有尿臊味（氨气味），多见于肾衰竭。

(4) 病室有烂苹果样气味（酮体气味），多见于消渴病重症。

(5) 病室有蒜臭味，多见于有机磷农药中毒。

第三节 问 诊

问诊是医生通过对患者或陪诊者进行有目的的询问，以了解疾病的发生、发展、治疗经过、现在症状及其他与疾病有关的情况，从而获取诊断疾病所需的资料，是中医四诊中的重要环节。

问诊的起源：在中医典籍中，《黄帝内经》最早系统阐述了问诊的相关内容，详细描述了如何通过询问患者的症状、病史、生活习惯等信息来诊断疾病。随着时间的推移，问诊作为中医四诊（望、闻、问、切）之一，逐渐确立了其在中医诊断学中的重要地位。通过与患者或其家属的交流，医生可以获取到丰富的病情资料，为准确诊断和制订个性化的治疗方案提供依据。

一、问诊的意义

问诊在中医诊断中具有重要意义，主要体现在以下几个方面。

（一）获取病情资料

通过询问患者的症状、发病经过、既往病史、生活习惯、家族病史等，可以全面了解疾病的相关信息，为诊断和治疗提供依据。

（二）建立医患关系

良好的问诊过程有助于建立信任与和谐的医患关系，使患者更愿意配合后续的治疗。

（三）有助于明确诊断

一些疾病的症状可能不典型或不明显，通过详细的问诊可以发现疾病的线索，结合其他诊断方法，更准确地做出诊断。

（四）了解病因病机

询问患者的生活环境、情志状态、饮食起居等，有助于分析疾病的病因和病机，为制订合理的治疗方案提供指导。

（五）评估病情变化

在治疗过程中，通过复诊时的问诊，了解症状的改善或加重情况，评估治疗效果，及时调整治疗方案。

（六）发现潜在疾病

在问诊中，可能会发现患者未曾关注或未意识到的健康问题，从而在早期发现潜在的疾病，进行及时干预。

（七）为预防保健提供依据

了解患者的生活方式和习惯，为提供预防疾病、养生保健的建议提供基础。

二、问诊的主要内容

问诊的具体内容：包括一般情况（如姓名、年龄、性别等）、主诉、现病史（疾病的起始时间、症状特点、发展变化、诊治经过等）、既往史（过去患过的疾病、手术史、过敏史等）、个人生活史（饮食、起居、情志、烟酒嗜好等）、家族史（家族成员的健康状况和遗传疾病等）。

(一) 一般情况

包括患者的姓名、性别、年龄、婚否、职业、民族、籍贯、住址、工作单位、现住址、联系方式、就诊时间等。询问一般情况，既便于医生对患者或家属进行联系和随访，又可使医生获取与疾病有关的信息，为当前疾病的诊治提供依据。

(二) 主诉

指患者在就诊时，用自己的语言陈述其最主要、最痛苦的症状或体征，以及持续的时间。主诉通常是促使患者就医的主要原因，能够简明扼要地反映出患者此次就诊最关键的问题。例如，"反复咳嗽、咳痰1个月""头痛3天""右侧胸痛1周"等。主诉的书写要求简洁明了、重点突出，一般不超过20个字，能够准确反映患者的主要问题。

(三) 现病史

现病史指患者本次疾病的发生、演变、诊疗等方面的详细情况。具体内容通常包括以下几个方面。

1. 起病情况

包括发病的时间、缓急、可能的病因或诱因，最初症状、性质、部位、当时处理情况等。询问患者的发病情况，对于辨识疾病的原因、部位及性质具有重要意义。一般起病急、病程短者，多为外感病，多属实证；患病已久、反复发作，多为内伤病，多属虚证或为虚实夹杂证。如因天气突变而致恶寒发热、鼻塞流涕者，多属外感表证；如因情志不舒而致胁肋胀痛、急躁易怒者，多属肝气郁结；因暴饮暴食而致胃脘胀满疼痛者，多属食滞胃脘等；因长期贪凉喜冷而致胃脘隐隐作痛者，多属胃阳虚损。

2. 病变过程

指从患者起病到本次就诊时病情发展变化情况。医师可按时间顺序，询问从发病后至就诊时病情演变的主要情况。如发病后出现哪些症状，症状的性质、程度；何时、何种情况下病情好转或加重；何时出现新的病情，病情变化有无规律等。通过询问病变过程，有助于了解疾病的病机演变情况及发展趋势。

3. 诊治经过

指患者患病后至此次就诊前所接受的诊断与治疗情况。一般对初诊者，应按时间顺序详细询问。首先是就诊时间，要明确记录患者首次因本次疾病就医的具体日期和后续每次复诊的时间。就诊地点方面，需准确说明是在哪一级别的医疗机构。诊断情况，记录患者所接受的初步诊断、疑似诊断以及最终明确的诊断结果。

4. 现在症

指患者就诊时所感到的痛苦和不适。包括症状的具体表现，如疼痛的性质、程度、发作频率、部位、起始时间、加重或缓解的因素；身体的其他异常感觉，还有生理功能方面的异常，以及精神、心理状态方面的问题等。因其内容较多，故另列篇目讨论。

(四) 既往史

1. 一般健康状况

了解患者平素的身体状况，是否经常生病，整体的健康水平如何。

2. 疾病史

询问曾经患过的各种疾病，包括传染病（肺结核、肝炎、麻疹等）、慢性病（高血压、糖尿病、冠心病等）、消化系统疾病（胃炎、胃溃疡等）、呼吸系统疾病（慢性支气管炎、哮喘等）、泌尿系统疾病（肾炎、肾结石等）、神经系统疾病（脑梗死、癫痫等）、内分泌系统疾病（甲状腺功能亢进或减退等）、血液系统疾病（贫血、白血病等）、免疫系统疾病（类风湿关节炎、系统性红斑狼疮等），以及手术史、外伤史等。要明确疾病的名称、发生时间、治疗经过和转归。

3. 过敏史

了解患者是否对某些药物、食物、花粉、化学物质等有过敏反应，包括过敏的表现（皮疹、瘙痒、呼吸困难等）和导致过敏的物质。

4. 预防接种史

记录患者接受过的各类预防接种，如卡介苗、麻疹疫苗、乙肝疫苗等，以及接种的时间和反应。

5. 输血史

询问是否有过输血经历，输血的原因、时间和输血后的反应。

6. 系统回顾

为了避免遗漏，还会对各个系统进行简要的回顾，如呼吸系统有无慢性咳嗽、咳痰、咯血等；心血管系统有无心悸、胸痛、呼吸困难等；消化系统有无腹痛、腹泻、恶心、呕吐等；泌尿生殖系统有无尿频、尿急、尿痛、血尿等；内分泌系统有无多饮、多食、多尿、消瘦等；神经系统有无头痛、头晕、抽搐、肢体麻木等。

(五) 个人生活史

个人生活史是问诊中的一个重要部分，主要包括以下方面。

1. 生活起居

了解患者的日常作息规律，包括睡眠情况、工作或学习的时间安排、是否经常熬夜等。

2. 饮食嗜好

询问饮食习惯，如主食的种类和摄入量、荤素搭配情况、是否偏好辛辣、油腻、甜食、生冷食物，有无吸烟、饮酒习惯，以及吸烟的量和饮酒的频率等。

3. 情志状况

了解患者的情绪状态和性格特点，是否容易紧张、焦虑、抑郁、愤怒，工作和生活中的压力情况等。

4. 婚姻生育

对于成年患者，了解婚姻状况、配偶的健康情况，以及生育情况。

5. 月经情况 (女性)

包括初潮年龄、月经周期、经期天数、经量多少、经血颜色、有无痛经、绝经年龄等。

6. 性生活情况 (成年患者)

了解性生活的频率、是否和谐，有无性传播疾病史等。

(六) 家族史

家族史是问诊中的重要环节，主要指患者家庭成员 (包括直系亲属和旁系亲属) 的健康状况和疾病情况。①询问父母、子女、兄弟姐妹的健康情况，是否患有遗传性疾病、先天性疾病、传染性疾病、恶性肿瘤等。②了解家族中是否存在某些高发的疾病，如高血压、糖尿病、冠心病、脑卒中、精神疾病、某些恶性肿瘤（乳腺癌、胃癌等）、血液病、自身免疫性疾病等。③明确家族中是否有遗传倾向明显的疾病，如血友病、地中海贫血、白化病、先天性聋哑、多囊肾等。④了解直系亲属中已故成员的死亡原因和年龄，这有助于判断可能存在的家族性健康风险。家族史对于诊断某些遗传性疾病、评估患者患某些疾病的风险以及制订预防和治疗策略具有重要的参考价值。

三、问现在症

问现在症是询问患者就诊时所感受到的痛苦和不适，以及与病情相关的全身情况。

症状是在疾病状态下，患者的异常感觉。因为疾病的变化甚为复杂，有些往往缺乏客观征象，如痞闷、疼痛、困倦、麻木、沉重等，这些症状都是患者的自身感觉，唯有通过询问才能得知。通过问诊掌握患者的现在症状，了解疾病目前的主要矛盾，并围绕主要矛盾进行辨证，从而揭示疾病的本质，对疾病做出确切的判断。这是医生诊病、辨证的主要依据。因此，询问现在症是问诊的主要内容，为历代医家所重视。

由于现在症的所问内容涉及范围广泛，明代医学家张介宾在总结前人问诊经验的基础上，编成《十问篇》，清代陈修园将其略作修改而成《十问歌》，即"一问寒热二问汗，三问头身四问便，五问饮食六问胸，七聋八渴俱当辨，九问旧病十问因，再兼服药参机变，妇人尤必问经期，迟速闭崩皆可见，再添片语告儿科，天花麻疹全占验"。《十问歌》的内容言简意赅，目前仍具有一定的指导意义。但在临床实际运用时，要根据患者的具体病情，灵活而有主次地进行询问，不能千篇一律地机械套问。

（一）问寒热

问寒热指询问患者有无怕冷或发热的感觉，怕冷是一直存在还是阵发性的发热，是高热还是低热，发热的时间规律（如午后发热、夜间发热）等。怕冷和发热是临床最常见症状，是辨别机体阴阳盛衰的重要依据。在机体阴阳失调时，阳盛则热，阴盛则寒；阴虚则热，阳虚则寒。通过询问患者恶寒发热的症状，可以辨别阴阳盛衰。寒与热是临床最常见的症状，为问诊的重点内容。

"寒"指患者自觉怕冷的感觉。由于病因、病机的不同,这种主观的怕冷感又常分为三种:恶风、恶寒和畏寒。恶风指患者遇风觉冷,避之可缓;恶寒指患者自觉怕冷,多加衣被或近火取暖仍不能缓解;畏寒指患者自觉怕冷,多加衣被或近火取暖能够缓解。

"热"指发热,包括患者体温升高,或体温正常而患者自觉全身或局部(如手足心)发热的感觉。

寒与热的产生主要取决于病邪的性质和机体阴阳的盛衰两个方面。邪气致病者,由于寒为阴邪,其性清冷,故寒邪致病,怕冷症状突出;热为阳邪,其性炎热,故热邪致病,发热症状明显。机体阴阳失调时,阳盛则热,阴盛则寒,阴虚则热,阳虚则寒。由此可见,寒热是机体阴阳盛衰的反映,即寒为阴证,热为阳象。所以,询问患者怕冷与发热的情况,可作为辨别病邪性质和机体阴阳盛衰的重要依据。诚如张介宾《景岳全书·新方八阵》所言:"以寒热分阴阳,则阴阳不可混。"张介宾将问寒热列为《十问篇》之首。

由于寒、热之间的相互关系,构成临床上常见的四种寒热类型,即恶寒发热、但寒不热、但热不寒、寒热往来。

1. 恶寒发热

恶寒发热指患者恶寒与发热同时出现,是表证的特征性症状。古人有"有一分恶寒就有一分表证"的说法,其机理是外邪侵袭肌表,卫阳被遏,肌腠失于温煦,则恶寒;正气奋起抗邪,正邪交争,卫阳失于宣发,则郁而发热。邪正相争,恶寒与发热并见。

由于感受外邪性质的不同,寒热症状可有轻重的区别。临床上常见以下三种类型。

(1)恶寒重发热轻:指患者感觉怕冷明显,并有轻微发热的症状,由外感风寒之邪所致,是风寒表证的特征。因寒为阴邪,其性收引,寒邪袭表,束表伤阳,肌腠闭塞,卫阳郁闭于内,肌表失于温煦,故恶寒明显而发热轻。

(2)发热重恶寒轻:指患者自觉发热较重,同时又有轻微怕冷的症状,由外感风热之邪所致,是风热表证的特征。因风热为阳邪,易致阳盛,阳盛则热,故发热明显;风热袭表,卫气功能失常,温煦失职,故同时有轻微恶寒。

（3）发热轻而恶风：指患者自觉有轻微发热，并有遇风觉冷、避之可缓的症状，由外感风邪所致，是伤风表证的特征。因风性开泄，肌腠疏松，卫阳外泄，阳气郁遏不甚，正邪交争不剧，故发热轻而恶风。有的患者只有恶风的感觉，无或尚无发热之感，一般为外感风邪，或为肺卫气虚，卫表不固所致。

恶风、恶寒二者名称虽异，但症状特征相同，皆属恶寒，只是轻重程度不同而已。因此，许多医家认为，外感病中二者无本质区别。《证治概要·恶寒》云："恶寒有轻重程度不同，重则恶寒战栗，四肢厥冷；轻则微恶风寒而已，亦称恶风。"

外感表证的寒热轻重，不仅与感受病邪的性质有关，而且与感受病邪的轻重密切相关。一般情况下，病邪轻者，则恶寒发热俱轻；病邪重者，则恶寒发热俱重。同时，外感表证的寒热轻重，还常与机体正气与病邪的盛衰相关。一般情况下，正气、邪气俱盛，则恶寒发热俱重；病邪盛而正气衰，则恶寒重而发热轻。

外感病初期的表证阶段，有的患者虽然只有恶寒的感觉，并不觉得发热，但实际体温可能升高，随着病情的发展，患者很快就会伴有发热的感觉。因此，恶寒与发热并见是诊断表证的重要依据。特别是恶寒一症，为诊断表证所必须具备的症状。

2. 但寒不热

但寒不热指患者只感寒冷而不发热的症状，是里寒证的特征。怕冷的产生，多为感受寒邪，阻遏或损伤机体阳气所致，或为阳气不足而阴寒内生。根据发病的缓急和病程的长短，临床上常见以下两种类型。

（1）新病恶寒：指患者病初即感觉怕冷，但体温不高的症状，多伴见脘腹或其他局部冷痛剧烈，或四肢不温，或呕吐泄泻，或咳喘痰鸣，脉沉紧等症，主要见于里实寒证，多因感受寒邪较重，寒邪直中脏腑、经络，郁遏阳气，机体失于温煦，故突起恶寒而体温不高。另外，表寒证初期也可见但寒不热，当仔细分辨。

（2）久病畏寒：指患者经常怕冷，四肢凉，得温可缓的症状，常兼面色㿠白、舌淡胖嫩、脉弱等症，主要见于里虚寒证，因阳气虚衰，形体失于温煦所致。

3. 但热不寒

但热不寒指患者只觉发热，而无怕冷之感的症状，多因阳盛或阴虚所致，是里热证的特征。根据发热的轻重、时间、特点等，临床上常见以下 3 种类型。

（1）壮热：指高热（体温在39℃以上）持续不退，不恶寒只恶热的症状，常兼满面通红、口渴、大汗、脉洪大等症，多因风热内传，或风寒入里化热，正邪相搏，正盛邪实，阳热内盛，蒸达于外所致，属里实热证，常见于伤寒阳明经证或温病气分证。

（2）潮热：发热如潮水有定时，定时而发或定时热势升高，即为潮热，临床常见三种类型。

◎ 阳明潮热：每于日晡（下午3~5时，即申时）发热，且热势较高，亦称为日晡潮热，属阳明腑实证。因邪热结于阳明，日晡为阳明经气当旺之时，正邪交争激烈，故日晡热甚。兼见腹胀、便秘等症。

◎ 阴虚潮热：多为午后和夜间有低热，兼见颧红、盗汗、五心烦热（即胸中烦、手足心发热而喜凉处）等；严重者，甚或有"骨蒸潮热"，指感觉有热自骨内向外透发者，多属阴虚火旺所致，兼见颧红、盗汗等症。由于阴液亏虚，不能制阳，机体阳气偏亢，午后卫阳渐入于里，夜间卫阳行于里，使体内偏亢的阳气更盛，故见发热。

◎ 湿温潮热：多为午后热盛，兼见身热不扬（即肌肤初扪之不觉很热，但扪之稍久即感灼手）、头身困重等。因湿邪黏腻，湿遏热伏，故身热不扬；午后阳气盛，故午后发热明显。多兼见头身困重、便溏、舌苔厚腻等症。湿热潮热是湿热证特有的一种热型，常见于湿温病。

此外，午后或夜间发热，亦可见于瘀血久积，郁而化热者；发热以夜间为甚者，称为身热夜甚，温病见之多为热入营分，耗伤营阴的表现。

（3）微热：即低热，指发热但不高，体温一般在37~38℃之间，或仅自觉有发热症状。其发热时间一般较长，病因病机较为复杂，常见于温病后期和某些内伤杂病。

◎ 气虚发热：长期微热，劳累则甚，或仅面部发热而体温不高，兼倦怠疲乏、少气、自汗等症。

◎ 阴虚发热：长期低热，兼颧红、五心烦热等症。

◎ 气郁发热：每因情志不舒而时有微热，兼胸闷、急躁易怒等症，亦称郁热。

（4）小儿夏季热：小儿每于夏季发热不退，一般午后较高，早晨较低。常伴口渴、多饮、多尿、无汗、食欲减退等症，至秋凉时不治而愈。是由于小儿气阴不足，不能耐受夏季炎热气候所致，多属气阴两虚发热。

4. 寒热往来

寒热往来指患者自觉恶寒与发热交替发作的症状，是正邪相争，互为进退的病理反映，常见于伤寒病的少阳病，为邪在半表半里的特征。因外感病邪至半表半里阶段时，正邪相争，正胜则发热，邪胜则恶寒，故恶寒与发热交替发作，发无定时。

此外，气郁化火及妇女热入血室等，也可出现寒热往来，似疟非疟，临床应当结合病史及其他兼症详细辨识。

寒热的证型多样。如有寒热的症状，必须询问怕冷与发热是否同时出现，还应注意询问寒热的新久、轻重程度、持续时间的长短，寒热出现有无时间或部位特点，寒热与体温的关系，寒热消长或缓解的条件，以及兼症等。

(二) 问汗

汗是阳气蒸化津液经玄府达于体表而成，故《素问·阴阳别论》云："阳加于阴谓之汗。"正常汗出有调和营卫、调节体温、滋润皮肤的作用。通过问汗，对分辨病邪的性质和机体的阴阳盛衰具有重要意义。汗出有无异常，主要从阳气、津液、邪气性质三个方面分析其病机。如与阳气有关的：阳气亏虚，无力蒸化津液则无汗。若阳气亏虚，卫表不固又可多汗。亡阳时，津液外泄则冷汗淋漓。津液不足，汗无化源则无汗。阴虚内热，迫津外泄，可见盗汗。亡阴时，汗出热而黏，如珠、如油。凡阳热之邪侵袭人体，多使汗孔开而汗出。阴寒之邪，使腠理闭，则无汗。问汗，主要问有汗或无汗，问出汗的时间、出汗的部位、汗量的多少及其主要兼症等。临床上可分为以下几个方面。

1. 表证辨汗

表证有汗，多见于风邪犯表证和风热表证，由于风性开泄，热性升散，故风邪、热邪袭表，使玄府不能密闭而汗出；表证无汗，多属风寒表证，因寒邪袭表，寒性收引，玄府闭塞所致。

2. 里证辨汗

里证有汗，多为里热证，里热炽盛，迫使津液外泄，则汗出量多。亦可见于里虚证，如阳气亏虚，肌表不固，或阴虚内热，迫津液外泄所致。里证无汗，多因津血亏虚，或阳气虚，无力化汗所致。

3. 特殊汗出

指具有某些特殊形式的病理性汗出，见于里证，主要有下列五种。

(1) 自汗：指醒时经常汗出，活动后尤甚的症状，常兼见神疲乏力、少气懒言或畏寒肢冷等症，多见于气虚证和阳虚证。因阳气亏虚，不能固护肌表，玄府不密，津液外泄而汗出，动则耗伤阳气，故活动后汗出尤甚。

(2) 盗汗：指睡时汗出、醒则汗止的症状，常兼见潮热、舌红少苔、脉细数等症，多见于阴虚证。因阴虚阳亢，虚热内生，入睡则卫阳由表入里，肌表不固，内热加重，蒸津外泄而汗出；醒后卫阳由里出表，内热减轻而肌表得以固密，故汗出止。若气阴两虚者，常自汗、盗汗并见。

(3) 绝汗：指在病情危重的情况下，出现大汗不止的症状。常是亡阴或亡阳的表现，属危重证候，故其汗出谓之绝汗，又称脱汗。若病势危重，冷汗淋漓如水、面色苍白、肢冷脉微者，属亡阳之汗，为阳气亡脱，津随气泄之危象。若病势危重，汗热而黏如油、烦躁口渴、脉细数或疾者，属亡阴之汗，为枯竭之阴津外泄之危象。

(4) 战汗：指患者先恶寒战栗而后汗出的症状。因邪盛正衰，邪伏不去，一旦正气来复，正邪剧争，就可出现战汗，常见于外感热病或伤寒邪正剧烈斗争的阶段，是疾病发展的转折点。若汗出热退，脉静身凉，提示邪去正复，疾病向愈；若汗出而身热不退，烦躁不安，脉来急疾，提示邪盛正衰，病情恶化。

(5) 黄汗：指汗出沾衣，色如黄柏汁的症状，多见于腋窝部，多因风湿热邪交蒸所致。

4. 局部汗出

指身体某一部位的汗出，也是体内脏腑病变的反映。询问局部汗出的情况及其兼症，有助于病症的诊断。临床常见的局部汗出有以下四种。

(1) 头汗：指汗出仅见于头部，或头颈部汗出量多的症状。多由于上焦邪热，或中焦湿热上蒸，或病危虚阳上浮，或进食辛辣以致阳旺。若兼见心胸烦闷、口渴面赤，多因上焦热盛，迫津外泄；若兼见身重倦怠、胃脘痞满，多因中焦湿热蕴结，湿郁热蒸，迫津上越；若兼见四肢厥冷、气喘脉微，多因元气将脱，阴阳离决，虚阳上越，津随阳泄。小儿睡眠时，常有头汗较多，若无其他不适者，属正常现象，俗称"蒸笼头"，因小儿为纯阳之体，睡时阳气聚会于头部，蒸津而外泄。

（2）心胸汗：指心胸部易出汗或汗出过多的症状，多见于虚证。若兼见心悸、失眠、腹胀、便溏者，多为心脾两虚；若兼见心悸心烦、失眠、腰膝酸软者，多为心肾不交。

（3）半身汗出：指患者身体一侧出汗，一侧无汗，或左侧、或右侧，或上半身、或下半身。汗出多见于健侧，无汗的半身为患侧。多因风痰、痰瘀、风湿之邪阻滞经脉，营卫不得周流，气血不得通利所致。可见于脑卒中、痿证、截瘫等患者。

（4）手足汗出：指手足心出汗的症状。手足心微微汗出，多为生理现象；但如汗出量多，则为病理性汗出。若兼见五心烦热、咽干口燥者，多因阴虚内热，迫津外泄；若兼见腹胀便秘、日晡潮热者，多因阳明燥热内结；若兼见口干欲饮、牙龈肿痛、肢体困重、便溏呕恶者，多因脾胃湿热内盛所致。

四、问疼痛

疼痛是临床上最常见的一种自觉症状，患病机体的各个部位皆可发生。疼痛有虚实之分。实证疼痛多因感受外邪，或气滞血瘀，或痰浊凝滞，或食积、虫积、结石等阻滞脏腑、经络，闭塞气机，使气血运行不畅所致，即所谓"不通则痛"。虚证疼痛多因阳气亏虚，精血不足，脏腑经络失养所致，即所谓"不荣则痛"。

问疼痛应注意询问疼痛的具体部位、性质、程度、时间、喜恶及伴随症状等。

（一）问疼痛的性质

由于导致疼痛的病因、病机不同，疼痛的性质、特点亦各异。因而，询问疼痛的性质、特点，可以辨别疼痛的病因与病机。一般而言，新病疼痛，痛势剧烈，持续不解，或痛而拒按，多属实证。久病疼痛，痛势较轻，时痛时止，或痛而喜按，多属虚证。常见有以下几种。

1. 胀痛

痛且有胀感,为胀痛。在身体各部位都可以出现,但以胸胁、胃脘、腹部较为多见,多因气机郁滞所致。例如,胸、胁、脘、腹胀痛,时发时止者,多是气滞为患;但头目胀痛,则多因肝火上炎或肝阳上亢所致。

2. 刺痛

疼痛如针刺,称为刺痛。其特点是疼痛的范围较小,部位固定不移,多因瘀血所致。全身各处均可出现刺痛症状,但以胸胁、胃脘、小腹、少腹部最为多见,例如胸、胁、脘、腹等部位刺痛,多是瘀血阻滞、血行不畅所致。

3. 走窜痛

疼痛部位游走不定,或走窜攻冲作痛。其特点是痛处不固定,或者感觉不到确切的疼痛部位。多为风邪留着机体的经络关节,阻滞气机,产生疼痛。气无形而喜通畅,气滞为痛,亦多见串痛。可见于风湿痹证或气滞证。其中,胸胁、脘腹疼痛而走窜不定者,多因气滞所致;肢体关节疼痛而游走不定者,多见于风邪偏胜所致之痹病(行痹)。

4. 固定痛

指疼痛部位固定不移的症状。若胸、胁、脘、腹等处固定作痛,多是瘀血为患。若四肢关节固定作痛,多因寒湿、湿热阻滞,或热壅血瘀所致,常见于痹病(痛痹、着痹、热痹)等。

5. 冷痛

痛处有冷感,称冷痛。其特点是感觉痛处发凉,如病在浅表,有时触之亦觉发凉,多喜温热,多因寒凝筋脉或阳气不足而致。常见于腰脊、脘腹、四肢关节等处,因寒邪阻滞经络所致者,为实证;因阳气亏虚,脏腑、经络、肢体失于温煦所致者,为虚证。

6. 灼痛

痛处有烧灼感,称灼痛。其特点是感觉痛处发热,如病在浅表,有时痛处亦可触之觉热,多喜冷凉。多由火热之邪串入经络,或阴虚阳亢,虚热灼于经络所致。可见于肝火犯络两胁灼痛,胃阴不足脘部灼痛及外科疮疡等证。火邪窜络所致者,为实证;阴虚火旺所致者,为虚证。

7. 绞痛

痛势剧烈如绞割者,称为绞痛。其特点是疼痛、有剜、割、绞结之感,疼痛难以忍受。多为有形实邪突然阻塞经络闭阻气机，或寒邪内侵，气机郁闭，导致血流不畅而成。可见于心血瘀阻的心痛、蛔虫上窜或寒邪内侵胃肠引起的脘腹痛等。如心脉痹阻引起的"真心痛"、结石阻滞胆管引起的上腹痛、结石阻塞尿路引起的腰腹剧痛、寒邪犯胃引起的胃脘痛等，皆具有绞痛的特点。

8. 隐痛

痛而隐隐，绵绵不休，称隐痛。其特点是痛势较轻，可以耐受，隐隐而痛，持续时间较长。多因气血不足，或阳气虚弱，导致经脉气血运行滞涩所致。

9. 重痛

疼痛伴有沉重感，称重痛。多见于头部、四肢及腰部。多因湿邪困阻气机而致，多见于湿证。

10. 酸痛

指疼痛兼有酸楚不适感的症状，常见于四肢、项背、腰膝等部位，多因湿邪侵袭肌肉、关节，气血运行不畅所致，亦可因肾虚骨髓失养引起。

11. 掣痛

痛处有抽掣感或同时牵引它处而痛，称为掣痛。其特点是疼痛多呈条状或放射状，或有起止点，有牵扯感多由筋脉失养或经阻滞不通所致。可见于胸痹、肝阴虚、肝经实热等证。如心脉痹阻不通导致的"胸痛彻背"。

12. 空痛

痛而有空虚之感，称为空痛。其特点是疼痛有空旷轻虚之感，喜温喜按。多为精血不足所致。可见于阳虚、阴虚、血虚或阴阳两虚等证。

13. 闷痛

指疼痛伴有满闷或憋闷感的症状，常见于胸部，多因痰浊或痰瘀阻滞，心脉不通，气机不畅所致。

一般而言，凡新病疼痛，痛势剧烈，持续不解，或痛而拒按，多属实证；久病疼痛，痛势较轻，时痛时止，或痛而喜按，多属虚证。

(二) 问疼痛的部位

因为人体各部位与特定的内脏器官和经络有联系，所以通过询问疼痛部位，可以识别病变发生在哪些内脏器官和经络，这对诊断至关重要。

1. 头痛

指整个头部或头的某一部位（如前后、两侧及顶部等）疼痛的症状。由于手、足三阳经均直接循行于头部，故"头为诸阳之会"，足厥阴肝经亦上行于头，与督脉相交，其他阴经也多间接与头部相联系，故根据头痛的部位，可确定病变在哪一经。阳明经与任脉行于头前，故前额连眉棱骨痛，病在阳明经。太阳经与督脉行于头后，故后头连项痛，病在太阳经。少阳经行于头两侧，故头两侧痛，病在少阳经。足厥阴经系目系达巅部，故巅痛，病在厥阴经等。某些耳、目、鼻的疾病亦可引起头痛。

头痛有虚实之分。凡外感风、寒、暑、湿、燥、火或瘀血、痰浊、郁火、阳亢、癥积、寄生虫等所致者，多属实证；凡气血阴精亏虚，不能上荣于头所致者，多属虚证。临床应根据病史、兼症及头痛的性质，辨别头痛的原因。

2. 胸痛

指胸的某一部位疼痛的症状。胸居上焦，内藏心肺，故胸痛多与心肺病变有关。临床应根据胸痛的具体部位、性质和兼症进行诊断。

左胸心前区憋闷作痛、时痛时止、痛引肩臂者，多因痰、瘀等邪阻滞心脉所致，可见于胸痹等病。胸背彻痛剧烈、面色青灰、手足青至节者，多因心脉急骤闭塞不通所致，可见于胸痹等病；胸痛剧烈、面色青灰、手足青冷者，多因心脉急骤闭塞所致，可见于真心痛等病；胸痛、颧赤盗汗、午后潮热者，多因肺阴亏虚，虚火灼络所致，可见于肺痨等病；胸痛、咳喘气粗、壮热面赤者，多因热邪壅肺，肺络不利所致，可见于肺热病等病；胸痛、壮热、咳吐脓血腥臭痰者，多因痰热阻肺，热壅血瘀所致，可见于肺痈等病。

此外，肺癌、胸部外伤等，亦可导致胸部疼痛；临床也有胸痹心痛、真心痛，其痛处不在虚里者，应当详辨。

3. 胁痛

指胁的一侧或两侧疼痛的症状。由于两胁为足厥阴肝经和足少阳胆经的循行部位，肝胆又位于右胁部膈下末肋之内，故胁痛多与肝胆病变有关。如肝郁气滞、肝胆湿热、肝胆火盛、肝阴亏虚及饮停胸胁、阻滞气机、经脉不利，均可导致胁痛。临床应根据胁痛的性质及兼症进行辨证。

（1）胁肋胀痛或窜痛，情志抑郁或易怒，胸闷，善太息，属肝郁气滞。

（2）胁肋胀痛，纳呆，厌食油腻，身目发黄，舌红苔黄腻，属肝胆湿热。

（3）胁肋灼痛，头晕胀痛，面红目赤，口苦，烦躁易怒，舌红苔黄，属肝胆火盛。

（4）胁肋刺痛，触及肿块，固定拒按，夜间痛甚，舌紫暗，属肝血瘀阻。

（5）肋间饱满胀痛，咳唾痛剧，多属饮停胸胁之悬饮病。

4. 胃脘痛

指上腹中部剑突下，胃之所在部位疼痛的症状。胃失和降，气机不畅，则会导致胃脘痛。因寒、热、气滞、瘀血和食积所致者，属实证；因胃阴虚或胃阳不足，胃失所养引起者，属虚证。实证多在进食后疼痛加剧，虚证多在进食后疼痛缓解。胃脘冷痛剧烈、得热痛减者，多属寒邪犯胃；胃脘灼热疼痛、消谷善饥、口臭便秘者，多属胃火炽盛；胃脘胀痛、嗳气、郁怒则痛甚者，多属胃腑气滞；胃脘刺痛、痛有定处者，多属胃腑血瘀。胃脘剧痛暴作，出现腹部板硬、压痛及反跳痛者，多因胃穿孔所致。胃脘疼痛失去规律、痛无休止而明显消瘦者，应考虑胃癌的可能。临床应根据病史，结合疼痛的性质和兼症进行辨证。

5. 腹痛

指剑突下至耻骨毛际以上（胃脘所在部位除外）的腹部疼痛，或其中某一部位疼痛的症状。腹有大腹、小腹和少腹之分。脐以上为大腹，属脾胃；脐以下至耻骨毛际以上为小腹，属肾、膀胱、大小肠、胞宫；小腹两侧为少腹，是足厥阴肝经循行的部位。询问腹痛情况可以察知疾病所在的脏腑和病性的寒热虚实。

因寒、热、寒湿、湿热、气滞、瘀血、结石、虫积和食积等所致者，多属实证；因气虚、血虚、阳虚、阴虚所致者，多属虚证。大腹隐痛、喜温喜按，食少便溏者，为脾胃虚寒；小腹胀痛、小便频急涩痛者，为膀胱湿热；小腹胀痛或刺痛，随月经周期而发者，多属胞宫气滞血瘀；少腹冷痛拘急，牵引阴部者，为寒凝肝脉；小腹疼痛，痛而欲泻，泄后痛减者，多属肠道气滞所致。但某些外科、妇科疾病所出现的疼痛，不能单纯以虚实概括之。

腹部持续性疼痛，阵发性加剧，伴腹胀、呕吐、便闭者，多见于肠痹或肠结，因肠道麻痹、梗阻、扭转或套叠，气机闭塞不通所致。全腹痛，有压痛及反跳痛者，多因腹部脏器穿孔或热毒弥漫所致。

脐外侧及下腹部突然剧烈绞痛，向大腿内侧及阴部放射，尿血者，多系结石阻滞所致。妇女小腹及少腹部疼痛，常见于痛经、异位妊娠破裂等。

总之，腹痛病因复杂，涉及内、外、妇、儿各科，需要问诊与按诊相配合，首先查明疼痛的确切部位，判断病变所在的脏腑，然后根据病史，结合疼痛的性质及兼症，确定疼痛的原因。

6. 背痛

背部中央为脊骨，脊骨内有髓，督脉贯脊行于正中，足太阳膀胱经分行夹于腰背两侧，其上有五脏六腑腧穴，两肩背部又是手三阳经分布之处。

脊痛不可俯仰者，多因寒湿阻滞或督脉损伤所致；背痛连项者，多因风寒客于太阳经所致；肩背痛多因寒湿阻滞，经气不利所致。

7. 腰痛

指腰部两侧，或腰脊正中疼痛的症状。腰指躯干后部季肋以下、髂嵴以上的部位。腰部中间为脊骨，腰部两侧为肾所在部位，故称"腰为肾之府"。带脉横行环绕腰腹，总束阴阳诸经。

腰部经常绵绵作痛，酸软无力者，多因肾虚所致；腰部冷痛沉重，阴雨天加重，多因寒湿所致；腰部刺痛，或痛连下肢者，多因瘀血阻络或腰椎病变所致；腰部突然剧痛，向少腹部放射，尿血者，多因结石阻滞所致；腰痛连腹，绕如带状，多因带脉损伤所致。另外，骨痨、外伤亦可导致腰痛。临床应根据病史和疼痛的性质以确定引起腰痛的原因。

8. 四肢痛

指四肢的肌肉、筋脉和关节等部位疼痛的症状，多因风、寒、湿邪侵袭，或风湿郁而化热，或痰瘀、郁热阻滞气血运行所致；亦可因脾胃虚损，水谷精微不能布达于四肢引起。若独见足跟痛或胫膝酸痛者，多因肾虚所致。应详细询问疼痛的部位、性质特点及其兼症，以辨证求因。

四肢疼痛，游走不定者为行痹，以感受风邪为主，因风性善行数变，游走不定而致。疼痛剧烈，遇寒尤甚，得热痛缓者为痛痹，以感受寒邪为主，因寒性收引凝滞而致。重着而痛，固定不移者为着痹，以感受湿邪为主，因湿性沉重，阻滞气机而致。关节红肿热痛者为热痹，因感受热邪或湿热之邪而致。关节疼痛，肿大变形，屈伸受限者为尪痹，多因湿热久蕴，痰瘀阻络，筋脉拘挛而致。若独见足跟痛或胫膝酸痛者，多因肾虚所致，常见于老年人或体弱者。

9. 周身痛

指头身、腰背及四肢等部位皆痛的症状。新病周身痛者，多属实证，以外感风寒、风湿或湿热疫毒所致者居多。久病卧床不起而周身痛者，多属虚证，常因气血亏虚，形体失养所致。临床应注意询问病史、疼痛的性质及其兼症，以确定疼痛的原因。

五、问头身胸腹不适

问头身胸腹指询问患者头身、胸腹除疼痛之外的其他不适或异常。头为诸阳之会、精明之府，无论外感、内伤，皆可引起头部病症；周身、四肢为十二经脉循行之处，脏腑气血之所荣，无论外感、内伤，皆可引起周身、四肢病症；胸腹部是脏腑之所在，各有其部位所属，根据患者头身、胸腹症状的性质和特点，常可诊察疾病的病位和病性等，但临床上尚需结合按诊做进一步判断。

问头身胸腹不适的内容主要包括以下几个方面。①问头：包括是否有头痛、头晕，头痛的性质、部位、发作频率和时间，以及是否伴有恶心、呕吐、视力变化等症状；头晕是持续性还是间歇性，是否有天旋地转感、耳鸣等。②问身：主要了解是否有周身疼痛、乏力、麻木、颤抖、发热或发冷等感觉，疼痛的部位、性质、程度和发作规律等。③问胸：询问有无胸痛、胸闷、心慌、呼吸困难等，胸痛的具体位置、性质、诱发和缓解因素。④问腹：了解是否有腹痛、腹胀、腹泻、恶心、呕吐等症状，腹痛的部位、性质、发作时间和规律，以及与饮食、排便等的关系。

（一）头晕

头晕是患者自觉头脑眩晕的一种感觉，病重者感觉自身或景物旋转，站立不稳。头晕是临床上常见的症状之一，可由很多原因引起。对头晕的询问，应注意了解引发或加重头晕的可能因素及兼有症状。如头晕而胀，烦躁易怒，舌红，脉弦数者，多为肝火上炎；头晕胀痛，耳鸣，腰膝酸软，舌红少苔，脉弦细，每因恼怒而加剧者，多为肝阳上亢；头晕面白，神疲体倦，舌淡，脉细，每因劳累而加重者，多为气血亏虚，营血不能上荣，清阳之气不升之故；头晕且重，如物裹缠，胸闷呕恶，舌苔白腻者，多为痰湿内阻，清阳不升所致；若外伤后头晕刺痛者，多属瘀血阻滞，脉络不通。

(二) 胸闷

胸闷胸部有痞塞满闷之感，谓之胸闷，或称胸痞。胸闷与心、肺等脏气机不畅有密切关系。如胸闷不适，心悸气短者，多属心气不足，心阳不振；胸部憋闷，心痛如刺者，多属心血瘀阻；胸闷痰多，咳嗽气喘者，多属痰湿内阻，肺气壅滞。

(三) 心悸

心悸指患者经常自觉心跳、心慌、悸动不安，甚至不能自主的一种症状。多是心神或心脏病变的反映。

1. 心悸的分类

其一，由于受惊而致心悸，或心悸易惊，恐惧不安者，称为惊悸。常由外因所引起，如目见异物，遇险临危使心神浮动，心气不定而心悸，多时发时止。惊悸的全身情况较好，其病情较轻。其二，患者心跳剧烈，上至心胸，下至脐腹，悸动不安者，谓之怔忡。怔忡常是惊悸的进一步发展，多由内因所引起，劳累即发，持续时间较长，全身情况较差，其病情较重。

2. 心悸的病机

有虚实之别，临床上应根据心悸的轻重特点及其兼症之不同来进行辨证。因虚而致心悸，如营血亏虚，心神失养；阴虚火旺，内扰心神；心阳气虚，鼓搏乏力；脾肾阳虚，水气凌心；因实而致心悸，如惊骇气乱，心神不安；心脉痹阻，血行不畅等，均可引起心悸。

(四) 胁胀

胁的一侧或两侧有胀满不舒的感觉，称为胁胀。由于肝胆居于右胁，其经脉均分布于两胁，故胁胀多见于肝胆病变。如胁胀易怒，太息易怒，多为肝气郁结；胁胀口苦，身目发黄，多属肝胆湿热；如胁胀不适，寒热往来，为少阳病证。

(五) 脘痞

患者自觉胃脘部胀闷不舒，谓之脘痞，或称脘胀。脘痞是脾胃病变的反映。如脘痞不舒，嗳腐吞酸者，多为食滞胃脘；若脘痞食少，腹胀便溏者，多属脾胃虚弱。

(六) 腹胀

腹胀，指腹部饱胀，满闷，如有物支撑的感觉，或有腹部增大的表现。引起腹胀的病因很多，其证有虚、有实、有寒、有热。其病机却总以气机不畅为主，虚则气不运，实则气郁滞。实证可见于寒湿犯胃、阳明腑实、食积胃肠、肝气郁滞、痰饮内停等证。虚证多见脾虚。腹部的范围较广，不同部位之腹胀揭示不同病变。如上腹部胀，多属脾胃病变，小腹部胀，多属膀胱病变，胁下部胀，多属肝胆病变。

（七）身重

身体有沉重酸困的感觉，谓之身重。身重大多与肺、脾二脏病变有关。如风邪外袭，肺失宣降，通调水道功能失司，水泛肌肤而见身重，甚则浮肿；或脾气虚弱，失于健运，脾为湿困，阳气被遏，而见身重困倦，神疲气短等症。此外，温热之邪，耗伤气阴，机体失却濡养，亦可有身重之感。

（八）身痒

身痒指患者自觉全身皮肤瘙痒不适的表现，多由风邪袭表、血虚风燥、湿热浸淫等所致，多见于风疹、瘾疹、疮疥、黄疸等疾患。

（九）麻木

患者肌肤感觉减退，甚至消失，谓之麻木，亦称不仁。临床应结合伴随症状进行鉴别。如肌肤麻木，且颜面淡白，神疲乏力，多因气血亏虚；如肢体麻木，头晕目眩，属肝风内动；若半身麻木，兼见口眼㖞斜者，多因痰瘀阻络所致。除疼痛和上述症状外，头身胸腹的不适还有很多，如恶心、神疲、乏力、气坠、心烦、胆怯、身痒等，都是患者的自觉症状，临床时也应注意询问，并了解其临床意义。

（十）拘挛

拘挛，也称"疴挛"，指手足筋肉挛急不舒、屈伸不利的症状。

拘挛多因寒邪凝滞或气血亏虚，筋脉失养所致。《灵枢·邪客》云："邪气恶血固不得住留，住留则伤筋络骨节，机关不得屈伸，故病挛也。"

（十一）乏力

乏力指患者自觉肢体懈怠、疲乏无力的表现。其基本病机是气血亏虚或湿困阳气所致。

乏力，神疲气短，倦怠懒言，动则益甚，舌淡脉弱，多为气虚。

乏力，头晕，心悸气短，伴面色无华，多为气血亏虚。

乏力身重，困倦，或伴纳呆脘痞，苔腻脉濡，多为湿困；若伴面色萎黄、便溏或稀便、食少腹胀，多为脾虚湿盛。

六、问耳目

耳目为人体的感觉器官，分别与内脏、经络有着密切的联系。肾开窍于耳，手、足少阳经脉分布于耳，耳为宗脉所聚；肝开窍于目，五脏六腑之精气皆上注于目。所以，问耳目不仅能够了解耳目局部有无病变，而且根据耳目的异常变化还可以了解肝、胆、肾、三焦等有关脏腑的病变情况。

（一）问耳

1. 耳鸣

患者自觉耳内鸣响，如闻蝉鸣或潮水声，或左或右，或两侧同时鸣响，或时发时止，或持续不停，称为耳鸣。临床有虚实之分，若暴起耳鸣声大，用手按而鸣声不减，属实证，多因肝胆火盛所致；渐觉耳鸣，声音细小，以手按之，鸣声减轻，属虚证，多由肾虚精亏，髓海不充，耳失所养而成。

2. 耳聋

即患者听觉丧失的症状，常由耳鸣发展而成。新病突发耳聋多属实证，因邪气蒙蔽清窍，清窍失养所致，渐聋多属虚证，多因脏腑虚损而成。一般而言，虚证多而实证少，实证易治，虚证难治。

3. 重听

是听声音不清楚，往往引起错觉，即听力减退的表现。多因肾虚或风邪外入所致。

此外，年老重听、耳聋渐成者，一般是生理现象，多是精衰气虚之故。凡属虚证重听、耳聋者，均较难治。

（二）问目

目为肝之窍，心之使，血之宗、五脏六腑之精气皆上注于目。

1. 目痛

目痛而赤，属肝火上炎；目赤肿痛，羞明多眵，多属风热；目痛较剧，伴头痛、恶心呕吐，瞳孔散大，多是青光眼；目隐隐痛，时作时止，多为阴虚火旺。

2. 目眩

指视物昏花迷乱，或眼前有黑花闪烁，流萤幻视的感觉。多因肝肾阴虚，肝阳上亢，肝血不足，或气血不足，目失所养而致。

3. 目涩

指眼目干燥涩滞，或似有异物入目等不适感觉。伴有目赤，流泪，多属肝火上炎所致。若伴久视加重，闭目静养减轻，多属血虚阴亏。

4. 雀目

一到黄昏视物不清，至天明视觉恢复正常的叫雀目，又称夜盲。多因肝血不足或肾阴损耗，目失所养而成。

七、问睡眠

睡眠与人体卫气循行和阴阳盛衰有关。在正常情况下，卫气昼行于阳经，阳气盛，则人醒；夜行于阴经，阴气盛，则入睡。问睡眠，应了解患者有无失眠或嗜睡，睡眠时间的长短、入睡难易、有梦无梦等。临床常见的睡眠失常有失眠、嗜睡。

（一）失眠

失眠又称"不寐""不得眠"，指经常不易入睡，或睡而易醒，不易再睡，或睡而不酣，易于惊醒，甚至彻夜不眠的表现。其病机是阳不入阴，神不守舍。气血不足，神失所养；阴虚阳亢，虚热内生；肾水不足，心火亢盛等，皆可扰动心神，导致失眠，属虚痰火、食积、瘀血等邪火上扰，心神不宁，亦可出现失眠，属实证。可见于心脾两虚、心肾不交、肝阳上亢、痰火扰心、食滞胃脘等证。

（二）嗜睡

嗜睡，又称多眠，指神疲困倦，睡意很浓，经常不自主地入睡。其轻者神志清楚，呼之可醒而应，精神极度疲惫，困倦易睡，或似睡而非睡的状态，称为"但欲寐"。如日夜沉睡，呼应可醒，神志朦胧，偶可对答，称为"昏睡"。嗜睡则为神气不足而致。湿邪困阻，清阳不升；脾气虚弱，中气不足，不能上荣，皆可使精明之府失于清阳之荣，故出现嗜睡。

可见于湿邪困脾、脾气虚弱等证。如若心肾阳衰，阴寒内盛神气不振，可出现似睡非睡的"但欲寐"，可见于心肾阳衰证。若邪扰清窍，热蔽心神，即可出现神志朦胧，昏睡不醒。可见于温热病，热入营血，邪陷心包之证，也可见于中风病。大病之后，精神疲惫而嗜睡，是正气未复的表现。

八、问饮食口味

问饮食与口味包括询问口渴、饮水、进食、口味等几个方面。应注意有无口渴、饮水多少、喜冷喜热、食欲情况、食量多少，食物的善恶、口中有无异常的味觉和气味等情况。脾胃主腐熟、运化水谷，水液的吸收及转输与肺、脾、肾、三焦等脏腑密切相关，五味与五脏相应，故问饮食口味可以了解脾胃功能的盛衰及其他脏腑的病变。

（一）问口渴与饮水

口渴指患者自觉口中干渴不适，饮水指实际的饮水量的多少。口渴与饮水是密切相关的两个症状。询问患者口渴与饮水的情况，可以了解患者津液的盛衰和输布情况以及病症的寒热虚实。

口不渴患者无明显口渴的感觉，饮水也不多，提示津液未伤，多见于寒证、湿证。因寒、湿为阴邪，不耗伤津液，故口不渴。此外，无明显燥热证者，亦见口不渴饮。

口渴总由津液不足或输布障碍所致，临床可见如下情况。

1. 口渴多饮

即患者口渴明显，饮水量多，是津液大伤的表现。多见于实热证，消渴病及汗吐下后。

2. 渴不多饮

即患者虽有口干或口渴感觉，但又不想喝水或饮水不多，是津液轻度损伤或津液输布障碍的表现。可见于阴虚、湿热、痰饮、瘀血等证。

临床上口渴与饮水的辨证应根据口渴的特点、饮水的多少应和有关兼症来加以综合分析。

（二）问食欲与食量

食欲指进食的要求和对进食之欣快感，食量指实际的进食量。胃主受纳、腐熟水谷，脾主运化，二者共同完成饮食物的消化吸收，以保证脏腑功能活动所需，故饮食与脾胃的关系非常密切。询问患者食欲与食量的改变，可以了解脾胃功能的盛衰，以及疾病的预后转归。

询问时要详细了解患者食欲与食量的变化，以及有无偏嗜食物的情况。

1. 食欲减退

指患者进食的欲望减退,甚至不想进食的症状,常伴食量的减少,包括"不欲食""纳少""纳呆"。食欲减退多由脾胃亏虚,或湿邪困阻脾胃所致。此外,外感疾病,病邪干扰胃气,脾胃升降失职,也可见食欲减退。

(1) 若患者纳呆食少,兼见形体消瘦、面色淡白或萎黄、腹胀便溏、疲倦乏力、舌淡、脉虚者,属脾胃气虚,因脾胃亏虚,受纳、运化功能减退所致。

(2) 患者纳呆腹胀,胸闷恶心,呕吐泄泻,头身困重,苔腻,脉滑或濡缓,属湿邪困脾,因湿邪内阻,脾胃运化障碍所致。

(3) 患者不欲饮食,兼见寒热往来、胸胁苦满、神情默默、口苦咽干、目眩者,属少阳病,因邪入少阳,经气失疏,影响脾胃运化所致。

2. 厌食

指厌恶食物,食欲大减,甚至恶闻饮食之味,多由食滞、湿邪困阻脾胃、肝胆所致。

(1) 患者厌食腹胀,脘闷欲呕,嗳腐食臭,舌苔厚腻,脉滑,为食滞胃脘,多因暴饮暴食,损伤脾胃,使脾胃的腐熟、运化功能失职所致。

(2) 患者厌食油腻,脘闷腹胀,泛恶欲呕,便溏不爽,肢体困重,为脾胃湿热,因湿热中阻,脾失健运,胃失和降,胃气上逆所致。

(3) 患者厌油腻饮食,身目发黄,胁肋胀痛,口苦咽干,为肝胆湿热,因湿热内蕴肝胆,疏泄失职,影响脾胃运化腐熟所致。

此外,女子妊娠早期见厌食恶心,或食入即吐,属妊娠反应,乃因妊娠后血聚于下养胎,冲脉之气盛,上逆犯胃,胃失和降所致。轻者无其他不适,不影响日常工作生活,无须治疗。重者厌食明显,呕吐频繁,称为"妊娠恶阻"。

3. 消谷善饥

指患者食欲亢进,进食量多,易感饥饿的症状,亦称"多食易饥",多由胃热炽盛,腐熟太过所致。

消谷善饥,兼多饮多尿、身体消瘦者,多见于消渴病。多食易饥,兼见大便溏泄者,为胃强脾弱。因胃的腐熟水谷功能亢进,故多食易饥;而脾的运化功能低下,故大便溏泄。

4. 饥不欲食

指患者虽有饥饿的感觉但不欲进食,或进食不多的症状,见于胃阴虚证,常伴胃脘部嘈杂、嗳气、干呕、呃逆、咽干口燥等症状。因阴虚虚火内扰于胃，故胃中有饥饿感；但胃阴虚受纳腐熟功能减退，故不欲食。

5. 胃脘嘈杂

指胃中空虚，似饥非饥，似痛非痛，热辣不宁的症状，常伴有情绪抑郁、胸胁胀满、嗳腐吞酸等，因肝气不舒，郁久化热，肝火横逆，克伐胃腑所致。

6. 偏嗜食物

指患者偏嗜某种食物或异物，如生米、泥土，或偏嗜酸辣等。这是不良饮食习惯，久之可造成营养不良，多见于虫积。妊娠期间，偏食酸辣等食物，一般不属病态。小儿偏嗜生米、泥土，兼见腹胀腹痛、面色萎黄，属虫积，乃由饮食不洁，虫积肠道，脾胃运化失常所致。妇女妊娠期间偏嗜酸辣食物，为生理现象，不属病态。正常人由于地域或生活习惯不同，亦常有饮食的偏嗜，一般不会引起疾病。但若饮食偏嗜太甚，亦可能诱发或导致疾病，如偏嗜肥甘易生痰湿，过食辛辣易致燥热，过食生冷易伤脾胃等。

此外，在疾病过程中，根据患者对饮食寒热的喜好不同，可帮助了解病性之寒热，如喜食温热者多属寒证，喜食寒凉者多属热证。

脾胃为后天之本，气血生化之源。在疾病的过程中，观察患者食欲与食量的变化也可测知病情的进退。若患者食欲逐渐减退，食量渐少，日渐消瘦，是后天脾胃功能渐衰，疾病加重。反之，久病患者食欲逐渐好转，食量渐增，精神转好，表示胃气渐复，预后较好。若久病重病患者，本来毫无食欲，突然索食，食量大增，称为"除中"，是假神的表现之一，是中气衰败，脾胃之气将绝之危候。

(三) 问口味

问口味指询问患者口中有无异常的味觉和气味。脾开窍于口，五味与五脏相应，故口味异常多为脾胃功能失常或其他脏腑的病变。《证治汇补·上窍门》曰："肝热则口酸，心热则口苦，脾热则口甘，肺热则口辛，肾热则口咸。"

1. 口淡

指口中无味，多为脾胃气虚，或见于寒证。多伴有食欲不振等症状。临床上主要分为脾虚和湿阻两型。前者除口淡外，尚有神疲气短，腹胀便溏，舌淡脉弱等脾虚症状，治宜益气健脾和胃。

2. 口苦

指患者自觉口中有苦味，多见于肝胆火旺、胆气上逆的病证。多见于急性炎症，以肝、胆炎症为主，这常与胆汁的代谢有关。口苦还可见于癌症。美国医学家德维斯医生还发现，癌症患者丧失对甜味食品的味觉，而对食物发苦的感觉与日俱增，这与患者舌部血液循环障碍和唾液内成分改变有关。

3. 口甜

指患者口中有甜味感，多与脾胃病有关。若口中甜而黏腻，脘闷不舒，舌苔黄腻，为脾胃湿热。因湿热内阻，脾胃升降失职，浊气上蒸，故见口甜。若口甜而食少，神疲乏力，为脾虚，因甘味入脾，脾气虚则甘味上泛之故。

4. 口酸

指自觉口中有酸味。多由肝胃蕴热、肝胃不和所致。若口中酸馊，则属伤食。口中自觉有酸味，但并无酸水吐出，多为肝胆之热乘脾所致。口感酸者常伴有胸闷胁痛、恶心、食后腹胀、舌苔薄黄、脉弦等症状。治宜泻肝和胃。

5. 口咸

指自觉口中有咸味。多与肾虚及寒水上泛有关，多为肾虚所致。如伴有腰膝酸软、头昏耳鸣、五心烦热、盗汗遗精、苔少、脉细数等症状，属肾阴亏损，虚火上炎，即"肾阴虚口咸"。治宜补益肾阴，滋阴降火。

6. 口涩

指患者自觉口中有涩味，如食生柿，燥涩不适，属燥热伤津，或脏腑热盛，因燥热伤津，不能濡润口舌之故。

7. 口臭

指自觉口中有臭味。为胃热症、胃阴虚症。胃热多由偏食辛辣厚味，胃火素旺，或邪热犯胃，或气郁化火所致，火邪循经上炎，则口臭。口中出气臭秽，自觉或为他人所闻。一般有三种情况。

(1) 胃火上蒸：舌红或口舌糜烂生疮，或牙龈肿痛，口气热臭，并兼有口渴喜冷饮，尿黄便干，苔黄等症状。治宜清泻胃火。

(2) 胃肠食积：口臭如酸腐，或夹有生食味，伴有脘腹胀满，不思饮食，嗳气腐秽，舌苔垢腻等伤食症状。治宜消食化积。

(3) 平时不注意口腔卫生，患有龋齿或口腔炎症。

8. 口辣

口辣是咸味、热觉和痛觉的综合。中医辨证以肾阴不足、肝火偏旺为多，其次为肺虚痰热；在高血压、神经官能症、绝经期综合征患者中时有所见。经测定，在室温 18～22℃ 时，正常人的舌温大多在 33～35℃，口辣患者舌温偏高，有时可达 36℃ 以上。此外，口辣患者的舌黏膜对咸味和痛觉都较敏感。

9. 口黏腻

指患者口中黏腻不爽，常伴有舌苔厚腻。多由湿浊停滞、痰饮食积所致。若口中黏腻而甜，多为脾胃湿热。若口中黏腻而苦，多属肝胆湿热。

九、问二便

指询问大小便的排泄情况。大便的排泄，直接由大肠所主，与肠道的气机正常与否及津液的盈亏有直接关系，同时与脾胃的腐熟运行、肝的疏泄、肺的肃降、肾阳的温煦关系密切。小便的排泄由膀胱所司，又与肾之气化、脾之转输、肺之宣肃、三焦之决渎等密切相关。故询问二便情况，不仅可以直接了解消化功能和水液代谢正常与否，而且还是判断五脏六腑功能失调以及疾病寒热虚实的重要依据。

（一）问大便

健康人每日或隔日一次大便，排便通畅，便质成形不燥，内无脓血、黏液和未消化食物等。大便异常常伴有便次异常、便质异常和排便感觉异常等情况，现分述如下。

1. 便次异常

即患者排便增多或减少的异常变化，是由于各种原因的影响，导致大肠传导功能失常所致，常见有便秘及泄泻。

（1）便秘：即大便燥结，排出困难，便次减少，甚则多日不便者，为便秘。总由燥热、气虚、阴亏及寒凝所致。

◎ 胃肠实热便秘：若大便秘结，兼见腹中胀满，疼痛拒按，面赤身热，日晡热甚，咽干口臭，属胃肠实热便秘，简称"热秘"，是因热盛伤津，大肠燥化太过所致。

◎ 冷秘：若大便秘结，兼见面色㿠白，喜热畏寒，喜热饮，口中和，小便清长，属冷秘，多因寒邪内犯胃肠，阴寒凝结，或肾阳亏虚，阴寒内生，留于胃肠，阴寒固结，阳气不运，导致肠道气机滞塞所致。

◎ 阴虚便秘：若大便秘结，兼见口燥咽干，形体消瘦，潮热盗汗，两颧潮红等症，属阴虚便秘。常见于温病后期，阴液亏耗，或内伤阴亏，致使肠道失润，传导不行而便秘。

◎ 血虚便秘：若大便秘结难下，多见于产后或高年血虚之人，兼见面色淡白无华，头晕心悸，唇舌淡白，属血虚便秘。因营血亏虚，肠道失润，传导失司而便秘。

◎ 气虚便秘：若久病体弱之人，排便艰难，强力努争，大便难出，平素神疲乏力，少气懒言，每于便后乏力气短更甚者，为气虚便秘。乃因肺脾气虚，肺气虚则大肠津液不布，气亦不足，脾气虚则大肠无力传送糟粕，故糟粕滞留肠道，终必成结，难于排出。

以上阴虚、血虚、气虚所致便秘难出者，统称为"虚秘"。

◎ 气滞便秘：若患者排便困难，大便多日不通、干结或者不干，后重窘迫，精神抑郁，嗳气频作，胸胁痞闷，腹胀痛，为气滞便秘。多因暴忧暴怒，气机壅塞，或久坐少动，气机不畅，致大便传导失职，糟粕内停而成。

（2）泄泻：又称腹泻，即患者大便次数增多，排便稀而不成形，或呈水样。引起泄泻的原因虽多，但总由脾失健运，水湿浊物直趋大肠，以致大肠传导太过所致。常见以下几种情况。

◎ 寒湿困脾泄泻：若患者泄泻清稀，甚则如水样，兼见腹痛肠鸣，脘腹胀满，不思饮食，或伴有寒热头痛，肢体沉重困倦，为寒湿困脾泄泻。多因外感寒湿之邪犯脾，或过食生冷之物，伤及脾胃，升降失司，清浊不分，水谷并走大肠所致腹泻、腹痛、肠鸣。

◎ 湿热蕴结大肠泄泻：若腹痛泄泻，泻下急迫，泻出黄色水样便，或带黏液，气味秽臭，肛门灼热，或泻而不爽，或伴有寒热，口干渴而不多饮，胸脘痞闷，小便赤涩，为湿热蕴结大肠。多由湿热侵袭，蕴结胃肠，以致升降失职，清浊交混下迫所致，即《内经》所谓"暴注下迫，皆属于热"。

◎ 伤食泄泻：若腹痛作泻，泻后痛减，大便臭如败卵，脘腹胀满，不思饮食，嗳腐吞酸，属伤食泄泻。多因饮食不节，停滞不化，或恣食肥甘，或误食生冷，损伤脾胃，运化失职，水谷精微不能吸收，反停为湿，湿浊下降而成。

◎ 脾虚泄泻：若大便溏泻，每食生冷或较难消化食物则腹泻加重，甚则完谷不化，或如鸭粪，腹胀，时有隐痛，食欲不振，面色萎黄，神疲体倦，属脾虚泄泻。乃因脾气虚弱，清阳之气不能升发，运化失常，津液糟粕并趋大肠而为泻。

◎肾阳虚泄泻：若黎明之前，脐周作痛，肠鸣即泻，泻后痛减，兼见四肢欠温，腰腹部畏寒或腰膝酸软，为五更泻，属肾阳虚。因肾阳亏虚，命门火衰，不能蒸化所致。《景岳全书·泄泻》曰："今肾中阳气不足则命门火衰，而阴寒独盛，故于子丑五更之后，当阳气未复，阴气盛极之时，即令人洞泄不止。"

◎肝郁乘脾泄泻：若腹痛则泻，泻下夹有未完全消化的食物，泻后痛减，每遇精神刺激或情绪紧张而诱发，兼见两胁胀闷或窜痛，情志抑郁，食欲不振，嗳气吞酸等症，属肝郁乘脾泄泻。多因情志失调，肝气郁结，横逆犯脾，脾失健运所致。

(3) 大便失禁：排便不能自控，滑脱不禁，甚则便出而自不知者称为大便失禁，或称"滑泄""大便滑脱"。常见以下几种情况。

◎脾肾阳虚滑泄：泄泻日久，便次频繁，肛门失约，时时流出黏液便，形寒肢冷，食少腹胀，腰酸耳鸣，小便清长，为脾肾阳虚滑泄。多因年老体弱，久病不愈，脾肾阳气日衰，肾阳亏虚，命门火衰，不能温煦脾土；脾阳不振，中焦虚寒，健运无权，致泄泻不止，滑脱不禁。

◎气虚下陷滑泄：久泻久痢，大便时时流出而已不知，甚至脱肛不收。形体消瘦，精神委顿，食欲不振，少气懒言，语声低微面色萎黄，为气虚下陷滑泄。久泻久痢，脾气日衰，气虚下陷，不能固摄，致大便失禁。

2. 便质异常

即患者大便质地、性状发生异常。故此处讨论的便质异常，主要指便中夹有食物、脓血及干稀失调等情况。

(1) 完谷不化：大便中含有较多的未消化食物，称为完谷不化，多见于脾虚泄泻和肾虚泄泻。若完谷不化，兼腹部隐痛，食欲不振，体倦乏力等症，则属脾虚；若完谷不化，兼腰膝酸软，小便清长，形寒肢冷等症，则属肾虚。

(2) 大便中带血：若大便带血，先便后血，其色黑褐如柏油者，称为远血。病位多在小肠与胃，因饮食不节或肝气犯胃，以致脾胃虚寒；或肝郁化火，迫血妄行所致。

若大便带血，先血后便，其色鲜红者，称为近血。病位多在大肠或肛门，因湿热蕴结大肠，热伤血络，迫血妄行所致。

（3）大便脓血：指大便白如胶冻，或红如瓜瓤，或红白相杂如鱼脑，且伴有腹痛，便频，里急后重，是痢疾的症状，可见于以下几种情况。

◎ 大肠湿热：若大便脓血，起病较急，腹痛腹泻，便次频繁，里急后重，滞下不爽，肛门灼热、小便短赤，或伴发热恶寒，胸脘痞闷，呕恶等症，属大肠湿热。因湿热蕴蒸，盘踞肠道，蒸腐脂膜，损伤血络而下痢脓血。

◎ 大肠寒湿：若下痢白多赤少，清稀而腥、或如豆汁，腹痛绵绵，喜热喜按，里急后重，不思饮食，胸脘痞闷而不渴，小便色清，属大肠寒湿。寒湿客于肠胃，气血滞涩，寒凝津液，湿伤气分，故见痢下白冻，或白多赤少。

◎ 感受疫毒之邪：若便下紫色脓血，发病急骤，病势险恶，壮热烦渴，腹痛剧烈，甚则神志不清，惊厥，是为感受疫毒之邪。热毒壅盛肠道，燔灼气血，故便脓血紫暗，甚则上扰神明。

◎ 正虚邪恋：若大便脓血时发时止，反复发作，迁延不愈，赤多白少，状如果酱，或纯下污浊紫血，臭秽异常，伴有腹部隐痛及轻度里急后重，是因痢疾初发，治疗不彻，以致脾胃正气虚怯，湿热积滞相为搏结，大肠传导失司而成此症。

（4）大便溏结不调：大便时干时稀，兼见胁肋胀痛，食少腹胀等，属肝郁乘脾，脾失健运；若大便初头硬，后必溏，多属脾胃虚弱。

3. 便色异常

指大便颜色的改变。询问便色的改变，可帮助了解病性的寒热。此外，有些疾病可出现特异的便色，对诊断具有重要的意义。

（1）大便黄褐如糜而臭：大便黄褐而臭，兼发热、腹痛腹胀、口渴、舌苔黄腻者，属大肠湿热。

（2）大便灰白：大便颜色灰白如陶土，溏结不调，见于黄疸，乃肝胆疏泄失职，胆汁不能正常排泄，影响脾胃运化所致。

（3）大便有黏冻、脓血：指大便脓血并见，或伴有黏液的症状，亦称为"下利赤白"，多见于痢疾。因湿热阻困肠道，壅阻气机，伤及气血，故见大便脓血。此外，肠癌患者因气血瘀阻，肠络受损，也可见大便脓血的症状。

4. 排便感觉异常

即患者排便时，肛门或腹部有异常感觉。临床常见以下几种情况。

（1）排便时肛门有灼热感：属大肠湿热，多由热迫大肠所致。

（2）腹痛欲泻，但排便不畅者：称为排便不爽，多由肠道气机不利所致。兼见腹胀痛，且矢气频多者，多是肝郁乘脾，肠道气滞。

（3）排便不爽：便中有不消化食物，酸腐臭秽，泻后痛减，为伤食积滞，肠道气机受阻所致。

（4）排便不爽：兼见便溏如黄糜，泄下黏滞，常因湿热蕴结不解，肠道气机不畅所致。

（5）里急后重：腹痛窘迫，时时欲泻，肛门重坠，便出不爽，常见于痢疾患者，乃因湿热内结肠道，气机阻滞所致。

（6）肛门下坠感：若兼脱肛者，称为肛门气坠，常见于劳累或排便后加重者，多属脾气下陷。

(二) 问小便

小便为津液代谢的排泄物，与肺、脾、肾、三焦和膀胱等脏腑功能密切相关。所以，问小便是否正常，可以了解相关脏腑的功能和水液代谢情况。

健康成人在一般情况下，白天小便4~6次，夜间0~2次，一天的尿量在1 000~2 000 mL。尿次和尿量受饮水、温度、汗出、年龄等因素影响。小便的改变包括尿量、尿次、色质及排尿感异常等方面。

1. 尿量异常

尿量异常，指昼夜尿量过多或过少，超出正常范围。

（1）尿量增多：指患者的尿量发生病理性增多的变化。其病在肾，因肾主二便，肾虚下元不固则水液排泄太过，故尿量增多。有以下两种情况。

◎ 小便清长：指尿液澄清而量多。若兼见面色㿠白，精神不振，形寒喜暖，气怯乏力，属肾阳不足。因肾阳不足，封藏失职，膀胱失约所致。

◎ 尿量增多：饮一溲二，兼见口渴多饮，形体消瘦，为消渴病，多属肾阴虚。因肾阴亏虚，阴虚阳亢，阳亢则开多合少，故尿量增多。

（2）尿量减少：指患者的尿量发生病理性减少的变化，多因津液受损，化源不足，或脏腑功能障碍，气不化水，以致水液下渗不足所形成，应详加鉴别。若小便短少而赤，兼见发热，面赤心烦，口渴喜饮，汗出等症，属热盛津伤。因热邪亢盛，损伤津液，以致化源不足所致，若发汗太过，或吐、下日久，津液耗损，亦可出现尿少。

若尿少，身体浮肿，按之凹陷，为水肿病。是因肺、脾、肾三脏功能失常，气化不利，水湿内停所致。

2. 尿次异常

即患者小便次数增加或减少的异常变化。总由多种原因影响膀胱气化功能，若膀胱失约则尿次增多而频数；若膀胱不利则尿次减少，甚则癃闭。

（1）尿次增多：亦称小便频数，简称尿频。即小便次数明显增加，甚则一日达数十次，时欲小便。尿频常见以下几种情况。

◎ 膀胱湿热：若小便频数，兼见尿急尿痛，小便短赤，口干而黏，小腹胀满，尿道有灼热感，为淋证，属膀胱湿热。因湿热蕴结下焦，膀胱气化失常所致。

◎ 肾阴亏虚：若尿频而短，色黄，兼见咽干口燥，五心烦热，颧红唇赤，腰酸耳鸣，盗汗等症，属肾阴虚。因肾阴亏虚，摄纳失职，且因阴虚生内热，影响膀胱气化而尿频。

◎ 肾气不固：若小便澄清，尿多频数，甚至失禁，伴面色㿠白，腰膝无力等症，属肾气不固。因肾气亏虚，失于固摄，膀胱失约所致。

◎ 肾阳亏虚：若患者夜尿增多，小便清长，兼见腰膝酸软，畏寒肢冷，并多见于老年人及肾病后期，属肾阳亏虚。因肾阳不足，气化不力，开合失度，膀胱失约，故致夜尿频多。

（2）癃闭：凡小便不利，点滴而短少，病势较缓者，称为癃；小便闭塞，点滴不通，病势较急者，称为闭。癃与闭虽有区别，但都指尿次减少，排尿困难，只有程度上的不同，难以严格区分，因此多合称为癃闭。癃闭亦称为小便不通，多因湿热、气结、瘀血阻碍气化；或中气不足、肾虚而致气化不行所致。

◎ 膀胱湿热：若小便点滴不通，或点滴量少，短赤灼热，兼见口苦，渴不欲饮，小腹胀满者，为膀胱湿热。湿热阻滞膀胱，或移热膀胱，湿热互结，膀胱气化失调而致小便不通。

◎ 肝气郁滞：若小便不通或者通而不畅，兼见情志抑郁，易烦善怒，胁腹胀满，甚则腹大而按之不坚者，属肝气郁滞。因肝气失疏，气机郁结，气不行水，水液排出受阻所致。

◎ 瘀血证：若小便点滴而下，或尿如细线，甚则阻塞不通，兼见小腹胀满疼痛，舌质紫暗，或有瘀点，此属瘀血证。多因跌打损伤、气滞血瘀、血热煎熬成瘀等原因引起瘀血阻滞于膀胱尿道之间，气化失司所致。

◎ 石淋：若小便点滴而出，或点滴不通，甚则小便时突然中断，兼见小腹拘急，淋漓刺痛，痛引腰腹，尿中有砂石或尿血，此为石淋，是因热结膀胱，煎熬尿液成石，砂石阻塞尿道所致。

◎ 肾阳虚：若小便不利，排尿困难，兼见腰膝酸痛，畏寒肢冷等症，属肾阳虚。因肾阳亏虚，膀胱气化无力，排出困难所致；若时欲小便而不得尿，兼见咽干口燥，五心烦热等症，属肾阴虚。因肾阴亏虚，无阴则阳无以化，乃致气化无力而成。

◎ 中气不足：若小便不利，排出无力，神疲气短，纳食减少，脘腹胀闷，小腹坠胀，大便稀溏者，属中气不足，多因脾气素虚，或劳倦伤脾，耗伤中气，气虚乏力，失于推动作用，则无力排尿。

◎ 肺气壅滞：小便不通，胸闷气急，咳嗽，呼吸不畅，为肺气壅滞，失于宣降，通调水道失职，累及膀胱而出现小便不利。

3. 排尿感异常

即患者排尿时，尿道有不适的异常感觉。常见排尿时尿道有疼痛、灼热感、余沥不尽和失禁、遗尿等情况。

（1）小便不畅尿道涩痛，伴有灼热，急迫等感觉，多见于淋证。因湿热蕴结膀胱，气化不利所致。

（2）小便余沥不尽，排尿后点滴不禁。

◎ 肾气不足：小便余沥不尽，兼见腰背酸软，四肢不温，常见于老年肾气不足，固摄失权，膀胱制约无能，导致尿后余沥。

◎ 中气虚弱：小便余沥不尽，时作时止，遇劳即发，面色㿠白，精神疲惫，纳减便溏，小腹坠胀，属中气不足。多因饮食劳倦，中气虚弱，失于升举，而致尿后余沥。

◎ 膀胱湿热：尿后余沥，小便频数，色黄浑浊，伴尿道灼热疼痛，属膀胱湿热，气化失司。

（3）小便失禁：患者神志清醒时，小便不能控制，而自行溺出的症状，称为小便失禁。

◎ 肾气不固：小便失禁，兼见面白神疲，腰膝酸软，重听耳鸣，或兼小便频数而清，属肾气不固。因肾气亏虚而机能活动减退，以致膀胱失约而小便失禁。

◎ 肺脾气虚：小便失禁而频数，伴咳喘气怯，神疲体倦，纳减便溏，食后腹胀，属肺脾气虚。因久咳伤肺，肺气虚损而失治节，加之脾虚气陷，膀胱气化失常所致。

此外，若患者神志昏迷而见小便失禁者，属病情危重之表现。

(4) 遗尿：患者睡时不自主排尿，称为遗尿，以儿童较为多见。遗尿多见于肾气亏虚，失于固摄，以致膀胱失约。常兼面色㿠白，精神不振，或畏寒肢冷，腰酸膝软，小便清长等症。

若过于疲劳则遗尿，肢倦乏力，少气懒言，食少腹胀，属脾虚气陷遗尿。

4. 尿色质异常

小便颜色发生明显改变，称尿液异常。常见到的有小便黄赤、小便浑浊和尿血三种。

(1) 小便黄赤：指尿液颜色为深黄色、黄赤或黄褐，甚至尿如浓茶的异常表现。常见以下几种情况。

◎ 肝胆湿热：小便短黄或黄赤，甚则色如浓茶，口苦纳减，恶心呕吐，胁肋疼痛，常见身目发黄，或兼发热，此为肝胆湿热小便黄赤。多因湿热内袭肝胆，或由脾胃湿热久羁，移于肝胆，疏泄不畅，下注膀胱，故尿赤而短。

◎ 寒湿郁滞：小便黄赤如茶，但量不短少，面色晦暗，身目俱黄，神疲肢倦，纳呆腹胀，形寒畏冷，大便不实，为寒湿郁滞。小便黄赤，因寒湿内壅，脾阳受损，气机郁滞，淫邪内停，故尿色暗黄。

◎ 心经炽热：小便短赤，排尿热涩作痛，发热面赤，心烦失眠，夜寐多梦，或见口舌生疮糜烂，为心经炽热。小便黄赤，常因情志失调，过食辛辣等引火之物，致心火炽盛，下移于小肠，泌别失职而小便短赤。

◎ 胃肠实热：若胃肠实热，除便秘、腹胀、腹痛外，尚可见小便短赤，是因燥热伤津，尿液浓缩故也。若湿热下注膀胱之淋证，除尿急、尿频、尿痛外，也可见小便短黄或短赤。

◎ 正常现象：天热汗多，运动量过大多汗，较长时间的饮水不足，均可见小便黄赤，此为正常现象，属生理范畴。

（2）小便浑浊：指尿液浑浊不清，而排尿时并无尿道涩痛的症状，简称尿浊或溺浊。尿色白如泔浆者，称为白浊；初尿时不浑，留置稍长，沉淀呈积粉样者均属于本症。常见以下几种情况。

◎ 下焦湿热：小便浑浊如米泔，时夹滑腻之物，或小便黄赤而浑浊不清，常有尿频尿短，排尿时有热涩感，或伴轻度疼痛，口渴不欲多饮，属下焦湿热尿浊。湿热之邪下注，影响膀胱气化，泌别失职，脂液下流，故小便浑浊如泔浆，或夹滑腻之物。

◎ 脾虚气陷：小便浑浊日久不愈，时作时止，或尿时不甚浑浊而沉淀呈积粉样，小腹下坠，尿意不畅，面色不华，神疲乏力，大便泄，为脾虚气陷尿浊。劳倦伤脾，脾虚气陷，约束无力，精微下流，故尿液浑浊。

◎ 肾阳虚衰：小便浑浊，尿频数量多，伴有面色淡白，精神萎靡，形寒肢冷，属肾阳虚衰尿浊。因肾阳虚衰，膀胱泌别失职，脂液失约，故小便浑浊，但色淡不浓。

◎ 肾阴亏虚：小便浑浊如泔浆，尿量不多，烦热口干，腰膝酸软，为肾阴亏虚尿浊。因素体阴虚，或热病伤阴，阴虚内热，热移膀胱，气化失司，清浊不分，故小便浑浊如米泔。

（3）尿血：指血从小便排出、尿色因之淡红、鲜红、红赤，甚或夹杂血块，或为淡酱油色。尿血又称为溺血，溲血或小便出血。

◎ 热结膀胱：小便短涩带血，色鲜红或暗红，伴有尿道刺痛或灼热感，小腹胀满，腰酸痛，间有发热，口渴喜饮，为热迫膀胱尿血。因邪热由表入里，结于下焦，迫及膀胱，损伤血络，故而尿血。

◎ 阴虚火旺：小便色赤带血，伴头昏目眩，咽干，颧红盗汗，骨蒸潮热，属阴虚火旺尿血，肾阴亏虚，则虚火内动，灼伤血脉，因而血随尿出。

◎ 脾肾不固：小便带血，面色萎黄，精神委顿，气短乏力，头晕耳鸣，纳减便溏，腰腿酸软，为脾肾不固尿血。因饮食劳倦等原因伤及脾肾，脾虚则统血无力，肾虚则不能固摄，以致血溢脉外，渗入水道而成尿血。

◎ 气滞血瘀：尿血，血色较暗，少腹刺痛拒按，或可触及积块，时有低热，为气滞血瘀尿血。气机阻滞，瘀血凝结于肾或膀胱，瘀久则络破血溢，而致尿血。

十、问经带

妇女有月经、带下、妊娠、产育等生理特点,故对于青春期开始之后的女性患者,除了一般的问诊内容之外,还应注意询问月经、带下、妊娠、产育等方面的情况。

妇女月经、带下的异常,不仅是妇科的常见病变,也是全身病理变化的反映。因而,即使患一般疾病,也应询问妇女月经、带下的具体情况,作为诊断妇科或其他疾病的依据。

(一) 问月经

应注意询问月经的周期,行经的天数,月经的量、色、质、有无闭经或行经腹痛等表现。

1. 经期

即月经的周期,指每次月经相隔的时间,正常为28~32天。经期异常主要表现为月经先期、月经后期和月经先后不定期。

(1) 月经先期:月经周期提前八、九天以上,称为月经先期。多因血热妄行,或气虚不摄而致。

(2) 月经后期:月经周期错后八、九天以上,称为月经后期。多因血寒、血虚、血瘀而致。

(3) 月经先后不定期:月经超前与错后不定,相差时间多在八、九天以上者,称为月经先后不定期,又称月经紊乱。多因情志不舒,肝气郁结,失于条达,气机逆乱,或者脾肾虚衰,气血不足,冲任失调,或瘀血内阻,气血不畅,经期错乱,故月经先后不定期。

2. 经量

月经的出血量,称为经量,正常平均约为50 mL,可略有差异。经量的异常主要表现为月经过多和月经过少。每次月经量超过100 mL,称为月经过多。多因血热妄行,瘀血内阻,气虚不摄而致。每次月经量少于30 mL,称为月经过少。多因寒凝,经血不至,或血虚,经血化源不足,或血瘀,经行不畅而致。

3. 崩漏

指妇女不规则的阴道出血。临床以血热、气虚最为多见。血得热则妄行,损伤冲任，经血不止，其势多急骤。脾虚，中气下陷，或气虚冲任不固，血失摄纳，经血不止，其势多缓和。此外，瘀血也可致崩漏。

4. 经闭

成熟女性，月经未潮，或来而中止，停经三月以上，又未妊娠者，称为闭经或经闭。经闭是由多种原因造成的，其病机总不外经络不能通利，经血闭塞，或血虚血枯，经血失其源泉，闭而不行。可见于肝气郁结、瘀血、湿盛痰阻、阴虚、脾虚等证。

闭经应注意与妊娠期、哺乳期、绝经期等生理性闭经，或者青春期、更年期，因情绪、环境改变而致的一时性闭经及暗经加以区别。

5. 经行腹痛

是在月经期，或行经前后，出现小腹部疼痛的症状亦称痛经。多因胞脉不利，气血运行不畅，或胞脉失养所致。可见于寒凝、气滞血瘀、气血亏虚等症。若行经腹痛，痛在经前者属实，痛在经后者属虚。按之痛甚为实，按之痛减为虚。得热痛减为寒，得热痛不减或益甚为热。绞痛为寒，刺痛、钝痛、闷痛为血瘀。隐隐作痛为血虚。持续作痛为血滞。时痛时止为气滞，胀痛为气滞血瘀。气滞为主，则胀甚于痛；瘀血为主，则痛甚于胀。

（二）问带下

在正常情况下，妇女阴道内有少量无色、无臭的分泌物，谓之带下。带下具有濡润阴道的生理性作用。如王孟英所说："带下，女子生而即有，津津常润，本非病也。"若带下明显过多，淋漓不断，或色、质、气味异常，为病理性带下。但若妇女在月经期前后、排卵期或妊娠期，带下量略有增加，仍属生理现象。

问带下，应注意询问带下量的多少、色质和气味等情况。因带下颜色不同，有白带、黄带、赤带、青带、黑带、赤白带及五色带等名称，临床以白带、黄带、赤白带较为多见。

一般情况下，带下色深、质地黏稠、有臭味，多属实热；质稀或有腥气味者，多属虚寒。

1. 白带

指带下色白量多、质稀如涕、淋漓不绝而无臭味的症状，多因脾肾阳虚，寒湿下注所致。若状如凝乳或豆腐渣，多因湿浊下注所致。

2. 黄带

指带下色黄、质黏臭秽的症状，多因湿热下注或湿毒蕴结所致。

3. 赤白带

指白带中混有血液、赤白杂见的症状，多因肝经郁热，或湿毒蕴结，损伤络脉所致。若绝经后仍见赤白带淋漓不断，可能由癌瘤引起。

此外，对成年女性应注意询问其是否结婚、结婚年龄、配偶的健康状况，以及有无传染病或遗传性疾病。对育龄期女性应询问初潮年龄及绝经年龄和绝经前后的情况。已婚女性还应询问妊娠次数、生产胎数，以及有无流产、早产、难产等。

十一、问小儿

由于受到小儿理解及表达能力的影响，使问诊增加了难度，故医生还需要询问其父母或陪诊者，从而获得有关的疾病资料。《景岳全书·小儿则》云："小儿之病，古谓之哑科，以其言语不能通，病情不易测……此甚言小儿之难也。"

由于小儿生理上具有脏腑娇嫩、生机蓬勃、发育迅速的特点，病理上具有发病较快、变化较多、易虚易实的特点。因此，问诊时除要了解一般问诊的内容以外，还要从小儿的生理、病理特点出发，询问小儿的出生与发育情况和容易导致小儿发病的因素，结合所获的有关资料，加以全面分析，还须四诊合参才能全面了解，不致误诊。问小儿时，除了一般的问诊内容外，还应重点询问下列内容。

（一）问出生前后情况

小儿的某些疾病，如新生儿（出生后至1个月）疾病、痫病等，多与母亲妊娠期健康状态及分娩情况有关，故应注意询问产妇妊娠期和哺乳期的营养状况，有无疾病、治疗用药情况，以及小儿是否难产、早产，颅脑是否受到损伤等。

婴幼儿（1个月至3周岁）发育较快，需要营养较多而脾胃功能相对较弱，喂养不当易致消化不良、吐泻、疳积，或表现为"五软""五迟"等，故应注意询问小儿的喂养情况和坐、爬、立、走、出牙、学语的情况，以了解小儿的后天营养是否充足和生长发育是否正常。

(二) 问预防接种、传染病史

小儿 6 个月至 5 周岁之间，从母体获得的先天免疫力逐渐消失，而自身的免疫机能尚未健全，一旦接触某种传染病则容易感染而发病，如水痘、麻疹等。预防接种能帮助小儿建立后天免疫机能，以减少感染发病概率。某些传染病获病之后，常可获得终生免疫力。因此，询问预防接种、传染病史及传染病接触史，可为确定诊断提供依据。

(三) 问发病原因

小儿的生理特点决定其对某些致病因素反应较为敏感。例如，小儿脏腑娇嫩，抗病能力弱，易受寒热等气候、环境影响，感受外邪而致病。小儿脾胃薄弱，消化力差，容易伤食而出现呕吐、腹泻等症；小儿脑神经发育不完善，易受惊吓，而见哭闹、惊叫、夜啼，甚至惊风抽搐等表现。因此，询问小儿发病原因时，应注意围绕上述因素加以询问。

第四节 切 诊

切诊，又称脉诊或按诊，是中医通过运用手指触觉，对患者体表的一定部位进行触摸按压，以了解病情、判断病证的一种诊断方法。它主要包括切脉和按诊两个部分，其中切脉是通过触摸患者的脉搏，了解病情；按诊则是通过对患者肌肤、手足、胸腹等部位的触摸按压，探测病变所在。切诊作为中医四诊之一，在获取健康与疾病相关信息方面，有着十分重要的作用。

一、脉诊

脉诊是医护人员用手切按脉搏，根据脉动应指的形象，以了解健康状况、辨别病证的一种诊察方法，是中医特色诊法之一。

(一) 脉诊的原理及意义

脉象，指脉动应指的形象。中医学认为，人体的血脉贯通全身，内连脏腑，外达肌表。心主血脉，脉为血府，心的阳气推动气血运行于脉管中，周流全身，如环无端，周而复始。所以说心动应脉、脉动应指的形象，就为脉象。脉象的产生，与心脏的搏动、心气的盛衰、脉管的通利和气血的盈亏及各脏腑的协调作用直接有关。血液在心气的推动下，运行脉道中，环流周身，内至脏腑、经络，外达四肢、百骸，无所不到，运行不息。如内脏有病，必然引起气血运行发生变化，引起脉象的改变。所以凡脏腑、经络有病，气血盛衰，皆可影响心、血、脉，使之发生变化而从脉象上反映出来。因此，切脉对于诊察脏腑气血的盛衰，判断病位、病性，推断疾病的进退预后，均有重要意义。

(二) 脉诊的部位

脉诊的部位主要在手腕部的桡动脉处，具体分为寸、关、尺三部。

1. 寸部

位于腕横纹以上、拇指立起时，有筋头起，筋内侧凹陷处就是这处脉象，桡骨茎突内侧部，对应心、肺。

2. 关部

位于掌面腕横纹上2寸，两筋之间，对应肝、脾。

3. 尺部

位于掌后高骨后尺侧部，尺侧腕屈肌腱的桡侧缘，对应肾、命门。

三部有上、中、下之分，每部又分浮、中、沉三候，合称"三部九候"。

(三) 脉诊的方法

1. 准备工作

保持诊室安静，让患者处于放松、舒适的状态。医生洗净双手，保持手温适中，以防患者感受不适。

2. 诊脉姿势

患者取坐位或仰卧位，手臂自然平放，腕关节微屈，手心向上。医生以中指、示指、无名指三指并拢，指腹轻触患者桡动脉搏动处（寸口），感觉脉象。

3. 诊脉步骤

先诊寸部（手腕横纹上，靠近掌骨的部位），再诊关部（手腕横纹中央，两筋之间），最后诊尺部（手腕横纹下，近尺侧）。轻轻用力，由浅入深，感觉脉象的深浅、快慢、强弱、节律等。

4. 脉象分析

根据所感脉象，结合中医理论，分析患者体内脏腑气血的情况。

脉诊的方法主要包括选指、布指、运指。

（1）选指：医生在诊脉时，必须选用左手或右手的示指、中指、无名指三个手指的指目。指目即指尖与指腹交界棱起如弓背之处。三个手指指目的疏密要根据患者的高矮、手臂的长短及医者手指的粗细灵活调整，适宜为度。

（2）布指：医生下指时，先以中指按在患者掌后高骨内侧动脉处，称为中指定关，然后用示指按在关前定寸，用无名指按在关后定尺。小儿寸口部位甚短，一般多用"一指（拇指或示指）定关法"，而不细分寸、关、尺三部。

（3）运指：医生运指概括起来有举、按、寻、总按、单诊等手法。

◎ 举法：指医生用较轻的指力，按在皮肤上浮取脉象的方法。

◎ 按法：指医生用较重的指力，按至筋骨以沉取脉象的方法。

◎ 寻法：指医生手指用力可轻可重，左右推寻，以寻找脉动最明显的特征。

◎ 总按：即三指同时用力诊脉的方法。

◎ 单诊：用一个手指诊察一部脉象的方法。主要用于分别了解寸、关、尺各部脉象的位、数、形、势等特征。

（四）诊脉的注意事项

在诊脉过程中，医生需要注意以下事项，以确保诊断的准确性。

1. 保持心静

医生在诊脉时应保持心静，不受外界干扰，专注于患者脉象的变化。

2. 时间选择

诊脉时间一般选择在患者平静、休息后进行，避免饭后、运动后等生理因素影响脉象。

3. 手指力度

医生在诊脉时，手指力度要适中，不可过重或过轻，以免影响脉象的感知。

4. 注意环境

诊室环境应保持安静、温暖、明亮，有利于患者放松，也有利于医生更好地感知脉象。

5. 尊重患者

在诊脉过程中，医生应尊重患者，与患者保持良好的沟通，了解患者的主观感受，以便更准确地判断病情。

6. 综合分析

诊脉只是中医诊断的一个方面，医生在诊断时应结合望、闻、问等其他诊断方法，综合分析患者的情况，做出准确的诊断。

7. 注意个体差异

不同患者的脉象可能存在差异，医生在诊脉时应注意个体差异，不可一概而论。

通过以上方法和注意事项的介绍，相信读者对诊脉的方法和注意事项有了更深入的了解。在实际应用中，医生应根据患者的具体情况灵活运用诊脉方法，不断提高自己的诊断水平。

(五) 平脉与脉象的生理变异

1. 平脉

指正常人的生理脉象，称为常脉。平脉从容和缓，流利，一息脉来四至间或五至，相当于每分钟脉搏在72~80次，不浮不沉，粗细适中，节律均匀，应指有力，三部有脉。平脉具有有胃、有神、有根三个特点，是胃、心、肾在脉象上的具体体现。

(1) 有胃：人有胃气，气血充盈。脉象表现为不浮不沉，不疾不徐，从容和缓，流利，是有胃气的征象。

(2) 有神：脉之有神，是心气血脉充盈的反映。因心主血脉而藏神，脉为血之府，心神健旺，脉来有神。脉象表现为有力、有序，节律整齐。这与有胃是相辅相成的。

(3) 有根：指脉气形成脉象的根本，根即指肾气而言。诊脉时主要是以沉候肾，以尺候肾，有根脉即指尺脉或沉取有脉而言。尺脉不绝，表明肾气犹存，为有根脉。

因此，平脉提示脏腑功能正常，气血充盈，是健康的表现。

2. 脉象的生理变异

脉象和人体内外环境的关系非常密切，不但受年龄、性别、形体、生活起居和精神情志的影响，而且随着机体为适应内外环境的自身调节，可以出现各种生理性变异，与四季气候、地理环境、性别、年龄、体质、情志、劳逸、饮食、昼夜有关。

（六）病理脉象

疾病反映于脉象的变化，称为病理脉象，简称"病脉"。一般说来，除了正常生理变化范围及个体生理特异变化之外的脉象，均属病脉。

《脉理求真》博采医经及前贤名论，记述了30种脉象。近代临床所提及的脉象有浮、沉、迟、数、洪、细、虚、实、滑、涩、弦、紧、结、代、促、长、短、缓、濡、弱、微、散、芤、伏、牢、革、动、疾28种。有以浮沉、迟数、虚实六纲脉为主，其余皆以相类脉介绍，也有以心、脉、血三方面为主线。反映心的情况有心率迟数、心律促结代、力度虚实，反映血脉的情况有脉位浮沉、脉管粗细、脉的长短、脉的弹性。与血液运行流利度有关的滑涩等八要素以对举介绍，而其余则以相类脉比较说明。

1. 各种脉象与主病

主要介绍临床常见的28种脉象的脉象特征、主证及脉之机理。

◎ 浮脉

【脉象特征】轻取即得，重按稍减而不空。

【主证】表证。浮而有力为表实，浮而无力为表虚。

【脉之机理】浮脉主表，反映病邪在经络肌表的部位。外邪侵袭肌腠，卫气抵抗外邪，则脉气鼓搏于外，故应指而浮。若因正气不足，气血衰弱，或因阴不敛阳，虚阳浮越于外，其脉亦浮，但多与其他因素脉组合成相兼脉，主里虚证。故久病脉见浮，见于里虚证。

◎ 沉脉

【脉象特征】轻取不应，重按始得。

【主证】里证。沉而有力为里实，沉而无力为里虚。

【脉之机理】病邪在里，气血内困，则脉象沉而有力；若阳气虚陷，不能升举，则脉沉而无力。

◎ 迟脉

【脉象特征】脉来迟慢，一息不足四至，相当于每分钟脉搏在60次以下。

【主证】寒证。有力为实寒，无力为虚寒。

【脉之机理】寒邪凝滞，或阳失温运，气血运行缓慢，故脉迟。迟而有力，多为实寒内盛；迟而无力，多为阳虚，即为虚寒。

◎ 数脉

【脉象特征】脉来急促,一息五至到六至,相当于每分钟脉搏在90次左右。

【主证】热证。数而有力为实热,数而无力为虚热。

【脉之机理】邪热亢盛,气血运行加速,故见数脉。实热内盛,正气不衰,邪正相争,气血受邪热鼓动而运行加速,则见数而有力;久病阴虚,虚热内生,亦可使气血运行加快,但阴虚不能充盈脉道,则脉象细数无力;若虚阳外越而见数脉,必数大无力,按之豁然而空。

◎ 滑脉

【脉象特征】往来流利,应指圆滑,如盘走珠。

【主证】痰饮、食滞、实热。

【脉之机理】滑为阳气有余的征象。气盛血涌,脉道充实,往来流利,故脉来应指圆滑。痰饮内盛,饮食停滞,邪实生热,多见滑脉;平人脉滑为冲和,是正气充沛之象,故属平脉;孕妇见滑脉,为气血聚以养胎之象,属平脉。

◎ 涩脉

【脉象特征】往来艰涩不畅,如轻刀刮竹,是细迟软短的复合脉。

【主证】气滞血瘀、伤精、血少。

【脉之机理】气滞血瘀,血行艰涩不畅。营血亏少,精液损伤,脉来艰难。

◎ 虚脉

【脉象特征】三部脉举按皆无力,是无力脉的总称。

【主证】虚证。气血两虚及脏腑诸虚,尤多见气虚证。

【脉之机理】气不足以运其血,血不足以充于脉,则脉来无力。

◎ 实脉

【脉象特征】三部脉举按皆有力,是有力脉的总称。

【主证】实证。

【脉之机理】邪气实而正气不虚,邪正相搏,气血壅盛,脉道坚实,故脉搏动有力。

◎ 洪脉(附大脉)

【脉象特征】指下极大,滔滔满指,应指有力,来盛去衰。

【主证】里实热证。

【脉之机理】邪热炽盛，脉道扩大，气盛血涌，故脉来洪。

附：大脉，指脉体粗大，大而有力为实，大而无力主虚。

◎ 细脉（小脉）

【脉之机理】脉细软如丝，主要是由于气血虚，不足充脉故细。一般诸虚劳损，尤其是血虚，血脉不充，常见细脉。又因湿邪阻遏脉道，则脉象细缓。

◎ 长脉

【脉象特征】脉动应指超过寸、关、尺三部。首尾端直，超出本位。

【主证】实热证。

【脉之机理】脉长而和缓，是中气充足，气血充盛，是健康的征象。如脉长兼数而有力，主阳热亢盛的里实热证。

◎ 短脉

【脉象特征】脉动应指不足寸、关、尺三部。

【主证】有力主气郁，无力主气虚。

【脉之机理】短脉是气虚或气滞不足以导其血，血不能充盈脉道，故见短脉。

◎ 微脉

【脉象特征】极细而软，按之欲绝，若有若无。

【主证】气血大虚，阳气暴脱。

【脉之机理】主要由于气血阳气衰微，鼓动无力所致，主亡阳证。

◎ 弱脉

【脉象特征】沉细无力而软。

【主证】阳气阴精亏损。

【脉之机理】由于阳气阴精虚损，阴精不足则脉道不充，阳气虚弱则血行乏力而软，故见弱脉。

◎ 弦脉

【脉象特征】端直以长，如按琴弦，脉紧张度高。

【主证】肝胆病，诸痛，痰饮，疟疾。

【脉之机理】肝主疏泄，若肝气不舒，脉来强劲挺直有力，故成弦脉。

◎ 革脉

【脉象特征】 浮大中空外坚，如按鼓皮。

【主证】 亡血，失精，半产，漏下。

【脉之机理】 因精血亏虚，血脉不充且失养所致。女子半产、崩漏，男子遗精等病，可见革脉。

◎ 伏脉

【脉象特征】 重按推筋着骨始得，甚则伏而不见。

【主证】 邪闭，厥证，痛极。

【脉之机理】 伏脉多由寒邪凝滞经络、脏腑，正气不得宣通，脉道潜伏不显所致。常见于气机郁伏、厥证、邪闭、剧痛等症。

◎ 牢脉

【脉象特征】 沉弦实大而长。

【主证】 阴寒内实，寒疝癥瘕。

【脉之机理】 阴寒凝聚，病气牢固，故脉沉于深部弦而实大。牢脉多见于疝、癥瘕积聚病证。寒证腹痛，肝气郁滞，有时也见牢脉。

◎ 濡脉（软脉）

【脉象特征】 浮而细软，按之无力。

【主证】 虚证、湿证。

【脉之机理】 精血亏损，或脾虚不能制湿，脉无力运行，而见濡脉。

◎ 促脉

【脉象特征】 脉来数而时一止，止无定数。

【主证】 里实热证、里虚热证。

【脉之机理】 阳盛热实，阻遏脉道，脉气不相接续，故脉数而时一止，且脉促有力。脉促小而无力，多为气血、阴阳虚损，以致脉气不相接续。

◎ 结脉

【脉象特征】 脉来缓而时一止，止无定数。

【主证】 里实寒证，阳气虚脱证。

【脉之机理】 阴盛气结，寒痰血瘀、癥瘕积聚，阻滞脉道气机，故见结脉。

◎ 代脉

【脉象特征】 脉来缓慢，动而中止，良久方来，止有定数。

【主证】 脏气衰微，疼痛，惊恐，跌打损伤。

【脉之机理】 脏气亏损，元气不足，故脉不能接续，并停止时间较长且有定数。有时痛证也见代脉，多因疼痛而使脉气不能接续，与脏气衰微的代脉不同。

◎ 散脉

【脉象特征】 浮大无根，节律不齐。

【主证】 元气离散，精气将绝。

【脉之机理】 元气大虚，脉行不聚，漫无根蒂，而见散脉。

◎ 芤脉

【脉象特征】 浮大中空而软，如按葱管。

【主证】 失血，伤阴。

【脉之机理】 由于失血过多，或阴津虚损于内，阳气浮散于外，而见芤脉。多见于大失血或大汗之后阴血损伤之病证。

◎ 缓脉

【脉象特征】 一息四至，脉来缓怠。

【主证】 虚证、湿证。

【脉之机理】 气虚无力推动血液运行，或气机为湿所困，故脉来怠缓。多见于脾胃虚弱，湿阻中焦之证。若脉来从容和缓，有胃、有神、有根，即为平脉。

◎ 疾脉

【脉象特征】 脉来疾急，一息六至以上，可达七至，相当于每分钟脉搏在120次左右。

【主证】 阳极阴竭，元气将脱。

【脉之机理】 疾脉多由真阴衰竭于下，孤阳亢极于上，虚阳浮越所致。脉疾而有力，为阳亢无制，真阴欲绝之象，常见亡阴证；脉疾而无力，多为阴邪暴虐，阳气将绝之征，常见亡阳证。

◎ 紧脉

【脉象特征】 脉来绷急，状如牵绳转索。

【主证】 寒证、痛证、宿食。

【脉之机理】 寒邪过盛则脉道收缩紧急，故见紧脉。寒邪在表，脉浮紧；

寒邪在里，脉多沉紧。疼痛时气机阻滞，脉道收引，故亦常见紧脉。

◎ 动脉

【脉象特征】脉形如豆，厥厥动摇，滑数有力。

【主证】痛证、惊风。

【脉之机理】动脉是因阴阳相搏，升降失常，使其气血冲动，故脉道随气血冲动而呈滑数有力。痛则阴阳不和，气血阻滞，惊则气窜，均可见动脉。

2. 相似脉的鉴别

28种病脉中，有些脉象很近似，容易混淆不清，应加以鉴别。

（1）比类法：将相似的脉象归为一类进行比较，找出其特征的方法。

◎ 浮脉类：浮脉与散、芤、革脉，脉位均表浅。浮脉举之有余，按之不足而不空。散脉浮大无根，至数不齐；芤脉浮大中空而软；革脉浮大中空而硬。

◎ 沉脉类：沉脉与伏脉、牢脉，脉均在深部，轻取不应，重按始得。伏脉推筋着骨，始得脉动；牢脉沉取实大弦长，坚牢不移。

◎ 迟脉类：迟脉与缓脉比较，迟脉一息不足四至；缓脉稍快于迟脉，一息四至，但指感脉来缓怠。

◎ 数脉类：数脉与滑、疾脉，脉率均数。数脉一息六至，滑有数意，往来流利，如盘走珠，其势较数为柔；疾脉快于数，一息七至。

◎ 虚脉类：虚脉与微、弱、濡脉比较，此四种脉都属软弱无力。虚脉是无力脉总称。微脉极细而软，似有似无。弱脉沉细而软，重按乃得。濡脉浮细而软，轻取即得。

◎ 实脉类：实脉与洪脉，均属有力脉。实脉长大坚实，应指有力，举按皆然，来去皆盛，为有力脉的总称；洪脉浮大有力，来盛去衰，滔滔满指。

◎ 歇止脉类：促、结、代脉均为歇止脉。促脉数而一止，结脉迟而一止，两者歇止时间较短，止后自复迅速，止无定数。代脉迟而一止，歇止时间良久方能复来，止有定数。

（2）对举法：主要是针对八种因素两个对立的方面加以比较，此种学习方法，不仅便于掌握不同脉象，而且提示对举脉不会组合成相兼脉。

◎ 浮脉与沉脉：是反映脉位浅、深的一对脉象。浮脉轻取即得，位于上部，主表属阳；沉脉重按始得，位于下部，主里属阴。

◎ 迟脉与数脉：是反映脉率快、慢的一对脉象。迟脉一息不足四至，主寒属阴；数脉一息六至，主热属阳。

◎ 虚脉与实脉：是反映脉力度的一对脉象。虚脉三部举按均无力，主虚证；实脉举按皆有力，主实证。

◎ 滑脉与涩脉：是反映气血运行流畅程度的一对脉象。滑脉应指圆滑，往来流利，主气血运行流畅；涩脉往来艰涩，主气滞血瘀。

3. 相兼脉与主病

在疾病过程中，由于病变机体的正气有盛衰不同，致病因素可有两种以上邪气相互兼夹，病变的部位和性质也不断变化，所以在临床上所见的病脉不是单一的脉象，而是两种或两种以上的脉同时出现。这种由两种以上单一脉相兼并复合而成的脉象，就叫相兼脉，又称复合脉。临床上以相兼脉多见，只要不是对举脉，都有可能形成相兼脉。

二、按诊

按诊是对患者病变部位施行触摸按压叩击而推断疾病的部位和性质的一种诊察方法。按诊包括按胸胁、按肌肤、按手足、按脘腹、按腧穴等方面。

（一）按胸胁

按胸部主要了解心、肺等腔内的病变情况。按胁肋，主要了解肝、胆等病变情况。

（二）按肌肤

主要辨别肌肤的寒热、润燥、肿胀、疼痛等。在外科，触按病变部位可辨别病证的阴阳和成脓情况。如疮疡按之肿硬不热属寒证；肿处灼手、压痛者属热证。根盘平塌漫肿，多属阴证；根盘紧束者，多属阳证。

（三）按手足

主要了解手足的寒热。手足俱冷多为阳虚阴寒证，手足俱热多为阳热亢盛证。手心热多为阴虚内伤，手背热多为外感风寒表证。两足皆凉多为阴寒证，两足心热多为阴虚证。

（四）按脘腹

主要了解脘腹的痛与不痛，软与硬，有无痞块，以辨别脏腑虚实和病邪性质及其积聚的程度。按脘部的软硬和有无压痛，可鉴别痞证与结胸。

（五）按腧穴

通过对腧穴的按压，了解穴位的变化以验证疾病所属脏腑的诊察方法。腧穴是经络、气血在人体表面聚集、输注或通过的重点部位，也是五脏六腑之气所转输的地方。若腧穴出现结节或条索样物，或有压痛和敏感反应，则提示所属脏腑发生病变。如肠痈，在上巨虚有压痛；胆病在胆俞穴呈条索状，并伴有压痛；胃病在胃俞和足三里穴有压痛。临床实践证明，五脏六腑之病皆在背部相应腧穴有反应，腧穴的按压为诊断内脏疾病提供了可靠的依据。

第三章　练习题与答案

第四章 中医辨证体系

所谓辨证，即是识别和分析疾病的临床表现，是中医学诊断和理解疾病的方法。它基于中医理论，运用整体观念，综合分析四诊所获得的病史、症状和体征等信息，来判断疾病的病因、病变部位、性质及正邪盛衰等情况，以确立疾病的辨证分类。

第一节 八纲辨证

八纲，即阴、阳、表、里、寒、热、虚、实八种辨证纲领的统称。八纲是从各种具体证候的个性中抽象出来的带有普遍规律的共性，在诊断疾病的过程中，有提纲挈领的作用。运用八纲对四诊所收集的资料进行综合的分析，从而初步获得关于病变的部位、性质及邪正盛衰等方面的情况，称为八纲辨证。任何一种疾病，从大体部位来说，总不外乎表证和里证；从邪正斗争的关系来说，可概括为实证和虚证；从基本性质来说，可区分为寒证和热证；从病证的总类别来说，都可归属于阴证和阳证。

一、表里辨证

表里辨证是区分疾病侵犯深浅、内外位置的重要原则。表与里是相对概念，通常指病变在皮肤、肌肉及经络者为表证，而在脏腑及骨髓者为里证。表证病情较浅且轻微，里证则病情较深且严重；病因由表向里扩展为病情加重，而里邪由内部散出表面则为病情减轻。任何疾病的辨证过程都要考虑病位的表里情况，尤其在外感疾病中具有重要意义。通过判断疾病的表里位置，可以评估病情的轻重，明确病变的深浅程度，了解病情的发展及预测疾病的进程。

（一）表证

表证是外感六淫之邪，从皮毛、口鼻侵入机体所致病位浅在肌肤的证候。表证主要见于外感疾病的初期阶段，因此往往具有起病急、病程短、病情轻、病位浅的特点。

【证候表现】以发热恶寒或恶风，舌苔薄白，脉浮为主。常兼见头身痛、鼻塞流涕、咽喉痒痛、微有咳嗽等症状。

【证候分析】邪气从皮毛、口鼻侵入，阻遏卫气的正常宣发、温煦功能，肺失宣肃，故见恶风、头痛、鼻塞流涕、咳嗽等症；邪未入里，舌象尚无明显变化，出现舌苔薄白；外邪袭表，正气奋起抗邪，脉气鼓动于外，故脉浮。

【辨证要点】有外感病史，以发热恶寒并见苔薄白、脉浮等为辨证的主要依据。

（二）里证

里证泛指病变部位在里（脏腑、气血、骨髓）的一类证候。里证与表证相对而言，里证多见于内伤疾病及外感疾病的中后期，具有病位较深、病情较重、病程较长的基本特征。

【证候表现】里证病因复杂，病位广泛，临床表现复杂多样，一般很难用几个症状全面概括。但其基本特征是没有新起恶寒发热，以脏腑症状为主要表现。

【证候分析】里证的范围甚广，除了表证及半表半里证以外，一般都属里证范畴，即所谓的"非表即里"。里证的形成原因有以下几种情况：一是表邪不解、内传入里；二是外邪直接入里，侵犯脏腑、气血、骨髓，即所谓"直中"为病；三是情志内伤、饮食劳逸等因素，直接损伤脏腑气血。

【辨证要点】多见于内伤疾病及外感疾病的中后期，具有病位较深、病情较重、病程较长的基本特征。

（三）表证与里证的鉴别要点

辨别表证和里证，关键在于观察病情的寒热、舌象和脉象等变化。通常情况下，外感病时，若有发热伴恶寒，则属于表证；若仅有发热或仅有恶寒，则为里证。表证常伴有头身痛及与肺相关的症状，而脏腑症状较不明显，而里证则主要表现为脏腑症状；表证的舌苔变化较少，而里证的舌苔常有明显变化。在脉象方面，表证多为浮脉，里证则多为沉脉或其他多种脉象。此外，判断表证和里证还需考虑病情发展的速度、严重程度以及病程的长短等因素（表4-1）。

表4-1 表证和里证鉴别

证候	病程	寒热	舌象	脉象
表证	起病急，病程短	发热恶寒	多无异常	浮
里证	久病，病程长	但热不寒或但寒不热	多有异常	沉

（四）表证与里证的关系

1. 表里同病

患者同时出现表证和里证，称为表里同病，如患者既有发热恶寒、鼻塞等表证表现，又有腹胀、便秘、小便黄赤、大便秘结等里证表现。表里同病，一般多见于表证未解，邪已入里，或原有里证，又新感外邪，或病邪同时侵犯表里所致。

2. 表里转化

在一定条件下，表证和里证可以相互转化。主要有以下两种情况。

（1）表邪入里：表邪不解，内传入里，即表证转化为里证，称为表邪入里。其形成多由于正气不足，或邪气过盛，或治疗、护理不当所致。

（2）里邪出表：病邪从里透达于外，称为里邪出表，其形成多由于治疗、护理得当，机体抗病能力增强所致。

表证和里证之间的相互转化主要取决于正邪相争的状况。一般来说，表邪入里表示正不胜邪，病势加重；里邪出表，反映邪有出路，病势减轻。

二、寒热辨证

寒热是辨别疾病性质的一对纲领。寒证与热证反映机体阴阳的偏盛与偏衰，性质相反。阳虚或阴盛表现为寒证，阴虚或阳盛表现为热证。《素问·至真要大论》曰："寒者热之，热者寒之"，即辨别疾病性质的寒热，是治疗和护理时立法施护的依据之一。

（一）寒证

寒证指感受寒邪或机体阳虚阴盛所表现性质属寒的证候。

【证候表现】恶寒或畏寒喜暖，口淡不渴，面色苍白，肢冷蜷卧，小便清长，大便稀溏，舌淡苔白而润滑，脉迟或紧等。

【证候分析】多由外感寒邪，或因内伤久病而耗伤阳气，或过服生冷寒凉，阴寒偏盛所致。阳气不足或感受寒邪，不能发挥其温煦周身的作用，故出现恶寒喜暖，肢冷蜷卧，面色苍白；阳虚不能温化水液，而致痰、涎、涕、尿等分泌物、排泄物清长；阴寒内盛，未伤津液，所以口淡不渴；寒邪伤及脾阳则运化失职而见大便稀溏；阳虚气化失司，寒湿内生，则舌淡苔白而润滑；阳气虚弱，鼓动血脉之力不足，故脉迟；寒主收引，受寒则脉道收缩，故见脉紧。

【辨证要点】以冷、白、清、润、迟等为辨证的主要依据。

(二) 热证

热证指感受热邪，或机体阳盛阴伤所表现性质属热的证候。

【证候表现】病势急而形体壮者，多为实热证，即"阳胜则热"；内伤久病，阴亏阳亢者，多为虚热证，即"阴虚则热"。风热之邪袭于肌表，多为表热证；热邪盛于脏腑，或阴液亏虚所致者，多为里热证。各类热证的证候表现也不尽一致，但常见的有发热，恶热喜冷，口渴喜冷饮，面红目赤，烦躁不宁，痰、涕黄稠，吐血、衄血，小便短赤，大便干结，舌红苔黄而干燥，少津，脉数等。

【证候分析】多因外感热邪，或素体阳盛，或寒邪入里化热，或七情内郁化火，或因饮食不节，积蓄为热，或房室劳伤，劫夺阴精，或久病伤阴，阴虚内热所致。阳热偏盛则发热、恶热喜冷；热伤津液，则小便短赤；津伤则引水自救，故口渴喜冷饮；火性炎上，故见面红目赤；热扰心神，则烦躁不宁；肠热津亏，传导失司，则大便干结；舌红苔黄、脉数为阳热亢盛的表现，苔干燥少津是热盛阴伤的表现。

【辨证要点】以热、赤、黄、干、稠、数等为辨证的主要依据。

(三) 寒证与热证的鉴别要点

寒证与热证的鉴别，不能单凭某一症状，应对疾病的全部表现综合观察，才能得出正确的结论。临床多从患者的面色、寒热喜恶、四肢冷暖、口渴与否、二便情况、舌象、脉象等的变化，进行辨别（表4-2）。

表 4-2　寒证与热证鉴别

证型	寒 热	面色	四肢	口 渴	二 便	舌 象	脉象
寒证	恶寒喜热	苍白	冷	不渴	大便稀溏 小便清长	舌淡苔白	迟或紧
热证	恶热喜冷	红赤	热	渴喜冷饮	大便秘结 小便短赤	舌红苔黄	数

（四）寒证与热证的关系

寒证与热证虽然有着阴阳盛衰的本质区别，但又互相联系，它们既可以在患者身上同时出现，表现为寒热错杂的证候，又可在一定条件下互相转化。在疾病的危重阶段，还可出现假象。

1. 寒热错杂

患者同时出现寒证和热证，称为寒热错杂。临床上所见上热下寒、上寒下热、表寒里热、表热里寒等皆属此类。

2. 寒热转化

在一定条件下，寒证和热证的性质发生相互转化，出现寒证化热、热证化寒的情况。临床上先出现寒证，后出现热证，当热证出现，其寒证消失，此谓寒证转化为热证。若临床中先见热证，后见寒证，而当寒证出现时，其热证消失，此即为热证转化为寒证。寒热转化是病情进一步发展的表现。

3. 寒热真假

在疾病过程中，一般情况下，疾病的本质与其所反映的现象是一致的，即热证见热象，寒证见寒象。但在疾病的危重阶段，有时会出现真热假寒、真寒假热的证候，即热证见寒象、寒证见热象。这些假象常见于病情危重时，如不细心辨别，往往容易危及生命。

（1）真热假寒：又称阳盛格阴，由于内热过盛，深伏于里，阳气被郁而不能外达四肢，就会出现格阴于外的一些假寒现象。

（2）真寒假热：又称阴盛格阳，由于阴寒内盛，阳气虚弱已极，阳不制阴，虚阳浮越于外，使阴阳不相顺接而致。

三、虚实辨证

虚实是用以概括和辨别邪正盛衰的一对纲领，主要反映疾病过程中人体正气和致病邪气的盛衰变化及力量对比。虚证主要指正气亏虚；实证主要指邪气盛实。正如《素问·通评虚实论》中所云："邪气盛则实，精气夺则虚。"辨别疾病属实属虚，是治疗护理时确定扶正或祛邪的主要依据。实证宜攻其邪，即祛其有余；虚证宜扶其正，即补其不足。虚实辨证准确，才会攻补适宜，而不致犯虚虚实实之误。

（一）虚证

虚证指人体的正气不足，脏腑功能衰退所表现的证候。多见于素体虚弱，后天失调，或久病、重病之后。因气血阴阳虚损的不同，故临床上又有血虚、气虚、阴虚、阳虚的区别。

【证候表现】血虚证表现为面色苍白或萎黄无华，唇色淡白，心悸失眠，头晕眼花，手足麻木，妇人月经量少、愆期或经闭，舌质淡，脉细无力。气虚证表现为面色无华，疲倦乏力，少气懒言，语声低微，自汗，动则诸症加重，舌淡，脉虚弱。阴虚证表现为午后潮热，盗汗，颧红，咽干，小便短黄，舌红少苔，脉细数。阳虚证表现为形寒肢冷，面色白，神疲乏力，口淡不渴，小便清长，大便稀溏，舌淡苔白，脉弱。

【证候分析】虚证形成的原因，有先天不足和后天失调两个方面，但以后天失调为主。如饮食失调，后天之本不固，或七情劳倦，内伤脏腑气血，或久病失治误治，损伤正气，或房事过度，耗伤肾精元气；大吐、大泻、大汗、出血等，使阴液气血耗损等，均可形成虚证。

（二）实证

实证指人体受到外邪侵袭，或者在疾病过程中阴阳气血失衡，导致体内病理物质积聚，基本病理特征是邪气盛行而正气未虚，表现为证候有余、亢盛、停聚等特征。

【证候表现】发热，形体壮实，声高气粗，精神烦躁，胸胁脘腹胀满，疼痛拒按，大便秘结或热痢下重，小便短赤，舌苔厚腻，脉实有力等。

【证候分析】实证范围极为广泛，临床表现极为复杂，其形成原因可概括为两个方面：一是外邪侵犯人体的初期或中期，邪气亢盛而正气未虚，正邪剧争所致；二是脏腑功能失调，气化障碍，导致水湿、痰饮、瘀血等病理产物滞留体内。

【辨证要点】以邪气亢盛所致有余的临床表现，以及水湿、痰饮、瘀血、结石、食积、虫积等有形病理产物积聚体内等症状为辨证的主要依据。

(三) 虚证与实证的鉴别要点

虚证和实证主要从患者的形体盛衰、精神状态的好坏、病程长短、痛处的喜按与拒按，以及舌象脉象的变化上相鉴别（表4-3）。

表4-3 虚证与实证鉴别

证型	病程	体质	精神	疼痛	二便	舌象	脉象
虚证	长	虚弱	萎靡	喜按	小便清长，大便稀溏	舌淡少苔	细弱
实证	短	壮实	烦躁	拒按	小便短赤，大便秘结	苔厚腻	有力

(四) 虚证与实证的关系

疾病的变化是一个复杂的过程，常由于体质、治疗、护理等因素的影响，使虚证和实证之间发生虚实夹杂、虚实转化等相关变化。

1. 虚实夹杂

指患者同时出现虚、实两方面的病证。虚实夹杂的证候，有的是以实证为主，而夹有虚证；有的以虚证为主，而夹有实证；亦有虚实证并见、并重者。

2. 虚实转化

在疾病发展过程中，由于邪正相争，故在一定条件下，虚证和实证还可以相互转化。实证转化为虚证，多因实证失治或误治，或邪气过盛伤及正气而成，出现气短乏力、面色苍白、脉细无力等虚证表现。虚证转化为实证，在临床比较少见，临证中多见的是先为虚证，而后转化为虚实夹杂证。

四、阴阳辨证

阴阳是用来识别疾病特性的两个主要方面。尽管疾病的证候复杂多样，但总结起来可分为阴性证候和阳性证候两大类。其中，表证、热证和实证属于阳性证候；里证、寒证和虚证则属于阴性证候。由于阴阳可以总括其余六纲，因此被称为八纲中的总纲。

(一) 阴证

所有符合压抑、静止、暗淡、凋落等"阴"属性的证候，都属于阴证。这些证候反映了体内阳气虚弱或者寒邪凝滞的病理状态，通常表现为寒冷和虚弱，机体反应多呈现衰退的状态。阴证主要以虚寒证为典型表现。

【证候表现】精神萎靡，面色苍白，气短声低，倦怠乏力，口淡不渴，小便清长，大便稀溏，舌淡胖嫩，脉迟弱等。

【证候分析】精神萎靡，声低乏力，是气虚的表现；畏冷肢凉，口淡不渴，小便清长，大便溏泄气腥，是里寒的症状；舌淡胖嫩，脉沉迟、微弱、细均为虚寒之象。

【辨证要点】以里、虚、寒等症状为辨证的主要依据。

(二) 阳证

所有符合兴奋、激动、明亮、过度等"阳"属性的证候，属于阳证。这些证候反映了体内热邪旺盛或阳气过盛的病理状态，通常表现为热证和实证，机体反应多呈现亢盛的状态。阳证主要以实热证为典型表现。

【证候表现】不同的疾病，表现出的阳证证候不尽相同，各有侧重。其特征性表现主要有：面色赤，恶寒发热，烦躁不安，语声高亢，呼吸气粗，喘促痰鸣，口干渴饮，大便秘结奇臭，小便短赤涩痛，舌红绛，苔黄黑生芒刺，脉浮数、洪大、滑实。

【证候分析】身热面赤、烦躁、渴喜冷饮为热证的表现；呼吸气粗、大便秘结、小便短赤是实证的表现；舌红绛、苔黄燥、脉洪大、滑实均为实热之证。

【辨证要点】以表、实、热等症状为辨证的主要依据。

(三) 亡阴证

亡阴证指体内阴液大量耗损而欲竭所表现的危重证候。

【证候表现】汗出而黏，呼吸短促，身灼肢温，烦躁不安，渴喜冷饮，面色潮红，舌红而干，脉细数无力等。

【证候分析】亡阴是在久病阴液亏虚的基础上进一步发展而成的，或因高热伤阴、大汗不止、剧烈吐泻、大量出血、严重烧伤而使阴液暴伤。阴液耗竭，真阴外脱，故见汗出；阴虚则热，故汗出而黏，身灼肢温，口渴欲饮；阴液大量脱失，阳气无所依附而浮越，故躁扰不安；唇舌干燥、脉细数无力为阴亏有热之象。

【辨证要点】以大汗、汗出而黏、肌肤热、手足温、躁扰不安、脉细数无力等为辨证的主要依据。

(四) 亡阳证

亡阳证指体内阳气极度衰微而欲脱所表现的危重证候。

【证候表现】冷汗淋漓，面色苍白，精神淡漠，身畏寒，手足厥冷，气息微弱，口不渴或渴喜热饮，舌淡，脉微欲绝等。

【证候分析】亡阳一般是在阳气虚衰的基础上进一步恶化而成；也可因阴寒之邪极盛而致阳气暴伤；或因大汗、剧烈吐泻、大出血等致阳随阴脱；或因中毒、严重外伤、瘀痰阻塞心窍等而使阳气暴脱。阳气亡脱，津随阳泄，则大汗淋漓；阳衰则寒，故见手足厥冷、肌肤不温等；阳气极度衰微，故可见神情淡漠甚至昏迷、脉微欲绝。

【辨证要点】以冷汗淋漓、四肢厥冷、神情淡漠甚至昏迷、脉微欲绝等为辨证的主要依据。

第二节 病性辨证

病性辨证，是中医理论体系中的重要组成部分，它基于阴阳五行等基本理论，通过四诊合参（望、闻、问、切）的方法，将所得的证候资料进行综合分析，从而确定病性的辨证方法。

病性，指疾病当前病理变化的本质属性。由于病性是导致疾病当前证候的本质性原因，因而也有称病性为"病因"者，即"审症求因"之谓。病性辨证的任务是根据中医的病因、病机以及气血津液理论，依据疾病外在表现的症状和体征，推断当前病理变化的本质特征。本节重点介绍了六淫辨证、阴阳虚弱辨证、气血辨证以及津液辨证的内容。

一、辨六淫证候

六淫包括风、寒、暑、湿、燥、火六种病邪。辨别六淫证候是根据这些病邪的致病特征，分析和综合四诊所收集的各种病情资料，推断疾病的辨证方法之一。

六淫病证通常是外感引起的，外邪常通过肌肤或口鼻侵入人体，与季节气候和居住环境密切相关。例如春季多风病，夏季多暑病，长夏多湿病，秋季多燥病，冬季多寒病。长期居住在潮湿地区易患湿病，而在高温环境下工作则容易出现燥热证候。各种病证既可单独侵袭人体，还可两种以上邪气相兼同时侵犯人体，还可在一定条件下发生转化。

(一) 风淫证

风淫证指因感受风邪而引起的一类病证，表现出符合"风"性特征的证。

【证候表现】恶风，微发热，头痛汗出，舌淡苔薄白，脉浮缓；或有鼻塞，流清涕，喷嚏；或伴咽喉痒痛、咳嗽；或突起风团，皮肤瘙痒难忍，瘾疹，发无定处，此起彼伏；或突发肌肤、面部麻木，口眼㖞斜，或颈斜或项背强直，角弓反张；或肌肉僵直、痉挛、抽搐；或肢体关节疼痛，游走不定；或新起面睑、肢体浮肿等。

【证候分析】风为阳邪，其性开泄，易袭阳位，善行而数变。常兼夹其他邪气为患。故风淫证具有发病迅速、变化快、游走不定的特点。风淫证根据其病位与证候的不同，而有不同的证名。

风邪袭表，伤及卫气，卫气不固，腠理疏松，故恶风、发热、汗出、脉浮缓；风邪袭肺，肺气失宣，鼻窍不利，故鼻塞、流清涕、喷嚏、咽喉痒痛、咳嗽；风邪侵袭肤表、肌腠，营卫不和，邪郁皮肤，故突起风团、皮肤瘙痒、瘾疹，发无定处，此起彼伏；风邪或风毒侵袭经络，经气阻滞不通，轻则可出现肌肤、面部麻木、口眼㖞斜，或左或右，或颈斜或项背强直，角弓反张；重则肌肉僵直、痉挛、抽搐；风与寒湿相兼，常流注关节，使气血运行受阻，故肢体关节游走疼痛，屈伸不利；风邪犯肺卫，宣降失常，通调水道失职，故面睑、肢体浮肿。

风邪可以与寒邪、热邪、火邪、湿邪、痰邪、水邪、毒邪等合并，形成不同的病理状态，具有不同的临床表现，如风寒证、风热证、风火证、风湿证、风痰证、风水证、风毒证等。

此外，内风证是因机体内部病理变化导致的主要表现为风性动摇的证候，又称为"动风"。而风淫证则主要是外感外界风邪所致，其证候表现与内风有所不同，需进行区分鉴别。

【辨证要点】以恶风、微热、头痛汗出、脉浮缓；鼻塞流清涕、咽喉痒痛、咳嗽；或突起风团、瘙痒难忍、麻木、口眼㖞斜、肢体关节游走疼痛、面睑浮肿等症状为辨证的主要依据。

（二）寒淫证

寒淫证指寒邪侵袭机体，阳气被遏，以恶寒、无汗、头身或胸腹疼痛、脉紧等为主要表现的实寒证。

【证候表现】恶寒重，或伴发热，无汗，头身疼痛，鼻塞，流清涕，脉浮紧；或见咳喘，咳痰稀白；或为脘腹冷痛，肠鸣腹泻，呕吐清水；或为四肢厥冷，手足拘急；口不渴或渴喜热饮，小便清长；面色白或青，舌苔白，脉弦紧或沉迟有力。

【证候分析】本证多因淋雨、涉水、着衣单薄、露宿、在冰雪严寒处停留、食生、饮冷等感受阴寒之邪所致。寒为阴邪，具有凝滞、收引、易伤阳气的特性。

寒邪束表，肺卫失宣，故见恶寒重，或伴发热，无汗，鼻塞，流清涕，脉浮紧；寒凝经脉，经气不利，故头身疼痛等；寒邪客肺，肺失宣降，故见咳嗽、气喘、咳痰稀白等症；寒滞胃肠，致使胃肠气机不利，和降、传导功能失常，故脘腹疼痛、肠鸣腹泻、呕吐等；寒伤阳气，凝滞血脉，故见肢体拘急冷痛，面色白或青，舌苔白，脉弦紧或沉迟有力。

证候常见的寒淫证有伤寒证、中寒证等。伤寒证指寒邪束表犯肺，肺气失宣所致的表实寒证，又称风寒表证、表寒证、寒邪束表证等；中寒证指寒邪直中脏腑，伤及脏腑、气血，遏制并损伤阳气，阻滞脏腑气机和血液运行所表现的里实寒证，又称内寒证、里寒证等。

寒邪常与风邪、湿邪、燥邪、痰邪、饮邪等同时存在，表现为风寒证、寒湿证、凉燥证、寒痰证、寒饮证等。寒邪侵袭时，常可形成寒凝气滞证、寒凝血瘀证；若耗伤阳气，则可能发展为虚寒证，甚至导致亡阳。

【辨证要点】有感受寒邪的病史，以恶寒、无汗、头身疼痛、脉浮紧；腹冷痛，肠鸣腹泻，呕吐清水与寒冷症状共见为辨证的主要依据。

（三）暑淫证

暑淫证指感受暑热之邪，耗气伤津，以发热、汗出、口渴、疲乏、尿黄等为主要表现的证。

【证候表现】发热恶热，心烦汗出，口渴喜饮，汗出疲乏，气短，小便短黄，肢体困倦，舌红，苔白或黄，脉虚数；或发热，胸脘痞闷，腹痛，呕恶，无汗，苔黄腻，脉濡数；或壮热烦渴，猝然昏倒，汗出不止，气急，尿黄；甚至昏迷、不省人事，或四肢厥冷、抽搐、角弓反张、牙关紧闭、舌红绛而干、脉细数等。

【证候分析】有夏月感受暑热之邪的病史，暑邪致病有严格的季节性。暑为阳邪，具有炎热升散、耗气伤津、易夹湿邪等致病特点。

暑性炎热，蒸腾津液，故见发热恶热，心烦汗出；暑邪耗气伤津，而见口渴喜饮、气短神疲、小便短黄等症；暑夹湿邪，阻碍气机，故见肢体困倦，苔白或黄；若湿邪较甚，阻遏中焦，脾胃运化失司，气机升降失调，则胸脘痞闷，腹痛，呕恶；邪气闭阻，则无汗；苔黄腻，脉濡数为暑湿之征；暑热内灼神明，引动肝风，故发热，甚至壮热烦渴，猝然昏倒，汗出不止，气急，昏迷，抽搐，牙关紧闭；暑热炽盛，营阴受灼，故汗出不止，舌红绛而干，脉细数等。

证候常见的暑淫证有暑伤津气证、暑湿袭表证、暑闭气机证、暑闭心包证、暑热动风证等，各自有不同的证候特征。

【辨证要点】有夏月受暑热之邪的病史，以发热、汗出、口渴、疲乏、尿黄，甚者昏迷、不省人事，或四肢厥冷、抽搐等为辨证的主要依据。

(四) 湿淫证

湿淫证指感受湿邪，或体内水液运化失常而形成湿浊，阻遏气机与清阳，以头身困重、肢体倦怠、关节酸痛重着、腹胀腹泻等为主要表现的证候。根据湿邪停留的部位不同，表现各异。

【证候表现】头重如裹，肢体困重，倦怠嗜睡，或伴无汗发热，胸脘痞闷，口腻不渴，纳呆恶心，肢体关节、肌肉酸痛，腹胀腹痛，大便稀溏，小便浑浊；或为局部渗漏湿液；或皮肤湿疹、瘙痒，女性带下量多；或四肢关节酸痛、重着，固定不移，关节屈伸不利，舌苔滑腻，脉濡、缓或细。

【证候分析】湿淫证病因一般有以下两方面：一是因外湿侵袭，如气候潮湿、淋雨涉水、居处潮湿、冒受雾露等而形成，称为外湿证；二是因脾失健运，水液不能正常输布而化为湿浊，或饮食油腻、饮冷嗜酒而生湿浊，称为内湿证。湿淫证常是内外合邪而为病，因此其证候常涉及内外。湿为阴邪，具有阻遏气机、损伤阳气、黏滞缠绵、重浊趋下等致病特点。

湿邪郁遏经络、肌肉、筋骨，阻滞经气，气机不畅故头身困重，肢体倦怠，肢体关节、肌肉酸痛；湿困脾胃，气机不畅，运化失调，故胸脘痞闷，纳呆恶心、大便稀溏；湿邪浸淫肌肤，则为局部渗液，或皮肤湿疹、瘙痒；湿性趋下、重浊，湿侵阴位，故女性带下量多，小便浑浊；湿邪阻滞气机，困遏清阳，故面色晦垢，嗜睡；感受湿邪，故舌苔滑腻，脉濡、缓或细等。

湿邪还可与风、暑、水、痰、毒等邪气合并为病，形成不同的病性相兼证，如风湿证、暑湿证、水湿证、痰湿证、湿毒证，以及湿遏卫表证、风湿犯头证等，各自可有不同的证候表现。

【辨证要点】以身体困重、四肢关节酸痛，固定不移，关节屈伸不利，酸楚、痞闷、腻浊、便溏等为辨证的主要依据。

（五）燥淫证

燥淫证指外感燥邪，耗伤津液，以皮肤、口鼻、咽喉干燥等为主要表现的证候。

【证候表现】口唇、鼻腔、咽喉干燥，皮肤干燥甚至皲裂、脱屑、口渴欲饮；舌苔干燥、大便干燥、小便短黄，或见干咳少痰、痰黏难咳等。属于温燥者，常兼见发热、微恶风寒，有汗，咽喉疼痛，舌边尖红，脉浮数；属于凉燥者，常兼有恶寒发热，无汗，头痛，脉浮紧。

【证候分析】多因气候干燥，或居处干燥少雨，感受外界燥邪所致。燥淫证的发生有明显的季节性，常见于秋季。燥邪具有干燥、伤津耗液、易伤肺脏等致病特点。

燥淫证有温燥和凉燥之分。除了"干燥"的证候以外，还有"表证"的一般表现。

初秋之季，气候尚热，余暑未消，燥热侵犯肺卫，在干燥津伤的表现基础上，又见发热微恶风寒等风热表证之象，是为温燥。证候表现：发热、微恶风寒，头痛少汗，口、唇、鼻、咽干燥，干咳无痰或痰少而黏，难于咳出，甚至痰中带血，舌干苔黄，脉浮数。

深秋季节，气候转凉，气寒而燥，人体感受凉燥，除了干燥的表现之外，还见恶寒发热，脉浮紧等表寒证候，是为凉燥。证候表现：恶寒重，发热轻，无汗，鼻塞，喉痒，咳嗽，口不甚渴，口鼻干燥，舌白而干，脉浮。

燥邪从口鼻而入，损伤肺津，影响肺的宣发和肃降功能，故口唇、鼻腔、咽喉干燥，皮肤干燥甚至皲裂、脱屑，舌苔干燥、干咳少痰、痰黏难咳等；大便干燥，小便短黄，口渴欲饮，均系津伤的表现。初秋之季，气候尚热，余暑未消，燥热侵犯肺卫，故温燥常兼见发热微恶风寒，有汗、咽喉疼痛，舌边尖红，脉浮数等风热表证之象；凉燥常兼见恶寒发热，无汗，头痛，脉浮紧等表寒之象。

燥淫证与由于血虚、阴虚所导致的机体失于濡润而出现的干燥证候不同，前者因于外感，属于外燥；后者因于内伤，属于内燥。两者也可相互为因，内外合病。证候常见的燥淫证有燥邪犯表证、燥邪犯肺证、燥干清窍证等。

【辨证要点】以秋季或身处干燥环境，口、鼻、咽、唇、皮肤不润为辨证的主要依据。

(六) 火淫证

火淫证指外感温热火邪，或饮食不当，或情志过极等，导致阳热内盛，以发热、口渴、面红、便秘、尿黄等为主要表现的证候。

【证候表现】发热微恶寒，烦躁，头痛，咽喉疼痛，鼻塞流浊涕，舌边尖红，渴喜饮冷，汗多，大便秘结，小便短赤，面色赤，舌质红或绛，苔黄而干或灰黑干燥，脉数有力；甚者或见神昏，谵语，惊厥，抽搐，吐血，痈肿疮疡。

【证候分析】多因外感温热火邪，或因情志过极而化热化火，脏腑气机过旺而成。火、热、温邪同属一类性质，仅有轻重之别。温为热之渐，火为热之极，故常有火热、温热并称。火、热、温邪为阳邪，其性燔灼急迫，伤津耗气，具有炎上、生风、动血、易致疮疡的特点。

热邪犯表，卫气失和，故发热恶热；火热上扰，故头痛；热扰心神，轻则烦躁，重则神昏谵语；热盛伤津，则口渴饮冷，大便秘结，小便短赤；邪热逼津外泄，故见汗多；火热上炎，则面赤；热盛动血，血液妄行，故见吐血；火热郁结不解，局部气血壅滞，则发为痈肿疮疡；舌红绛，苔黄而干或灰黑干燥，脉数有力均为火热炽盛之象。

火热证常与风、湿、暑、燥、毒、瘀、痰、饮等邪同存，而为风热证、风火证、湿热证、暑湿证、温燥证、火热毒证、瘀热证、痰热证、热饮证等。

病久而体内阴液亏虚者，常出现低热、五心烦热、口渴、盗汗、脉细数、舌红少津等症，辨证为阴虚证。二者同属热证范围，本质上有虚实之别。

【辨证要点】新病突起，病势较重，以发热、口渴、烦躁、便秘、尿黄、出血、舌红或绛、苔黄干、脉数有力为辨证的主要依据。

二、辨阴阳虚损证候

辨阴阳虚损证候，是根据患者所表现的症状、体征等，对照阴津、阳气的生理与病理特点，进行分析、归纳，辨别疾病当前病理本质是否存在着阴阳虚损的证候。阴阳的运用范围极为广泛，任何疾病，尽管其证候变化错综复杂，但都可以用阴或阳来加以概括说明。

辨证内容包括阳虚证、阴虚证、亡阳证和亡阴证等。

（一）阳虚证

阳虚证指人体阳气亏损，机体失却温养、推动、蒸腾、气化功能，导致阳不制阴，以畏寒肢冷为主要表现的虚寒证候。

【证候表现】畏寒，肢冷，身重嗜睡，口淡不渴，或喜热饮，或自汗，尿清便溏，尿少肿胀，面色㿠白，舌淡胖，苔白滑，脉沉迟无力；可兼有神疲、乏力、少气懒言等气虚的表现。

【证候分析】导致阳虚证的原因主要有：气虚进一步发展而来；过服寒凉之物或久居寒凉之地，逐渐耗伤阳气；久病伤阳；年高而命门之火渐衰。

由于阳气亏虚，机体失温，故见畏寒肢冷；水湿不化，津不上承，则口淡不渴或喜热饮；气化无权，故尿清长或尿少浮肿，便溏，舌淡胖；水液内停，故面色㿠白，舌苔白滑；推动乏力，则脉沉迟无力。

阳虚证常与气虚证共存，即阳气亏虚证。阳虚则寒，故有寒象并易感寒邪；阳虚可演化成阴虚，即阴阳两虚证，亦可演化成亡阳证。阳虚可导致气滞、血瘀、水泛，产生痰饮等病理变化。

【辨证要点】以病久体弱、畏寒肢冷、小便清长、面色㿠白、舌淡为辨证的主要依据，常与气虚症状共见。

（二）阴虚证

阴虚证指人体阴液亏少而无以制阳，其滋润、濡养等功能减退，或阴不制阳，阳气偏亢，以口咽干燥、五心烦热、潮热盗汗、脉细数等为主要表现的虚热证候。

【证候表现】形体消瘦，午后潮热，两颧潮红，潮热盗汗，五心烦热，口燥咽干，小便短黄，大便干结，舌红少津，少苔或无苔，脉细数等。

【证候分析】导致阴虚证的原因主要有：热病之后，或杂病日久，耗伤阴液；情志过极，火邪内生，久而伤及阴精；房事不节，耗伤阴精；过服温燥之品，阴液暗耗。

由于阴不制阳，失去其濡养滋润的作用，故见手足心热、心烦、颧红、潮热、盗汗、口燥咽干等症。阴虚则阳偏亢，故小便短黄，大便干结，舌红少苔，脉细数。

阴虚证可与气虚、血虚、阳虚、阳亢、精亏、津液亏虚或燥热等证同时存在，或互为因果，而表现为气阴亏虚证、阴血亏虚证、阴阳两虚证、阴虚阳亢证、阴精亏虚证、阴津（液）亏虚证、阴虚燥热证等。阴虚可发展为亡阴，并可导致动风、气滞、血瘀、水停等病理变化。

【辨证要点】病久体虚，以口咽干燥、五心烦热、潮热盗汗、尿黄便干、两颧潮红、舌红少津、脉细数等症状为辨证的主要依据。

（三）亡阳证

亡阳证指人体阳气极度衰微而欲脱，以冷汗、肢厥、面白、脉微等为主要表现的危重证候。

【证候表现】冷汗淋漓，面色苍白或青紫，精神淡漠，身畏寒，汗质稀淡，肌肤不温，手足厥冷，呼吸气微，舌淡而润，脉微欲绝等。

证候所见的亡阳证，一般指心肾阳气虚脱。由于阴阳互根之理，故阳气衰微欲脱，可使阴液亦消亡。

【证候分析】一般是在阳气虚衰的基础上进一步恶化而成；也可因阴寒之邪极盛而致阳气暴伤；或因大汗、剧烈吐泻、大出血的等致阳随阴脱；或因中毒、严重外伤、瘀痰阻塞心窍等而使阳气暴脱。

阳气亡脱，津随阳泄，则大汗淋漓；阳衰则寒，故见面色苍白或青紫，手足厥冷，肌肤不温，神情淡漠，舌淡而润等一系列虚寒之象；虚阳外越，故见脉微欲绝。

【辨证要点】以冷汗淋漓、四肢厥冷、面色苍白、精神淡漠、气息微弱、身畏寒、手足厥逆、口不渴或渴喜热饮、脉微欲绝等症状为辨证的主要依据。

（四）亡阴证

亡阴证指人体阴液严重耗损而欲竭，以汗出如油、身热烦渴、面赤唇焦、脉数疾为主要表现的危重证候。

【证候表现】汗热味咸而黏，如珠如油，身灼肢温，虚烦躁扰，恶热，渴喜冷饮，皮肤皱瘪，小便极少，目眶凹陷，面色潮红，唇舌干燥，脉细数急，按之无力，呼吸短促等。

【证候分析】是久病阴液亏虚的基础上进一步发展而成，或因高热伤阴、大汗不止、剧烈吐泻、大量出血、严重烧伤而使阴液暴伤。

阴液耗竭，真阴外脱，故见汗出；阴虚则热，故汗出而黏，身灼肢温，口渴欲饮等一系列虚热之象；阴液大量脱失，阳气无所依附而浮越，故躁扰不安；唇舌干燥、脉细数无力为阴亏有热之象。

亡阴所涉及的脏腑，常与心、肝、肾等有关，证候一般不再逐一区分。亡阴若救治不及，势必阳气亦随之而衰亡。

【辨证要点】以汗出如油、身热烦渴、面赤唇焦、脉细数无力等症状为辨证的主要依据。

三、辨气血证候

辨别气血证候是根据患者的症状和体征，结合气血的生理和病理特征进行分析和归纳，判断疾病是否存在气血亏损或运行障碍的证候。

气血证候的分类方面，一方面涉及气血的亏虚，主要包括气虚证和血虚证，属于虚证的范畴；另一方面为气血运行失常，主要有气滞证、血瘀证，一般属于实证的范畴。证候还常见气脱证、血脱证、气陷证、气不固证，一般是气血虚的特殊表现；气逆证、气闭证，一般属于气滞的范畴。血热证、血寒证为血分的热证、寒证。

辨气血证候的主要内容包括气虚类证、血虚类证、气滞类证、血瘀证、血热证、血寒证、气血同病类证。

(一) 气虚类证

气虚类证的常见证型有气虚证、气陷证、气虚不固证、气脱证。

1. 气虚证

气虚证指气不足，脏腑组织功能减退所表现的虚弱证候。

【证候表现】神疲乏力，少气懒言，气短声低，头晕目眩，体倦乏力，自汗畏风，活动后诸症加重，舌淡嫩，脉虚无力等。

【证候分析】多因久病体虚，劳累过度，年老体弱，或先天不足，后天饮食失调等引起。

由于元气不足，脏腑机能减退，故出现神疲乏力，少气懒言，语声低微，头晕目眩；卫气虚弱，不能固护肤表，故为自汗畏风；劳则气耗，所以活动后诸症加重；营气虚不能上承于舌，故舌淡嫩；气虚鼓动血行之力不足，故脉虚无力。

【辨证要点】以神疲乏力、少气懒言、气短、活动后诸症加重、脉虚等症状为辨证的主要依据。

2. 气陷证

气陷证指气虚无力升举，清阳之气下陷所表现的虚弱证候。

【证候表现】头晕眼花，神疲气短，脘腹坠胀，便意频频，久泻久痢，大便稀溏，形体消瘦，或见内脏下垂、脱肛、子宫下垂、阴挺等，舌质淡嫩，脉弱。

【证候分析】是气虚证的进一步发展；或由劳累用力过度，损伤某一脏气；或久病失养等原因所致。本证多由气虚进一步发展而来，故兼见头晕目眩，少气倦怠等。

气虚，故可见头晕眼花，神疲气短，舌质淡嫩，脉弱等气虚症状。中气亏虚，脾失健运，清阳不升，气陷于下，则大便稀溏，便意频频，久泻久痢；气虚无力升举，内脏位置不能固定，故见气坠，或内脏下垂，或有脱肛、子宫下垂、阴挺。

由于气陷主要指中焦脾虚气陷，故又称中气下陷证或脾虚气陷证。

【辨证要点】以气坠、内脏下垂与气虚症状共见为辨证的主要依据。

3. 气虚不固证

气虚不固证指气虚失其固摄之职，以自汗，或精、血、津液、胎元、二便等不固为主要表现的虚弱证候。

【证候表现】气短，疲乏，面白，舌淡嫩，脉虚无力，或自汗不止；或流涎不止；或见遗尿，余沥不尽，小便失禁；或为大便滑脱失禁；或妇女崩漏；或为滑胎、小产；或见男子遗精、滑精、早泄等。

【证候分析】由气虚进一步发展而来。因气虚不能固摄津液、血液、小便、大便、精液、胎元等。有气虚证的一般证候表现，并有各种"不固"的证候特点。

气短，疲乏，舌淡嫩，脉虚，或自汗不止为气虚证的一般证候表现；若气不摄津则可表现为自汗、流涎；气虚不能固摄二便，可表现为遗尿，余沥不尽，小便失禁，或大便滑脱失禁；气虚不能固摄血液，则可导致妇女崩漏；气虚胎元不固，则可导致滑胎、小产；气不摄精，故遗精、滑精、早泄。

【辨证要点】以自汗或出血，或二便失禁，或血、津液、精液、胎元等不固与气虚症状共见为辨证的主要依据。

4. 气脱证

气脱证指以元气亏虚已极，气息奄奄欲脱等为主要表现的危重证候。

【证候表现】呼吸微弱而不规则，汗出不止，口开目合，手撒身软，神志朦胧，昏迷或昏仆，面色苍白，口唇青紫，二便失禁，舌质淡白，舌苔白润，脉微欲绝。

【证候分析】可由气虚进一步发展而来，或因大汗、剧烈吐泻、大出血，或因长期饥饿、极度疲劳、暴邪骤袭等所致。

元气欲脱，则肺、心、脾、肾等脏腑之气皆衰，呼吸微弱而不规则；汗出不止，为肺气外脱之征；口开目合，手撒身软，为脾气外泄之征；神志朦胧，昏迷或昏仆，面色苍白，口唇青紫，为心气外脱之象；二便失禁为肾气欲脱的表现；舌质淡白，舌苔白润，脉微为元气亏虚的表现。

若由大失血所致者，称为气随血脱证，气脱与亡阳常同时出现，证候亦基本相同。

【辨证要点】病势危重，以气息微弱、汗出不止、手撒身软、昏迷或昏仆、二便失禁、脉微欲绝为辨证的主要依据。

（二）血虚类证

血虚类证常见证型有血虚证、血脱证。

1. 血虚证

血虚证指血液亏少，脏腑、经络、组织失于濡养所表现的虚弱证候。

【证候表现】面色无华或萎黄，眼睑、口唇、爪甲色淡，头晕眼花，心悸，失眠多梦，健忘，手足发麻，妇女经血量少色淡、延期甚或闭经，舌淡苔白，脉细无力。

【证候分析】先天禀赋不足，或脾胃虚弱，生化乏源，或各种急慢性出血，或久病不愈，或思虑过度，暗耗阴血，或淤血阻络，新血不生，或肠寄生虫，影响脾胃运化，以致血乏化源等。

血液亏虚，不能濡养头目，上荣舌面，故面色无华或萎黄，眼睑、口唇、爪甲色淡、头晕眼花；血虚心失所养则心悸，神失滋养则失眠多梦；血少不能濡养筋脉、肌肤，故手足发麻、爪甲色淡；女子以血为用，血虚致血海空虚，冲任失充，故月经量少色淡，甚或闭经；舌淡苔白、脉细无力均为血虚之象。

血虚可与气虚、阴虚、血瘀等相兼，形成气血两虚证、阴血亏虚证、血虚夹瘀证。血虚进一步发展可致血脱。

【辨证要点】以面、睑、唇、舌、爪甲色淡白，手足发麻，妇女经血量少色淡、延期甚或闭经，脉细无力等为辨证的主要依据。

2. 血脱证

血脱证指突然大量出血或长期反复出血，以致血液亡脱所表现的危重证候，又称脱血证。

【证候表现】面色苍白，天然不泽，头晕目眩，眼花，心悸怔忡，气微而短，四肢厥冷，甚至昏厥，不省人事，舌淡或枯白，脉微与血虚症状共见。

【证候分析】血脱证的主要原因是突然大量出血，如呕血、便血、崩漏、外伤失血等，也可因长期反复出血、血虚进一步发展而来。

血液亡脱，脉络空虚，不能荣润舌、面，故面色苍白，天然不泽，舌淡或枯白；血液亡失，心脏、清窍失养，故见头晕目眩，眼花，心悸怔忡，气微而短，四肢厥冷，甚至昏厥，不省人事，舌淡或枯白，脉微等。血脱常伴随气脱、亡阳。

气脱证、血脱证、亡阳证、亡阴证皆属疾病发展到危重阶段的证，且常可相互影响而同时存在，证候不易严格区分，诊断时主要是辨别何种亡脱在先。亡阴、亡阳、气脱均有汗出的特点。亡阳、血脱、气脱均可见面色苍白、脉微；亡阴证有身热口渴的特征，亡阳证以身凉肢厥为特征，气脱证以气息微弱尤为突出，血脱证有血液大量耗失的病史。

【辨证要点】以有血液严重耗失的病史、面色苍白、气微而短、四肢厥冷、甚至昏厥、不省人事、脉微或芤等症状共见为辨证的主要依据。

(三) 气滞类证

气滞类证常见证型有气滞证、气逆证、气闭证。

1. 气滞证

气滞证指人体某一部位，或某一脏腑、经络的气机阻滞，运行不畅所表现的证候，又称气郁证、气结证。

【证候表现】胸胁、乳房、脘腹等处胀闷疼痛，或窜痛，或攻痛，症状时轻时重，痛无定处，按之无形，胀痛常随嗳气、矢气、叹息或情绪好转而减轻，或随忧思恼怒而加重，脉象多弦，舌象无明显变化。

【证候分析】七情郁结，各种病邪内阻，脏气虚脱，运行无力等，均能导致气机郁滞。

气机闭阻、运行不畅，不通则痛，故胸胁、乳房、脘腹等处胀闷疼痛；因气滞聚散无常，故症状时轻时重，痛无定处，按之无形。气机以通顺为贵，故胀痛常随嗳气、矢气、叹息或情绪好转而减轻，或随忧思恼怒而加重；脉弦为气机不利，脉气不舒之象。

气滞常可导致血行不畅而形成瘀血，成气滞血瘀证；气机郁滞日久，可以化热、化火；气机不利，影响水液代谢而产生痰湿，水液内停。此外，气滞常是引起气逆证、气闭证的病理基础。

【辨证要点】以胀闷、胀痛、窜痛、攻痛并随情绪波动而变化，脉象多弦等为辨证的主要依据。

2. 气逆证

气逆证指气机升降失常，逆而向上所表现的证候。证候上以肺、胃之气上逆和肝气升发太过的病变多见。

【证候表现】咳嗽，喘促；或呃逆，嗳气，恶心，呕吐、呕血；或头痛，眩晕，甚至昏厥，咯血，以及气从少腹上冲于胸咽。

【证候分析】多因外邪或某些病理产物侵犯肺胃，或情志异常，恼怒伤肝所致。

由于气逆证有肺气上逆、胃气上逆、肝气上逆的不同，故可表现出不同的证候。气机当降不降反上升，或升发太过。影响到肺，则肺气失于肃降而上逆则咳嗽，喘促；影响到胃，则胃气失于和降而上逆，则出现呃逆、嗳气、恶心、呕吐诸症；血随气逆，并走于上，络破血溢，故呕血；影响到肝，则肝气升发太过而上逆，气血上冲，阻闭清窍，故轻则头痛，眩晕，重则昏厥，咯血，以及气从少腹上冲于胸咽。

气逆证多指实证，但也有因虚而上逆者，如肺气虚而肃降无力，或肾气虚失于摄纳，则都可导致肺气上逆；胃气虚或胃阴虚，胃和降失职，亦能致胃气上逆，此皆因虚而致气上逆。

另外，气逆只是一种病机，并不是一个完整的证名，证候应注意辨别病因，再结合病位、病机而构成完整的辨证诊断，如胃寒气逆证、胃火气逆证、肝火气逆证等。

【辨证要点】以咳喘、呕吐呃逆、恶心、呕血、头痛、眩晕，甚至昏厥、咯血等为辨证的主要依据。

3. 气闭证

气闭证指邪气阻闭脏器、官窍、以突发昏厥或绞痛为主要表现的危重证候，属实证。

【证候表现】突发神昏，晕厥，四肢厥冷；或内脏绞痛，或二便闭塞，呼吸气粗，声高，舌黯苔厚，脉沉实有力等。

【证候分析】大怒、暴惊、忧思过及闭阻气机，或淤血、砂石、蛔虫、痰浊阻塞脉络、官腔等所致。

极度精神刺激，神机闭塞，神失所主，故突发神昏，晕厥，四肢厥冷；有形实邪（痰浊、瘀血、砂石、蛔虫）闭阻气机，故内脏绞痛；气机闭阻不通则二便闭塞；邪气阻闭，肺气不通故呼吸气粗、声高；实邪内阻，故舌黯苔厚，脉沉实有力。

【辨证要点】以突发神昏晕厥，四肢厥冷、或绞痛，或二便闭塞、呼吸气粗、声高、舌黯苔厚，脉沉实有力等为辨证的主要依据。

(四) 血瘀证

凡离经之血未能及时排出或消散，停留于体内，或血液运行不畅，壅积于脏腑、器官、组织之内，失去正常生理功能者，均属淤血。血瘀证指瘀血内阻，血行不畅，以固定刺痛、肿块、出血、瘀血色脉征为主要表现的证候。

【证候表现】其疼痛特点为痛如针刺、刀割、痛有定处、拒按、常在夜间痛甚。肿块在体表者，色呈青紫；在体内者，呈坚硬而按之不移的肿块，称为积。出血反复不止，呈紫黯色，血中多夹有血块，或大便色黑如柏油状，或女性崩漏。面色黑，或唇甲青紫，或肌肤甲错，皮下瘀斑，或皮肤丝状红缕，或腹壁青筋怒张，舌质紫黯、或有瘀斑、瘀紫，或舌下络脉曲张，脉涩或结代，或无脉等。

【证候分析】产生血瘀证的原因很多，主要有五：一是外伤、跌仆等损伤造成体内出血，离经之血未能及时排出或消散，蓄积在体内形成瘀血；二是气滞导致血行不畅而形成瘀血；三是血寒而致血脉凝滞；四是血热而致血液壅聚，血液受煎熬浓缩而成瘀血；五是气虚推动无力导致血行缓慢而形成瘀血。

血瘀证的机理主要为瘀血内积，气血运行受阻，不通则痛，故有刺痛、刀割、痛有定处、拒按等特点；夜间阳气内藏，阴气用事，血行缓而瘀阻更甚，故夜间痛甚；血液凝结成块，滞留于体表则色呈青紫，滞留腹内，则触之坚硬，推之不移；瘀血阻塞脉络，阻碍血液运行，血不得循经而外溢、排出体外，故出血；停聚体内者，凝结为瘀，又堵塞脉络，成为再次出血的原因，故由瘀血引发的出血，其特点是反复不止，呈紫黯色，血中多夹有血块，或大便色黑如柏油状，或女性崩漏；血行障碍，气血不能濡养肌肤，故皮肤干涩、肌肤甲错；血行瘀滞，则血色变紫、变黑，故见面色黧黑、唇甲青紫；脉络瘀阻，故舌下络脉曲张，皮肤显现丝状红缕，或腹壁青筋怒张，舌质紫黯、或有瘀斑、瘀紫，或舌下络脉曲张，脉涩或结代，或无脉均为瘀血之征。

血瘀与气滞可互为因果，或相兼为病，形成气滞血瘀证或血瘀气滞证，简称瘀滞证。另外，血瘀可与痰、热等相合为病，而成痰瘀互结证、瘀热互结证。瘀血内阻还可导致血虚、水停等病理改变。

【辨证要点】以固定刺痛、夜间痛甚、肿块、出血、肌肤甲错，皮下瘀斑，或皮肤丝状红缕，或腹壁青筋怒张，或有瘀斑、瘀紫，脉涩或结代，为辨证的主要依据。

(五) 血热证

血热证指火热内炽，侵犯血分所表现的实热证候。

【证候表现】身热夜甚，或潮热，口渴，面赤，心烦，失眠，躁扰不宁，甚或狂乱、神昏谵语，或见各种出血，女子月经量多或月经先期，色深红质稠，或斑疹显露，或局部疮疡，红、肿、热、痛，舌红绛，脉滑数或弦数。

【证候分析】外感温热之邪；其他邪气化热；情志过极，气郁化火；过食辛辣燥热之品等致火热内炽。

由于火热所伤脏腑不同，热在血分，血行加速，脉道扩张，则见面赤，舌红绛，脉数疾。血热内扰心神，而见心烦，失眠，躁扰不宁，甚至狂乱、神昏谵语；热邪灼伤血络，血不循经，而致各种出血；火热伤及胞络，胞络受损，故女子月经量多或月经先期，色深红质稠；邪热煎熬，使血液浓缩壅聚，故血色鲜红；热邪内犯营血，可见斑疹显露，或为疮痈；身热夜甚，潮热，口渴为热邪蒸腾，耗伤津液之象。

血热证在外感热病和内伤杂病中皆可见之，这里主要论述的是内伤杂病的血热证，外感热病的血热证可参阅卫气营血辨证中的血分证。

【辨证要点】以身热口渴，躁扰不宁，女子月经量多或月经先期，出血色深红质稠，或斑疹显露，舌绛、脉数等为辨证的主要依据。

（六）血寒证

血寒证指寒邪客于血脉，凝滞气机，血行不畅，所表现的实寒证候。

【证候表现】手足、巅顶、少腹、小腹等处冷痛拘急，得温则减，遇寒则加剧，肤色紫黯发凉，形寒肢冷；或为女性痛经，或月经衍期，经色紫黯，夹有血块；舌青紫，苔白润或滑，脉沉迟弦涩。

【证候分析】主要因寒邪侵犯血脉，或阴寒内盛，凝滞脉络而成。

寒凝血脉，血行不畅，致手足络脉瘀滞，气血不达于局部，故手足、巅顶、小腹冷痛，肤色紫黯发凉；寒滞肝脉，则少腹拘急冷痛；寒邪遏制阳气，阳气不达肌肤与四肢，失于温煦之职，故形寒肢冷，得温则减，遇寒则加剧；寒凝胞宫，经血受阻，故痛经，或月经衍期，经色紫黯，夹有血块。舌青紫，苔白润或滑，脉沉迟弦涩为阴寒内盛，血行不畅之征。

【辨证要点】以拘急冷痛、肤色紫黯发凉，形寒肢冷，唇舌青紫，女性痛经或月经衍期、经色紫黯、夹有血块为辨证的主要依据。

（七）气血同病类证

气为血之帅，血为气之母。气与血在生理上彼此协调，病理上相互影响，气病可影响及血，血病也可波及气，这种既见气病，又见血病的状态即为气血同病。

证候常见的气血同病证型有气滞血瘀证、气虚血瘀证、气血两虚证、气不摄血证、气随血脱证等。

1. 气滞血瘀证

气滞血瘀证指由于气滞导致血行瘀阻，或血瘀导致气行阻滞，出现以气滞和血瘀症状相兼为主要表现的证候。

【证候表现】局部胀闷走窜疼痛，甚或刺痛，疼痛固定、拒按；或有肿块坚硬，局部青紫肿胀；或有情志抑郁，急躁易怒；或有面色紫黯，皮肤青筋暴露；妇女可见经行不畅，经色紫黯或夹血块，经闭或痛经；舌质紫黯或有紫斑、紫点，脉弦涩。

【证候分析】多由情志不遂，痰湿、阴寒内阻，跌挫损伤，致使气机阻滞，气血运行不畅而致。

【辨证要点】气滞证与血瘀的症状共见。

2. 气虚血瘀证

气虚血瘀证指由于气虚运血无力，而致血行瘀滞，以气虚和血瘀症状相兼为主要表现的证候。

【证候表现】面色淡白或面色暗滞，倦怠乏力，少气懒言，胸胁或其他部位疼痛如刺，痛处固定不移、拒按，舌淡暗或有紫斑、紫点，脉涩。

【证候分析】多因素体气虚，或久病气虚，或年高脏气亏虚、气虚运血无力，以致血行不畅而瘀滞，进而导致气虚、血瘀互见。

【辨证要点】气虚证与血瘀的症状共见。

3. 气血两虚证

气血两虚证指气虚和血虚同时存在所表现的证候。

【证候表现】神疲乏力，少气懒言，自汗，面色淡白或萎黄，口唇、眼睑、爪甲颜色淡白，头晕目眩，心悸失眠，形体消瘦，肢体麻木，月经量少色淡，甚或闭经，舌质淡白，脉弱或虚。

【证候分析】素体虚弱，久病体虚，耗气伤血；先有气虚，气不生血；血虚，化气乏源，气随之不足；失血，气随血耗，导致气血两虚证。

【辨证要点】气虚证与血虚证的症状共见。

4. 气不摄血证

气不摄血证指气虚不能统摄血液而致出血，以气虚及出血症状为主要表现的证候。

【证候表现】皮下紫斑、吐血、便血、尿血、月经过多、崩漏等各种出血，面色淡白无华，神疲乏力，少气懒言，心悸失眠，舌淡白，脉弱。

【证候分析】久病、劳倦导致气虚，或慢性失血，气随血耗，终致气虚不能摄血。

【辨证要点】出血与气虚证共见。

5. 气随血脱证

气随血脱证指大量失血时引发气随血暴脱，以大出血及气脱症状为主要表现的证候。

【证候表现】大量出血时，突然出现面色苍白，气少息微，大汗淋漓，手足厥冷，甚至晕厥，或舌淡，脉微或散。

【证候分析】大量失血进而引发气无所依附而亡脱。

【辨证要点】大量出血，随即出现气少息微，大汗淋漓，脉微等症。

四、辨津液证候

辨津液证候是根据患者所表现的症状、体征等，对照津液的生理与病理特点，通过分析，辨别疾病当前病理本质中是否有津液亏虚或运化障碍的证候存在。津液病证候包括津液亏虚证和水液停聚而形成的痰证、饮证、水停证。

（一）津液亏虚证

津液亏虚证指机体津液亏少，形体、脏腑、官窍失去滋润濡养充盈，以口渴欲饮、尿少便干、官窍及皮肤干燥等为主要表现的证候。津液损伤程度较轻者，一般称为伤津、津亏；津液损伤程度较重者，一般称为脱液、液耗。津液不足，失其滋润作用，多从燥化，故该证候可属燥证范畴。

【证候表现】口、鼻、唇、舌、咽喉、皮肤干燥，或皮肤枯瘪而缺乏弹性，目眶凹陷，口渴欲饮，小便短少而黄，大便干结，舌红少津，脉细数无力等。

证候常见的津液亏虚证有肺燥津伤证、胃燥津亏证、肠燥津亏证等。

【证候分析】本证多因高热、大汗、吐泻太过、烧伤等，使津液耗损过多；或外界气候干燥，或机体阳气偏亢，暗耗津液；或饮水过少，或脏气虚衰，津液生化不足，均可形成津液亏虚证。

津液亏少，脏腑、组织、官窍失于充养、濡润，故口、鼻、唇、舌、咽喉、皮肤干燥，甚或皮肤枯瘪无弹性，目眶凹陷，口渴欲饮等；津液耗伤，尿液化生乏源，则小便短少而黄；阴津亏少，阳气偏旺，则舌红少津，脉细数。

津液亏虚属于阴虚的范畴，气虚、血虚与津液亏虚可互为因果或同病，从而形成阴液亏虚证、津气亏虚证、津枯血燥证等。燥淫证、津液亏虚证、阴虚证之间，有区别又有联系。

【辨证要点】以口渴，尿少，便干，口、鼻、唇、舌、皮肤干燥，目眶凹陷等为辨证的主要依据。

（二）痰证

痰证指痰浊停聚或流窜于脏腑、经络、组织之间，证候以痰多、胸闷、呕恶、眩晕、体胖、包块等为主要表现的证候。

【证候表现】咳嗽痰多，痰质黏稠，胸脘痞闷，恶心纳呆，呕吐痰涎，头晕目眩，形体肥胖，或神昏而喉间痰鸣，或表情淡漠，神昏神暗，神志错乱而为癫、狂、痴、痫，或肢体麻木、半身不遂，或某些部位出现圆滑柔韧的包块，喉中异物感等，舌苔腻，脉滑。

【证候分析】痰证证候表现多端，故有"百病多因痰作祟""怪病多痰"之说。痰的形成与诸多原因有关，如外感六淫、内伤七情、饮食不当、情志刺激、过逸少动、过劳体虚等，影响肺、脾、肾的气化功能，致水液不能正常输布而停聚凝结为痰。

痰浊阻肺，宣降失常，肺气上逆，故咳嗽气喘、痰多；痰浊中阻，胃失和降，可见胸脘痞闷、恶心纳呆、呕吐痰涎等；痰蒙清窍，则头晕目眩；痰湿泛于肌肤，故形体肥胖；痰蒙心神，则表情淡漠，神昏神暗；痰结皮下，肌肉凝聚成块，则身体某些部位可见圆滑柔韧的包块；苔腻、脉滑为痰浊内阻之象。

根据痰的性状及兼症的不同，痰证又有寒痰、热痰、湿痰、燥痰及风痰、瘀痰、脓痰之分。

【辨证要点】以痰多、胸闷、呕恶、眩晕、体胖、苔腻、脉滑等为辨证的主要依据。

（三）饮证

饮邪是由体内水液停积而形成的病理性产物，其质清稀。饮证指饮邪停聚于胃肠、胸胁、心肺、四肢等处，以胸脘痞闷、呕吐清水、咳吐清稀痰涎、肋间饱满等为主要表现的证候。

【证候表现】脘腹痞胀，泛吐清水，水声辘辘；肋间饱满，支撑胀痛，随呼吸、咳嗽、转身而痛加剧；胸闷心悸，甚或咳逆倚息不得平卧；身体、肢节水肿、沉重痛；咳痰多，质稀色白，咳唾引痛，甚则喉间哮鸣；头目眩晕，舌苔白滑，脉弦或滑。

【证候分析】本证因外邪侵袭，或中阳素虚，或饮食劳倦等，使水液转输、敷布发生障碍，而停聚成饮。

饮停留于胃肠，阻滞气机，胃失和降，可见脘腹痞胀，泛吐清水，水声辘辘；饮停于胸胁，阻碍气机，则肋间饱满，支撑胀痛，随呼吸、咳嗽、转身而痛加剧；饮停于心肺，阻遏心阳，则胸闷心悸，甚或咳逆倚息不得平卧；饮邪流行，溢于四肢，则身体、肢节水肿、沉重痛；饮邪犯肺，肺失宣降，气道滞塞，故咳痰多，质稀色白，咳唾引痛；饮邪内阻，清阳不升，故头目眩晕；饮为阴邪，故舌苔白滑；脉弦或滑，亦为饮停之象。

《金匮要略》根据饮邪停积的部位不同将饮证分为四种，即痰饮、悬饮、支饮、溢饮。

【辨证要点】以胸闷呕吐清水、咳吐清稀痰涎、肋间饱满、苔滑等为辨证的主要依据。

(四) 水停证

水停证指体内水液停聚，以肢体浮肿、小便不利，或腹大痞满、舌质淡胖等为主要表现的证候。

【证候表现】头面、肢体甚或全身浮肿，按之凹陷不能即起，或为腹水而见腹部膨隆胀满、叩之呈浊音或移动性浊音，按之如囊裹水，小便短少不利，周身困重，舌淡胖大，苔白滑，脉濡缓。

【证候分析】导致水停的原因，可为风邪外袭，或湿邪内侵，或劳倦内伤、房事不节、久病伤肾、过用攻伐等，影响肺、脾、肾的敷布、运化、排泄功能，使水液停聚而泛溢，形成水停证。此外，淤血内阻，也可影响水液的运行，使水液蓄积而发病。

水为有形之邪，水液输布失常而泛溢肌肤，故头面、肢体甚或全身浮肿，按之凹陷不起；水液停聚腹腔而为腹水，故腹部膨隆胀满、叩之呈浊音或移动性浊音，按之如囊裹水；膀胱气化失司，故见小便短少不利；水湿困脾，湿渍肢体，则周身困重；舌淡胖、苔白滑、脉濡缓，是水湿内停之征。

由于湿、水、饮、痰本属一类，难以截然划分，且可以相互转化、兼并，因此又时常互相通称。如有痰饮、痰湿、水饮、水湿、湿饮、湿痰等名。

【辨证要点】以肢体浮肿、按之凹陷不能即起，小便不利，或腹大痞胀、周身困重、舌淡胖大，苔白滑等为辨证的主要依据。

第三节 脏腑辨证

脏腑辨证,是在了解脏腑的生理功能和病理特点的基础上,通过分析和归纳临床收集的资料,来判断疾病所累及的脏腑部位及其病理特征的一种辨证方法。这种方法不仅是临床各科的诊断基础,也是辨证体系中不可或缺的重要组成部分。

脏腑辨证时,应首先根据脏腑不同的生理功能及其病理变化来辨明脏腑病位,其次是分辨出脏腑病位上的具体性质以辨清病性。脏腑辨证主要包括脏病辨证、腑病辨证、脏腑兼证辨证三个方面,其中脏病辨证是主要内容。由于脏腑之间具有表里的关系,在病理上容易相互影响,所以将腑病的辨证归纳在脏病之中。本节重点介绍心与小肠病辨证、肺与大肠病辨证、肝与胆病辨证、脾与胃病辨证、肾与膀胱病辨证中的一些主要内容。

一、心与小肠病辨证

心居胸中,横膈之上,两肺之间,外有心包护卫,内有孔窍相通,为五脏六腑之大主。心主血脉,具有推动血液在脉道中运行,以滋养脏腑、组织、官窍的作用;心主神明,为人体精神和意识思维活动的中枢,是生命活动的主宰。心开窍于舌,在体合脉,其华在面,与小肠相表里。小肠具有分清泌浊、受盛化物的功能。

心脏疾病的表现主要包括心脏本身的病变、影响血液循环功能的异常以及精神活动如思维和意识的异常。其常见症状有心悸、失眠多梦、心痛、烦躁,严重时可能出现谵妄;也可能表现为反应迟钝、健忘、语无伦次、精神低落,甚至昏迷、意识丧失、脉搏不规则等。心脏疾病可分为虚证和实证两类。虚证多由先天不足、长期疾病、过度思虑劳累等引起,表现为心血不足、心阴亏、心气虚、心阳不足等;实证则多由阻碍气机、炎热、寒冷、气滞、瘀血等原因导致,表现为心火旺盛、心脉阻塞、痰浊扰神等症状。小肠的疾病主要影响其分泌清浊和气机畅通的功能,表现为小肠实热、小肠虚寒等病候。

（一）辨心病证候

1. 心血虚证、心阴虚证

心血虚证、心阴虚证指心血不足，心与心神失于濡养所表现出的证候。

【证候表现】 心悸怔忡，失眠，健忘，多梦。若见头晕，面色淡白无华或萎黄，唇舌色淡，脉细弱等，为心血虚；若见心烦，五心烦热，潮热，盗汗，颧红，舌红少津，脉细数，为心阴虚。

【证候分析】 常由于久病耗伤阴血或失血过多，或阴血不足，或情志不遂，耗伤心血或心阴所致。心血不足，心失所养，故出现健忘，失眠多梦；心血虚时，不能上荣充盈于脉，故出现眩晕，面白无华，唇舌色淡，脉细；心阴虚，则心阳偏亢，虚火内扰，故见五心烦热，潮热，盗汗，舌红少苔，脉细数。

【辨证要点】 以心悸、失眠、多梦与血虚症状共见为心血虚证，以心悸、心烦、失眠、多梦与阴虚症状共见为心阴虚证。

2. 心气虚证、心阳虚证和心阳暴脱证

心气虚证、心阳虚证和心阳暴脱证是心脏的气虚、阳虚，功能减退以及阳气暴脱所表现出的证候。

【证候表现】 心悸怔忡，胸闷气短，活动后加重，身倦乏力，自汗等，若兼有面色淡白，舌质淡，苔薄白，脉虚弱者，为心气虚；若兼有面色白或晦暗，畏寒肢冷，心胸憋闷或痛，舌质淡胖或紫黯，苔白滑，脉微弱或结代，为心阳虚；若兼有突然冷汗淋漓，四肢厥冷，面色苍白，呼吸微弱，口唇青紫，神志模糊或昏迷，脉微欲绝者，为心阳暴脱。

【证候分析】 心气虚或心阳虚，心脏鼓动乏力，不能推动血液正常运行而强为鼓动，故见心悸；心气不足，胸中宗气运转无力，则见气短；动则耗气，故活动劳累时加重；气虚卫表不固，则自汗出；心气不足，血液运行无力，不能上荣，故见面白无华，舌淡；气血不足，不能充盈脉管或脉气不相连续，故其脉细弱或结代；气虚及阳，损伤心阳，故为心阳虚；心阳虚则心脉阻滞，气血运行不畅，则心胸憋闷，舌质紫黯；心阳不能温煦周身，故见形寒肢冷。心阳暴脱证，是在心阳虚的基础上出现虚脱亡阳症状。

心气虚、心阳虚和心阳暴脱三证有其内在联系，它们是三个不同的病理阶段，病情由轻到重。心气虚证、心阳虚证多在慢性病过程中出现，心阳暴脱证可由心阳虚证进一步发展而来，以突然表现为亡阳证为特点，病势危重，应予以重视。

【辨证要点】以心悸、神疲与气虚症状共见为心气虚证，以心悸怔忡、心胸憋闷与阳虚症状共见为心阳虚证，以心悸、胸痛、冷汗淋漓、肢厥、脉微等症状为心阳暴脱证。

3. 心火亢盛证

心火亢盛证指心火炽盛于内，扰乱心神所表现出的证候。

【证候表现】心胸烦热，失眠，面赤，口苦，尿黄，便干，苔黄，舌尖红，脉数有力。或见口舌生疮，或见吐血、衄血、尿血，甚则狂躁谵语，或见肌肤疮疡，红肿热痛。

【证候分析】本证多因火热之邪内侵，或情志郁结、气郁化火，或过食辛辣、肥甘厚味、温补之品，久而化火所致。心火炽盛，内扰心神，轻者为心胸烦热，失眠；重者见狂躁、谵语。心火炽盛，灼伤津液，则见口渴，尿黄，便秘。心火上炎，故见口舌生疮，舌尖红。心火炽盛，灼伤络脉，迫血妄行，故见吐衄，苔黄，脉数有力等实热之象。

【辨证要点】以发热、心烦、吐衄、口舌生疮、尿赤与实热症状共见为辨证的主要依据。

4. 心脉痹阻证

心脉痹阻证指瘀血、痰浊、寒凝及气滞等阻滞心脉所表现的证候。

【证候表现】心悸怔忡，心胸憋闷或刺痛，痛引肩背内臂，时发时止，舌质紫黯或见瘀点、瘀斑，脉细涩或结代；或以心胸憋闷为主，体胖痰多，身重困倦，舌苔白腻，脉沉滑或沉涩；或突发胸部剧痛，遇寒加重，得温则舒，畏寒肢冷，舌淡苔白，脉沉迟或沉紧；或以胸胁胀痛为主，善太息，舌淡红，脉弦。重者暴痛欲绝，口唇青紫，脉微欲绝。

【证候分析】本证多为继发于心气虚或心阳虚而来。由于阳气不足，血液运行无力使瘀血内阻或痰浊停聚，而致心脉痹阻，常因情绪激动、劳累、受寒凉或过食肥甘、饮酒而诱发或加重。心阳不振，体内气血运行不畅致心脉痹阻，故可见心悸怔忡，心胸憋闷或有刺痛；手少阴心经循肩背而行，故能引肩背内臂疼痛；心血瘀阻，故见面唇青紫，舌紫或见瘀斑、瘀点，脉细涩或结代；心阳暴绝，血脉凝滞不通，故心胸暴痛，见口唇青紫，脉微欲绝。

【辨证要点】以心悸怔忡、心胸憋闷疼痛与瘀血症状共见为辨证的主要依据。

5. 痰蒙心神证

痰蒙心神证指痰浊蒙蔽心神所表现的证候。

【证候表现】神情痴呆，意识模糊，甚则昏不知人；或神情抑郁，表情淡漠，喃喃独语，举止失常；或突然昏倒，不省人事，口吐痰涎，兼见面色晦暗，胸闷呕恶，舌苔白腻，脉滑。

【证候分析】本证多因外感湿浊之邪或湿浊内生成痰，阻遏气机；或情志不遂，气郁生痰；或痰浊内盛，夹肝风内扰，致痰浊蒙闭心神所致。痰浊上蒙心神，神明失司，故神情痴呆，意识模糊，甚则昏不知人；若情志不遂，肝失疏泄，气郁痰凝，痰气互结，蒙蔽神明，则神情抑郁，表情淡漠，喃喃独语，举止失常；若痰浊内盛，夹肝风内扰，致痰浊闭阻心神，则突然昏倒，不省人事，口吐痰涎；痰浊上扰，气血不畅，故面色晦暗；痰浊中阻，致胃失和降，故胸闷呕恶；舌苔白腻，脉滑为痰浊内生之故。

【辨证要点】以神志抑郁、错乱、痴呆、昏迷与痰浊内盛症状共见为辨证的主要依据。

6. 痰火扰神证

痰火扰神证指痰浊火热互结，扰乱心神所表现的证候。

【临床表现】身热气粗，面红目赤，咳痰黄稠，喉间痰鸣，神昏谵语，舌红，苔黄腻，脉滑数；或心烦不寐，头晕目眩，神志不清，胡言乱语，哭笑无常，打人毁物，不避亲疏，或登高而歌，弃衣而走。

【证候分析】本证多由不良精神刺激，日久气郁，化火炼液成痰，痰火内盛；或外感热邪，灼液为痰，痰热内扰所致。里热炽盛，则身热气粗，面红目赤；热盛炼液成痰，则咳痰黄稠，喉间痰鸣，苔黄腻，脉滑数；情志不舒，郁而化火，灼液为痰，痰火扰心，轻则心烦不寐，重则神志不清，胡言乱语，哭笑无常，不避亲疏；火热为病亦见打人毁物，甚则登高而歌、弃衣而走的异常举动。

痰蒙心神证、痰火扰神证均有神志异常及痰浊内盛之症，但痰蒙心神证为痰浊，其症以抑郁、痴呆、错乱为主，无热证表现；痰火扰神证既有痰又有火，可见抑郁、痴呆、错乱，又有狂躁、神昏、谵语等表现。

【辨证要点】以神志躁狂、神昏谵语与痰热症状共见为辨证的主要依据。

(二) 辨小肠病证候

小肠实热证指小肠里热炽盛、泌别失司所表现出的证候。

【证候表现】心烦口渴，口舌生疮，小便短赤涩痛，或尿血，舌红苔黄，脉数。

【证候分析】本证多由心火下移小肠所致。心火炽盛，则心烦口渴，心火上炎，则口舌生疮；心与小肠相表里，心火下移于小肠，致小肠泌别失司，故小便短赤涩痛；热甚灼伤阴络则可见尿血；舌红苔黄，脉数为里热之象。

【辨证要点】以小便赤涩灼痛与心火炽盛症状共见为辨证的主要依据。

小肠的常见病证除小肠实热证外，还有小肠虚寒证，见于脾阳虚证的辨证中。

二、肺与大肠辨证

肺居胸中，居五脏六腑之最高位，故有"华盖"之说。上连气道，与喉相通，开窍于鼻，下络大肠，与大肠互为表里。肺主气，司呼吸，吐故纳新，生成宗气，灌注心脉，助心行血；肺又主宣发肃降，通调水道，输布津液，为水之上源。肺在体合皮，其华在毛。大肠则主传导，排泄糟粕。

肺的病变主要表现为呼吸功能障碍、气机宣降功能失调、津液输布不畅以及卫外功能不稳等问题。常见临床症状包括咳嗽、气喘、胸痛、咯血、鼻塞、流涕、水肿等，尤其以咳嗽和气喘最为常见。肺病的证候有虚实之分。虚证多见于气虚和阴虚，实证多由风、寒、燥、热等邪气侵袭或痰饮阻肺而成。肺病主要反映于肺的宣降失常，主气、司呼吸功能减退和卫外功能失职，以及水液代谢、输布失常的症状。尤以咳嗽，喘急，胸闷或痛，咳痰，咯血等最为常见。大肠病证多以传导功能失常为主，多见大肠实热、肠燥津亏及大肠湿热等证。

(一) 辨肺病证候

1. 肺气虚证

肺气虚证指肺气不足，呼吸无力，卫外不固所表现出的证候。

【证候表现】咳喘无力，气短而喘，动则加重，痰液清稀，声低懒言，或自汗畏风，易于感冒，神疲体倦，面色淡白，舌淡苔白，脉虚。

【证候分析】本证多因久咳、久喘，或禀赋不足，或由他脏变化影响肺所致。宗气生化不足，故咳喘无力，动则气急；气虚则功能低下，故气短，声低，自汗，气虚则卫外不固，腠理不密，防御功能降低，故易受外邪侵袭而常患感冒；肺为水之上源，肺气虚，其输布水液功能相应减弱，水液停聚于肺，故见痰多而质清稀；面色无华，体倦乏力，声低，舌淡，脉虚，均为肺气虚之象。

【辨证要点】以咳嗽无力、气短而喘、自汗与气虚症状共见为辨证的主要依据。

2. 肺阴虚证

肺阴虚证指肺阴不足，内生虚热，肺失清肃所表现的证候。

【证候表现】咳嗽无痰，或痰少而黏且不易咳出，口干咽燥，形体消瘦，两颧潮红，五心烦热，潮热盗汗，甚则痰中带血，声音嘶哑，舌红少津，脉细数。

【证候分析】本证多因燥邪伤肺，或热病后期伤及肺阴，或年老体弱，咳喘日久致肺阴虚损所致。肺阴不足，虚热内生，肺为热灼，气机上逆，故见咳嗽；热灼津液，炼液成痰，故痰少黏稠，不易咳出；阴液不足，难以滋养，则口干咽燥，形体消瘦；虚火上炎，故两颧潮红；阴虚无以制阳，虚热内炽，故五心烦热，午后潮热；热扰营阴则盗汗；热邪灼伤肺络，则见痰中带血；虚火上蒸，咽喉失润，故声音嘶哑；舌红少津，脉细数为阴虚内热之象。

【辨证要点】以干咳、痰少难咳、潮热、盗汗症状共见为辨证的主要依据。

3. 风寒犯肺证

风寒犯肺证指感受风寒，肺气被束，肺卫失宣所表现的证候。

【证候表现】咳嗽气喘，痰稀色白，鼻塞流清涕，或恶寒发热，无汗，头身疼痛，舌苔薄白，脉浮紧。

【证候分析】本证多因外感风寒，肺卫失宣所致。肺为娇脏，外合皮毛，若感受风寒外来之邪，致寒邪束肺，失于宣降而上逆，故见咳嗽；肺津失布，聚成痰饮，遂肺气上逆，则见咳痰清稀；鼻为肺窍，肺气失宣，鼻咽不利，故见鼻塞流涕；风寒犯表，卫阳受损，无法温煦肌表，故见微恶风寒；卫阳抗邪，阳气浮越于表，故见发热；风寒袭表，使经络凝滞，经气不利，故见头身疼痛；寒性收引，腠理闭塞，故无汗；舌苔薄白，脉浮紧，为感受风寒之象。

【辨证要点】多有外感风寒病史，以咳嗽、咳痰清稀与风寒表证共见为辨证的主要依据。

4. 风热犯肺证

风热犯肺证指风热之邪侵犯肺系，卫气受损所表现出的证候。

【证候表现】咳嗽，痰稠色黄、量少，气喘，鼻塞，流黄浊涕，咽喉肿痛，身热，微恶风寒，口微渴，舌尖红，苔薄黄，脉浮数。

【证候分析】本证多因风热外邪侵袭肺卫，肺卫失宣所致。风热犯肺，肺失清肃，致肺气上逆，故见咳嗽、气喘；风热蒸灼，津液输布失常，故痰少色黄；肺气失宣，鼻窍不利，热灼津液，故见鼻塞，流黄浊涕；风热上扰，咽喉不利，故见咽喉肿痛；风热犯表，卫气抗之，阳气浮越于表，故见发热；卫气受损，无法温煦肌表，故见微恶风寒；热伤津液，则口微渴；舌尖红，苔薄黄，脉浮数为风热之邪袭表犯肺之象。

【辨证要点】多有感受风热外邪的病史，以咳嗽、痰少色黄与风热表证共见为辨证的主要依据。风热犯肺证与风寒犯肺证均为外感新病，皆有咳嗽和表证症状，但二者本质为一热一寒。前者为热，表现为发热重恶寒轻，痰少色黄，流浊涕，舌苔薄黄，脉浮数；后者为寒，表现为恶寒重发热轻，痰白清稀，流清涕，舌苔薄白，脉浮紧。临床护理时要注意区分。

5. 燥邪犯肺证

燥邪犯肺证指秋令燥邪侵犯肺卫，致使肺系津液耗损所表现的证候。

【证候表现】干咳无痰或痰少而黏，不易咳出，口舌、鼻咽干燥，或身热恶寒，胸痛咯血，舌干红，苔白或黄，脉浮数或细数。

【证候分析】本证多因时处秋令之季，或地处干燥少雨之域，感受燥邪，使肺津耗伤，肺卫失和，或因风温之邪化燥耗伤肺津所致。秋令燥邪犯肺，耗伤肺津，津亏液少，肺失滋润，清肃失职，故见干咳无痰或痰少而黏，不易咳出；燥伤肺津，津液不布，则口舌、鼻咽喉干燥；肺气通于皮毛、肺为燥邪所袭，肺卫失宣，故身热恶寒，脉浮；燥邪化火，灼伤肺络，故胸痛咯血；邪伤津，津伤阳亢，故唇舌干红；燥邪袭表则苔白；燥热伤肺则苔黄、脉浮数或细数。

燥邪犯肺证与肺阴虚证均有干咳、痰少难咳的表现，燥邪犯肺证属外感新病，常兼有表证，干燥症状显著，虚热之象不明显；肺阴虚证属内伤久病，无表证，虚热之象明显。

【辨证要点】本证多与气候干燥有关，以干咳痰少、口舌鼻咽干燥症状共见为辨证的主要依据。

6. 痰热壅肺证

痰热壅肺证指痰热互结，壅滞于肺，致肺失宣降所表现出的证候。

【证候表现】咳嗽气喘，呼吸急促甚则鼻翼煽动，咳黄稠痰或痰中带血，或咯腥臭味脓血痰，发热，胸痛，烦躁不安，口渴，小便黄，大便秘结，舌红苔黄腻，脉滑数。

【证候分析】本证多因邪热袭肺，肺热炽盛，热灼肺津，炼液为痰；或宿痰内盛，结而化热，致痰热互结，壅滞于肺所致。肺热蒸腾，痰壅其中，致肺失清肃，气逆于上，故咳嗽，气喘息粗，甚则鼻翼煽动；痰热纠结，随肺气上逆，故咳痰量多黄稠，或喉中痰鸣；痰热内盛，肺气壅塞，气机不畅，则胸闷胸痛；痰热壅滞肺络，致气血壅滞，肉血腐败化脓，则咳吐腥臭脓血痰；里热炽盛，蒸腾于外，故发热；热扰神明，故烦躁不安；热灼阴津，故口渴，小便黄短，大便秘结；舌红苔黄腻，脉滑数，实为痰热内盛之象。

【辨证要点】以咳喘、痰多黄稠、发热症状共见为辨证的主要依据。

7. 寒痰阻肺证

寒痰阻肺证又称寒饮停肺证、痰浊阻肺证，指寒饮或痰浊积聚于肺，肺失宣降所表现出的证候。

【证候表现】咳嗽，痰多易咳、色白、清稀，胸闷气喘，或喉间有哮鸣声，恶寒，肢冷，舌淡，苔白腻或白滑，脉弦或滑。

【证候分析】本证多因素有顽痰固疾，又罹感寒邪，内客于肺；或因外感寒湿之邪，侵犯于肺，转化成痰；或因脾阳不足，寒从中生，聚湿为痰，上犯于肺所致。痰浊阻肺，肺失宣降，肺气逆于上，则见咳嗽、气喘；寒饮停肺，肺气上逆，故痰多易咳、色白、清稀；痰饮阻肺，痰气互搏，上涌气道，故喉间有哮鸣声；寒饮或痰浊积聚于肺，肺气不利，则胸闷；寒性凝滞，阳气被遏不能外达，肢体失于温煦，故恶寒、肢冷；舌淡，苔白腻或白滑，脉弦或滑，为寒浊痰饮内停之象。

【辨证要点】以咳喘，痰多、色白、易咳与寒象共见为辨证的主要依据。痰稀者为寒饮停肺证，痰稠者为痰饮阻肺证。

（二）辨大肠病证候

1. 大肠实热证

大肠实热证又称肠热腑实证、阳明腑实证，指里热炽盛，腑气不通所表现的证候。

【证候表现】大便干结，身热口渴，腹部胀满，拒按疼痛，日晡热甚，口舌生疮，尿赤，舌红，苔黄而干，脉沉实兼滑。

【证候分析】本证多由邪热炽盛于胃所致。胃肠热结里实，大肠传导难行，故见大便干结，数日不下；腑气不通，则见腹胀痛而拒按；里热蒸腾，则有身热、面赤、口渴；日晡适当阳气旺时，令邪热炽盛，故日晡热甚；热盛津伤则有尿赤；邪热上扰则见口舌生疮；舌红，苔黄，脉沉实兼滑，为燥热内结之象。

【辨证要点】以发热、大便秘结、腹满胀痛共见为辨证的主要依据。

2. 肠燥津亏证

肠燥津亏证名大肠津亏证，指津液亏损，大肠失去濡养，传导失司所表现出的证候。

【证候表现】大便秘结干燥，难以排出，常数日一行，腹胀疼痛，口干口臭，或头晕，舌红少津，苔黄燥，脉细涩。

【证候分析】本证多因津液亏损，肠道失濡，大便失润所致。肠道传导不行，则大便秘结干燥，难以排出，甚则数日一行；肠内燥屎，阻滞气机，则腹胀疼痛；腑气不通，秽浊之气上逆，则口臭；阴液亏损，不能上润，则口干；浊气上扰清阳，则头晕；舌红少津，苔黄燥，脉细涩为津亏不能充盈濡润脉道所致。

【辨证要点】以大便燥结、排便困难与津亏症状共见为辨证的主要依据。

3. 大肠湿热证

大肠湿热证指湿热蕴结肠道所表现出的实热证候。

【证候表现】腹痛，下痢脓血，里急后重，或暴注下泄，色黄而臭，肛门灼热，小便短赤，身热口渴，或恶寒发热，舌红，苔黄腻，脉滑数或濡数。

【证候分析】多因夏秋之季，感受暑湿热邪，侵犯胃肠，或饮食不节或不洁，致使湿热之邪蕴结大肠，气机壅阻，大便不得畅通，故肛门发生滞重；若热迫肠道，津液下注，则暴注下泻，大便色黄而秽臭；热炽肠道，则肛门灼热。热邪伤津，则口渴，尿黄赤而短。舌红，苔黄腻，为湿热之象。湿热为病，有湿重于热、热重于湿之分。偏于湿重者，脉象多见濡数，偏于热重者，脉象多见滑数。湿热之邪，犯及表卫，表卫失和，见恶寒发热之症。

【辨证要点】以腹痛、暴泻黄浊臭水、下痢脓血或里急后重与湿热症状共见为辨证的主要依据。

三、肝与胆病辨证

肝居右胁下，与胆互为表里，其华在爪，开窍于目。肝主疏泄，其性升发，喜条达恶抑郁，调畅气机，主藏血，主筋。

肝的病变主要反映在肝主疏泄功能失常，致气机逆乱，精神情志异常，消化功能障碍；肝不藏血，全身失养，筋脉失濡及肝经循行部位经气受阻等多方面的异常。其病变的常见症状有精神抑郁、烦躁、胸胁、少腹胀痛，头晕目眩，肢体震颤，手足抽搐，视物模糊，月经不调等。肝病证候有虚、实两类，以实证为多，亦可见虚中夹实证。虚证多见肝血虚证、肝阴虚证，实证多见肝郁气滞证、肝火炽盛证、肝阳上亢证、肝风内动证及寒滞肝脉证等。

胆的病变主要反映在影响消化和胆汁排泄、情绪活动等的异常。常见证候有肝胆湿热证、胆郁痰扰证等。

（一）辨肝病证候

1. 肝血虚证

肝血虚证指血液亏虚，肝失濡养所表现的证候。

【证候表现】眩晕耳鸣，面白无华，爪甲不荣，两目干涩，视物模糊，夜盲，肢体麻木，筋脉拘挛，月经量少或闭经，舌质淡，脉细。

【证候分析】本证多因脾胃虚弱，生化之源匮乏；或久病耗伤肝血，或失血过多所致。肝血亏虚，不能上荣头面，故头晕、面白无华；肝开窍于目，肝血亏虚，目失所养，故目眩，视力减退或夜盲；肝在体为筋，爪甲为筋之余，肝血亏虚，筋失濡养，则爪甲不荣，肢体麻木，筋脉拘挛，手足震颤；女子以血为本，肝血亏虚，冲任失养，血海空虚，故月经量少、色淡，重则闭经；舌淡，脉细为血虚之象。

【辨证要点】以眩晕、视力减退、月经量少、肢麻手颤等与血虚症状共见为辨证的主要依据。

2. 肝阴虚证

肝阴虚证指肝的阴液不足,失于濡润,阴不制阳,虚热内扰所表现的证候。

【证候表现】头晕眼花,两目干涩,视物模糊,胁肋隐痛,五心烦热,潮热盗汗,口干咽燥,或见手足蠕动,舌红少津,脉弦细数。

【证候分析】本证多因情志不遂,气郁化火,火灼肝阴;或热病后期,灼伤阴液;或肾阴不足,水不涵木,累及肝阴所致。肝阴不足,不能上荣头目,故头晕眼花,两目干涩,视物模糊;疏泄失职,故胁下隐痛。肝主筋,肝阴亏虚,筋脉失养,故见手足蠕动。阴虚生内热,肝阴不足,虚热内蒸,则五心烦热,午后潮热。虚火内扰营阴,则盗汗。虚火上炎,故面部烘热。阴虚不能上承,而见口干咽燥。舌红少津,脉弦细数,是肝阴不足,虚热内炽之象。

肝血虚与肝阴虚均属肝虚证,均有头晕等表现。但肝血虚为血虚,无热象,常见视力模糊、月经量少、眩晕等症;肝阴虚为阴虚,虚热表现明显,常见潮热、颧红、眼干、手足蠕动等症。

【辨证要点】以头晕、目涩、胁痛与虚热症状共见为辨证的主要依据。

3. 肝郁气滞证

肝郁气滞证又名肝气郁结证,指肝失疏泄,气机郁滞所表现出的证候。

【证候表现】情志抑郁或易怒,善太息,胸胁或少腹胀痛,或咽部异物感,或颈部瘿瘤、瘰疬,或胁下肿块;妇人见乳房胀痛,痛经,月经不调,甚至闭经;舌苔薄白,脉弦。

【证候分析】本证多因突然的精神刺激,情志不遂,郁怒伤肝;或因病邪侵犯,阻遏肝脉,使肝气郁结,失于疏泄、条达所致。肝喜条达恶抑郁,肝失疏泄,气机郁结,经脉不利,故情志抑郁易怒,善太息,胸胁、少腹胀闷窜痛;肝气郁结,气不行津,津聚成痰,痰随气逆,搏结于咽喉,故见咽部异物感;痰气搏结于颈项,故见颈部瘿瘤、瘰疬;气滞日久,血行瘀滞,肝脉瘀阻,故见胁下肿块;肝郁气滞,血行不畅,冲任失调,故妇女乳房胀痛,月经不调,痛经;舌苔薄白,脉弦为肝气郁滞之象。

【辨证要点】本证多与情志因素有关,以情志抑郁、胸胁或少腹胀痛、妇女月经不调症状共见为辨证的主要依据。

4. 肝火炽盛证

肝火炽盛证又名肝火上炎证,指火热炽盛,内扰于肝,气火上逆所表现的实热证候。

【证候表现】头晕胀痛,面红目赤,口干口苦,耳鸣如潮,或突发耳聋,急躁易怒,失眠或噩梦连绵,或胁肋灼痛,衄血、吐血,尿黄便秘,舌红,苔黄,脉弦数。

【证候分析】本证多由情志不遂,肝郁化火,或过食肥腻烟酒,或因外感火热之邪所致。肝火上攻于头,故见头晕胀痛,面红目赤;肝热传胆,肝火夹胆气上溢,则口干口苦;肝火循经上扰于耳,则耳鸣耳聋;肝火内盛,不能疏泄情志,故急躁易怒,不能藏魂,故失眠多噩梦;火热内盛,肝不藏血,血热妄行,则吐血、衄血;口干,尿黄便秘,脉弦数,为肝火内盛之象。

【辨证要点】以头晕胀痛、烦躁、耳鸣、胁痛与实热症状共见为辨证的主要依据。

5. 肝阳上亢证

肝阳上亢证指肝气亢奋,或肝肾阴虚,阴不潜阳,肝阳上扰头目所表现的证候。

【证候表现】头目胀痛,眩晕耳鸣,面红目赤,急躁易怒,失眠多梦,心悸健忘,腰膝酸软,舌红少津,脉弦有力或弦细数。

【证候分析】本证多因恼怒焦虑,气火内郁,暗耗阴血,阴不制阳;或素体阳盛,性急多怒,肝阳偏旺;或平素肾阴亏损,或房劳过度,年老阴亏,水不涵木,阴不制阳,肝阳偏亢所致。肝为刚脏,体阴用阳,肝阴不足,阴不制阳,肝阳升发太过,血随气逆,上冲于头,故头目胀痛,眩晕耳鸣;气血上冲于面、目,致血脉充盈,故面红目赤;阳亢扰乱心神、肝魂,故急躁易怒,失眠多梦,心悸健忘;肝阳亢于上,则肾阴亏于下,上盛下虚,木旺耗水,水不涵木,阴不制阳,故头重足轻,步履不稳;肝肾阴亏,腰府筋骨失养,故见腰膝酸软;舌红少津,脉弦有力或弦细数,为肝阳上亢,肝肾阴亏之象。

【辨证要点】以头目胀痛、眩晕耳鸣、面红、烦躁、腰膝酸软症状共见为辨证的主要依据。

6. 肝风内动证

肝风内动证指由多种原因引起的肝阳化风、热极生风、阴虚动风、血虚生风所表现的证候。

（1）肝阳化风证：肝阳化风证指肝阳亢逆无制，肝风内动所表现出的风动证候。

【证候表现】眩晕欲仆，头痛头摇，项强肢麻，语言不利，四肢震颤，步履不稳，或猝然昏倒，不省人事，口眼㖞斜，舌强不语，喉中痰鸣，舌红，脉弦或弦细有力。

【证候分析】多由情志不遂、气郁化火伤阴，或肝肾阴亏，而致肝阳上亢。阳亢化风，风阳上扰，眩晕欲仆，头摇头痛。肝主筋，风动筋挛，则颈项强直，肢体震颤。足厥阴肝经络舌本，风阳窜扰络脉，故语言不利。肝肾阴亏，筋脉失养，故手足麻木。阴亏于下，阳亢于上，上盛下虚，故行走飘浮，步履不稳。舌红，脉弦细，均为肝肾之阴不足，阳亢化风之象。风阳暴升，气血逆乱，肝风夹痰上扰，蒙蔽清窍，故见突然昏倒，不省人事，喉中痰鸣；风痰窜扰经络，经气不利，故口眼㖞斜，半身不遂，语言謇涩，舌强不语。

【辨证要点】以素有头目眩晕等肝阳上亢之象，又突见肝风内动之症状，甚则猝然昏倒，口眼㖞斜、半身不遂等为辨证的主要依据。

（2）热极生风证：热极生风证指邪热炽盛，热极动风所表现出的风动证候。

【证候表现】高热口渴，烦躁如狂，神昏谵语，两目上视，牙关紧闭，颈项强直，手足抽搐，角弓反张，舌质红绛，苔黄燥，脉弦数有力。

【证候分析】本证多因外感温热之邪，因邪热亢盛，热闭心神，燔灼肝经，筋脉失养所致。邪热内盛，蒸腾肌肤，伤津耗液，故高热口渴；热扰心神，故烦躁如狂、谵语；热闭心神，则神志昏迷；邪热炽盛，燔灼肝经，耗伤津液，致筋脉失养，故两目上视，牙关紧闭，颈项强直，手足抽搐，角弓反张；舌质红绛，苔黄燥，脉弦数有力为肝经热盛之象。

【辨证要点】以高热、神昏、抽搐症状共见为辨证的主要依据。

（3）阴虚动风证：阴虚动风证指阴液亏虚，引动肝风所表现出的证候。

【证候表现】手足震颤、蠕动，或肢体抽搐，眩晕耳鸣，咽干口燥，形体消瘦，五心烦热，颧红潮热，舌红少津，脉弦细数。

【证候分析】本证多因外感热病后期，阴液耗损，或久病内伤，阴液亏虚，致使筋脉失养，虚风内动所致。肝阴亏少，筋脉失濡，筋膜拘挛，故手足震颤、蠕动,或肢体抽搐;阴亏不能上荣,故眩晕耳鸣;阴液不能上承,故咽干口燥;肾阴亏耗,形体失养,故消瘦;阴虚不能制阳,致虚热内蒸,故五心烦热,颧红潮热;舌红少津,脉弦细数,为肝阴不足,虚热内炽之象。

【辨证要点】以眩晕,手足震颤、蠕动与阴虚症状共见为辨证的主要依据。

(4) 血虚生风证:血虚生风证指肝血亏虚、虚风内动所表现出的证候。

【证候表现】眩晕耳鸣,肢体震颤、关节拘急不利,肢体麻木,眩晕耳鸣,面色无华,爪甲不荣,舌质淡,苔白,脉细。

【证候分析】本证多因急慢性出血过多,或内伤杂病,久病血虚,致营血亏虚,肌肤筋脉失养所致。肝血亏虚,不能上荣头面,故头目眩晕,面白无华;肝在体为筋,爪甲为筋之余,血虚筋失血养,则肢体震颤,关节拘急不利;皮肤、肢体失养,故肢体麻木;舌淡苔白,脉细或弱为血虚之象。

【辨证要点】以眩晕、肢麻、拘急、震颤、瘙痒与血虚症状共见为辨证的主要依据。

肝风内动四证的病因与证候表现有别。肝阳化风证为阳亢阴虚,上盛下虚,表现为眩晕欲仆、头摇肢颤、头胀痛、手足麻木、步履不稳等;热极生风证为热邪炽盛所致,表现为高热、神昏、抽搐等;阴虚动风证为阴液亏虚,筋脉失养,表现为手足震颤、蠕动,眩晕及虚热证候;血虚生风证为营血亏虚,筋脉失养,多见于慢性久病,表现为眩晕,肢体震颤、麻木,手足拘急等。

(二) 辨胆病证候

1. 肝胆湿热证

肝胆湿热证指湿热蕴结肝胆,疏泄功能失常所表现的证候。

【证候表现】胁肋胀痛,口苦纳呆,呕恶腹胀,小便短黄,大便不调,黄腻,脉弦数;或兼见身目发黄,发热;或见阴囊湿疹、睾丸肿大热痛,外阴瘙痒、带下黄臭等症。

【证候分析】本证多因感受湿热之邪,或嗜酒肥甘,酿生湿热所致。湿热内蕴,肝胆疏泄失常,气机郁滞,故见胁肋胀痛;湿热熏蒸,胆气上泛则口苦;胆汁不循常道而外溢,则面目周身发黄,发热;湿热郁阻,脾胃升降失常,故有纳呆,腹胀,呕恶,大便不调;肝脉绕阴器,湿热下注,则阴囊湿疹或睾丸肿痛,妇人则见外阴瘙痒、带下黄臭等症。

【辨证要点】以胁肋胀痛、身目发黄、阴痒与湿热内蕴症状共见为辨证的主要依据。

2. 胆郁痰扰证

胆郁痰扰证指胆失疏泄，痰热内扰所表现的证候。

【证候表现】惊悸失眠，头晕目眩，或耳鸣，烦躁不宁，胸闷胁胀，善太息，口苦呕恶，舌苔黄腻，脉弦滑。

【证候分析】本证多由情志郁结，疏泄失职，气郁化火，灼津为痰所致。痰热内扰，胆气不宁，故见惊悸不寐，烦躁不安；胆热犯胃，胃气上逆，故口苦、泛恶、呕吐；胆气郁滞，见胸闷胁胀；痰热循经上扰，则头晕目眩，耳鸣；苔黄腻，脉滑，为痰热内蕴之象。

【辨证要点】以惊悸失眠，眩晕与痰热内扰症状共见为辨证的主要依据。

四、辨脾与胃病证候

脾胃共处中焦，互为表里。脾主四肢、肌肉，开窍于口，其华在唇。脾的主要生理功能是主运化水谷、津液，输布精微；脾主统血，其气主升，喜燥恶湿。胃主受纳腐熟，以通降为顺。脾胃为气血生化之源，故有后天之本之称。

脾的病变主要以运化、升清功能失司，致使水谷、津液不运，消化功能失常，水湿潴留，化源不足，脾不统血，清阳不升为多见。脾病的常见症状有腹胀腹痛，泄泻便溏，浮肿，出血等。脾病证候有虚、实之分，虚证有脾气虚、脾虚气陷、阳虚、脾不统血；实证有寒湿困脾、湿热蕴脾等证。

胃病则以受纳腐熟功能障碍，胃气上逆为主要病变，临床多见胃脘痛、呕吐、呃逆等症状。临床常见证候有胃气虚、胃阴虚、胃阳虚、胃热炽盛、食滞胃脘、寒滞胃脘及胃肠气滞等。

（一）辨脾病证候

1. 脾气虚证

脾气虚证指脾气不足，运化失常所表现出的证候。

【证候表现】纳少，腹胀，食后尤甚，便溏，肢体倦怠，形体消瘦，神疲乏力，少气懒言，面色萎黄，或浮肿，舌淡苔白，脉缓弱。

【证候分析】本证多因饮食不节，或劳累过度，或忧思日久，损伤脾土，或禀赋不足，素体虚弱，或年老体衰，或某些慢性疾病调养失慎，耗伤脾气所致。

脾主运化，脾气虚弱，健运失职，输布精微无力，水湿不运，故腹胀；脾虚失运，浊清不分，水湿流注肠道，故大便稀溏；脾为气血生化之源，脾虚化源不足，肢体失养，故肢体倦怠，形体消瘦；脾气虚弱，化生不足，致脏腑功能衰减，故神疲乏力，少气懒言；气血不能上荣头面，故面色萎黄；脾气虚，水湿不运，泛滥肌肤，故见浮肿；舌淡苔白，脉缓弱为脾气虚弱之象。

【辨证要点】以纳少、腹胀、便溏与气虚症状共见为辨证的主要依据。

2. 脾虚气陷证

脾虚气陷证又称中气下陷证，指脾气虚弱亏虚，升举无力，中气下陷所表现的证候。

【证候表现】脘腹有坠胀感，食后益甚，或便意频频，肛门坠重，或久泻不止，甚则脱肛或内脏下垂，或小便混浊如米泔。伴头晕目眩，少气无力，肢体倦怠，食少便溏，舌淡苔白，虚弱。

【证候分析】本证多由久病虚损，劳倦伤脾或脾气不升及脾气虚所致。脾气虚则升举无力，内脏无托，故见脘腹坠胀，便意频频，或见脱肛、内脏下垂；固摄无权，故久痢不止，小便混浊如米泔；清阳之气不能上升于头，清窍失养，故见头晕目眩；少气无力，肢体倦怠，食少便溏，舌淡，脉虚弱等，均为脾气虚弱之象。

【辨证要点】以脘腹重坠、内脏下垂与气虚症状共见为辨证的主要依据。

3. 脾阳虚证

脾阳虚证指脾阳虚衰，阴寒内盛所表现出的证候。

【证候表现】食少腹胀，腹痛绵绵，喜温喜按，畏寒怕冷，四末不温，面白无华或虚肿，或肢体困重，或周身浮肿，小便不利，大便稀溏或完谷不化，或白带清稀量多，舌质淡胖或边有齿痕，苔白滑，脉沉迟无力。

【证候分析】本证多因脾气虚日久，损伤脾阳；或因饮食失调，过食生冷，或因寒凉药物而损伤脾阳；或肾阳不足，火不生土所致。脾阳虚衰，运化失职，故食少腹胀，大便稀溏或完谷不化；阳虚则阴盛，寒从中生，寒凝气滞，故腹痛绵绵，喜温喜按；脾阳虚衰，不能温煦四肢，故畏寒怕冷，四末不温；阳虚气血不能上荣，水气上泛，故面白无华或虚肿；脾阳虚弱，水湿内停，泛溢肌肤，故肢体困重，甚则周身浮肿；水湿停滞，膀胱气化失司，故小便不利；水湿下注，损伤带脉，致带脉不固，故女子可见白带清稀量多；舌质淡胖或边有齿痕，苔白滑，脉沉迟无力，为阳虚失运之象。

【辨证要点】以食少、腹胀腹痛、便溏与虚寒症状共见为辨证的主要依据。

4. 脾不统血证

脾不统血证指脾气虚弱，不能统摄血液所表现的证候。

【证候表现】各种慢性出血，如尿血、便血、吐血、衄血、牙龈出血、皮肤紫斑、妇女月经量多、崩漏等，食少便溏，面色无华，神疲乏力，少气懒言，舌淡苔白，脉细弱。

【证候分析】本证多由久病气虚，或劳倦过度，损伤脾气，以致气陷而统摄失权所致。脾主统血，脾气虚弱，运血乏力，统血无权，致血溢脉外，故见各种出血。若溢于膀胱，则见尿血；溢于胃肠，则见吐血或便血；溢于肌肤故见肌衄；脾虚统血无权，冲任不固，故月经过多甚至崩漏；中气不足，则神疲乏力，少气懒言；舌质淡，脉细弱，均为气血亏虚之象。

【辨证要点】以各种慢性出血与气血两虚症状共见为辨证的主要依据。

5. 寒湿困脾证

寒湿困脾证指寒湿内盛，脾阳受困，脾失健运所表现的证候。

【证候表现】脘腹胀闷，食少纳呆，泛恶欲吐，口淡不渴，腹痛便溏，或小便短少，头身沉重，面色晦黄或见肢体水肿，或妇女带下量多，舌体淡胖，舌苔白腻或白滑，脉濡缓或沉细。

【证候分析】本证多因饮食不节，贪凉饮冷，过食生冷瓜果，致使寒湿停滞中焦；或嗜食肥甘，湿浊内生，困阻中阳；或居处潮湿，致寒湿内侵伤中；外湿内湿，互为因果，致寒湿困阻，脾阳失运所致。脾为太所湿土，喜燥恶湿，寒湿内盛，脾阳被困，运化失司，致水湿内停，故脘腹胀闷，食少；脾失健运，湿滞气机，故纳呆；脾失健运，致胃失和降，胃气上逆，故泛恶欲呕；水湿下渗，故大便稀溏；湿性黏滞重浊，阳气被困失展，故头身沉重；脾为湿困，生化不足，气血不能外荣，故有面色晦黄；阳气被寒湿所困，不能温化水湿，湿泛肌表，故见肢体水肿，若寒湿下注，损伤带脉，带脉失约，可见妇女带下量多；口淡不渴，舌体淡胖，舌苔白腻或白滑，脉濡缓或沉细为寒湿内盛之象。

寒湿困脾证与脾阳虚证均有纳呆食少、腹胀、便溏等表现，但脾阳虚证为阳虚运化失职，导致寒湿内阻，主要以虚为主；寒湿困脾证为寒湿内盛，阻遏脾阳，主要以实为主。

【辨证要点】以腹胀、纳呆、便溏、身重与寒湿症状共见为辨证的主要依据。

6. 湿热蕴脾证

湿热蕴脾证指湿热内蕴，脾失健运所表现的证候。

【证候表现】脘腹胀闷，食少纳呆，恶心欲呕，口中黏腻，渴不多饮，肢体困重，或身热不扬，汗出热邪不退，或见肌肤面目发黄，且颜色鲜明如橘皮，或皮肤发痒，便溏不爽，小便短黄，舌质红，苔黄腻，脉濡数或滑数。

【证候分析】本证多由感受湿热之邪或饮食不节，或过食肥甘酒酪，酿成湿热，内蕴脾胃所致。湿热之邪蕴于脾胃，受纳运化失职，升降失常，故见脘腹胀闷，纳呆欲呕；湿热上泛，故口黏而甜；脾主肌肉，湿性重着，脾为湿困，故肢体困重；湿热蕴结，不得泄越，熏蒸肝胆，胆汁外溢，故见肌肤面目发黄，皮肤瘙痒；湿热蕴脾，交阻下迫，故便溏、尿黄；湿遏热伏，热处湿中，湿热郁蒸，故身热起伏，汗出热不解；舌红，苔黄腻，脉濡数或滑数，均为湿热内盛之象。

【辨证要点】以腹胀、纳呆、身热、身重、便溏不爽与湿热症状共见为辨证的主要依据。

(二) 辨胃病证候

1. 胃气虚证

胃气虚证指胃气虚弱，胃失和降所表现的证候。

【证候表现】胃脘痞胀或隐痛，按之舒缓，纳呆，或得食痛缓，食后愈胀，嗳气，口淡不渴，面色萎黄，神疲倦怠，气短懒言，舌质淡，苔薄白，脉弱。

【证候分析】本证多因饮食不节，饥饱无常，劳累过度，久病失养，或其他脏腑病症累及，损伤胃气所致。胃气不足，受纳、腐熟功能减退，胃失和降，气滞中焦，故见胃脘痞胀或隐痛，纳呆；病性属虚，故按之舒缓；胃气已然虚弱，食后难负消化之职，故食后愈胀；胃气失和，该降不降，反而上逆，故见嗳气；胃虚累及脾脏，脾失健运，化源不足，致气血虚少不能上荣于面，故面色萎黄；全身脏腑机能减退，则神疲倦怠，气短懒言；舌质淡，苔薄白，脉弱为气虚之象。

【辨证要点】以胃脘痞满、隐痛喜按、食少与气虚症状共见为辨证的主要依据。

2. 胃阴虚证

胃阴虚证指胃阴亏虚，虚热内生表现的证候。

【证候表现】胃脘灼痛、饥不欲食，或脘痞不舒，干呕呃逆，口燥咽干，大便干结，小便短少，舌红少津，脉细数。

【证候分析】多由温热病后期，或胃病久延不愈，阴液耗伤，或情志不遂，气郁化火，灼伤胃阴，或平素嗜食辛辣之品，或吐泻太过，或过用温热辛燥药物，耗伤胃阴所致。胃性喜润恶燥，以和降为顺，胃阴不足，失于濡润，胃失和降，胃气不畅，故脘痞不舒，胃脘隐痛；胃纳失权，则饥不欲食；胃气上逆，则干呕呃逆；胃阴不足，不能上承，则口燥咽干；下不能滋润肠道，故大肠失润而大便干结。阴虚化源不充，则小便短少。舌红少津，脉细数，为阴液亏少之象。

【辨证要点】以胃脘嘈杂灼痛、饥不欲食、脘腹痞胀为辨证的主要依据。

3. 胃阳虚证

胃阳虚证指胃阳不足，虚寒内生所表现的证候。

【证候表现】胃脘冷痛，吐清水，喜温喜按，得食痛减，面色白，畏冷肢凉，神疲乏力，舌质淡，苔白，脉弱。

【证候分析】本证多因嗜食生冷，饮食失调，或过用泻下、苦寒之物，或脾胃素弱，阳气虚损，或久病失养，其他脏腑病变的影响伤及胃阳所致。胃为阳土，主受纳腐熟水谷，今胃阳不足，虚寒内生，阳不化气，故见胃脘冷痛，时发时止；得温得食得按，则寒气可散，胃络得养，热气得至，其症自解；阳虚胃寒，水饮不化，故吐清水；阳虚生外寒，温煦功能减退，故见面色白，畏冷肢凉；食少，生化乏源、机体失养，故神疲乏力；舌质淡，苔白，脉迟弱为阳虚之象。

【辨证要点】以胃脘冷痛、喜温喜按、畏寒肢冷症状共见为辨证的主要依据。

4. 胃热炽盛证

胃热炽盛证指火热炽盛于胃，胃失和降表现的实证证候。

【证候表现】胃脘灼痛，拒按，吞酸嘈杂，渴喜冷饮，消谷善饥，口气秽臭，或牙龈溃烂肿痛，齿衄，大便秘结，小便短赤，舌红苔黄，脉滑数。

【证候分析】本证多因恣食肥甘辛辣，化热生火，或热邪内犯，胃火亢盛，或情志不畅，郁而化火等引起。

胃火内炽，煎灼津液，故见胃脘灼痛，拒按；肝郁化火横逆犯胃，故吞酸嘈杂；热邪耗伤胃津，故渴喜冷饮；胃火炽盛，受纳腐熟功能亢进，故消谷善饥；胃火内盛，胃中秽浊之气上冲，故口气秽臭；胃经经脉络于龈，胃火循经上炎，气血壅滞，故牙龈溃烂肿痛；血得热而妄行，损伤龈络，故见齿衄；热甚伤津，故大便秘结，小便短赤；舌红苔黄，脉滑数为里热炽盛之象。

【辨证要点】以胃脘灼痛、消谷善饥与实热症状共见为辨证的主要依据。

5. 食滞胃脘证

食滞胃脘证指所食之物不能腐熟，停滞于胃脘所表现的证候。

【证候表现】脘腹胀痛，拒按，嗳气吞酸或呕吐酸腐食物，吐后痛减，矢气酸臭，大便溏泄，泻下物酸腐臭秽，舌苔厚腻，脉滑。

【证候分析】本证多因脾胃素弱，运化失健；或暴饮暴食，饮食不节所致。胃主受纳腐熟水谷，以降为顺，暴饮暴食，食后不化，积于胃肠，气滞不通，故脘腹胀痛，拒按；食积化腐，腐食随浊气上泛，故嗳气吞酸或呕吐酸腐食物；吐后食积得去，实邪得消，故吐后腹胀痛得减；食积气滞，湿邪内生，湿浊之气下行大肠，气机阻塞，故见矢气频频，臭如败卵，大便稀溏，泻下物酸腐臭秽；舌苔厚腻，脉滑为食积内停之象。

【辨证要点】以胃脘胀痛，嗳气吞酸或呕吐酸腐食物症状共见为辨证的主要依据。

6. 寒滞胃脘证

寒滞胃脘证指寒邪侵袭胃脘，阻滞气机，胃失和降所表现的证候。

【证候表现】胃脘冷痛，得温痛减，遇寒痛甚，恶心呕吐，吐后痛缓，口淡不渴，或口泛清水，面色苍白，形寒肢冷，舌淡，苔白润，脉弦紧或沉紧。

【证候分析】本证多因过食生冷，或感受寒邪，直中胃脘，以致寒凝于胃所致。寒性凝滞，寒邪犯胃，凝滞气机，胃失和降，故胃脘冷痛或剧痛；寒邪得温则散，故得温痛减；遇寒气机凝滞加重，故遇寒痛甚；胃气上逆，故恶心呕吐；吐后气滞得以疏泄，故吐后痛缓；寒不伤津，故口淡不渴；寒为阴邪，伤及胃阳，水饮不化，随气上逆，故口泛清水；寒邪阻遏，阳气不能外达，肢体失于温煦，故面色苍白，形寒肢冷；舌淡苔白润，脉弦紧或沉紧为阴寒内盛，凝阻气机之象。

【辨证要点】以胃脘、腹部冷痛剧烈，得温痛减症状共见为辨证的主要依据。

7. 胃肠气滞证

胃肠气滞证指胃肠气机阻滞所表现的证候。

【证候表现】胃脘胀满，走窜不定，痛时欲吐欲泻，嗳气，肠鸣，矢气，得嗳气、矢气后胀痛可缓，或无肠鸣、矢气则胀痛愈加，或大便秘结，苔厚，脉弦。

【证候分析】本证多因外邪内侵，情志不遂，病邪停滞或病理产物等致使胃肠气机阻滞而成。胃肠气机阻滞，通降、传导失职，则脘腹胀满疼痛；气或聚或散，故胀痛走窜不定；胃气不降反上逆，故嗳气，欲吐；肠道气滞不通，则肠鸣，矢气，欲泻；嗳气或矢气后，肠道气机暂通，故胀痛可缓；若气机阻滞严重，上不得嗳气，下不得矢气，气聚而不散，故胀痛加重；胃肠之气不得降，则大便秘结；苔厚，脉弦为气机阻滞，浊气内停之象。

【辨证要点】以脘腹胀痛走窜、嗳气、矢气、肠鸣症状共见为辨证的主要依据。

五、辨肾与膀胱病

肾居腰中，左右各一，其经脉与膀胱相互络属，互为表里。肾在体为骨，主骨生髓，开窍于耳及二阴，其华在发。肾的主要生理功能是藏精，主生殖，主骨生髓，又兼主水，具有纳气功能。肾为脏腑阴阳之根本，故称肾为"先天之本""水火之宅"。

肾脏病变主要导致人体生长发育和生殖功能障碍，水液代谢紊乱，呼吸功能减弱，以及脑、髓、骨、发、耳及二便失调。常见的肾病症状包括腰膝酸软疼痛，耳鸣耳聋，须发早发白，脱发，牙齿松动，男性阳痿遗精或精子稀少不育，女性闭经不孕，水肿，呼吸急促等。临床常见的证候有肾阳虚、肾阴虚、肾精亏损、肾气不固以及肾虚水肿等。膀胱病变主要表现为排尿功能异常，常见的证候包括膀胱湿热等。

(一) 辨肾病证候

1. 肾阳虚证

肾阳虚证指肾脏阳气不足，虚寒内生所表现的证候。

【证候表现】腰膝酸软，形寒肢冷，尤以下肢为甚，头晕耳鸣，神疲乏力，面色苍白或黧黑，或性欲减退，男子阳痿早泄，妇女宫寒不孕，或大便久泄不止，完谷不化，五更泄泻，或小便清长频数，夜尿频多，或浮肿，腰以下为甚，按之凹陷不起，甚则全身浮肿，心悸咳喘，舌淡苔白，脉沉细无力。

【证候分析】本证多因素体阳虚，或年老肾虚，或久病损伤肾阳；或房劳过度，耗伤肾阳所致。肾阳虚衰，温煦失司，骨失所，故腰膝酸软；肾处下焦，阳气不足，阴寒盛于下，不能温煦肌肤，故形寒肢冷，阳气不足，阴寒盛于下，故尤以下肢为甚；阳虚不能温运气血，上荣头面，脑失所养，故神疲，甚则头晕耳鸣；面色苍白；肾阳虚衰，阴寒内生，气血运行不畅，故面色黧黑；命门火衰，故性功能减退，男子阳痿早泄，妇女宫寒不孕；肾阳不足，火不暖土，脾失健运，故久泻不止，完谷不化，五更泄泻；肾阳虚衰，气化失司，肾气不固，故小便清长频数，夜尿频多；肾阳不足，膀胱气化功能障碍，水液内停，泛于肌肤，故见水肿；水湿下趋，肾处下焦，故腰以下为甚，按之凹陷不起，甚则全身浮肿；水气凌心，心阳受损，故心悸；上逆犯肺，宣降失常，故见咳喘；舌淡苔白，脉沉细无力，为肾阳虚衰，气血运行无力之象。

【辨证要点】以腰膝酸冷、性欲减退、夜尿频多与虚寒症状共见为辨证的主要依据。

2. 肾阴虚证

肾阴虚证指肾脏阴液亏虚，虚热内生所表现的证候。

【证候表现】眩晕，耳鸣耳聋，腰膝酸软，失眠多梦，口干舌燥，男子遗精，女子经少经闭，甚或崩漏；形体消瘦，午后颧红，五心烦热，潮热盗汗，大便干，小便黄，舌红少津，脉细数。

【证候分析】本证多因先天禀赋不足，肾阴素亏，或虚劳久病，耗伤肾阴，或房劳过度，阴精内损，或年老体衰，阴津自亏，或过服温燥劫阴之品所致。肾阴虚不能生髓充骨养脑，故见眩晕，耳鸣耳聋，腰膝酸软；肾阴不足，失于滋养，故形体消瘦，口干舌燥；肾阴亏虚，水火失济，虚火上扰心神，故失眠多梦；肾阴不足，虚热内生，相火扰动精室，故遗精；肾阴亏虚，冲任不充，故经少经闭；阴不制阳，虚火扰动，迫血妄行，则见崩漏；虚火内扰，故见午后颧红、五心烦热、潮热盗汗、大便干、小便黄；舌红少津，脉细数为阴虚内热之象。

【辨证要点】以腰膝酸软、遗精、经少、头晕耳鸣与虚热症状共见为辨证的主要依据。

3. 肾精不足证

肾精不足证指肾精亏虚所表现的证候。

【证候表现】小儿生长发育迟缓，囟门迟闭，身材矮小，智力低下，动作迟钝，骨骼痿软；男子精少不育，女子经闭不孕，性机能减退；成人可见早衰，腰膝酸软，耳鸣耳聋，发脱齿摇，足痿无力，健忘恍惚等，舌淡，脉弱。

【证候分析】本证多因先天禀赋不足，或由后天失养，久病不愈，房事过度，致使肾精亏损所致。肾精不足，不能化生气血，充肌长骨，故小儿发育迟缓，身材矮小；无以充养骨髓，则智力迟钝；精亏髓少，骨骼失养，故生长迟缓，囟门迟闭，骨骼痿软，成人则多见早衰。肾藏精，其华在发，精不足，则发枯易脱。齿为骨之余，失其精气充养，故牙齿动摇，甚则脱落。耳为肾窍，脑为髓海，精少髓亏，脑海空虚，故见耳鸣、耳聋、健忘恍惚。肾藏精，主生殖，肾精亏损，男子可见精少不育，女子则见经闭不孕，性功能减退。舌淡，脉弱为虚弱之象。

【辨证要点】以生长发育迟缓、早衰、生育功能低下症状共见为辨证的主要依据。

4. 肾气不固证

肾气不固证指肾气亏虚，固摄封藏失职所表现的证候。

【证候表现】腰膝酸软，神疲乏力，耳鸣耳聋；遗尿，小便失禁或余沥不尽，夜尿多，男子滑精早泄，女子带下清稀量多，月经淋沥不尽，或胎动易滑；舌淡，苔白，脉弱。

【证候分析】本证多因先天禀赋不足，年幼肾气未充，或年老体弱，肾气渐亏，或久病、房劳，损伤肾气，下元失固所致。腰为肾之府，开窍于耳，故有腰膝酸软，耳鸣耳聋；肾气亏虚，脑髓失养，故神疲乏力；肾气不固，肾与膀胱相表里，膀胱失约，不能贮藏津液，故小便频数清长，遗尿，小便失禁或余沥不尽；夜为阴盛阳衰之时，今肾气虚则阴寒尤甚，故夜尿多；肾气亏虚，封藏失司，精关不固，精液外泄，故滑精早泄；肾气亏虚，带脉失固，故带下清稀量多；肾气不固，冲任失约，故月经淋沥不尽；肾气亏虚，胎气不固，故胎动易滑；舌淡，苔白，脉弱为肾气亏虚之象。

【辨证要点】以腰膝酸软，小便、精液、经带、胎气不固与气虚症状共见为辨证的主要依据。

5. 肾虚水泛证

肾虚水泛证指肾阳亏虚，气化失职，水液泛滥所表现的证候。

【证候表现】全身水肿，腰以下尤甚，按之没指，腹胀满，小便少，腰膝酸软，形寒肢冷，或见心悸，气短，喘咳痰鸣，舌淡胖嫩有齿痕，苔白滑，脉沉细。

【证候分析】本证多因久病损伤肾阳，或素体阳气虚弱，气化失职，水湿泛滥所致。肾阳虚衰致膀胱气化无权，故小便不利而尿少；肾阳虚不能化气行水，水溢于肌肤，停滞胃肠，故有全身水肿，腹胀满；水湿趋下，故腰以下肿尤甚；阳虚不能温煦肢体，则形寒肢冷；水气凌心，心阳受阻，则心、气短；水气射肺，肺失肃降，故喘咳痰鸣；舌胖有齿痕、苔白滑，脉沉细，为肾阳亏虚，水湿内停之象。

肾阳虚与肾虚水泛证均为虚寒证，前者主要表现为脏腑功能衰退，性功能减弱；后者偏重于阳气虚，以气化无权而致的水肿、尿少为主。

【辨证要点】以下肢水肿、尿少、畏寒肢冷症状共见为辨证的主要依据。

(二) 辨膀胱病证候

膀胱湿热证指湿热下注，蕴结膀胱，膀胱气化不利所表现的证候。

【证候表现】尿频，尿急，尿道灼痛，小便短赤或尿血，或尿有砂石，尿浊，或伴有发热，口渴，腰痛，舌红，苔黄腻，脉滑数。

【证候分析】本证多因外感湿热之邪，侵及膀胱，或饮食不节，滋生湿热，下注膀胱，致使膀胱气化功能失常所致。湿热之邪下注，蕴结膀胱，致膀胱气化不利，故尿频尿急，尿道灼痛；湿热熏灼，津液耗竭，故小便短赤；热邪损伤血络，故见尿血；湿热久煎尿液，结成砂粒，故尿有砂石；湿热郁蒸于外，则见发热，口渴；湿热之邪累及肾脏，可见腰痛；舌红，苔黄腻，脉滑数为湿热内盛之象。

【辨证要点】以小便频急、灼热涩痛与湿热症状共见为辨证的主要依据。

第四节 卫气营血辨证

卫气营血辨证出自《温热论》，是清代叶天士创立的。卫、气、营、血作为物质概念，是构成人体的基本物质，以其分布论，卫与气一类，卫气循行脉外，营与血一类，营血运行脉内。根据温热病的病位深浅和病情轻重不同分为卫分、气分、营分、血分四类不同证候，用于外感温热病的辨证方法。卫气营血辨证弥补了六经辨证的不足，能用于说明外感温热病病位深浅、病势轻重、传变与预后规律，极大地丰富了外感温热病的辨证护治手段与内容。

卫分证主表，病位在皮毛与肺，病情轻浅；气分证主里，病位在肌肉、肺、胸膈、胃、肠、胆等脏腑，病情较重；营分证病邪入于心营，病位在心与心包络，病情深重；血分证邪热已深入心、肝、肾，且已动血动风、耗血伤阴，病情危重。但应指出的是，温病通常是按照卫、气、营、血的次序传变的顺传，也有不依上述次序传变的逆传。所以，临床上应综合各资料进行分析，作出准确判断。同时，卫气营血辨证又不同于脏腑辨证，脏腑辨证是以脏腑生理功能失调及其病理征象的出现为依据，来辨析脏腑病变。卫气营血辨证是以热象和阴血的虚实变化为主导，而脏腑的病理变化只作为衡量这些指标的依据。

一、卫分证

卫分证指温热之邪侵袭肌表，卫气功能失调，肺失宣降所表现的证候。卫分证是温热病的初起阶段。

【证候表现】发热，微恶风寒，少汗，头痛，全身不适，口微渴，间或有咳，咽喉肿痛，舌边尖红，苔薄黄，脉浮数。

【证候分析】温热病邪，犯于肌表，卫气与邪气相争而发热；卫阳被郁，不能达表，故多为发热重而恶寒轻；温邪上扰清空，壅滞不畅而见头痛；有温热伤津之势，故见口干微渴、少汗等表现；病属初起，正气未衰，故仅舌边尖红而苔薄白或薄黄；温热邪气侵袭肌腠，卫阳奋起抵抗，脉气鼓动于外，故脉来浮数；卫阳与温热邪气郁蒸，故上扰清窍，则头痛；邪在肺卫之表，津伤不重，故口干微渴；温邪上犯，肺失宣降，气逆于上则咳嗽；上灼咽喉，气血壅滞，故咽喉红肿疼痛。舌边尖红，脉浮数，为邪热在卫表的之象。

【辨证要点】本证以发热、微恶风寒、舌边尖红、脉浮数为辨证要点。

二、气分证

气分证指温热病邪内传脏腑，正盛邪炽，阳热亢盛所表现的里实热证候。根据邪热侵犯、胸膈、胃肠、胆等脏腑的不同，而兼有不同的表现。

【证候表现】发热不恶寒、口渴、汗出、心烦、尿赤、舌红、苔黄、脉数有力。或兼咳喘、胸痛、痰黄稠，或兼心烦，或兼口苦、胁肋不舒，或灼痛、干呕、脉弦数，或胸痞腹满、大便秘结，或泻下黄白秽水、苔黄燥，甚至焦黑起刺、脉沉实等。

【证候分析】本证多由卫分证不解，病邪内传或初感病邪直入气分而致。邪正剧争，里热炽盛，故身热盛，不恶寒反恶热；热盛蒸腾，迫津外泄，则汗出；热扰心神，则心烦；伤津则口渴、尿赤、苔黄；热盛血涌，则舌红，脉数有力。若热壅于肺，肺失清肃，肺气上逆，则咳喘、胸痛；肺热炼液成痰，痰黄稠。若热扰胸膈，气郁不畅，则心烦、坐卧不安。

若热郁胆经，胆气上逆而口苦；经气不利而肋痛；胆热犯胃则胃失和降，而干呕；胆经有热则脉弦数。若热结肠道，腑气不通，则胸痞腹满；邪热与燥屎互结，则便秘；或邪热迫津从旁而下，则热结旁流，泻下黄白秽水；实热内结，津亏不能上承，则苔黄燥甚至焦黑起刺，脉沉实。

【辨证要点】本证以发热不恶寒、舌红苔黄、脉数有力为辨证要点。

三、营分证

营分证指温热病邪深入营分，灼伤营阴，心神被扰所表现的证候，是邪气内陷较深重的阶段。

【证候表现】身热夜甚，口不甚渴或不渴，心烦不寐，甚或神昏谵语，斑疹隐隐，舌绛，无苔，脉细数。

【证候分析】营分证多由气分证顺传而来，或邪热传入营分或由卫分证直接传入营分而致。亦有营阴素亏，初感温热邪盛，来势凶发病急骤，起病即见营分证者。营属阴，邪热入营，灼伤营阴，阴虚则身热夜甚；邪热入营，蒸营阴之气上潮于口，故口不甚渴或不渴；营气行于脉中，内通于心，邪热深入营分，侵扰心神，故见心烦不寐，神昏谵语；营血同行于脉中，热伤血络，则斑疹隐现；营分有热，热势蒸腾，故舌质红绛；热劫营阴可见脉细数、无苔。

【辨证要点】本证以身热夜甚、心烦谵语、舌质红绛、脉细数为辨证要点。

四、血分证

血分证指温热病邪深入阴血，导致扰神、动血、动风、耗阴所表现的证候。血分证是温病过程中最为深重的阶段，病变累及心、肝、肾三脏。

【证候表现】身热夜甚，烦热躁扰，甚至神昏谵语，斑疹显露，疹色紫或黑，舌质深绛或紫，脉细数；或见吐血、衄血、便血、尿血；或见四肢抽搐，颈项强直，角弓反张，双睛上视，牙关紧闭，脉弦数，或手足蠕动；或见持续低热，暮热早凉，五心烦热，神疲欲寐，耳聋，形瘦，舌干红少津，脉细数。

【证候分析】本证由邪在营分不解，传入血分；或气分热炽，劫营伤血，直入血分；或素体阴亏，已有伏热内蕴，温热病邪直入血分而致。邪热深入血分，影响心、肝、肾三脏。血分证是温热病卫气营血传变的最后阶段，是病变发展过程中最为深重的阶段。邪热入血，灼伤阴血，阴虚内热，夜间阳入于阴，故身热夜甚，轻则烦热躁扰，重则神昏谵语；血分热炽甚极，血行壅滞，故斑疹色紫或黑，舌质深绛或紫，脉细数；热盛迫血妄行，血不归经，见出血诸证。若血热燔灼肝经，可引动肝风，出现抽搐，颈项强直，角弓反张，双睛上视，牙关紧闭，脉弦数等诸证；若肝血不足时，出现筋失所养手足蠕动，甚则瘛疭等的虚风内动证。若邪热久羁血分，劫灼肝肾之阴导致邪热伏于阴分，可见身热夜甚或持续低热，暮热朝凉，五心烦热；若阴血耗竭不能上承清窍，可见口干，咽燥，舌干少津，耳聋失聪；阴精与营血俱亏，神失所养而神倦，肢体失于滋润濡养，故形瘦；邪热灼伤阴血，肾中真阴耗伤，故脉细数。

【辨证要点】本证以身热夜甚、谵妄昏狂、抽搐或手足蠕动、斑疹、出血、舌质深绛、脉细数为辨证要点。

第四章 练习题与答案

第五章 中医体质学说

体质,又称"素质""禀质""气质""形质"等,有身体素质、形体质量、个体特质等多种含义。体质是不同个体在形质、功能和心理方面的身心特征。体质学说,是以中医理论为指导,研究人体体质概念、形成、特征及其变化规律,并以此指导疾病的诊断和防治,是中医理论体系的重要组成部分。中医体质学说是研究生命、健康和疾病的重要命题。

中医学对体质的认识,源于《内经》,常用"形""素""质"等表述体质,明确指出体质与脏腑的形态结构、气血盈亏有密切的关系,并研究了个体及不同群体的体质差异性,提出体质不仅受先天禀赋的影响,也受后天因素的影响。因此,体质的研究,不但有助于从整体上把握个体的生命特征,而且有助于理解人类各种体质特征,体质类型的生理、病理特点,并以此分析疾病的反应状态,病变的性质及发展趋向,从而对指导疾病预防、治疗以及养生康复均有重要意义。

第一节 中医体质概述

体质是禀受于先天,得养于后天,在生长、发育和衰老过程中所形成的与自然、社会环境相适应的人体个性特征。

一、体质的概念与特点

(一)体质的基本概念

体质是在先天禀赋和后天获得的基础上所形成的形态结构、生理功能、心理状态方面相对稳定的个体化特性。体质的基本概念,包含形、神两个方面的内容,一定的形态结构必然产生相应的生理功能和心理特征,而良好的生理功能和心理特征则是正常形态结构的反映,两者相互依存、相互影响,在体质的固有特征中综合地体现出来。

(二) 体质的特点

体质具有个体差异性、形神一体性、群类趋同性、相对稳定性、动态可变性、连续可测性、后天可调性等特点。

1. 个体差异性

由于生命个体的先天禀赋和后天因素不同，所形成的体质特征因人而异，有显著的个体差异，通过人体的形态结构、生理功能和心理活动的差异性而表现出来。因此，个体差异性是体质学说研究的核心问题。

2. 形神一体性

"形神合一"是中医学体质概念的基本特征之一，复杂多样的体质差异反映着人体在形态结构及由脏腑活动所产生的各种精神活动的基本特征，是特定的生理特性与心理特性的综合，是对个体身心特性的概括。

3. 群类趋同性

同一种族或聚居在同一地域的人，因为生存环境和生活习惯相同，遗传背景和生存环境具有同一性和一致性，从而使人群的体质具有相同或类似的特点，因此体质具有群类趋同性。

4. 相对稳定性

个体禀承于父母的遗传信息，使其在生命过程中遵循某种既定的内在规律，呈现出与亲代类似的特征，这些特征一旦形成，不会轻易改变，在生命过程的某个阶段体质具有相对的稳定性。另外，长期稳定的环境也是维持体质相对稳定的重要因素。

5. 动态可变性

先天禀赋决定着个体体质的相对稳定性，后天因素又使体质具有可变性。体质的可变性具有两个基本规律，一是机体随着年龄的变化呈现出特有的体质特点；二是机体随着外界因素的运动变化呈现出的体质状态的变化。两种变化常同时存在，相互影响，这种可变性是进行体质状态干预的基础。

6. 连续可测性

体质的连续性体现在不同个体体质的存在和演变在时间上的不间断性，体质特征伴随生命自始至终的全过程，具有循着某种类型体质固有的发展演变规律缓慢演化的趋势，这就使得体质评价具有可预测性，从而为治未病提供了可能。

7. 后天可调性

体质的相对稳定与动态可变的特点为改善体质提供了前提。因此，通过后天干预使偏颇体质得以纠正或改善，减少对疾病的易感性，预防疾病的发生，甚至从根本上改变体质，从而达到未病先防、既病防变的目的。

二、体质的构成要素与评价

（一）体质的构成要素

体质具有形态结构、生理功能和心理特征三个构成要素。

1. 形态结构的差异性

人体形态结构上的差异性是个体体质特征差异的重要部分，包括外部形态结构和内部形态结构，前者主要由体表形态等构成，后者主要由脏腑、经络、精气血津液等构成。

体表形态，指个体外观形态的各种特征，包括体格、体形、体重、性征、体姿、面色、毛发、舌象、脉象等。体格，反映人体生长发育程度、营养状况和锻炼程度的状态，身体各部分的形状、尺寸、匀称、强弱程度等。体形，又称身体类型，指身体各部位大小比例的形态特征。中医观察体表形态，主要观察形体之肥瘦长短、皮肉之厚薄坚松、肤色之黑白苍嫩的差异等，其中尤以肥瘦最具代表性。

2. 生理功能的差异性

形态结构是生理功能的基础，不同的形态结构特点决定着机体生理功能，而机体生理功能的个性特征，又会影响其形态结构的改变。因此，生理功能上的差异，是个体体质特征的重要组成部分。

人体的生理功能是其内部形态结构的反映，也是脏腑、经络及精气血津液等功能的体现，如气色、呼吸、食欲、寒热、二便、生育能力、活动能力、睡眠状况、感觉、皮肤肌肉的弹性、手发状况、舌象、脉象等，均是脏腑、经络及精气血津液等生理功能的反映，是了解体质状况的主要内容。

3. 心理特征的差异性

心理是心、脑等脏腑对外界信息的反映，是感觉、知觉、情感、记忆、思维、性格、能力等的总和，属于中医形神的范畴。形与神是统一的整体，体质是特定的形态结构、生理功能与相关心理状况的综合体，形态、功能、心理之间具有内在的相关性。

人的心理特征不仅与形态、功能有关，而且与不同个体的生活经历以及所处的社会文化环境有着密切的联系。所以即便为同种形态结构和生理功能者，也可以表现为不同的心理特征，如《灵枢·阴阳二十五人》中，每一种类型的形态功能有五种不同的心理倾向，木、火、土、金、水五种类型特征的人共有二十五种心理类型。因此，一定的形态结构与生理功能，使个体容易表现出某种心理特征，而心理特征在长期的显现中，又影响着形态结构与生理功能，并表现出相应的行为特征。可见，在体质构成因素中，形态、功能、心理之间有着密切的联系与影响，心理因素是体质概念中不可缺少的内容。

(二) 体质的评价

通过综合分析形态结构、生理功能及心理特征，评价个体的体质状况。

1. 体质的评价指标

(1) 身体的形态结构状况，包括体表形态、体格、体形等外在的直观表现及内部结构和功能的完整性、协调性。

(2) 身体的功能水平，包括机体的新陈代谢和各脏腑系统的功能。

(3) 身体的素质及运动能力水平，包括速度、力量、耐力、灵敏性、协调性及走、跑、跳、投、攀越等身体的基本活动能力。

(4) 心理的发育水平，包括智力、情感、认知、感知觉、个性、性格、意志等方面。

(5) 适应能力，包括对自然环境、社会环境和各种精神心理环境的适应能力。对疾病和其他损害健康因素的抵抗、调控与修复能力等。

2. 理想体质的标志

体质是人的生命活动和工作能力的物质基础。它在形成、发展和消亡过程中，具有明显的个体差异和阶段性，表现出从最佳的功能状态到严重疾病和功能障碍等各种不同的体质水平。理想体质具有明显的人群特征，如年龄、性别、种族和职业等。理想体质的主要标志是以下几个方面。

(1) 身体发育良好，体格健壮，体形匀称，体重适当。

(2) 面色红润，两目有神，须发润泽，肌肉皮肤有弹性。

(3) 声音洪亮有力，牙齿清洁坚固，双耳聪敏，脉象和缓均匀，睡眠良好，二便正常。

(4) 动作灵活，有较强的运动与劳动等身体活动能力。

(5) 精力充沛，情绪乐观，感觉灵敏，意志坚强。

(6) 处事态度积极，镇定，有主见，富有理性。

(7) 应变能力强，能适应各种环境，有较强的抗干扰、抗不良刺激和抗病能力。

第二节　体质生理

体质是对个体身心特性的概括，它以先天禀赋为基础，并受内外环境诸多因素的影响形成的个性特征，通过人体形态结构、生理功能和心理状态上的差异性表现出来。

一、体质的生理学基础

人体以脏腑经络为中心，以精气血津液为物质基础，调节着体内外环境的平衡。故脏腑经络及精气血津液是体质形成的生理学基础。

(一) 体质与脏腑经络的关系

脏腑经络的盛衰偏颇决定体质的差异。脏腑是构成人体、维持正常生命活动的中心，脏腑的形态和功能特点是构成并决定体质差异的根本因素。在个体先天禀赋与后天因素相互作用下，不同个体常表现为脏腑功能各异。《景岳全书·传忠录》在"藏象别论"中，明确阐述了五脏功能强弱与体质的关系，指出："若其同中之不同者，则脏气各有强弱，禀赋各有阴阳。脏有强弱则神志有辨也，颜色有辨也，声音有辨也，性情有辨也，筋骨有辨也……精血有辨也，勇怯有辨也，刚柔有辨也……此固人人之有不同也。"

经络是人体气血运行、联通内外的道路。体质不仅取决于脏腑功能活动的强弱，还有赖于各脏腑功能活动的协调，经络正是这种联系沟通以协调脏腑功能的结构基础。体质与外部形态特征密切相关，如不同的个体，脏腑精气阴阳的盛衰及经络气血的多少不同，表现于外的形体也不同。

(二) 体质与精气血津液的关系

精气血津液是决定体质特征的重要物质基础，其中精的盈亏是体质差异的根本。先天之精与后天之精结合，充养形体，脏腑之精化生脏腑气血，推动和调节机体的生理功能和心理活动。先天禀赋和后天因素的综合作用所化之精的盈亏等差异，常表现出各脏腑相对特异的功能特征趋向。因此。精的益亏是导致个体体质差异的根本因素。精亏易形成脾虚质、肾虚质、肺虚质等体质类型,而老年体质共性为精的亏虚。

人体之气由先天及后天之精化生,并与吸入的自然界清气相融合而成。气的盛衰直接影响着脏腑生理特性的偏颇和形体功能的差异,从而形成了不同的体质类型,如气虚质、气郁质、阴虚质、阳虚质等。

血和津液均来源于脾胃所化生的水谷之精。血流于脉中,内养脏腑,外养形体,化神载气,对体质的强弱起重要作用;津液分布全身,无处不到,濡养脏腑,化生血液,也是影响体质的重要因素。人体血与津液的盈亏及其运行输布的差异,形成了不同的体质类型,如血虚质、血瘀质、痰湿质等。

精气血津液为人体生命活动的基本物质,同源于水谷之精,气血互生,津血互化,精血同源。精与血之多少,气与津之盈耗,都影响着体质,成为构成并决定体质差异的物质基础。

二、体质的形成因素

先天禀赋是体质形成的重要因素,而体质的形成、发展与强弱在很大程度上又依赖于后天因素的影响,故体质是机体内外环境多种复杂因素共同作用的结果。

(一) 先天因素

先天因素,是体质形成的基础,决定着体质的相对稳定性和特异性,是人体体质强弱的前提条件。在体质的形成过程中,先天因素起着关键性作用。

1. 父母禀赋

禀赋,指先天赋予的体质因素。父母禀赋因素,包括子代出生之前在母体内所禀受的因素,以及父母生殖之精、父母血缘关系、父母生育年龄等因素。父母生殖之精的盈亏盛衰和体质特征决定着子代的厚薄强弱;父母体质的阴阳偏颇和功能活动的差异,可使子代也有同样的倾向性。父母的血缘关系、生育年龄与精血的强弱盛衰密切相关,直接形成子代体质的差异,如身体强弱、肥瘦、刚柔、长短、肤色、先天性生理缺陷和遗传性疾病等。

2. 性别差异

性别差异以先天构成为基础,又与后天因素有着密切关系。男女在先天禀赋、身体形态、脏腑结构等方面的差别,相应的生理功能、心理特征也就有区别,因而体质上存在着性别差异。男性多禀阳刚之气,体魄健壮魁梧,性格多外向，粗犷，心胸开阔；女性多禀阴柔之气，体形小巧苗条，性格多内向，喜静、细腻、多愁善感。男子多用气，故气常不足；女子多用血，故血多亏虚。此外，女子由于经、带、胎、产、乳等特殊生理过程，出现月经期、妊娠期、产褥期和绝经期的体质改变。

（二）后天因素

后天因素是人出生之后各种因素的总和，如生活起居、劳欲、膳食营养、精神情志、自然社会环境因素、疾病损害、药物治疗等。

体质在一生中并非一成不变，而是在后天各种因素的影响下发生变化。这些因素既可影响体质强弱，也可改变体质类型。因此，改善后天体质形成的因素，可以弥补先天禀赋之不足，从而达到以后天养先天，使弱者变强，羸者变壮。

1. 年龄因素

体质随着个体发育的不同阶段而不断演变，在生、长、壮、老的生命过程中，人体的脏腑经络及精气血津液的生理功能都发生着相应的变化。《素问·上古天真论》《灵枢·天年》等都从不同角度论述了人体脏腑精气盛衰与年龄的关系。在生长、发育、壮盛以至衰老的过程中，脏腑精气由弱到强，由盛至衰，一直影响着人体的生理活动和心理变化，决定着人体体质的演变。

小儿生机旺盛，故称之为"纯阳之体"；因精气阴阳均未充分成熟，故又称为"稚阴稚阳之体"。小儿的体质特点是脏腑娇嫩，形气未充，易虚易实，易寒易热。成年人一般精气血津液充盛，脏腑功能强健，体质强壮。老年人由于脏腑功能活动的生理性衰退，体质特点是精气神渐衰、阴阳失调、脏腑功能减退、气血郁滞等，多见虚实错杂，或虚多实少。

2. 饮食因素

饮食结构和营养状况对生长发育有明显的影响。脏腑之精气血阴阳，需五味阴阳和合而生。合理的膳食结构和习惯，良好的营养水平，则能保持和促进身体的正常生长发育，使精气神旺盛，脏腑功能协调，阴阳平秘，体质强壮。某些不良的饮食习惯，或饮食偏嗜、膳食质量缺乏或嗜酒过度等，日久则影响体质，如嗜食肥甘厚味可助湿生痰，形成痰湿体质；嗜食辛辣则易化火灼津，形成阴虚火旺体质；嗜酒过度则易损伤肝脾，形成痰瘀体质。

3. 情志因素

精神情志，贵在和调。喜、怒、忧、思、悲、恐、惊等情志活动，赖五脏精血的化生和充养。不同的情志活动通过影响脏腑精气的盛衰变化从而影响五脏的功能，进而影响人的体质。情志和调，则气血调畅，脏腑功能协调，体质强壮；反之，突然强烈或长期持久的情志刺激，超过了人体的生理调节能力，可致脏腑精气的不足或失调，给体质造成不良影响。如长期忧悲过度，耗伤气阴，易形成阴虚质；情志抑郁，压抑寡欢，易形成气郁质等。因此，保持良好的精神状态，对于体质非常重要。

4. 地理因素

《素问·异法方宜论》详细论述了地域方土不同，受不同水土性质、气候类型、生活条件、饮食习惯影响所形成的东、南、西、北、中五方人的体质差异及其特征。北方人形体多壮实，腠理致密，居处多寒，易形成阳虚体质；东南之人多体形瘦弱，腠理疏松，居处多湿，易形成湿热体质；滨海临湖之人，多湿多痰；居住环境寒冷潮湿，易形成阴盛体质或湿盛体质。

5. 疾病针药及其他因素

疾病是促使体质改变的一个重要因素。一般而言，疾病改变体质多是向不利方面变化，大病、久病之后，常使体质虚弱。疾病不同，所伤不同。如肺痨（肺结核）易导致阴虚体质。可见，体质与疾病因素常互为因果。

药物与针灸能够调整脏腑精气阴阳之盛衰及经络气血之偏颇，用之得当，将会收到补偏救弊的功效，使体质恢复正常；用之不当，或针药误施，将会加重体质损害，使体质由壮变衰，由强变弱。

第三节　体质病理

体质因素对某些病因的易感性具有重要意义。清代吴德汉《医理辑要·锦囊觉后编》曰："要知易风为病者，表气素虚；易寒为病者，阳气素弱；易热为病者，阴气素衰；易伤食者，脾胃必亏；易劳伤者，中气必损。"明确指出体质因素决定个体对某种病邪的易感性。在疾病尚未发生或未有明确表征之前，可以通过不同的体质特征对其易患疾病进行预测，以预知可能的疾病倾向等，达到"未病先防""既病防变"的目的。

体质病理指从体质的角度研究疾病发生、发展、转归、预后等原理。中医学认为，疾病的发生虽然是一个复杂的过程，但总括起来不外乎病邪作用于人体引发损害和正气抗损害这两个方面的矛盾斗争过程。

一、体质与发病

发病即疾病的发生，是疾病的起始阶段，标志着人体从健康状态进入病理状态。致病因素作用于人体是否导致疾病的发生，取决于邪正双方的力量对比。中医学认为，正气不足是发病的内在依据，邪气是发病的重要条件，病因在疾病的发生发展过程中虽然有着重要影响，但一般只起诱发、激化、加重疾病等作用，机体正气对疾病的产生发展大多起着主导作用，影响着疾病的性质、转归和预后。体质就其表现特征而言，从一定程度上反映了正气的盛衰状况，是疾病发生与否和疾病过程中表现出种种差异的根本原因。同一致病因素或同一种疾病，由于患者体质的差异，其临床表现、证型各不相同；不同疾病，由于患者体质相同，其临床表现、证型亦可大致相同。正是这种体质的差异性决定着个体对某些病邪的易感性，以及感邪后发病与否和发病的倾向性，特禀质影响着先天性疾病和遗传性疾病的发生。

（一）体质与正气

中医学认为，正常生理状态下，动态平衡的维系取决于两个方面，一是邪气，一是正气。疾病的过程实际上就是邪正斗争的过程。人体内环境从生理动态平衡向病理异常的转化，疾病的变化发展就取决于邪正双方斗争的结果如何。正胜则邪却，邪胜则正抑。体质是机体在先天遗传和后天获得的基础上，在其生长发育过程中形成了代谢、功能与结构上的特殊性，并表现为心理相关性，由此可以看出，机体的体质状况与正气之间存在着密切关系。决定人体发病与否的是机体正气的强弱偏盛，致病邪气的有无盛衰，而一个人的正气强弱取决于机体的体质状况。

正气是一身之气相对邪气时的称谓，泛指人体正常的生命物质和功能活动，以及基于此而产生的各种维护能力，包括自我调节、适应环境、抗病祛邪和康复自愈等能力，是人体生理功能状态的总称。正气的旺盛取决于两个基本条件，一是精气血津液等精微物质的充沛；二是脏腑生理功能的正常和相互协调。人们常常将体质与正气相提并论，体质一定程度上反映了正气的盛衰偏颇。体质强者，抗邪、驱邪、调节、修复能力强，不易感邪发病；体质弱者，御邪抗病修复能力差，易感邪发病。正气作为对整个人体生命物质及其功能的高度概括，重在"能力"的差别，只有强弱之分，而无类型之别。体质是对人体生命活动现象整体表现特征的概括，即对人身心特性的概括，重在"质"的差别，既有强弱之分，又有不同类型的划分。

（二）体质与病邪的易罹性

中医学认为，人体正常生理状态或健康状态应为"阴平阳秘"。这种平衡状态是动态的、相对的，它随时都可因人体内外各种致病因素的干涉而被破坏，因而导致疾病的发生。也就是说疾病的发生是由于机体的生理平衡状态被破坏，导致紊乱失调。这种由平衡到失调的病理变化是在某种或某些因素的激发，诱化下产生的。这些因素常被称为病因，一般常分为内因和外因。但在中医病因学中却有三因学说，即如《金匮要略·脏腑经络先后病脉证》中所言："千般灾难，不越三条：一者，经络受邪，入脏腑，为内所因也；二者，四肢九窍血脉相传，壅塞不通，为外皮肤所中也；三者，房室金刃虫兽所伤。"体质的差异往往决定着个体对某些病邪的易感性。这同样可以在现代临床现象中得到证实，过敏体质患者往往对风寒、花粉、油漆、鱼腥虾蟹等因素和食物具有易感性；类风湿性关节炎患者一般有对风寒湿等邪气易感的体质；溃疡性结肠炎的患者常常具有对情志变异的易感体质。痰湿之质易为湿邪所困和膏粱厚味所伤，气虚之质不耐外邪及劳倦所伤，气郁之质易为情志所伤。小儿脏腑娇嫩，形气未充，易感外邪，或为饮食所伤而发病；年高之人，脏气已亏，精血不足，易感外邪发病，易为饮食情志所伤，不耐劳伤。

（三）体质与发病

疾病发生与否，主要取决于正气的盛衰，而正气的强弱和个体体质状况密切相关，体质就其生理基础及表现特征和功能活动而言，是对正气盛衰偏颇的反映。《灵枢·百病始生》曰："风雨寒热，不得虚，邪不能独伤人，卒然逢疾风暴雨而不病者，盖无虚，故邪不能独伤人。此必因虚邪之风，与其身形，两虚相得，乃客其形。"说明体质决定发病与否。临床常见体质虚弱之人，一遇气候变化、季节更替，或情志刺激，或饮食不调，或劳倦内伤等，即易患病，而体质强健之人往往安然无恙。

体质虚弱，则正虚感邪而发病。人体脏腑功能正常，精气血津液充盈，则体质强壮，正气旺盛，卫外固密，抗病能力强，病邪难以侵犯人体，即使病邪侵入亦能调节修复，驱邪外出，疾病也就无从发生。疾病的发生，除由邪正斗争的结果决定外，还受环境（气候、地理因素、生活工作环境和社会因素）、饮食、营养、遗传、年龄、性别、情志、劳逸等多方面因素的影响。这些因素均是通过影响人体体质的状态，使机体的调节适应能力下降而导致了疾病的发生。

体质不仅关系到人体受邪之后是否发病，既病之后的发病倾向也与体质密切相关。在发病的形式上，由于邪气的种类、性质、强弱和致病途径不同，而个体又有脏腑气血阴阳偏颇的体质差异，因此在疾病开始阶段，表现为不同的类型。

二、体质与疾病的演变

人体受邪致病后，疾病的发展、变化、转归也随体质的差异而呈现出不同的态势，邪气从化、疾病演变将因体质差异而表现出不同的发展趋势。体质在疾病的发生、发展、转归中起着重要作用，制约和影响着证候的形成与演变。《景岳全书·传忠录》曰："人者，本也；证者，标也。证随人见，成败所由。"可以说，证是在体质的基础上发展形成的，体质因素在很大程度上影响了证的传变。因此，应"据质求因、据质定性、据质明位、据质审势"。

（一）体质与病机的从化

体质因素决定病机的从化。所谓"从化"，即言病情随体质而变化。章楠《医门棒喝·六气阴阳论》载："邪之阴阳，随人身之阴阳而变也。"即六气之邪，有阴阳的不同，其伤人也，又随体质阴阳强弱变化而为病。如同为湿邪，阳热之体得之，则湿易从阳化热，而为湿热之候；阴寒之体得之，则湿易从阴化寒，而为寒湿之证。平和体质感受寒邪则为寒病，感受湿邪则为湿病。因体质有阴阳，脏腑有强弱，故机体对致病因子有化寒、化热、化湿、化燥等区别。从化的一般规律是：素体阴虚阳亢者，受邪后多从热化；素体阳虚阴盛者，受邪后多从寒化；素体阴亏血耗者，易致邪从燥化、热化；素体痰湿偏盛者，受邪后多从湿化、寒化。

（二）体质与病证的性质

体质因素不仅在中医发病学上有着重要意义，而且对于既病之后病证的性质也同样起着重要的作用。由于体质差异，人体阴阳、寒热、虚实、燥湿属性的不同，一部分疾病始终保持发病时属性，另一部分疾病则在发展的某个阶段，其病证性质发生变化，出现由热化寒、由寒化热、由湿化燥等不同现象。

临床上常常表现为两人虽同感一种致病因子，同患一种疾病，但是很明显，患者的体质状态不同，其反应状态就不同。所谓"病之阴阳，因人而变""邪气因人而变"，也就是说，病证的演变往往取决于机体内部阴阳矛盾运动的倾向性，由此而确定病情的发展，进而"从化"形成阴阳表里寒热虚实的八纲类型。

1. 体质与证的寒热属性

"从化"过程最终是以证候的形式表现出来。从体质学角度来说，证候实际上是致病因子作用于人体体质以后形成的临床类型。不同的病因作用于相同类型的体质，可以出现相同的证候。例如，温热、燥热邪气作用于阳气偏盛的体质，可以出现热证。寒邪作用于阳气偏盛的体质，也可以转化为热证。在六经病中，伤寒少阴病有寒化和热化之别，治疗迥异，其根本原因也是体质的差异。由此可见，证是以体质为基础，随体质而变化的，证的特征中包含着体质的特征。体质的偏颇不仅是疾病发生的内因，而且往往是决定疾病发展过程与证候类型演变的重要因素。根据上述"从化"原理，在临证时如能尽早辨识患者的体质类型，就可以预见其发病的倾向性，预知可能产生的结局，及时采取相应的治疗措施，防疾病发展传变于未然。

2. 体质与证的虚实属性

《素问·通评虚实论》曰："邪气盛则实，精气夺则虚。"这就是说当病邪侵入人体时，若人体质壮实，邪气亢盛，正气未衰，则邪盛正实，正邪交争激烈，机体反应明显，则表现为有余、亢奋、停聚的实证。证的虚实多取决于正气是否充足，正气盛，御邪有力，则多表现为实证；正气弱，御邪无力，则多表现为虚证。邪侵入机体后的传变、转归，其证之虚实也多取决于正气和邪气的力量对比。

3. 体质与疾病的传变及转归

体质因素往往主导疾病的传变趋势。传变是言疾病的变化和发展趋势，指病变部位在脏腑经络等之间的传递转移，以及疾病性质的转化和改变。疾病传变与否，虽与邪之盛衰，治疗得当与否有关，但体质因素具有重要作用。如伤寒之太阳病，患病七日以上而自愈者，正是因为太阳行经之期已尽，正气胜邪之故。体质虚弱者不但易于感邪，且易深入，传变多而病程缠绵。如伤寒病六七日，身不甚热，但病热不减，患者烦躁，即因正不敌邪，病邪从阳经传入阴经,病程长,预后较差。

体质是预测疾病预后凶吉的重要依据。《素问·评热病论》对劳风的病理演变规律和预后有"精者三日,中年者五日,不精者七日"的预测。可见了解体质对于推断疾病的预后吉凶具有重要意义,因此,《灵枢·寿夭刚柔》立下了"立形定气,而后临患者,决死生"之明训。疾病的预后有善恶之分,演变有好转和加重两种不同倾向,这虽然与感邪轻重、治疗得当及时有关,但在相当程度上是由体质因素所决定的。

三、特禀体质

特禀体质通常指因遗传和先天因素而导致的特殊体质状态。遗传指亲代的特征通过遗传物质传递给后代的过程,遗传性疾病则是由遗传物质变化引起的,并沿着一定的垂直传递方式在上下代中延续终身。先天性疾病指胎儿在生长发育期间受到不良因素影响,导致出生后即表现出的疾病,不具有遗传基础。

中医学所谓的"先天禀赋",指小儿出生之前在母体内禀受的一切特征,包括父母双方所赋予的遗传素质,也包括在母体内生长发育过程中受到的各种影响,所以特异病理体质包含在中医先天禀赋的内容之中。

特禀质主要包括过敏体质、遗传病体质、胎传体质等。

(一) 过敏体质

过敏体质是在禀赋遗传基础上形成的一种特异体质,在外在因素的作用下,生理功能和自我调适力低下,反应性增强,其敏感倾向表现为对不同过敏原的亲和性和反应性呈现个体体质的差异性和家族聚集的倾向性。过敏反应,又称变态反应或超敏反应,是由于某些外在物质进入致敏机体,引起特异性的体液免疫或细胞免疫反应,导致组织损伤或生理功能紊乱而产生过敏性疾病,也称为变态反应性疾病,如过敏性鼻炎、过敏性哮喘、过敏性结肠炎、过敏性紫癜以及湿疹、荨麻疹等。

中医对过敏现象的观察已历经千年,有些医著对过敏现象也作了一定的记载,主要包括接触过敏反应和食物过敏反应。过敏体质的形成,主要由遗传因素所造成。体质的构成来源于父母之精血。因此,过敏体质者大多是遗传了父母的过敏特质,造成自身适应和调节能力低下,一旦受到外界因素的刺激就容易引起过敏性反应。某些对于正常人来说可能没有任何反应或仅有轻微刺激的过敏原，对过敏性体质者却可能表现出强烈而持久的反应。

过敏体质者，在未接触特异性过敏原时，其形态特征、神态、性格、声息等均无异常表现，有的在未遇到一定数量过敏原时，也可以不出现任何症状，甚至一辈子也不发生过敏性疾病，这说明过敏性疾病要接触一定数量的过敏原方可发生。

中医认为，过敏性哮喘的病机，主要是肺、脾、肾三脏亏虚为本，风寒、湿、痰、瘀之邪侵袭为标，故在疾病的缓解期，以扶正补虚为主，给予益肾补肺健脾之药。通过对过敏体质的内在偏颇进行调整，增强对自然环境的适应能力，可以有效地避免或减少了过敏性疾病的复发。

(二) 遗传病体质

遗传病体质，指后代由于受到亲代致病因素的传递和影响而导致遗传性疾病发生的特异病理体质。遗传病是人类的一种常见病，其发病率相当高，目前已被确认的遗传病有近 5 000 种，我国每年新出生的 1 000 万以上的婴儿中，由遗传因素所造成的出生缺陷者达 70 万。常见的遗传性疾病有先天性聋哑、垂体性侏儒、进行性肌营养不良、遗传性小脑共济失调、软骨发育不全、血友病，以及多指、色盲、近视等。

现代医学认为，遗传病体质的形成与亲代的遗传物质有着密切的关系，主要表现为基因突变和染色体畸变，如编码基因序列的增加、减少或替换，染色体遗传物质的得失、断裂或位置改变等。中医学认为"肾为先天之本"，肾中精气化生"天癸"主管人的生殖功能，所以肾在下一代体质的遗传和形成过程中起着决定性作用。当父母气血阴阳不足或有偏颇时，某些致病因素可通过生殖之精传递给后代，出现禀赋薄弱的遗传病体质者。因此，遗传病体质的产生与否，取决于父母肾中精气的盛衰。

(三) 胎传体质

胎传体质指胎儿在母体内受到特定有害因素的影响，导致其在出生后即表现出特定的先天性疾病病理体质。

胎传体质与过敏体质、遗传病体质不同，其自身没有遗传物质的改变，所患疾病也不会传给后代。由于母体是胎儿生长发育的场所，母亲在妊娠期间所受的不良影响均可传之于胎儿，是产生病理性胎传体质的根本原因。

胎传体质所导致的先天性疾病，大多包括在中医所说的胎弱、胎毒等病症之内。

胎弱，又称胎怯，指小儿出生后，体质虚弱，气血阴阳不足，表现皮肤脆薄，毛发不生，形寒肢冷，面黄肌瘦，筋骨不利，腰膝酸软等，可见"五迟""五软"（头软、项软、手足软、肌肉软、口软）、"五硬"（头硬、项硬、手足硬、肌肉硬、口硬）、胎寒、解颅等病症。胎毒，指由于孕母饮食、起居调摄失宜，或情志不畅等，使体内热毒偏盛，传于胎儿，引起胎黄、游赤丹、鹅口疮等痘疹之类的病症。胎养胎教的内容包括饮食要营养丰富且易于消化，宜清淡，不宜膏粱厚味、煎炙辛辣；调畅情志活动，保持心情舒畅，给胎儿创造一个安宁愉悦的环境；生活起居有规律，劳逸适度，节制性欲；谨避寒暑，慎防疾病，还要注意用药宜忌等。

总之，胎儿与母亲共为一体，如果母亲从受孕之初，注意调养身心，保护胎儿，避免有害因素伤及胎儿，那么这有助于提高新生儿的体质和健康状况。

第四节　体质的分类

一、体质分类

《内经》以阴阳五行、脏腑气血形志作为分类依据，主要包括阴阳分类法、五行分类法、形态与功能特征分类法和心理特征分类法等不同的分类方法。现代学者从临床实践角度对现代人常见的体质进行了分类，有六分法、七分法、九分法、十二分法和小儿体质分类法。王琦采用文献研究、流行病学调查分析等研究方法，结合临床观察，提出了九种中医体质类型的九分法，即平和质（A型）、气虚质（B型）、阳虚质（C型）、阴虚质（D型）、痰湿质（E型）、湿热质（F型）、血瘀质（G型）、气郁质（H型）和特禀质（I型）。

二、常用的体质分类及其特征

中医九种基本体质类型特征表述的方法如下。①表述内容：按照定义、体质特征、成因进行体质类型表述，其特征表述以形体特征、常见表现、心理特征、发病倾向、对外界环境适应能力五个方面进行，其中常见表现主要从面色、眼目、口鼻、精神状态、饮食、二便、舌脉等方面的特征进行表述。②表述的文献依据：根据古代文献检索及现代文献体质分类及特征表述的数据统计进行表述。

1. 平和质

面色红润，皮肤滑润，头发稠密有光泽，目光有神，鼻色明润，嗅觉通利，唇红齿白，耐受寒热，精力充沛，不易疲劳，睡眠良好，胃纳佳，二便正常，舌色淡红，苔薄白，脉和缓有力。

（1）形成原因：先天禀赋充足，后天调养得当。

（2）总体特征：机体阴阳气血调和，以精力充沛、体态适中、面色红润为主要特征。

（3）形体特征：体形匀称健壮。

（4）心理特征：性格随和开朗。

（5）发病倾向：平素患病较少。

（6）环境适应能力：对自然环境和社会环境适应能力强。

（7）常见兼夹体质：无。

2. 气虚质

平素气短懒言，语音低弱，精神不振，疲劳易汗，偶有低热，舌淡红，舌边齿痕，脉弱。

（1）形成原因：先天禀赋不足，后天失于调养所致，如父母孕育时体弱、胎儿早产、后天喂养不当、偏食、厌食，或好逸恶劳、熬夜发怒、手淫纵欲、久病年老等原因而形成。

（2）总体特征：元气不足，脏腑功能减退，以疲乏、气短、自汗等气虚证为主要特征。

（3）形体特征：肌肉松软不实。

（4）心理特征：性格内向，不喜冒险。

（5）发病倾向：易患感冒、内脏下垂等病，病后康复缓慢。

（6）环境适应能力：不耐风、寒、暑、湿。

（7）常见兼夹体质：血瘀体质、阳虚体质、痰湿体质。

3. 阳虚质

平素畏寒肢冷，手足不温，喜热饮食，精神不振，舌淡胖嫩，舌边齿痕，脉沉迟。

(1) 形成原因：多由先天不足，病后或产后虚弱，年老虚衰，过度劳累，过服寒凉，暴饮暴食，长期输液等原因而形成。

(2) 总体特征：阳气不足，脏腑功能减退或衰弱，以产热不足、畏寒怕冷、手足不温等虚寒证为主要特征。

(3) 形体特征：肌肉松软不实。

(4) 心理特征：性格沉静、内向。

(5) 发病倾向：易患痰饮、肿胀、泄泻、不孕、痛经等病；感邪易从寒化，易感风、寒、湿邪。

(6) 环境适应能力：耐夏不耐冬。

(7) 常见兼夹体质：血瘀体质、气虚体质。

4. 阴虚质

手足心热，口燥咽干，鼻目干涩，五心烦热，易怒眠差，喜冷饮，大便干燥，小便短黄，舌红少津或少苔，脉细数。

(1) 形成原因：多由先天不足，后天失养，五志过极，房事不节，过服温燥，长期熬夜等原因而形成。

(2) 总体特征：精血津液等阴液物质亏少，机体滋润、濡养功能减退，以口燥咽干、手足心热等虚热证为主要特征。

(3) 形体特征：体形偏瘦。

(4) 心理特征：性情急躁、外向好动、活泼。

(5) 发病倾向：易患虚劳、遗精、不寐等病，感邪易从热化。

(6) 环境适应能力：耐冬不耐夏，不耐暑、热、燥。

(7) 常见兼夹体质：血瘀体质、气虚体质。

5. 痰湿质

面部油腻，汗多痰多，时有胸闷，口黏腻或甜，喜食肥甘，苔腻、脉滑。

(1) 形成原因：多由先天遗传，起居失常，七情内伤，饮食偏嗜，进食过快，缺乏运动等原因而形成。

(2) 总体特征：机体水液代谢障碍，痰湿凝聚，以形体肥胖、腹部肥满、口黏苔腻等痰湿证为主要特征。

(3) 形体特征：体形肥胖，腹部肥满。

(4) 心理特征：性格偏温和、稳重，善于忍耐。

(5) 发病倾向：易患消渴、中风、胸痹等病。

(6) 环境适应能力：不适应潮湿环境。

(7) 常见兼夹体质：气郁体质、血瘀体质。

6. 湿热质

面垢油光，易生痤疮，口干、口苦、口臭，身重困倦，大便黏滞不畅或燥结，小便短黄，男性易阴囊潮湿，女性易带下量多色黄，舌质偏红，苔黄腻，脉滑数。不耐暑、热、燥。

(1) 形成原因：多由先天不足，长期居住潮热环境，长期饮酒，喜食肥甘，滋补不当等原因形成。

(2) 总体特征：机体外感湿邪或内生湿浊，蕴而化热，以面垢油光、口苦、苔黄腻等湿热证为主要特征。

(3) 形体特征：体形中等或偏瘦。

(4) 心理特征：急躁易怒。

(5) 发病倾向：易患疮疖、黄疸、热淋、口疮等病。

(6) 环境适应能力：对湿热交蒸气候难适应。

(7) 常见兼夹体质：阴虚体质、阳虚体质。

7. 血瘀质

肤色晦暗，色素沉着，容易出现瘀斑、包块或出血，口唇暗淡，舌紫黯或有瘀点，舌下络脉曲张或紫黯，脉涩。

(1) 形成原因：多由先天不足，后天外伤，忧郁气滞等原因而形成。

(2) 总体特征：机体血行不畅，瘀血内阻，以肤色晦暗、舌质紫黯等血瘀证为主要特征。

(3) 形体特征：胖瘦均见。

(4) 心理特征：急躁易怒，心烦健忘。

(5) 发病倾向：易患癥瘕、痛证、血证、中风、胸痹、高血压、静脉曲张等。

(6) 环境适应能力：不耐风寒。

(7) 常见兼夹体质：气郁体质、湿热体质。

8. 气郁质

神情抑郁，情志不舒，情感脆弱，烦闷不乐，舌淡红，苔薄白，脉弦。

(1) 形成原因：多由先天遗传，精神刺激，忧郁思虑，更年期等原因而形成。

(2) 总体特征：机体气机郁滞，以神情抑郁、忧虑脆弱等气郁证为主要特征。

(3) 形体特征：体形偏瘦。

(4) 心理特征：性格内向不稳定，忧郁脆弱，敏感多虑。

(5) 发病倾向：易患脏躁、梅核气、百合病、郁证等。

(6) 环境适应能力：对精神刺激适应能力较差，不适应阴雨天气。

(7) 常见兼夹体质：血瘀体质、痰湿体质、湿热体质。

9. 特禀质

过敏体质者，常见哮喘、风团、咽痒、鼻塞、喷嚏等；患遗传性疾病者，有先天性、家族性等特征；患胎传性疾病者，具有母体影响胎儿个体生长发育及相关疾病的特征。

(1) 形成原因：多由遗传疾病、先天疾病、胎传疾病等原因而形成。

(2) 总体特征：先天失养和遗传因素导致，以生理缺陷、过敏反应、遗传性疾病等为主要特征。

(3) 形体特征：无特殊或有生理缺陷。

(4) 心理特征：随禀质不同情况各异，多数人因常担心发病，而长期敏感、多疑、焦虑、抑郁。

(5) 发病倾向：过敏体质者，易患哮喘、荨麻疹、花粉症及药物过敏等；遗传性疾病，如血友病、先天愚型等；胎传性疾病，如五迟（立迟、行迟、发迟、齿迟、语迟）、五软（头软、项软、手足软、肌肉软、口软）、解颅、胎惊、胎痫等。

(6) 环境适应能力：适应能力差，易引发宿疾。

(7) 常见兼夹体质：随禀质不同，可兼夹各类体质。

第五章 练习题与答案

第六章 经络腧穴基础理论

第一节 经络总论

一、经络的概念

经络指经脉和络脉的总称,是人体内运输气血、连接脏腑、沟通内外、贯穿上下的通道系统。经脉主要负责直接传递,如主干道,沿着身体的纵向深层路径运行;络脉则是经脉的分支网络,纵横交错,覆盖全身,形成网状结构,通常分布在身体较浅的部位。《灵枢·脉度》曰:"经脉为里,之而横者为络,络之别者为孙。"

二、经络系统的组成

经络系统由经脉和络脉组成,其中经脉包括十二经脉、奇经八脉,以及附属于十二经脉的十二经别、十二经筋、十二皮部;络脉包括十五络脉和难以计数的浮络、孙络等(图6-1)。

(一)十二经脉

十二经脉,是经络系统的核心部分,也被称为"十二正经",包括手三阴经(手太阴肺经、手厥阴心包经、手少阴心经)、手三阳经(手阳明大肠经、手少阳三焦经、手太阳小肠经)、足三阴经(足太阴脾经、足厥阴肝经、足少阴肾经)、足三阳经(足阳明胃经、足少阳胆经、足太阳膀胱经)。

1. 十二经脉的命名和含义

由手足、阴阳、脏腑三部分组成。

(1)手足:表示经脉在上肢和下肢的分布情况,上肢的经脉称为手经,下肢的经脉称为足经。

(2) 阴阳：表示经脉的阴阳属性及阴阳之气的多少。位于肢体内侧的经脉称为阴经，位于肢体外侧的称为阳经。根据阴阳之气的盛衰程度分为三阴三阳，阳气最旺盛的是阳明经，其次是太阳经，再次是少阳经；阴气最旺盛的是太阴经，其次是少阴经，再次是厥阴经。

(3) 脏腑：表示经脉的归属脏腑属性，如肺经表示该经脉与肺脏有关，胃经表示该经脉与胃腑有关。脏器属阴，腑器属阳，因此，归属于脏器的经脉称为阴经，归属于腑器的称为阳经。

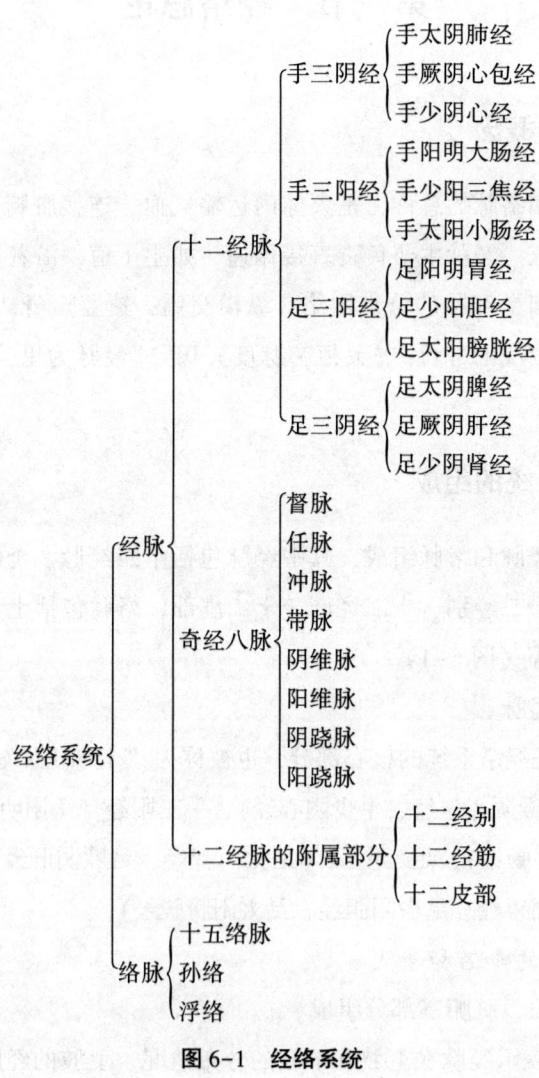

图 6-1　经络系统

2. 十二经脉的分布规律

十二经脉是经络系统的主要内容。在内部，十二经脉隶属于脏腑，在外部，十二经脉左右对称地分布于头面、躯干和四肢。《灵枢·海论》曰："十二经脉者，内属于府藏，外络于支节。"

（1）内行部分：十二经脉"内属于府藏"，指经脉进入胸腹腔内的部分，没有穴位分布，称为"无穴通路"，其作用主要是联属相关的脏腑及组织。手三阴联系于胸部，其内属于肺、心包、心；足三阴联系于腹部，其内属于脾、肝、肾，这就是所谓的"阴脉营其藏"。阳经属于腑，足三阳内属于胃、胆、膀胱；手三阳内属于大肠、三焦、小肠，这就是所谓的"阳脉营其府"。

（2）外行部分：指的是十二经脉"外络于支节"，这些经脉分布于四肢、躯干和头面部位，通过具体的穴位来传导。它们被称为"有穴通路"，是经脉系统的主要路径，通常由经穴图和经穴模型所详细标注。

◎ 四肢部：四肢内侧面为阴，外侧面为阳。手足阴经分布于四肢的内侧，手足阳经分布于四肢的外侧。以立正姿势，两臂自然下垂，拇指向前的体位为准，将上下肢的内外侧分别分成前、中、后三条区线；手三阴经分布于上肢的内侧，其中，上肢内侧面前缘及大指桡侧端为手太阴，上肢内侧面中间及中指桡侧端为手厥阴，上肢内侧面后缘及小指尺侧端为手少阴；手三阳经分布于上肢的外侧，其中，分布于食指桡侧端至上肢外侧面前缘为手阳明，无名指尺侧端至上肢外侧面中间为手少阳，小指尺侧端至上肢外侧后缘为手太阳。足三阳经分布于下肢的外侧，其中，下肢外侧面前缘及第二趾外侧端为足阳明，下肢外侧面中间及第四趾外侧端为足少阳，下肢外侧面后缘及小趾外侧端为足太阳；足三阴经分布于下肢的内侧，其中，大趾内侧端及下肢内侧面中间转至前缘为足太阴，大趾外侧端及下肢内侧面前缘转至中间为足厥阴，小趾下经足心至下肢内侧面后缘为足少阴。足三阴经在足内踝上8寸以下为厥阴在前、太阴在中、少阴在后，至内踝上8寸处，太阴交出厥阴之前。

◎ 头面部：手足三阳经皆至头面，因此称头部为各阳经的汇聚之地。它们的分布特点是：阳明经沿着面部和额部分布；太阳经覆盖面颊、头顶和枕项部位；少阳经穿过耳侧区域。此外，足厥阴经也延伸至巅顶部。它们的分布顺序是：阳明在前，少阳在侧，太阳在后，厥阴在巅顶。

◎ 躯干部：手三阴经均从胸部穿过腋下，手三阳经分布于肩部和肩胛部，足三阴经沿着胸腹部位循行，足三阳经的阳明经沿前侧（胸腹部）、少阳经沿中侧（侧面）、太阳经沿背后（背部）行走。在腹部正中线上的经脉包括任脉，依次为足少阴肾经、足阳明胃经、足太阴脾经和足厥阴肝经；在腰背部正中线上的经脉包括督脉，依次为足太阳膀胱经的两条分支，随后是足少阳胆经（表6-1）。

表6-1 躯干部侧线的距离及与经脉的对应关系

部位		经脉分布		
		第一侧线	第二侧线	第三侧线
前面	胸部	足少阴肾经（2.0寸）	足阳明胃经（4.0寸）	足太阴脾经（6.0寸）
	腹部	足少阴肾经（0.5寸）	足阳明胃经（2.0寸）	足太阴脾经（4.0寸）
后面	背腰部	足太阳膀胱经（1.5寸）	足太阳膀胱经（3.0寸）	—
	肩胛部	手三阳经	—	—
侧面	腋下	手三阴经	—	—
	胁、身侧	足厥阴肝经、足少阳胆经		

3. 十二经脉的表里属络关系

十二经脉的表里关系指内属于脏腑，阴经属于脏络腑，阳经属于腑络脏。脏腑相表里，阴经与阳经也有明确的脏腑属络和表里关系（表6-2）。例如，手太阴肺经属于肺，络大肠；手阳明大肠经属于大肠，络肺。由于肺与大肠互为表里，因此手太阴肺经与手阳明大肠经形成表里关系。因此，十二经脉之间形成了六组表里属络关系，这些经脉在生理上相互联系，在病理上相互影响，在治疗中相互配合使用。

十二经脉除与六脏、六腑有特定配属关系外，还与其循行分布部位的组织器官有着密切的联络。"经络所过，主治所及"，临床上辨证分经、循经取穴以此为据。

表 6-2 十二经脉与脏腑器官联络

经脉名称	联络的脏腑	联络的器官
手太阴肺经	属肺，络大肠，环循胃口	喉咙
手阳明大肠经	属大肠，络肺	入下齿中，挟口、鼻
足阳明胃经	属胃，络脾	起于鼻，入上齿，环口挟唇，循喉咙
足太阴脾经	属脾，络胃，流注心中	挟咽，连舌本，散舌下
手少阴心经	属心，络小肠，上肺	挟咽，系目
手太阳小肠经	属小肠，络心，抵胃	循咽，至目内、外眦，入耳中，抵鼻
足太阳膀胱经	属膀胱，络肾	起于目内眦，至耳上角，入络脑
足少阴肾经	属肾，络膀胱，上贯肝，入肺中，络心	循喉咙，挟舌本
手厥阴心包经	属心包，络三焦	—
手少阳三焦经	属三焦，络心包	系耳后，出耳上角，入耳中，至目锐眦
足少阳胆经	属胆，络肝	起于目锐眦，下耳后，入耳中，出耳前
足厥阴肝经	属肝，络胆，挟胃，注肺	过阴器，连目系，环唇内

4. 十二经脉的循行交接规律

（1）十二经脉的走向（图 6-2）：十二经脉的循行有一定的方向，其走向规律为手三阴经，从胸走手；手三阳经从手走头；足三阳经，从头走足；足三阴经，从足走腹（胸）。

（2）十二经脉的交接：见图 6-3。

◎ 互为表里的阴经与阳经在四肢末端交

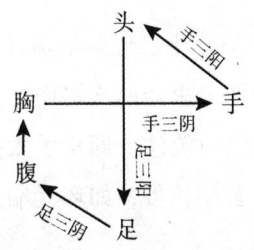

图 6-2 十二经脉走向交接规律

接（表里接四末）：手太阴肺经与手阳明大肠经在食指端交接，手厥阴心包经与手少阳三焦经在无名指端交接，手少阴心经与手太阳小肠经在小指端交接，足阳明胃经与足太阴脾经在足大趾内侧端交接，足少阳胆经与足厥阴肝经在足大趾外侧端交接，足太阳膀胱经与足少阴肾经在足小趾端交接。

◎ 同名阳经在头面部交接（阳经汇头面）：手阳明大肠经与足阳明胃经在鼻翼旁交接，手少阳三焦经与足少阳胆经在目外眦交接，手太阳小肠经与足太阳膀胱经在目内眦交接。

◎ 手三阴经与足三阴经在胸部交接（阴经胸中见）：足太阴脾经与手少阴心经交接于心中，足厥阴肝经与手太阴肺经交接于肺中，足少阴肾经与手厥阴心包经交接于胸。

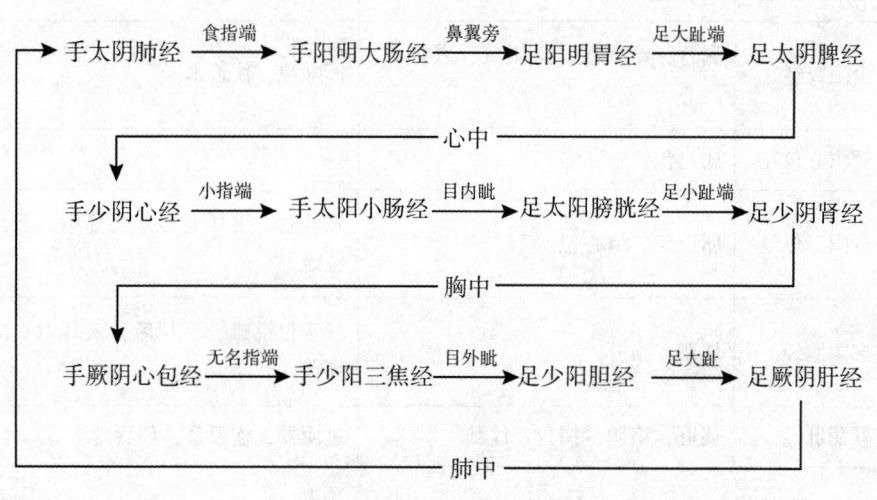

图 6-3　十二经脉衔接

（3）十二经脉的流注（图 6-4）：十二经脉首尾相贯，依次衔接，通过手足阴阳表里经的连接而逐经相传，气血在十二经脉内流动不息，构成了十二经脉的气血流注。即从手太阴肺经开始，依次传至足厥阴肝经，再传至手太阴肺经，首尾相贯，如环无端，将气血输送至全身，营养并维持各组织器官的功能活动。

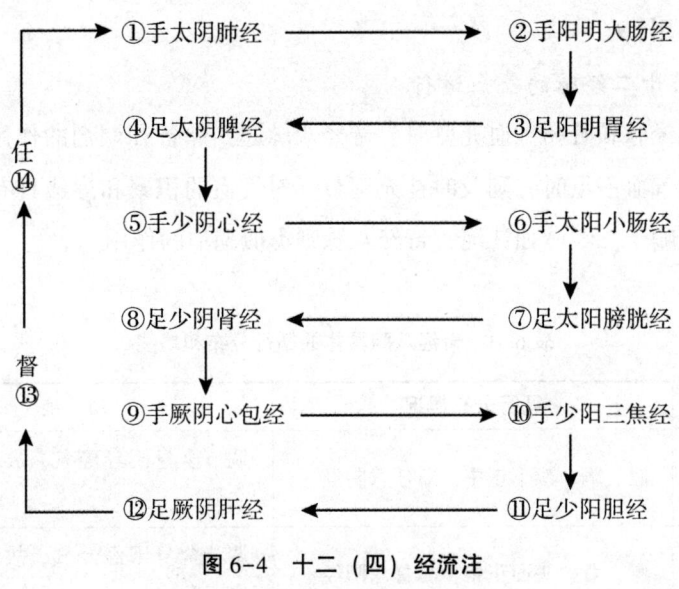

图 6-4 十二（四）经流注

(二) 奇经八脉

奇经八脉是别道奇行之督脉、任脉、冲脉、带脉、阴维脉、阳维脉、阴跷脉、阳跷脉的总称（表 6-3）。因其既不直接隶属于十二脏腑，也无表里相合关系，与奇恒之腑（脑、髓、骨、脉、胆、女子胞）联系密切。别道奇行故称奇经。奇经八脉中的督脉、任脉、冲脉皆起于胞中，同出会阴，称为"一源三歧"。其中督脉循行于身体后正中线，总督全身阳经经气，故称"阳脉之海"；任脉循行于身前正中线，调节全身阴经经气，故称"阴脉之海"；冲脉与足少阴肾经相并，循行于腹部两侧，可涵蓄和调节十二经气血，故称"十二经脉之海"，又称"血海"。

奇经八脉中的带脉横向穿行，起到约束其他经脉纵向走向的作用。其余八脉则主要沿着纵向分布于十二经脉之间，形成复杂的交错网络。任脉和督脉各有其独立的经脉路径和穴位分布，因此与十二经脉一同构成了"十四经"的整体系统。冲脉、带脉、阴阳跷脉以及阴阳维脉等六脉并没有独立的经脉路径和穴位，而是依附于十二经脉、任脉和督脉的结构之中。

奇经八脉是十二经脉之外的重要经络系统，具有以下功能。

1. 联系和沟通十二经脉之间的关系

将功能类似、位置相近的经络连接起来，起到统一调节气血运行和协调阴阳平衡的作用。

2. 调节十二经脉的气血运行

在十二经脉和脏腑气血充盛时，奇经八脉起到储备和调剂的作用；在十二经脉和脏腑气血不足时，则及时补充调节，对气血的积聚和渗透具有重要调控功能。若比喻十二经脉如江河，奇经八脉则类似湖泊的作用。

表6-3 奇经八脉具体的循行分布和功能

脉名	循行分布概况	功能
任脉	腹、胸、颏下正中，总任六阴经	调节全身阴经经气，故称"阴脉之海"
督脉	腰、背、头面正中，总督六阳经	调节全身阳经经气，故称"阳脉之海"
带脉	起于胁下，环腰一周，状如束带	约束纵行躯干的诸条经脉
冲脉	与足少阴经相并上行，环绕口唇，且与任、督、足阳明等有联系	涵蓄十二经气血，故称"十二经之海"或"血海"
阴维脉	小腿内侧，并足太阴、厥阴上行至咽喉合于任脉	调节六阴经经气
阳维脉	足跗外侧，并足少阳经上行，至项后会合于督脉	调节六阳经经气
阴跷脉	足跟内侧，伴足少阴等经上行，至目内眦与阳跷脉会合	调节肢体运动，司眼睑开合
阳跷脉	足跟外侧，伴足太阳等经上行，至目内眦与阴跷脉会合	调节肢体运动，司眼睑开合

(三) 十二经别

十二经别是从十二经脉别行分出，深入体腔，以加强表里相合关系的支脉。十二经别的循行分布有"离、入、出、合"的分布特点。"离"指从十二经脉分出，"入"指进入胸腹腔，"出"指从头项部而出，"合"指上达头面后。阳经经别合于本经经脉，阴经经别合于其相表里的阳经经脉。十二经别按照阴阳表里关系组成六对，称为"六合"。

十二经别离、入、出、合的分布特点，加强了经脉与脏腑间的联系，沟通了表里两经，突出了心和头的重要性，扩大了经脉的循行联系和主治范围。如手足三阴经穴位之所以能主治头面和五官疾病，与阴经经别合于阳经而上头面的循行相关。

（四）十二经筋

十二经筋是附属于十二经脉的筋肉系统，是十二经脉之气输布于筋肉骨节的体系，分布范围与十二经脉大体一致，其循行分布均起始于四肢末端，结聚于关节、骨骼部，走向躯干头面，有的进入胸腹腔，但不像经脉那样属络脏腑。手足三阳之筋都到达头目，手三阴之筋到胸膈，足三阴之筋到阴部。

经筋的作用为约束骨骼，活动关节，保持人体正常的运动功能，维持人体正常的体位姿势。经筋为病，多为转筋、筋痛、痹证等，针灸治疗多局部取穴而泻之。

（五）十二皮部

皮部是十二经脉功能活动反映于体表的部位，也是络脉之气散布所在。体表皮肤按手足三阴三阳划分，形成十二皮部。

因为十二皮部位于人体最外层，同时与经络气血相通，所以它是机体的防御外界侵袭的屏障，有助于抵御外邪、保护机体、反映病情并辅助诊断。《素问·皮部论》指出："皮者脉之部也。邪客于皮则腠理开，开则邪入客于络脉，络脉满则注于经脉，经脉满则入舍于府藏也。"这表明疾病传变的途径是：皮—络—经—腑—脏，同时也反映了脏腑和经络病变可能在皮肤上显示出来。因此，通过外部的观察和治疗可以推断和治疗内部疾病。在治疗方面，通过刺激皮肤可以调整经络和相应脏腑的失衡状态，从而达到治愈疾病的目的。现代临床常用的皮肤针灸和穴位贴敷等方法都是基于皮肤理论的指导。

（六）十五络脉

十二经脉和任、督二脉各分出一络，加上躯干侧脾之大络，总计 15 条，称为十五络脉。

十二经脉的络脉均从本经四肢肘膝关节以下的络穴分出，走向其相应的表里经，即阴经别络于阳经，阳经别络于阴经，十二络可以沟通表里两经，补充经脉循行不足。任脉络、督脉络、脾之大络，起渗灌气血作用。

任脉的分支从鸠尾分出后遍布于腹部；督脉的分支从长强分出后分布于头部，分别连接左右足太阳经；脾脏的主要支脉从大包分出后散布于胸腹，有效地沟通了腹部、背部及全身经络，输送气血以滋养全身组织。

此外，还有从主络脉分出的浮络和细小的孙络，它们浮行于浅表部位，广泛分布于全身。这十五条主要络脉对于全身众多微细络脉的调节至关重要。

三、经络的作用

《灵枢·经脉》指出："经脉者，所以能决死生，处百病，调虚实，不可不通。"概括地说明了经络系统在生理、病理和诊治疾病等方面的重要性。其所以能决定人的生和死，是因为其具有联系人体内外和运行气血的作用；处治百病，是因其具有抗御病邪、反映证候的作用；调整虚实，是因其具有传导感应而起补虚泻实的作用。

（一）联系脏腑，沟通内外

《灵枢·海论》曰："夫十二经脉者，内属于府藏，外络于支节。"人体的五脏六腑、四肢百骸、五官九窍、皮肉筋骨等各种组织器官，虽然在生理功能上各有其独特作用，但它们之间通过经络系统相互联系和协调。经络系统包括经脉、经别、奇经八脉和十五络脉，它们交错纵横，连接上下内外，调节和联系脏腑组织；经筋和皮部联系肢体的筋肉和皮肤；浮络和孙络联系人体各个微小部位，使得整个人体成为一个有机的整体。

（二）运行气血，营养全身

气血是人体生命活动的物质基础，其在全身的输送依赖于经络的流动。只有在气血的温养滋润下，人体各个脏腑组织器官才能完成正常的生理功能。《灵枢·本藏》言经络"行气血而营阴阳，濡筋骨，利关节"，说明经络有运行气血、濡养周身及协调阴阳的作用。经络是人体气血运行的通道，通过它能够将营养物质输送至全身，滋养脏腑组织器官，润泽筋骨，保持关节通畅。

（三）抗御病邪，反映病候

《素问·缪刺论》曰："夫邪之客于形也，必先舍于皮毛；留而不去，入舍于孙脉；留而不去，入舍于络脉；留而不去，入舍于经脉；内连五脏，散于肠胃，阴阳俱感，五脏乃伤。此邪之从皮毛而入，极于五脏之次也。如此，则治其经焉。"由此可见，外邪侵袭人体从皮毛开始，由表及里，渐行渐深，最后内传于脏腑。如果经络之气强盛，经络能"行气血而营阴阳"，使营卫之气密布周身，卫气首当其冲，可抗御外邪、保卫机体。

经络具有联系脏腑、沟通内外的作用，当内部脏腑病变时就可能通过相应的经络系统反映到特定的体表部位，表现为疼痛、麻木、结节、凹陷、血管充血等，这些症状和体征能审外知内，为诊断内脏疾病提供了重要的线索。

（四）传导感应，调整虚实

在经络上，通过针灸、按摩等方式在经络上进行刺激，会引发经络系统的相应反应，这体现了经络感应传导的具体效果，通过这些感应和传导来调节体内的虚实情况。例如，在针灸中的"得气""行气"过程，通过外部刺激来激发体内的经气，然后沿着特定路径传导至病变部位（气至病所），以达到治疗效果。

四、经络理论的临床应用

（一）阐释病理变化

正常情况下，经络具有运输气血、传导感应的功能。但是在疾病发生时，经络则成为传递病邪的途径，并展现出反映疾病症状的特性。首先，外邪可以通过皮毛腠理进入经络，传播至五脏六腑。例如，外邪侵袭肌表时，最初表现为恶寒发热、头身疼痛等症状，因为肺主理皮毛，外邪无法解除，长期积聚则内传至肺部，导致咳嗽、胸闷、胸痛等症状；其次，经络还可成为不同脏腑之间病变相互影响的通道。例如，足少阴肾经可以"入肺""络心"，因此肾虚水泛可以"凌心""射肺"。此外，脏腑病变也可以沿着经络的路径反映到体表，通常会在经络循行通路上出现压痛、结节、条索等反应，以及相应部位皮肤的色泽、形态和温度等变化。因此，在临床实践中，经络学说能够解释五脏六腑病变在体表特定部位或相关官窍的症状表现，并通过"以表知里"的思维方式进行疾病诊断和治疗。

（二）指导疾病诊断

经络在体内有固定的路径，与各脏腑相互联系。内脏疾病可以通过经络在体表的反应部位表现出来，因此在临床上可以根据病症出现的位置，结合经络的走向和相关脏腑，来判断病变的位置。比如说，两侧胁痛或下腹痛通常与肝经有关；头痛的位置可以根据经络在头部的分布来辨别，如前额痛多与阳明经相关，两侧痛多与少阳经相关，后头部及项部痛多与太阳经相关，巅顶痛多与厥阴经相关。此外，在某些疾病过程中，经络的路径上或经气聚集的部位常常出现明显的压痛、结节状或条索状的反应，或者局部皮肤出现温度、电阻等变化，这些也有助于疾病的诊断。例如，肺部疾病时，可以在肺俞穴触摸到结节等反应。

(三) 指导临床治疗

经络学说在临床各科中被广泛应用，特别是在针灸和推拿治疗方面。针灸和推拿疗法主要通过刺激穴位，促进经气的流通，调节人体脏腑的气血功能，以达到治疗疾病的目的。在确定病情归属于哪个经络后，根据经络的走向和联系范围选择相应的穴位，即依循经络取穴的原则。此外，结合局部情况选择穴位，以达到全面治疗的效果。《四总穴歌》中所述的"肚腹三里留，腰背委中求，头项寻列缺，面口合谷收"，典型地展示了循经取穴的方法，在临床实践中得到广泛应用。

(四) 指导预防保健

根据经络的功能，通过针灸、推拿等多种方式刺激穴位，可以调节体内经络气血和脏腑机能的平衡，从而达到预防疾病的目的。例如，保健灸法自古以来被广泛应用于预防和治疗疾病，其中足三里被视为特别重要的保健强壮穴，古今皆然。

第二节　腧穴总论

一、腧穴的概念

腧穴是人体脏腑经络之气输注于体表的特殊部位。腧，本写作"输"，或从简作"俞"，有转输、输注的含义，言经气转输之所；穴，即孔隙的意思，言经气所居之处。

尽管"腧""输""俞"这三个术语都涉及穴位，但它们在具体应用中各有其特定的含义。腧穴是对所有穴位的总称，输穴则专指五输穴中的第三个穴位，而俞穴则特指背俞穴中的特定穴位。腧穴不仅是疾病的反应点，也是针灸和推拿治疗中用于刺激的具体位置。腧穴与脏腑及经络之间存在着密切的关联。

经络中的穴位各自归属于特定的经脉，而这些经脉则与特定的脏腑相连，因此腧穴、经脉和脏腑之间形成了紧密的联系。《灵枢·海论》提道："夫十二经脉者，内属于腑脏，外络于肢节。"这明确指出了脏腑、经络和腧穴之间的不可分割的关系。《千金翼方》进一步解释道："凡孔穴者，是经络所行往来处，引气远入抽病也。"这表明通过在体表的穴位施以针灸或灸法，可以通过经络将气血引入深层，从而治疗相关的脏腑疾病。

腧穴在《内经》中又称作"节""会""气穴""气府""骨空"等，后世医家还将其称之为"孔穴""穴道""穴位"，宋代的《铜人腧穴针灸图经》则通称"腧穴"。

二、腧穴的分类

目前常用的分类方法是将人体的腧穴分为十四经穴、经外奇穴、阿是穴三类。

（一）十四经穴

十四经穴指具有固定的名称和位置，且归属于十二经脉和任脉、督脉的腧穴。经穴指归属于经脉的腧穴，有具体的穴名和明确的位置。经穴是"脉气所发"及"络脉之渗灌"之处。故经穴可位于经脉线上，也可位于络脉上而分布于经脉的侧旁，《灵枢·海论》称其为"支节"。位于经脉侧旁的经穴可借经脉的络脉分支输达脉气。《灵枢·本输》论列各经五输穴，《素问·气府论》论列各经"脉气所发"穴，《灵枢·经脉》论列各络穴，这是经络在四肢的基本穴，说明《内经》已为腧穴的分经奠定了基础。《内经》多处提到"三百六十五穴"之数，但实际载有穴名者160穴左右；经穴专书《甲乙经》载古代《明堂孔穴针灸治要》共349穴（与《千金翼方》所载数相同）；宋代《铜人腧穴针灸图经》（与《十四经发挥》所载数同）穴数有所增加，穴名数达354个；明代《针灸大成》载有359穴；至清代《针灸逢源》，经穴总数才达361个，目前国家标准（GB/T 12346—2006）经穴总数为362个。历代代表性针灸医籍所载经穴数见表6-4。

表 6-4 历代医籍记载的十四经穴数

年 代	作 者	书 名	穴名数		
			正中单穴	两侧双穴	穴名总数
战 国 (公元前 475 年—公元前 221 年)	—	《黄帝内经》	约 25	约 135	约 160
三国魏晋 (256 年—260 年)	皇甫谧	《甲乙经》录《明堂》	49	300	349
唐（682 年）	孙思邈	《千金翼方》			
宋（1026 年）	王惟一	《铜人腧穴针灸图经》	51	303	354
元（1341 年）	滑伯仁	《十四经发挥》			
明（1601 年）	杨继洲	《针灸大成》	51	308	359
清（1742 年）	吴 谦	《医宗金鉴》	52	308	360
清（1817 年）	李学川	《针灸逢源》	52	309	361

（二）经外奇穴

奇穴指既有一定的名称，又有明确的位置，但尚未归入或不便归入十四经系统的腧穴。这类腧穴的主治范围比较单纯，多数对某些病证有特殊疗效，因而未归入十四经系统，故又称"经外奇穴"，历代对奇穴记载不一。目前，国家技术监督局批准发布的《经穴部位》，对 48 个奇穴的部位确定了统一的定位标准。

（三）阿是穴

阿是穴指既无固定名称，亦无固定位置，而是以压痛点或其他反应点作为针灸施术部位的一类腧穴。又称"天应穴""不定穴""压痛点"等。唐代孙思邈《千金要方》记载："有阿是之法，言人有病痛，即令捏其上，若里当其处，不问孔穴，即得便快成痛处，即云阿是，灸刺皆验，故曰阿是穴也。"阿是穴无一定数目。

临床上对于压痛取穴，凡符合经穴或奇穴位置者，应以经穴或奇穴名称之，都不符合者才可称阿是穴。阿是穴是经外奇穴的补充，适用于治疗局部筋肉关节之浅在病症，在临床应用多能收到满意的疗效。

三、腧穴的主治规律

每个腧穴都有较广泛的主治范围,这与其所属经络和所在部位的不同有直接关系。无论腧穴的局部治疗作用,还是远隔部位的治疗作用,都以经络理论为依据。腧穴的主治规律,可从腧穴的分经、分部两方面来归纳。

(一)分经主治规律

十二经脉在四肢部的五输穴、原穴、络穴、郄穴对于头身部及脏腑病症有特殊治疗作用,这是腧穴分经主治的基础,也是古人所总结的"四根三结"主治规律的由来。四肢是经脉的"根"和"本"部,对于头身的"结"和"标"部有远道主治作用。各经有其主要治症(主病),邻近的经又有类似作用,或两经相同,或三经相同,这是"三阴""三阳"在治疗作用上的共性(表6-5~表6-9)。

表6-5 手三阴经穴主治规律

经 名	本经主治	二经相同主治	三经相同主治
手太阴经	肺、喉病	—	胸部病
手厥阴经	心、胃病	神志病	
手少阴经	心 病		

表6-6 手三阳经穴主治规律

经 名	本经主治	二经相同主治	三经相同主治
手阳明经	前头、鼻、口齿病	—	眼病、咽喉病、热病
手少阳经	侧头、胁肋病	耳 病	
手太阳经	后头、肩胛、神志病		

表6-7 足三阳经穴主治规律

经 名	本经主治	二经相同主治	三经相同主治
足阳明经	前头、口、齿、咽喉、胃肠病	—	神志病、热病
足少阳经	侧头、耳、项、胁肋、胆病	眼 病	
足太阳经	后头、项、背腰、肛肠病		

表 6-8 足三阴经穴主治规律

经　名	本经主治	二经相同主治	三经相同主治
足太阴经	脾胃病	—	腹部病
足厥阴经	肝　病	前阴病	
足少阴经	肾、肺、咽喉病		

表 6-9 任督二脉经穴主治规律

经　名	本经主治	二经相同主治
任　脉	中风脱证、虚寒、下焦病	神志病、脏腑病
督　脉	中风昏迷、热病、头部病	

（二）分部主治规律

颈项和肩胛区，主局部病症，颈项当头与背之间，还主咽喉、热病和上肢病症；侧胁部对于肝胆，侧腹对于脾胃，与中焦范围相类；腰骶部对下焦脏腑之外，主要用于下肢病症。各部经穴主治，分别列表如下（表 6-10~表 6-11）。

表 6-10 胸腹背腰部经穴主治规律

前	后	主　治
胸膺部	上背部	肺、心病（上焦病）
胁腹部	下背部	肝、胆、脾、胃病（中焦病）
少腹部	腰尻部	前后阴、肾、肠、膀胱病（下焦病）

表 6-11 头颈项部经穴主治规律

分部	主　治
前头、侧头区	眼、鼻病
后头区	神志、头部病
项　区	神志、咽喉、眼、头项病
眼　区	眼病
鼻　区	鼻病
颈　区	舌、咽喉、气管、颈部病

四、腧穴的作用

(一) 诊断作用

人体的腧穴通过经络与五脏六腑、四肢百骸紧密地联系在一起。当人体的内部发生病理改变时,可以通过经络在体表的某些腧穴上有所反映。如可在胃肠不适者的足三里、上巨虚等穴处找到敏感的压痛点,也可在肺脏疾患者的中府、肺俞等穴处发现压痛点或皮下结节。因此在临床上可通过判断腧穴及其周围部位是否有压痛、肿胀、结节、丘疹等病理反应来协助诊断。

(二) 治疗作用

1. 近治作用

近治作用指腧穴均具有治疗其所在部位局部及邻近组织、器官病症的作用。这是一切腧穴主治作用所具有的共同特点。如眼区及其周围的睛明、承泣、攒竹、瞳子髎等经穴均能治疗眼疾;胃脘部及其周围的中脘、建里、梁门等经穴均能治疗胃痛;膝关节及其周围的鹤顶、膝眼等奇穴均能治疗膝关节疼痛;阿是穴均可治疗所在部位局部的病痛等。

2. 远治作用

亦称循经作用,指腧穴具有治疗其远隔部位的脏腑、组织、器官病症的作用。腧穴不仅能治疗局部病症,而且还有远治作用,即"经络所过,主治所及"。十四经穴,尤其是十二经脉中位于四肢肘、膝关节以下的经穴,远治作用尤为突出,如足三里位于下肢,不仅能治疗下肢疼痛、痿软等病症,而且还能治疗胃肠等更高位的病症,调整消化系统功能,同时还是全身的强壮要穴;合谷穴位于上肢,不仅能治疗上肢的病症,还能治疗本经脉所过处的颈部和头面部病症,而且还能治疗外感病的发热等。奇穴也具有一定的远治作用,如二白穴治疗痔疾,胆囊穴治疗胆疾等。

3. 特殊作用

指有些腧穴具有双向的良性调节、整体调整和相对的特异治疗作用。所谓双向良性调整作用,指同一腧穴对机体不同的病理状态,可以起到两种相反而有效的治疗作用。如腹泻时针刺天枢穴可止泻,便秘时针刺天枢穴可以通便;内关可治心动过缓又可治疗心动过速;又如实验证明,针刺足三里穴既可使原来处于弛缓状态或处于较低兴奋状态的胃运动加强,又可使原来处于紧张或收缩亢进的胃运动减弱。此外，腧穴的治疗作用还具有相对的特异性，如大椎穴退热，至阴穴矫正胎位，阑尾穴治疗阑尾炎等。

五、特定穴

特定穴指的是在十四经腧穴中具有独特名称和特殊治疗功效的穴位。这些穴位治疗效果显著，适用范围广泛，在临床选择穴位时具有重要的指导作用。它们包括五输穴以下四肢肘膝关节、原穴、络穴、郄穴、八脉交会穴、下合穴，以及胸腹背腰部的背俞穴和募穴，四肢躯干的八会穴，以及全身经络的交会穴。

（一）五输穴

十二经脉在四肢肘、膝关节以下各有五个特定腧穴，即"井、荥、输、经、合"，合称"五输穴"。五输穴按照井、荥、输、经、合的顺序，从四肢末端向肘、膝方向依次排列，并以水流大小的不同名称命名。"井"，意为谷井，喻作山谷之泉，是水之源头，即"所出为井"，井穴分布在指或趾末端，是经气所出的部位；"荥"，意为小水，喻作刚出的水流尚微，萦迂未成大流，是经气流行的部位，即"所溜为荥"，荥穴分布于掌指或跖趾关节之前，是经气开始流动的部位；"输"有输注之意，喻作水流由小到大，由浅渐深，即"所注为输"，输穴分布于掌指或跖趾关节之后，是经气渐盛，由此注彼的部位；"经"，意为水流宽大，畅通无阻，即"所行为经"，经穴多位于腕、踝关节以上，是经气正盛运行经过的部位；"合"，有汇合之意，喻作江河之水汇合入湖海，即"所入为合"，合穴位于肘膝关节附近，是经气由此深入，进而汇合于脏腑的部位。五输穴与五行相配，故又有"五行输"之称（表6-12、表6-13）。

表6-12 六阴经五输穴与五行配属

六阴经		井（木）	荥（火）	输（土）	经（金）	合（水）
手三阴	肺（金）	少商	鱼际	太渊	经渠	尺泽
	心包（相火）	中冲	劳宫	大陵	间使	曲泽
	心（火）	少冲	少府	神门	灵道	少海
足三阴	脾（土）	隐白	大都	太白	商丘	阴陵泉
	肝（木）	大敦	行间	太冲	中封	曲泉
	肾（水）	涌泉	然谷	太溪	复溜	阴谷

表 6-13　六阳经五输穴与五行配属

六阳经		井（金）	荥（水）	输（木）	经（火）	合（土）
手三阳	大肠（金）	商阳	二间	三间	阳溪	曲池
	三焦（相火）	关冲	液门	中渚	支沟	天井
	小肠（火）	少泽	前谷	后溪	阳谷	小海
足三阳	胃（土）	厉兑	内庭	陷谷	解溪	足三里
	胆（木）	足窍阴	侠溪	足临泣	阳辅	阳陵泉
	膀胱（水）	至阴	足通谷	束骨	昆仑	委中

由于五输穴在部位的依次分布和脉气流注的深浅上有着明显的规律，故其主治作用也有共同的规律可循。《灵枢·顺气一日分为四时》提出："病在脏者，取之井；病变于色者，取之荥；病时间时甚者，取之输；病变于音者，取之经；经满而血者，病在胃及以饮食不节得病者，取之于合。"《难经·六十八难》则概括为："井主心下满，荥主身热，俞主体重节痛，经主喘咳寒热，合主逆气而泄。"此外，近代对五输穴的应用，井穴多用于各种急救，如昏迷患者取十二井穴点刺出血；荥穴多用于各种热病，如胃火牙痛取胃经荥穴内庭；输穴多用于肢节酸痛，如腰痛取后溪；经穴多用于气喘咳嗽，如外感的恶寒发热，咳嗽取肺经的经渠；合穴多用于腑病，如胃腑病症，可选合穴曲泽。

（二）原穴

原穴是脏腑气血经过和留止的位置。每条十二经脉在腕部和踝部附近各有一个原穴，共计十二个，被称为"十二原"（表 6-14）。这些原穴象征着本源和气血流动的起点，是人体生命活动的根本。阳经之原穴位于五输穴中的输穴之后。

阴经五脏之原穴，即是五输穴中的输穴，所谓"阴经之输并于原"，或"以输为原"。据《难经》所论，原气导源于肾间动气，是人体生命活动的原动力，通过三焦运行于脏腑，是十二经的根本。原穴是脏腑原气留止之处，因此脏腑发生病变时，就会相应地反映到原穴上来，正如《灵枢·九针十二原》所言："五脏有疾也，应出十二原，而原各有所出，明知其原，睹其应而知五脏之害矣。"

表6-14 十二经原穴

手足经	经脉穴位	经脉穴位	经脉穴位
手三阴经	肺经—太渊	心经—神门	心包经—大陵
手三阳经	大肠经—合谷	小肠经—腕骨	三焦经—阳池
足三阴经	脾经—太白	肾经—太溪	肝经—太冲
足三阳经	胃经—冲阳	膀胱经—京骨	胆经—丘墟

原穴可以直接反映脏腑原气的变化情况，因此在临床上可用于帮助诊断和治疗脏腑疾病。如《灵枢·九针十二原》中提道："五脏有疾，当取之十二原。"针刺原穴能使三焦元气通达，从而发挥其维护正气，抗御病邪的作用，说明原穴有调整其脏腑经络虚实各证的功能。

(三) 络穴

十五络脉指每条经脉分出的一个特定腧穴，称为络穴。这些络穴主要分布在十二经脉的四肢肘膝关节以下，还包括任脉的鸠尾穴位于上腹部，督脉的长强穴位于尾骶部，以及脾之大络的大包穴位于胸胁部。总计十五个穴位，因此也称为"十五络穴"（表6-15）。

络穴主治各自所属络脉的病症，如：手少阴络穴通里可治"实在支膈，虚则不能言"之络脉病症，十二络穴能沟通表里两经，故有"一脉通两经之说"。因此络穴不仅能治本经病症，也可治疗表里经循行所过部位及其归属脏腑的疾患。如：手太阴经脉的列缺穴，既能治疗肺经的咳嗽、喘息，又能治疗手阳明大肠经的齿痛、头项痛等疾患。在临床上，络穴可单独使用，也可与其相表里经脉的原穴相配，称为"原络配穴法"。

表6-15 十五络穴

手足经	经脉穴位	经脉穴位	经脉穴位
手三阴经	肺经—列缺	心经—通里	心包经—内关
手三阳经	大肠经—偏历	小肠经—支正	三焦经—外关
足三阴经	脾经—公孙	肾经—大钟	肝经—蠡沟
足三阳经	胃经—丰隆	膀胱经—飞扬	胆经—光明
任、督、脾大络	任脉—鸠尾	督脉—长强	脾大络—大包

（四）郄穴

郄穴，各经脉在四肢部位深层气血聚集的地方称为郄穴（表6-16）。十二经脉和奇经八脉中的阴跷、阳跷、阴维、阳维脉各有一个郄穴，共计十六个穴位，除了胃经的梁丘穴外，均位于四肢肘膝关节以下。

表 6-16　十六郄穴

阴　经	郄　穴	阳　经	郄　穴
手太阴肺经	孔　最	手阳明大肠经	温　溜
手厥阴心包经	郄　门	手少阳三焦经	会　宗
手少阴心经	阴　郄	手太阳小肠经	养　老
足太阴脾经	地　机	足阳明胃经	梁　丘
足厥阴肝经	中　都	足少阳胆经	外　丘
足少阴肾经	水　泉	足太阳膀胱经	金　门
阴维脉	筑　宾	阳维脉	阳　交
阴跷脉	交　信	阳跷脉	跗　阳

临床上郄穴常被用于治疗沿经脉路径及其关联脏腑的急性疾病。阴经的穴通常用于治疗血液相关疾病，例如治疗咯血时选择肺经的相关穴位，治疗崩漏时选择脾经的地机穴等；阳经的穴位多用于治疗气滞血凝引起的急性肿痛，例如下牙痛时选择大肠经的温溜穴，胃痛时选择胃经的梁丘穴等。此外，郄穴还可辅助诊断相关脏腑的病理状况。

（五）背俞穴

背俞穴是脏腑之气输注于背腰部的腧穴。背俞穴位于背腰部足太阳膀胱经的第一侧线，大体依据脏腑位置上下排序。背俞穴首见于《灵枢·背腧》，篇中载有五脏背俞穴的名称和位置。《素问·气府论》有"六府之俞各六"的记载，但未列穴名。至《脉经》，才明确了肺俞、肾俞、肝俞、心俞、脾俞、大肠俞、膀胱俞、胆俞、小肠俞、胃俞等十个背俞穴的名称和位置。《甲乙经》中载有三焦俞等全部脏腑俞，《千金方》又补充了厥阴俞等，背俞穴的名称按上下位置列表如下（表6-17）。

表 6-17 脏腑背俞穴

上 部	背 俞	下 部	背 俞
肺	肺俞	胃	胃俞
心包	厥阴俞	三焦	三焦俞
心	心俞	肾	肾俞
肝	肝俞	大肠	大肠俞
胆	胆俞	小肠	小肠俞
脾	脾俞	膀胱	膀胱俞

《素问·长刺节论》曰："迫藏刺背，背俞也。"《难经·六十七难》曰："阴病行阳……俞在阳。"《素问·阴阳应象大论》曰："阴病治阳。"这些都表明背俞穴在治疗五脏疾病方面具有显著效果，适用于治疗与背俞穴相对应的脏腑疾病，以及与脏腑相关的神志病和相关器官的疾病。例如，肝俞穴可治疗肝病、目疾和筋脉挛急；肾俞穴可用于治疗肾病、耳疾和骨病等。此外，背俞穴还能反映脏腑功能的健康状况，有助于诊断相应脏腑的病变。当脏腑功能出现异常时，背俞穴局部可能会出现敏感、压痛、结节或出血点等异常反应。

（六）募穴

募穴是脏腑之气汇聚于胸腹部的腧穴，又称"腹募穴"。六脏六腑各有相应的募穴，有的在正中任脉（单穴），有的在两旁各经（双穴）共十二个。募穴均位于胸腹部有关经脉上，其位置大体与脏腑所在部位相对应（表 6-18）。

表 6-18 脏腑募穴

两侧募穴	正中募穴
肺—中府	心包—膻中
肝—期门	心—巨阙
胆—日月	胃—中脘
脾—章门	三焦—石门
肾—京门	小肠—关元
大肠—天枢	膀胱—中极

《难经·六十七难》曰:"阳病行阴,故令募在阴。"《素问·阴阳应象大论》曰:"阳病治阴。"说明治六腑病症多取募穴,如胃病取中脘,大肠病取天枢,膀胱病取中极等。滑伯仁《难经本义》曰:"阴阳经络,气相交贯,脏腑腹背,气相通应。"说明脏腑之气与俞募穴是相互贯通的。当脏腑发生病变时,常在其相应的俞募穴出现疼痛或过敏等病理反应。因此,临床上可通过观察、触扪俞募穴处的异常变化,以诊断相应脏腑疾病,又可刺灸俞募穴来治疗相应的脏腑疾病。募穴的主治性能与背俞穴有共同之处,募穴对于脏腑病症属于邻近取穴,临床上多与四肢远道穴配用,如脏病配用原穴,腑病配用合穴等,又可与背俞穴配合使用,俞募同用属"前后配穴"。

(七)八会穴

八会穴,指与脏、腑、气、血、筋、脉、骨、髓通会的8个腧穴(表6-19)。八会穴首载于《难经·四十五难》,其上曰:"腑会太仓(中脘),脏会季胁(章门),筋会阳陵泉,髓会绝骨,血会膈俞,骨会大杼,脉会太渊,气会三焦外一筋直两乳内(膻中)也。"这是就原有一些重要腧穴,按其特殊治疗作用进行归纳,定出八会的名称。如章门原是脾之募,因为五脏皆禀气于脾,故称为脏会;中脘为胃之募穴,因六腑皆禀于胃,故为腑会;膻中为宗气之所聚,故为气会;膈俞位于心俞、肝俞穴之间,心主血,肝藏血,故为血会;大杼近于椎骨,是柱骨之根,故为骨会;阳陵泉位于膝下,膝为筋之府,故为筋会;太渊居于寸口,为脉之大会处,故为脉会;绝骨属于胆经,主骨所生病,骨生髓,故以此为髓会。临床上,凡与此八者有关的病症均可选用相关的八会穴来治疗。另外,《难经·四十五难》有载:"热病在内者,取其会之气穴也。"说明八会穴还能治某些热病。

表6-19 八会穴

八会	脏会	腑会	气会	血会	筋会	脉会	骨会	髓会
穴位	章门	中脘	膻中	膈俞	阳陵泉	太渊	大杼	绝骨

(八)八脉交会穴

八脉交会穴,原称"交经八穴""流注八穴"和"八脉八穴",是十二经四肢部脉气通向奇经八脉的8个腧穴。八穴均分布于肘膝以下,原属于五输穴和络穴,因称"流注";通过十二经脉以交(通)于奇经八脉,因称"交经",

后来又称为"八脉交会穴"（表6-20），这里的交会与十四经交会穴的相互会合意义不同。

八穴的记载首见于窦汉卿《针经指南》，据说是"少室隐者之所传"，得之于"山人宋子华"之手。因窦氏善用此法，故又称"窦氏八穴"。

八穴与八脉的相会（通）关系是：公孙从足太阴脾经入腹，与冲脉相通；内关从手厥阴心包经，于胸中与阴维脉相通；外关从手少阳三焦经上肩，与阳维脉相通；临泣从足少阳胆经过季胁，与带脉相通；申脉从足太阳膀胱经，与阳跷脉相通；后溪从手太阳小肠经交肩会于大椎，与督脉相通；照海从足少阴肾经，与阴跷脉相通；列缺从手太阴肺经循喉咙，与任脉相通。由于八穴与八脉相会通，所以此八穴既能治本经病，还能治奇经病。如公孙通冲脉，能治足太阴脾经病，又能治冲脉病；内关通阴维脉，能治手厥阴心包经病，又能治阴维脉病，都属主治范围的扩展。

八脉交会穴，临床上可作为远道取穴单独选用，再配上头身部的邻近穴，成为远近配穴，又可上下配合应用，如公孙配内关，治疗胃、心、胸病；后溪配申脉，治内眼角、耳、项、肩胛部位病及发热恶寒等表证；列缺配照海，治咽喉、胸膈、肺病和阴虚内热等症。

八脉交会穴在临床上应用甚为广泛，李梃《医学入门》曰："八法者，奇经八穴为要，乃十二经之大会也。"又曰："周身三百六十穴统于手足六十六穴，六十六穴又统于八穴。"强调了八脉交会穴的重要意义。

表6-20　八脉交会穴

经　属	八　穴	通八脉	会合部位
足太阴	公　孙	冲　脉	胃、心、胸
手厥阴	内　关	阴维脉	
手少阳	外　关	阳维脉	目外眦、颊、颈、耳后、肩
足少阳	足临泣	带　脉	
手太阳	后　溪	督　脉	目内眦、项、耳、肩胛
足太阳	申　脉	阳跷脉	
手太阴	列　缺	任　脉	胸、肺、膈、喉咙
足少阴	照　海	阴跷脉	

(九) 下合穴

下合穴是六腑之气下合于足三阳经的六个腧穴，又称"六腑下合穴"，主要分布于下肢膝关节附近。下合穴共有六个，其中胃、胆、膀胱三腑的下合穴，即本经五输穴中的合穴，而大肠、小肠的下合穴同位于胃经，三焦的下合穴位于膀胱经（表6-21）。

表6-21 下合穴

六腑	胃	大肠	小肠	三焦	膀胱	胆
下合穴	足三里	上巨虚	下巨虚	委阳	委中	阳陵泉

下合穴以治疗腑病为主，如胃脘痛取胃经的下合穴足三里；肠痈取大肠经的下合穴上巨虚；脐以下痛取小肠经的下合穴下巨虚等。

(十) 交会穴

交会穴指两条或更多经络相互交汇的穴位，通常分布在头面及躯干部位。一般来说，阳经与阳经相交，阴经与阴经相交。

这些穴位不仅可以治疗本经及相应脏腑的病症，还能同时治疗其交会的经络及相关脏腑的病症。例如，关元和中极是任脉的穴位，但因为它们与足三阴经相交，因此不仅能治疗任脉的疾病，还能治疗三阴经的疾病。大椎是督脉的穴位，因为它与手足三阳经相交，所以不仅能治疗督脉的病症，还能治疗其他阳经的病症。三阴交是足太阴脾经的穴位，尽管如此，由于它与足少阴肾经和足厥阴肝经相交，因此它不仅能治疗脾经的病症，还能治疗肾经和肝经的病症。

六、腧穴的定位方法

腧穴定位法，又称取穴法，指确定腧穴位置的基本方法。确定腧穴位置，要以体表标志法为主要依据，在距离标志较远的部位，则于两标志之间折合一定的比例，称"骨度分寸"，用此"寸"表示上下左右的距离。取穴时，用手指比量这种距离，则有手指"同身寸"的应用。

(一) 体表标志法

体表标志，主要指分布于全身体表的骨性标志和肌性标志，可分为固定标志和活动标志两类，分述如下。

1. 固定标志

固定标志定位，指利用五官、毛发、爪甲、乳头、脐窝和骨节凸起、凹陷及肌肉隆起等固定标志来取穴的方法。比较明显的标志，如鼻尖取素髎；两眉中间取印堂；两乳中间取膻中；脐旁2寸取天枢；腓骨小头前下缘取阳陵泉；俯首显示最高的第7颈椎棘突下取大椎等。在两骨分歧处，如锁骨肩峰端与肩胛冈分歧处取巨骨；胸骨下端与肋软骨分歧处取中庭等。此外，肩胛冈内侧端平第3胸椎棘突，肩胛骨下角平第7胸椎棘突，髂嵴最高点平第4腰椎棘突，这些也可作为背腰部穴的取穴标志。

2. 活动标志

活动标志定位，指利用关节、肌肉、皮肤随活动而出现的孔隙、凹陷、皱纹等活动标志来取穴的方法。如耳门、听宫、听会等应张口取，下关应闭口取。又如，曲池宜屈肘于横纹头处取；外展上臂时肩峰前下方的凹陷中取肩髃；取阳溪穴时应将拇指翘起，当拇长、短伸肌腱之间的凹陷中取；取养老穴时，应正坐屈肘，掌心向胸，当尺骨小头桡侧骨缝中取。人体全身各部主要体表标志如下。

（1）第2肋：平胸骨角水平，锁骨下可触及的肋骨即第2肋。

（2）第4肋间隙：男性乳头平第4肋间隙。

（3）第3胸椎棘突：直立，两手下垂时，两肩胛冈内侧端连线与后正中线的交点。

（4）第7胸椎棘突：直立，两手下垂时，两肩胛骨下角水平线与后正中线的交点。

（5）第4腰椎棘突：两髂嵴最高点连线与后正中线的交点。

（6）第2骶椎：两髂后上棘连线与后正中线的交点。

（7）内踝尖：内踝最凸起处。

（8）外踝尖：外踝最凸起处。

（二）骨度分寸法

骨度分寸法，古称"骨度法"，即以骨节为主要标志测量周身各部的大小、长短，并依其尺寸按比例折算作为定穴的标准。杨上善曰："以此为定分，立经脉，并取空穴。"分部折寸以患者本人的身材为依据。此法的记载，最早见于《灵枢·骨度》，其所测量的人体高度为七尺五寸，其横度（两臂外展，两手平伸，以中指端为准）也是七尺五寸。取用时，将设定的骨节两端之间的长度折成为一定的等分，每一等分为一寸。不论男女老幼，肥瘦高矮，一概以此标准折量作为量取腧穴的依据。现将全身各部骨度折量分寸图示、列表如下（图6-5、表6-22）。

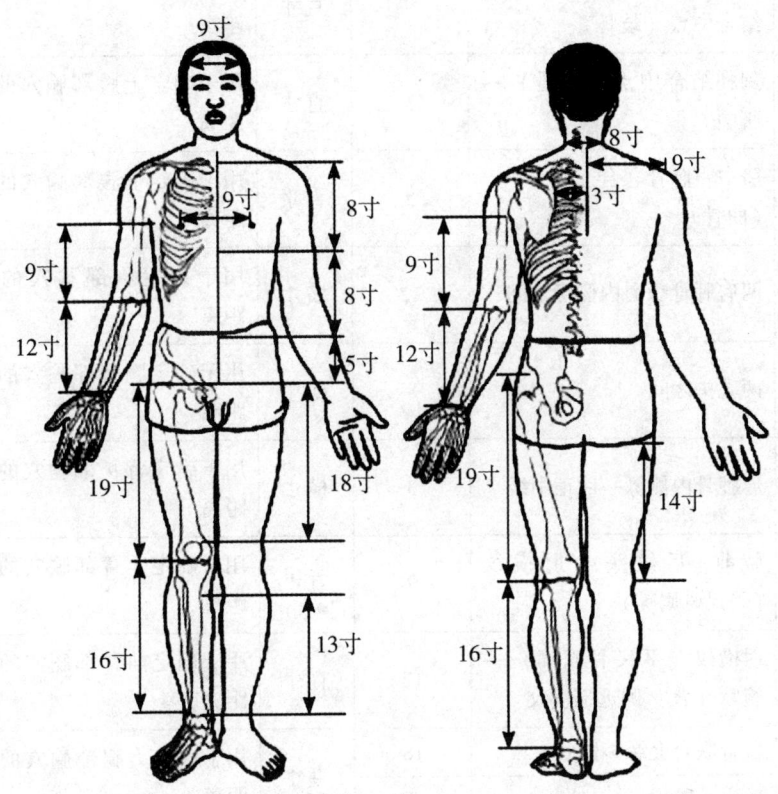

图6-5 常用骨度分寸

表6-22 常用骨度

部 位	起止点	折量分寸	度量法	说 明
头面部	前发际正中→后发际正中	12	直寸	用于确定头部腧穴的纵向距离
	眉间（印堂）→前发际正中	3	直寸	用于确定前或后发际及其头部腧穴的纵向距离
	两额角发际（头维）之间	9	横寸	用于确定头前部腧穴的横向距离
	耳后两乳突（完骨）之间	9	横寸	用于确定头后部腧穴的横向距离

(续表)

部位	起止点	折量分寸	度量法	说明
胸腹胁部	胸骨上窝（天突）→剑胸结合中点（歧骨）	9	直寸	用于确定胸部任脉穴的纵向距离
	剑胸结合中点（歧骨）→脐中	8	直寸	用于确定上腹部腧穴的纵向距离
	脐中→耻骨联合上缘（曲骨）	5	直寸	用于确定下腹部腧穴的纵向距离
	两肩胛骨喙突内侧缘之间	12	横寸	用于确定胸部腧穴的横向距离
	两乳头之间	8	横寸	用于确定胸腹部腧穴的横向距离
背腰部	肩胛骨内侧缘→后正中线	3	横寸	用于确定背腰部腧穴的横向距离
上肢部	腋前、后纹头→肘横纹（平尺骨鹰嘴）	9	直寸	用于确定上臂部腧穴的纵向距离
	肘横纹（平尺骨鹰嘴）→腕掌（背）侧远端横纹	12	直寸	用于确定前臂部腧穴的纵向距离
下肢部	耻骨联合上缘→髌底	18	直寸	用于确定大腿部腧穴的纵向距离
	髌底→髌尖	2		
	髌尖（膝中）→内踝尖	15	直寸	用于确定小腿内侧部腧穴的纵向距离
	胫骨内侧髁下方阴陵泉→内踝尖	13		
	股骨大转子→腘横纹（平髌尖）	19	直寸	用于确定大腿部外侧部腧穴的纵向距离
	臀沟→腘横纹	14	直寸	用于确定大腿后部腧穴的纵向距离
	腘横纹（平髌尖）→外踝尖	16	直寸	用于确定小腿外侧部腧穴的纵向距离
	内踝尖→足底	3	直寸	用于确定足内侧部腧穴的纵向距离

(三) 手指同身寸

手指同身寸，原指以患者本人的手指为标准来度量取穴的方法。唐宋时有中指同身寸、拇指同身寸和横指寸的应用。手指寸只是对骨度分寸的一种比拟，不能以此为准而取代骨度规定。

1. 中指同身寸

中指同身寸以被取穴者的中指中节屈曲时桡侧两端纹头之间的距离作为1寸（图6-6a）。适用于四肢部腧穴纵向比量和背、腰、骶部腧穴的横寸比量。

2. 拇指同身寸

以患者拇指指间关节之宽度为1寸，称"拇指同身寸"（图6-6b）。临床取穴有"一横指""两横指""四横指"的应用，即用横指比拟骨度分寸。

3. 横指同身寸

横指同身寸被取穴者示指、中指、无名指和小指四指并拢，中指近侧指间关节横纹水平的4指宽度为3寸，称"横指同身寸"，又称"一夫法"（图6-6c）。

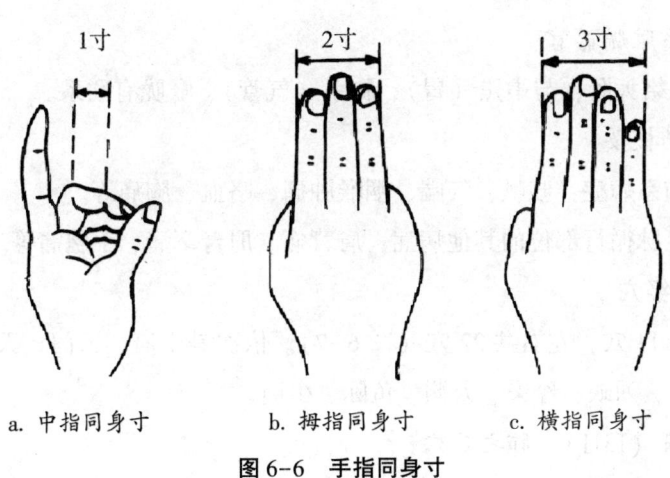

a. 中指同身寸　　b. 拇指同身寸　　c. 横指同身寸

图6-6　手指同身寸

(四) 简便取穴法

此外，在临床实践中常用的一种简便易行的穴位取法，又称为简便穴位取法。例如，通过两耳尖直上连线的中点取百会穴，或者以两手虎口自然平直交叉在食指端到达处取列缺穴，垂肩屈肘于平肘尖处取章门穴，以及通过两髂上缘连线的中点确定腰阳关穴,有半握拳时取劳宫穴位于中指端所指处等。

简便定位法通常作为穴位取法的一种参考,在临床应用时建议尽量依据体表解剖标志和骨度分寸定位法进行定位。

第三节　经络腧穴各论

一、手太阴肺经

(一) 经脉

1. 经脉循行

手太阴肺经,起于中焦,向下联络大肠,再返回沿着胃的上口,通过横膈入属于肺。从肺系(气管、喉咙部)向外横行出来,沿上内侧下行于手少阴、手厥阴之前至肘窝中,再沿前臂内侧前缘下行,经寸口动脉搏动处,行至大鱼际,沿着大鱼际桡侧缘循行至拇指端。腕后支脉,从腕后走向食指桡侧至末端,与手阳明大肠经相接。

2. 联系脏腑器官

属肺,络大肠,与中焦(胃)、肺系(气管)、喉咙有联系。

3. 主治概要

(1) 肺系病症:咳嗽、气喘、咽喉肿痛、咯血、胸痛等。

(2) 经脉循行部位的其他病症:肩背痛、肘臂挛痛、手腕痛等。

(二) 经穴

本经共11穴,左右共22穴(图6-7)。依次是中府、云门、天府、侠白、尺泽、孔最、列缺、经渠、太渊、鱼际、少商。

1. 中府 (LU1):肺之募穴

【定位】在胸部,横平第1肋间隙,锁骨下窝外侧,前正中线旁开6寸。

【主治】①咳嗽、气喘、胸痛等胸肺病症;②肩背痛。

【操作】向外斜刺或平刺0.5~0.8寸;不可向内深刺,以免伤及肺脏引起气胸。

2. 尺泽 (LU5):合穴

【定位】肘横纹上,肱二头肌腱桡侧凹陷中。

【主治】①肘臂挛痛；②咳嗽、气喘、咯血、咽喉肿痛等肺系实热性病症；③急性吐泻、中暑、小儿惊风等急症。

【操作】直刺0.8~1.2寸，或点刺出血。

3. 孔最（LU6）：郄穴

【定位】腕掌侧远端横纹上7寸，尺泽与太渊连线上。

【主治】①肘臂挛痛；②咯血、咳嗽、气喘、咽喉肿痛等肺系病症；③痔疾。

【操作】直刺0.5~1.0寸。

4. 列缺（LU7）：络穴，八脉交会穴（通于任脉）

【定位】腕掌侧远端横纹上1.5寸，拇短伸肌腱和拇长展肌腱之间，拇长展肌腱沟的凹陷中。简便取穴法：两手虎口自然平直交叉，一手食指按在另一手桡骨茎突上，指尖下凹陷中是穴。

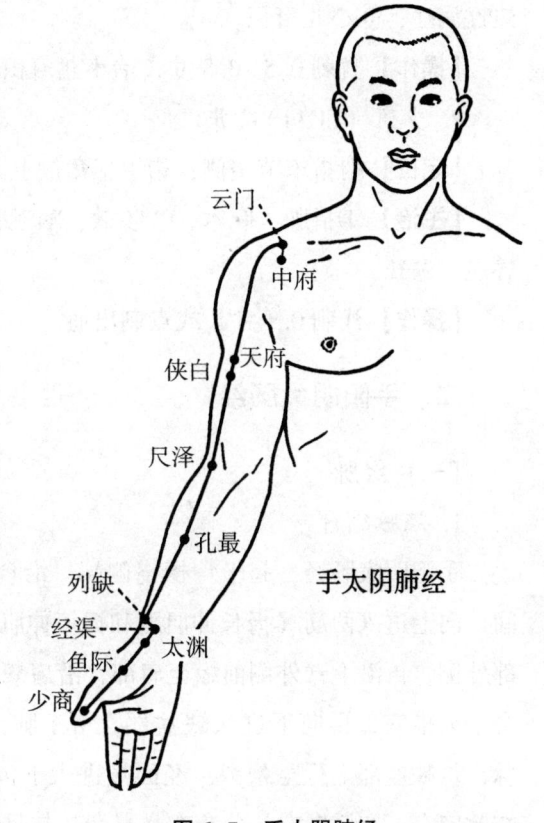

图6-7 手太阴肺经

【主治】①手腕痛；②咳嗽、气喘、咯血、咽喉肿痛等肺系病症；③头痛、齿痛、项强、口眼㖞斜等头面部疾患。

【操作】向上斜刺0.5~0.8寸。

5. 太渊（LU9）：输穴，原穴，八会穴之脉会

【定位】桡骨茎突与舟状骨之间，拇长展肌腱尺侧凹陷中。

【主治】①腕臂痛；②咳嗽、气喘、咯血、咽喉肿痛等肺系病症；③无脉症。

【操作】避开桡动脉，直刺0.3~0.5寸。

6. 鱼际（LU10）：荥穴

【定位】第1掌骨桡侧中点赤白肉际处。

【主治】①掌中热；②咳嗽、气喘、咯血、咽喉肿痛、咽干、失音等肺系

热性病症；③小儿疳积。

【操作】直刺0.5~0.8寸，治小儿疳积可用割治法。

7. 少商（LU11）：井穴

【定位】拇指末节桡侧，指甲根角侧上方0.1寸。

【主治】①指肿、麻木；②咳嗽、咽喉肿痛、鼻衄等肺系实热症；③高热、昏迷、癫狂。

【操作】浅刺0.1寸，或点刺出血。

二、手阳明大肠经

（一）经脉

1. 经脉循行

手阳明大肠经，起于食指桡侧端，沿食指桡侧上行，经过第1、2掌骨之间，向上进入两筋（拇长伸肌腱和拇短伸肌腱）之间，沿前臂外侧前缘，至肘部外侧，再沿上臂外侧前缘至肩部，沿肩峰前缘，向上行至背部，与诸阳经交会于大椎穴，再向下进入缺盆部，络于肺，通过横膈，属于大肠。缺盆部支脉，从缺盆部上行至颈旁，经面颊进入下齿之中，回绕至上唇，交叉于人中，左脉向右，右脉向左，分布在鼻翼旁，与足阳明胃经相接。

2. 联系脏腑器官

属大肠，络肺，与口、下齿、鼻有联系。

3. 主治概要

（1）头面五官病：齿痛、咽喉肿痛、鼻衄、口眼㖞斜、耳聋等。

（2）热病：神志病热病昏迷、眩晕、癫狂等。

（3）肠胃病：腹胀、腹痛、肠鸣、泄泻等。

（4）经脉循行部位的其他病症：手臂酸痛、半身不遂、手麻木等。

（二）经穴

本经共20穴，左右共40穴（图6-8）。依次是：商阳、二间、三间、合谷、阳溪、偏历、温溜、下廉、上廉、手三里、曲池、肘髎、手五里、臂臑、肩髃、巨骨、天鼎、扶突、口禾髎、迎香。

1. 商阳（LI1）：井穴

【定位】食指末节桡侧，指甲根角侧上方0.1寸。

【主治】①手指麻木；②齿痛、咽喉肿痛等五官疾患；③热病、昏迷。

【操作】浅刺0.1寸，或点刺出血。

2. 合谷（LI4）：原穴

【定位】第2掌骨侧中点处。简便取穴法：以一手的拇指指间关节横纹，放在另一手拇指、食指之间的指蹼缘上，当拇指尖下即是本穴，又名虎口。

【主治】①上肢不遂；②腹痛、便秘；③头痛、目赤肿痛、鼻衄、齿痛、口眼㖞斜、耳聋等头面五官疾患；④热病；⑤瘾疹、湿疹；⑥无汗、多汗；⑦痛证；⑧经闭、滞产。

【操作】直刺0.5~1.0寸，针刺时手呈半握拳状；孕妇不宜针。

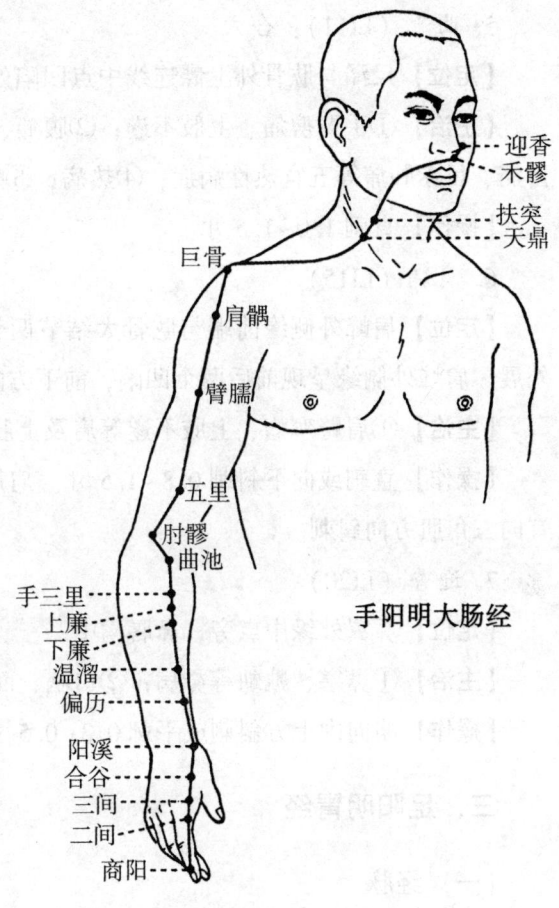

图6-8　手阳明大肠经

3. 阳溪（LI5）：经穴

【定位】腕背横纹桡侧，拇短伸肌腱与拇长伸肌腱之间的凹陷中。

【主治】①手腕痛；②头痛、目赤肿痛、耳聋等头面五官疾患。

【操作】直刺0.5~0.8寸。

4. 手三里（LI10）

【定位】肘横纹下2寸，阳溪与曲池连线上。

【主治】①手臂无力、上肢不遂等上肢病症；②腹痛、腹泻；③齿痛、颊肿。

【操作】直刺1.0~1.5寸。

5. 曲池（LI11）：合穴

【定位】尺泽与肱骨外上髁连线中点凹陷处。

【主治】①手臂痹痛、上肢不遂；②腹痛、吐泻等肠胃病症；③咽喉肿痛、齿痛、目赤肿痛等五官热性病症；④热病；⑤瘾疹、湿疹、眩晕、癫狂。

【操作】直刺 1.0~1.5 寸。

6. 肩髃（LI15）

【定位】肩峰外侧缘前端与肱骨大结节两骨间凹陷中。简便取穴法：屈臂外展，肩峰外侧缘呈现前后两个凹陷，前下方的凹陷即是本穴。

【主治】①肩臂挛痛、上肢不遂等肩及上肢病症；②瘾疹。

【操作】直刺或向下斜刺 0.8~1.5 寸。肩周炎宜向肩关节直刺，上肢不遂宜向三角肌方向斜刺。

7. 迎香（LI20）

【定位】鼻翼外缘中点旁，鼻唇沟中。

【主治】①鼻塞、鼽衄等鼻病；②口㖞、面痒等面部病症；③胆道蛔虫症。

【操作】略向内上方斜刺或平刺 0.3~0.5 寸，不宜灸。

三、足阳明胃经

（一）经脉

1. 经脉循行

起于鼻翼旁（迎香穴），夹鼻上行，交会于鼻根中，旁行入目内眦，与足太阳经交会；向下沿着鼻柱外侧，入上齿龈，回出环绕嘴唇，在颏唇沟承浆穴处左右相交，退回沿下颌骨后下缘到大迎穴处，沿着下颌角颊部，上行耳前，经过上关，沿发际到达前额。

（1）面部分支：从大迎穴前下走人迎穴，沿着喉咙，进入缺盆部，向下通过横膈，属于胃，联络脾脏。

（2）缺盆部下行的主干脉：经乳中，乳中线下行，向下夹脐旁，下行至腹股沟处的气街穴。

（3）胃下口部支脉：从胃下口幽门处分出，沿腹腔内下行到气街穴，与直行之脉会合，再由此向下至髋关节前，到股四头肌隆起处，下至膝盖，沿着胫骨外侧前缘，下经足背，进入第 2 趾外侧端（厉兑穴）。

（4）胫部支脉：从膝下3寸处（足三里穴）分出，进入足中趾外侧。

（5）足跗部支脉：从足背上的冲阳穴分出，进入足大趾内侧端（隐白穴），与足太阴脾经。

2. 联系脏腑器官

属胃，络脾，与鼻、眼、口、上齿、喉咙相联系。

3. 主治概要

（1）胃肠病：食欲不振、胃痛、呕吐、噎膈、腹胀、泄泻、痢疾、便秘等。

（2）头面五官病：目赤肿痛、目翳等。

（3）神志病：癫狂、眩晕等。

（4）热病。

（5）经脉循行部位的其他病症：下肢痿痹、转筋等。

（二）经穴

本经共45穴，左右共90穴（图6-9）。依次是：承泣、四白、巨髎、地仓、大迎、颊车、下关、头维、人迎、水突、气舍、缺盆、气户、库房、屋翳、膺窗、乳中、乳根、不容、承满、梁门、关门、太乙、滑肉门、天枢、外陵、大巨、水道、归来、气冲、髀关、伏兔、阴市、梁丘、犊鼻、足三里、上巨虚、条口、下巨虚、丰隆、解溪、冲阳、陷谷、内庭、厉兑。

1. 承泣（ST1）

【定位】目正视，瞳孔直下，眼球与眶下缘之间。

【主治】①迎风流泪、近视、夜盲等目疾；②口眼㖞斜、面肌痉挛。

【操作】以左手拇指向上轻推眼球，紧靠眶缘缓慢直刺0.5~1.5寸；不宜提插、捻转，以防刺破血管引起血肿；出针时稍加按压，以防出血；禁灸。

2. 四白（ST2）

【定位】目正视，瞳孔直下，眶下孔处。

【主治】①目赤肿痛、迎风流泪等目疾；②口眼㖞斜、面痛、面肌痉挛等面部病症；③头痛、眩晕。

【操作】直刺或微向上斜刺0.3~0.5寸，不可深刺，以免伤及眼球，不可过度提插、捻转。

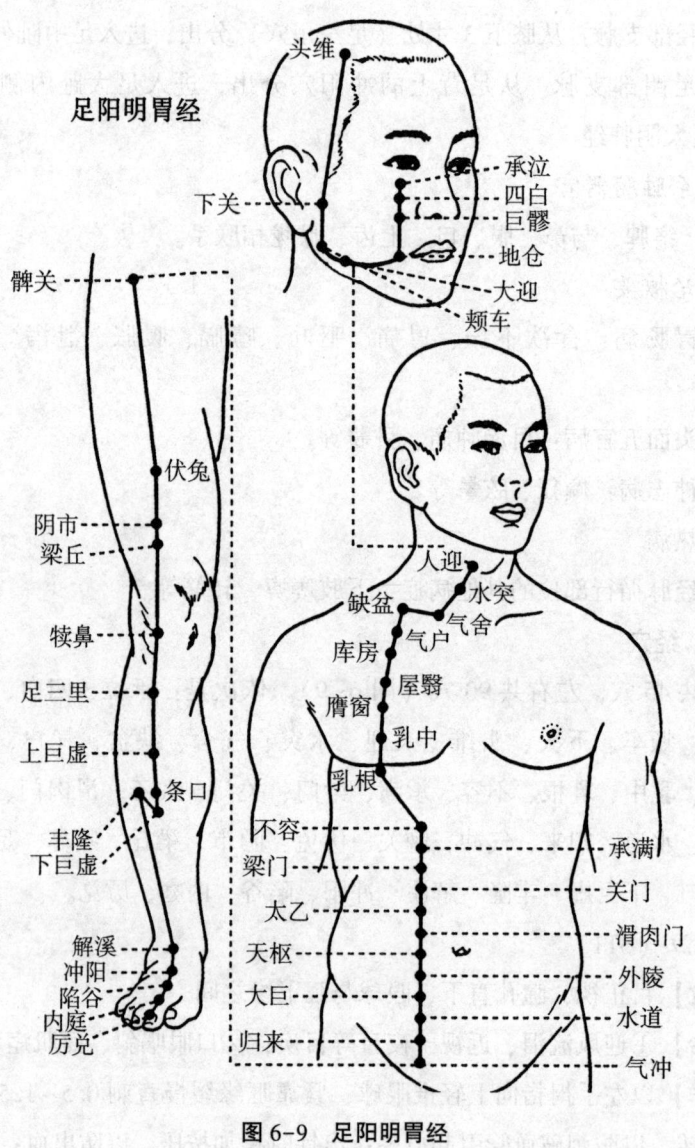

图6-9 足阳明胃经

3. 地仓（ST4）

【定位】目正视，瞳孔直下，口角旁约0.4寸。

【主治】口眼㖞斜、流涎、齿痛、面痛。

【操作】斜刺或平刺0.5~0.8寸，可向颊车穴透刺。

4. 颊车（ST6）

【定位】在下颌角前上方约1横指（中指），咀嚼时咬肌隆起最高点处。

【主治】口眼㖞斜、面肌痉挛、口不开、齿痛、颊肿。

【操作】直刺0.3~0.5寸，或平刺0.5~1寸，可向地仓穴透刺。

5. 下关（ST7）

【定位】在耳屏前，颧弓下缘中央与下颌切迹之间凹陷中。合口有孔，张口即闭，宜闭口取穴。

【主治】①下颌关节痛、面痛、齿痛、口眼㖞斜等面口病症；②耳聋、耳鸣、耳等耳疾。

【操作】直刺0.5~1.0寸。留针时不可做张口动作，以免折针。

6. 头维（ST8）

【定位】额角发际直上0.5寸，头正中线旁4.5寸。

【主治】头痛、目眩、目痛等头目病症。

【操作】平刺0.5~1.0寸。

7. 梁门（ST21）

【定位】脐中上4寸，前正中线旁开2寸。

【主治】腹胀肠鸣、纳少、胃痛、呕吐等肠胃疾患。

【操作】直刺0.8~1.2寸。过饱者禁针，肝肿大者慎针或禁针，不宜做大幅度提插。

8. 天枢（ST25）：大肠之募穴

【定位】横平脐中，前正中线旁开2寸。

【主治】①腹痛、腹胀、便秘、腹泻、痢疾等胃肠病症；②月经不调、痛经等妇科病症。

【操作】直刺1.0~1.5寸。

9. 水道（ST28）

【定位】脐中下3寸，前正中线旁开2寸。

【主治】①小腹胀满、腹痛、疝气；②月经不调、痛经、不孕等妇科病症；③小便不利水肿等水液输布排泄失常性疾患。

【操作】直刺1.0~1.5寸。

10. 归来（ST29）

【定位】脐中下4寸，前正中线旁开2寸。

【主治】①小腹痛、疝气；②月经不调、痛经、带下、阴挺等妇科病症。

【操作】直刺 1.0~1.5 寸。

11. 伏兔（ST32）

【定位】髌底上 6 寸，髂前上棘与髌底外上端的连线上。

【主治】①下肢痿痹、腰痛膝冷；②疝气；③脚气。

【操作】直刺 1.0~2.0 寸。

12. 梁丘（ST34）：郄穴

【定位】髌底上 2 寸，股外侧肌与股直肌肌腱之间。

【主治】①膝肿痛、下肢不遂等下肢病症；②乳痈、乳痛等乳疾；③急性胃痛。

【操作】直刺 1.0~1.5 寸。

13. 犊鼻（ST35）

【定位】髌韧带外侧凹陷中，又名外膝眼。

【主治】膝痛、屈伸不利、下肢麻木、疼痛。

【操作】屈膝 90°向后内斜刺 0.5~1.0 寸。

14. 足三里（ST36）：合穴，胃下合穴

【定位】犊鼻下 3 寸，胫骨前嵴外 1 横指处，犊鼻与解溪连线上。

【主治】①下肢痿痹；②胃痛、呕吐、噎膈、腹胀、腹泻、痢疾便秘等胃肠病症；③癫狂等神志病；④乳痈、肠痈等外科疾患；⑤虚劳诸证，为强壮保健要穴。

【操作】直刺 1.0~2.0 寸，强壮保健常用温灸法。

15. 上巨虚（ST37）：大肠下合穴

【定位】犊鼻下 6 寸，犊鼻与解溪连线上。

【主治】①下肢痿痹；②肠鸣、腹痛、腹泻、便秘、肠痈等肠胃疾患。

【操作】直刺 1.0~2.0 寸。

16. 条口（ST38）

【定位】犊鼻下 8 寸，犊鼻与解溪连线上。

【主治】①下肢痿痹、转筋；②脘腹疼痛；③肩臂痛。

【操作】直刺 1.0~1.5 寸。

17. 下巨虚（ST39）：小肠下合穴

【定位】犊鼻下 9 寸，犊鼻与解溪连线上。

【主治】①下肢痿痹；②腹泻、痢疾、小腹痛；③乳痈。
【操作】直刺 1.0~1.5 寸。

四、足太阴脾经

(一) 经脉

1. 经脉循行

起于足大趾内侧端（隐白穴），沿内侧赤白肉际，上行过内踝的前边，沿小腿内侧胫骨后上行，在内踝上 8 寸处，交出足厥阴肝经之前，上行沿大腿内侧前缘，进入腹部，属脾，络胃。向上穿过膈肌，沿食管两旁，连舌根，散布舌下。分支：从胃别出，上行通过膈肌，注入心中，交接手少阴心经。

2. 联系脏腑器官

属脾，络胃，与心脏、舌、咽（食道）有联系。

3. 主治概要

(1) 脾胃病：胃痛、呕吐、腹痛、泄泻、便秘等。

(2) 妇科病：月经过多、崩漏等。

(3) 前阴病：阴挺、不孕、遗精、阳痿等。

(4) 经脉循行部位的其他病症：下肢痿痹、胸胁痛等。

(二) 经穴

本经共 21 穴，左右共 42 穴（图 6-10）。依次是：隐白、大都、太白、公孙、商丘、三阴交、漏谷、地机、阴陵泉、血海、箕门、冲门、府舍、腹结、大横、腹哀、食窦、天溪、胸乡、周荣、大包。

1. 隐白（SP1）：井穴

【定位】足大趾末节内侧，趾甲根角侧后方 0.1 寸。

【主治】①月经过多、崩漏等妇科病；②便血、尿血等慢性出血；③腹满、暴泻；④昏厥、癫狂、惊风。

【操作】浅刺 0.1 寸。

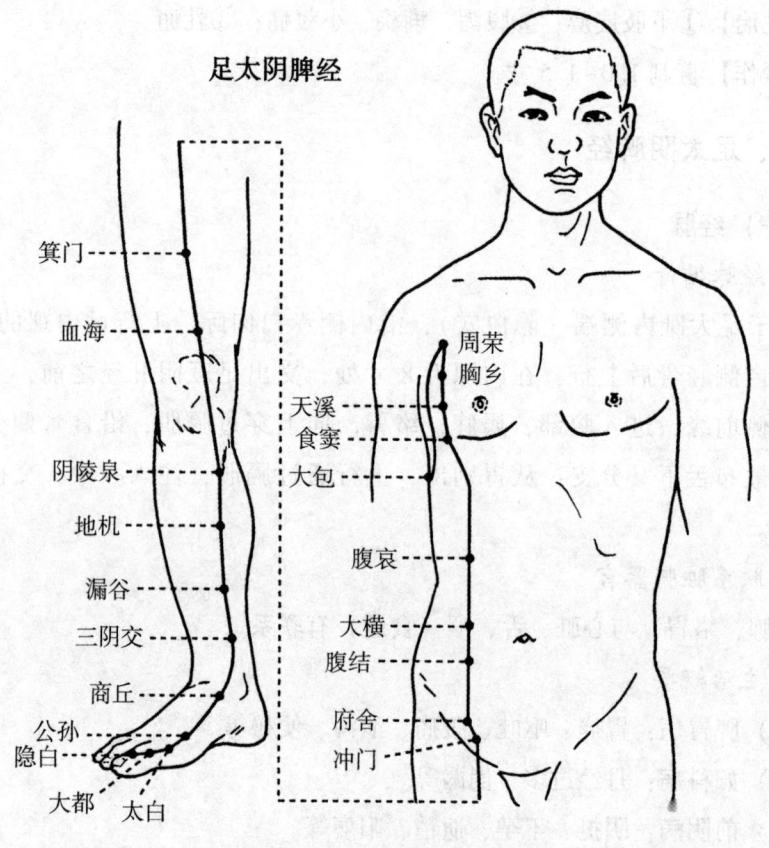

图 6-10 足太阴脾经

2. 太白（SP3）：输穴，原穴

【定位】第 1 跖趾关节近端赤白肉际凹陷中。

【主治】①肠鸣、腹胀、腹泻、便秘、胃痛等脾胃病症；②体重节痛。

【操作】直刺 0.5~0.8 寸。

3. 公孙（SP4）：络穴，八脉交会穴（通于冲脉）

【定位】第 1 跖骨底的前下缘赤白肉际处。

【主治】①胃痛、呕吐、腹痛、腹泻、痢疾等脾胃肠腑病症；②心烦、失眠、狂证等神志病症；③逆气里急、气上冲心等冲脉病症。

【操作】直刺 0.6~1.2 寸。

4. 三阴交（SP6）

【定位】内踝尖上 3 寸，胫骨内侧面后。

【主治】①下肢痿痹；②肠鸣、腹胀、腹泻等脾胃虚弱诸证；③月经不调、带下、阴挺不孕、滞产等妇产科病症；④遗精、阳痿、遗尿等生殖泌尿系统疾患；⑤心悸、失眠、高血压；⑥阴虚诸证。

【操作】直刺1.0~1.5寸，孕妇禁针。

5. 地机（SP8）：郄穴

【定位】阴陵泉下3寸，胫骨内侧缘后际。

【主治】①下肢痿痹；②腹痛、腹泻；③痛经、崩漏、月经不调等；④小便不利、水肿。

【操作】直刺1.0~1.5寸。

6. 阴陵泉（SP9）：合穴

【定位】胫骨内侧髁下缘与胫骨内侧缘之间的凹陷中。

【主治】①膝痛；②腹痛、腹泻等脾胃病症；③痛经、月经不调、带下等妇科病症；④遗精、阳痿、遗尿等生殖泌尿系统疾患；⑤水肿、黄疸等脾不运化水湿病症。

【操作】直刺1.0~2.0寸。

7. 血海（SP10）

【定位】髌底内侧端上2寸，股内侧肌隆起处。简便取穴法：患者屈膝，医者以左手掌心按于患者右膝髌骨上缘，二至五指向上伸直，拇指约呈45°斜置，指尖下是穴对侧取法仿此。

【主治】①膝、股内侧痛；②痛经、月经不调、经闭等妇科病；③瘾疹、湿疹、丹毒等血热性皮肤病。

五、手少阴心经

（一）经脉

1. 经脉循行

起于心中，走出后属心系，向下穿过膈肌，络小肠。分支：从心系分出，夹食管上行，连于目系。直行者：从心系出来，退回上行经过肺，向下浅出腋下（极泉穴）沿上臂内侧后缘过肘中，沿前臂内侧后缘，经掌后腕骨端，进入掌中，沿小指桡侧端（少冲穴），交于手太阳小肠经。

2. 联系脏腑器官

属心，络小肠，与肺脏、心系、咽（食道）、目系有联系。

3. 主治概要

（1）心、胸、神志病：心痛、心悸、癫狂病等。

（2）经脉循行部位的其他病症：肩疼痛、胁肋疼痛、腕臂痛等。

（二）经穴

本经共9穴，左右共18穴（图6-11）。依次是：极泉、青灵、少海、灵道、通里、阴郄、神门、少府、少冲。

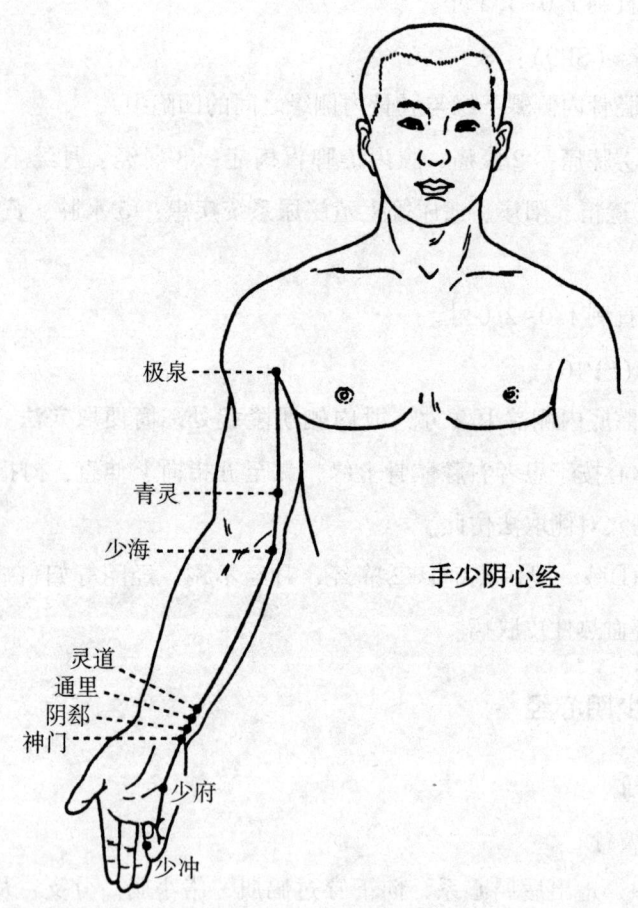

图6-11　手少阴心经

1. 极泉（HT1）

【定位】腋窝中央，腋动脉搏动处。

【主治】①肩臂疼痛、臂丛神经损伤、腋臭；②心痛、心悸等心系病症。

【操作】避开腋动脉，直刺或斜刺 0.3~0.5 寸。

2. 少海（HT3）：合穴

【定位】横平肘横纹，肱骨内上髁前缘。

【主治】①肘臂挛痛、臂麻手颤；②心悸、心痛、癫狂痫、病等心与神志病。

【操作】直刺 0.5~1.0 寸。

3. 通里（HT5）：络穴

【定位】腕掌侧远端横纹上 1 寸，尺侧腕屈肌腱的桡侧缘。

【主治】①腕臂痛；②心悸、心痛等心病；③舌强不语、暴喑。

【操作】直刺 0.3~0.5 寸；不宜深刺，以免伤及血管和神经。

4. 阴郄（HT6）：郄穴

【定位】腕掌侧远端横纹上 0.5 寸，尺侧腕屈肌腱的桡侧缘。

【主治】①腕臂痛；②心悸、心痛等心病；③吐血；④骨蒸盗汗。

【操作】直刺 0.3~0.5 寸；不宜深刺，以免伤及血管和神经。

5. 神门（HT7）：输穴，原穴

【定位】腕掌侧远端横纹尺侧端，尺侧腕屈肌腱的桡侧缘。

【主治】①腕痛；②心悸、心痛、心烦、失眠、健忘、痴呆、癫狂痫等心与神志病症。

【操作】直刺 0.3~0.5 寸。

6. 少府（HT8）：荥穴

【定位】横平第 5 掌指关节近端，第 4、5 掌骨之间。

【主治】①小指挛痛、掌中热；②心悸、胸痛。

【操作】直刺 0.3~0.5 寸。

7. 少冲（HT9）：井穴

【定位】小指末节桡侧，指甲根角侧上方 0.1 寸。

【主治】①心悸、心痛、癫狂、昏迷等心与神志病症；②热病；③胸胁痛。

【操作】浅刺 0.1 寸，或点刺出血。

六、手太阳小肠经

(一) 经脉

1. 经脉循行

起于小指外侧末端（少泽穴），沿着手掌外侧至腕部，出于尺骨茎突，直上沿尺骨后缘经尺骨鹰嘴与肱骨内髁之间，沿上臂外侧后缘，出于肩关节后面，绕行肩胛部，交会于肩上，向下进入缺盆部，并联络心脏，沿着食管，通过横膈，到达胃部，属于小肠。

(1) 缺盆支脉：沿着颈部，上达面颊，至目外眦，转入耳中（听宫穴）。

(2) 颊部支脉：从面颊部分出，上行眼眶下，抵于鼻旁，至目内眦（睛明穴）与足太阳膀胱经相接。

2. 联系脏腑器官

属小肠，络心，与胃、咽（食道）、眼、耳、鼻有联系。

3. 主治概要

(1) 头面五官病：头痛、目翳、咽喉肿痛等。

(2) 热病、神志病：昏迷、发热、疟疾等。

(3) 经脉循行部位的其他病症：项背强痛、腰背痛、手指及肘臂挛痛等。

(二) 经穴

本经共19穴，左右共38穴（图6-12）。依次是：少泽、前谷、后溪、腕骨、阳谷、养老、支正、小海、肩贞、臑俞、天宗、秉风、曲垣、肩外俞、肩中俞、天窗、天容、颧髎、听宫。

1. 少泽（SI1）：井穴

【定位】小指末节尺侧，指甲根角侧上方0.1寸。

【主治】①头痛、目翳、咽喉肿痛、耳鸣、耳聋等头面五官病症；②昏迷、热病等急症热证；③乳痈、乳汁少等乳疾。

【操作】浅刺0.1寸，或点刺出血。

2. 后溪（SI3）：输穴，八脉交会穴（通于督脉）

【定位】第5掌指关节尺侧近端赤白肉际凹陷中。

【主治】①手指及肘臂挛急；②耳聋、目赤；③头项强痛、腰背痛、手指及肘臂挛痛等痛证；④癫狂痫。

【操作】直刺0.5~1.0寸。

3. 养老（SI6）：郄穴

【定位】腕背横纹上1寸，尺骨头侧凹陷中。

【主治】①腕臂痛；②目视不明、面痛、头痛项强等头面五官病症；③肩痛、背痛、急性腰痛。

【操作】直刺或斜刺0.5~0.8寸，强身保健可用温和灸。

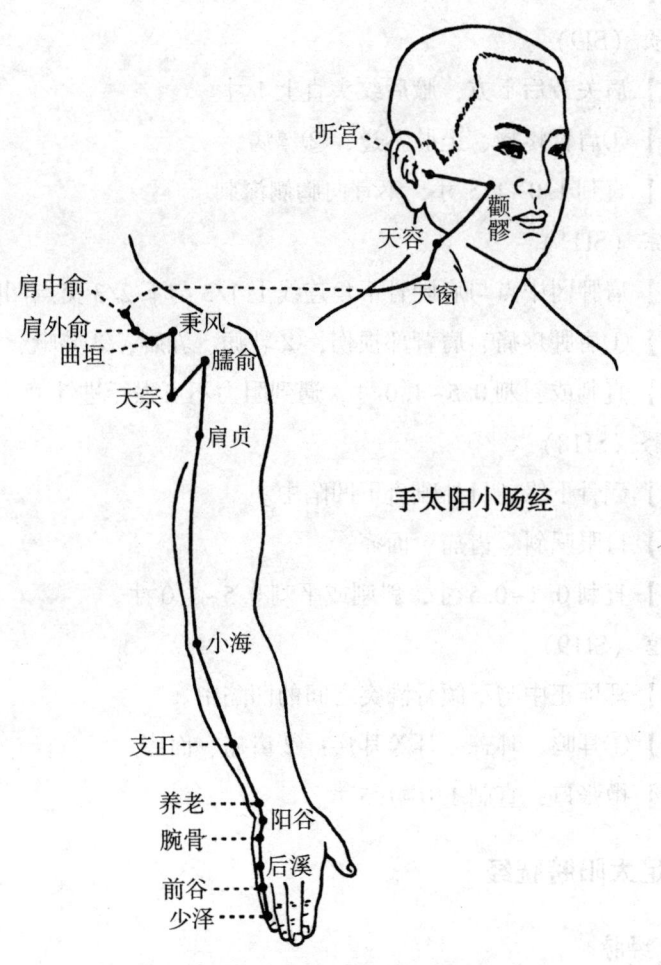

图6-12 手太阳小肠经

4. 支正（SI7）：络穴

【定位】腕背横纹上5寸，尺骨尺侧与尺侧腕屈肌之间。

【主治】①肘臂酸痛；②目视不明、面痛、头痛项强等头面五官病症；③癫狂。

【操作】直刺或斜刺 0.5~0.8 寸。

5. 小海（SI8）：合穴

【定位】尺骨鹰嘴与肱骨内上髁之间凹陷中。

【主治】①肘臂疼痛；②癫痫。

【操作】直刺 0.3~0.5 寸。

6. 肩贞（SI9）

【定位】肩关节后下方，腋后纹头直上 1 寸。

【主治】①肩臂疼痛、上肢不遂；②瘰疬。

【操作】直刺 1.0~1.5 寸，不宜向胸侧深刺。

7. 天宗（SI11）

【定位】肩胛冈中点与肩胛骨下角连线上 1/3 与下 2/3 交点凹陷中。

【主治】①肩胛疼痛、肩背部损伤；②乳痈、乳癖；③咳嗽、气喘。

【操作】直刺或斜刺 0.5~1.0 寸，遇到阻力不可强行进针。

8. 颧髎（SI18）

【定位】颧骨下缘，目外眦直下凹陷中。

【主治】口眼㖞斜、齿痛、面痛。

【操作】直刺 0.3~0.5 寸，斜刺或平刺 0.5~1.0 寸。

9. 听宫（SI19）

【定位】耳屏正中与下颌骨髁突之间的凹陷中。

【主治】①耳鸣、耳聋、耳等耳疾；②齿痛、面痛。

【操作】微张口，直刺 1.0~1.5 寸。

七、足太阳膀胱经

(一) 经脉

1. 经脉循行

起于目内眦（睛明穴），上行到达额部，左右交会于头顶部（百会穴）。

(1) 头顶部支脉：从头顶部分出，至耳上角部。

(2) 头顶部直行主干脉：从头顶入里联络于脑，复出分开下行至项后（天柱穴），再分左右沿肩胛内侧，脊柱两旁（1.5寸），到达腰部（肾俞穴），进入脊柱两旁的肌肉（膂），深入体腔，络肾，属膀胱。

（3）腰部的支脉：从腰部分出，沿脊柱两旁下行，穿过臀部，从大腿后侧外缘下行进入腘窝中（委中穴）。

（4）后项的支脉：从项分出下行，经肩胛内侧，从附分穴夹脊（3寸）下行到髀枢，经大腿后侧至腘窝中，与前一支脉会合，然后下行穿过腓肠肌，出走于足外踝后，沿足背外侧缘至小趾外侧端（至阴穴），交于足少阴肾经。

2. 联系脏腑器官

属膀胱，络肾，与脑、眼、鼻有联系。

3. 主治概要

(1) 脏腑病症：十二脏腑及其相关组织器官病症。

(2) 神志病：癫、狂、痫等。

(3) 头面五官病：头痛、鼻塞、鼻等。

(4) 经脉循行部位的其他病症：项、背、腰、下肢病症等。

(二) 经穴

本经共67穴，左右共134穴（图6-13）。依次是：睛明、攒竹、眉冲、曲差、五处、承光、通天、络却、玉枕、天柱、大杼、风门、肺俞、厥阴俞、心俞、督俞、膈俞、肝俞、胆俞、脾俞、胃俞、三焦俞、肾俞、气海俞、大肠俞、关元俞、小肠俞、膀胱俞、中膂俞、白环俞、上髎、次髎、中髎、下髎、会阳、承扶、殷门、浮郄、委阳、委中、附分、魄户、膏肓、神堂、譩譆、膈关、魂门、阳纲、意舍、胃仓、肓门、志室、胞肓、秩边、合阳、承筋、承山、飞扬、跗阳、昆仑、仆参、申脉、金门、京骨、束骨、足通谷、至阴。

1. 睛明（BL1）

【定位】目内眦内上方眶内侧壁凹陷中。

【主治】①目赤肿痛、流泪、视物模糊、近视、夜盲等目疾；②急性腰痛。

【操作】嘱患者闭目，医者左手轻推眼球向外侧固定，右手缓慢进针，紧靠眶缘直刺0.5~1.0寸；不宜提插、捻转；出针后按压针孔片刻，以防出血；禁灸。

2. 攒竹（BL2）

【定位】眉头凹陷中，额切迹处。

【主治】①眼睑下垂、目赤肿痛、迎风流泪等目疾；②头痛，眉棱骨痛；③呃逆。

【操作】可向眉中或向眼眶内缘平刺或斜刺 0.5~0.8 寸；禁灸。

3. 天柱（BL10）

【定位】横平第 2 颈椎棘突上际，斜方肌外缘凹陷中。

【主治】①后头痛、项强、肩背腰痛；②鼻塞；③癫狂病。

【操作】直刺或斜刺 0.5~0.8 寸；不可向内上方深刺，以免伤及髓。

4. 大杼（BL11）：八会穴之骨会

【定位】第 1 胸椎棘突下，后正中线旁开 1.5 寸。

【主治】①颈项强痛、肩背痛；②咳嗽、发热；③骨病，如小儿五迟五软等。

【操作】斜刺 0.5~0.8 寸；本经背部诸穴，不宜深刺，以免伤及内部重要脏器。

5. 风门（BL12）

【定位】第 2 胸椎棘突下，后正中线旁开 1.5 寸。

【主治】①颈项强痛、肩背痛；②感咳嗽、发热、头痛等外感病症。

【操作】斜刺 0.5~0.8 寸。

6. 肺俞（BL13）：肺之背俞穴

【定位】第 3 胸椎棘突下，后正中线旁开 1.5 寸。

【主治】①咳嗽、气喘、咯血等肺疾；②瘾疹、瘙痒等皮肤病；③骨蒸潮热，盗汗。

【操作】斜刺 0.5~0.8 寸。

7. 心俞（BL15）：心之背俞穴

【定位】第 5 胸椎棘突下，后正中线旁开 1.5 寸。

【主治】①心痛、心悸、失眠、健忘、癫痫等心与神志病症；②咳嗽、咯血等肺疾。

【操作】斜刺 0.5~0.8 寸。

8. 膈俞（BL17）：八会穴之血会

【定位】第 7 胸椎棘突下，后正中线旁开 1.5 寸。

【主治】①呕吐、呃逆、气喘、吐血等上逆之症；②血证；③瘾疹，皮肤瘙痒；④阴虚证。

【操作】斜刺 0.5~0.8 寸。

9. 肝俞（BL18）：肝之背俞穴

【定位】第 9 胸椎棘突下，后正中线旁开 1.5 寸。

【主治】①脊背痛；②胁痛、黄疸等肝胆病症；③目赤肿痛、视物模糊、迎风流泪、夜盲等目疾；④癫狂痫。

【操作】斜刺 0.5~0.8 寸。

10. 胆俞（BL19）：胆之背俞穴

【定位】第 10 胸椎棘突下，后正中线旁开 1.5 寸。

【主治】①脊背痛；②黄疸、口苦、胁痛等肝胆病症；③肺痨、潮热。

【操作】斜刺 0.5~0.8 寸。

11. 脾俞（BL20）：脾之背俞穴

【定位】第 11 胸椎棘突下，后正中线旁开 1.5 寸。

【主治】①背痛；②腹胀、纳呆、呕吐、腹泻、痢疾等脾胃肠腑病症；③水肿、黄疸。

【操作】斜刺 0.5~0.8 寸。

12. 胃俞（BL21）：胃之背俞穴

【定位】第 12 胸椎突下，后正中线旁开 1.5 寸。

【主治】①背痛；②胃脘痛、呕吐、腹胀、肠鸣等胃肠病症。

【操作】斜刺 0.5~0.8 寸。

13. 三焦俞（BL22）：三焦背俞穴

【定位】第 1 腰椎棘突下，后正中线旁开 1.5 寸。

【主治】①腰背强痛；②水肿、小便不利等三焦气化不利病症；③腹胀、肠鸣、呕吐、腹泻、痢疾等脾胃肠腑病症。

【操作】直刺 0.5~1.0 寸。

14. 肾俞（BL23）：肾之背俞穴

【定位】第 2 腰椎棘突下，后正中线旁开 1.5 寸。

【主治】①头晕、耳鸣、耳聋、腰酸背痛等肾虚病症；②遗尿、遗精、阳痿、早泄、不育等泌尿生殖疾患；③月经不调、带下、不孕等妇科病症；④消渴。

【操作】直刺0.5~1.0寸。

15. 大肠俞（BL25）：大肠背俞穴

【定位】第4腰椎棘突下，后正中线旁开1.5寸。

【主治】①腰腿痛；②腹胀、腹泻、便秘等肠腑病症。

【操作】直刺0.8~1.2寸。

16. 次髎（BL32）

【定位】第2骶后孔中。

【主治】①腰骶痛、下肢痿痹；②痛经、月经不调、带下等妇科病症；③遗精、阳痿等男科病症；④小便不利；⑤疝气。

【操作】直刺1.0~1.5寸。

17. 承扶（BL36）

【定位】臀横纹的中点。

【主治】①腰、骶、臀、股部疼痛；②痔疾。

【操作】直刺1.0~2.0寸。

18. 委阳（BL39）：三焦下合穴

【定位】腘横纹上，股二头肌腱的内侧缘。

【主治】①腰脊强痛、下肢挛痛；②腹满、水肿、小便不利。

【操作】直刺1.0~1.5寸。

19. 委中（BL40）：合穴，膀下合穴

【定位】腘横纹中点。

【主治】①腰背痛、下肢痿痹等腰腿病症；②小便不利、遗尿；③腹痛、急性吐泻；④瘾疹、丹毒。

【操作】直刺1.0~1.5寸；或点刺腘静脉出血。

20. 膏肓（BL43）

【定位】第4胸椎棘突下，后正中线旁开3寸。

【主治】①肩背痛；②咳嗽、气喘、肺痨等肺系虚损病症；③健忘、遗精、盗汗、羸瘦等虚劳诸症。

【操作】斜刺0.5~0.8寸；此穴多用灸法。

21. 志室（BL52）

【定位】第2腰椎棘突下，后正中线旁开3寸。

【主治】①腰脊强痛；②遗精、阳痿等肾虚病症；③小便不利、水肿。

【操作】斜刺 0.5~0.8 寸。

22. 秩边（BL54）

【定位】横平第 4 骶后孔，骶正中嵴旁开 3 寸。

【主治】①腰骶痛、下肢痿痹等腰腿病症；②便秘、痔疾、阴痛；③小便不利、癃闭。

【操作】直刺 1.5~2.0 寸。

23. 承山（BL57）

【定位】腓肠肌两肌腹与肌腱的交角处，当伸直小腿或足跟上提时，腓肠肌肌腹下出现尖角凹陷处。

【主治】①腰腿拘急、足跟痛；②痔疾、便秘。

【操作】直刺 1.0~2.0 寸。

24. 飞扬（BL58）：络穴

【定位】昆仑直上 7 寸，腓肠肌外下缘与跟腱移行处，承山穴下方 1 寸。

【主治】①腰腿疼痛；②头痛、目眩；③痔疾。

【操作】直刺 1.0~1.5 寸。

25. 昆仑（BL60）：经穴

【定位】外踝尖与跟腱之间的凹陷中。

【主治】①足跟痛、腰痛；②头痛、项强、目眩、鼻衄；③癫痫；④难产。

【操作】直刺 0.5~0.8 寸；孕妇禁用，经期慎用。

26. 申脉（BL62）：八脉交会穴（通于阳跷脉）

【定位】外踝尖直下，外踝下缘与跟骨之间的凹陷中。

【主治】①足外翻、腰腿痛；②头痛、眩晕、目赤痛；③癫痫；④失眠。

【操作】直刺 0.3~0.5 寸。

27. 至阴（BL67）：井穴

【定位】足小趾末节外侧，趾甲根角侧后方 0.1 寸。

【主治】①头痛、目痛、鼻塞、鼻衄；②胎位不正、滞产。

【操作】浅刺 0.1 寸，胎位不正用灸法。

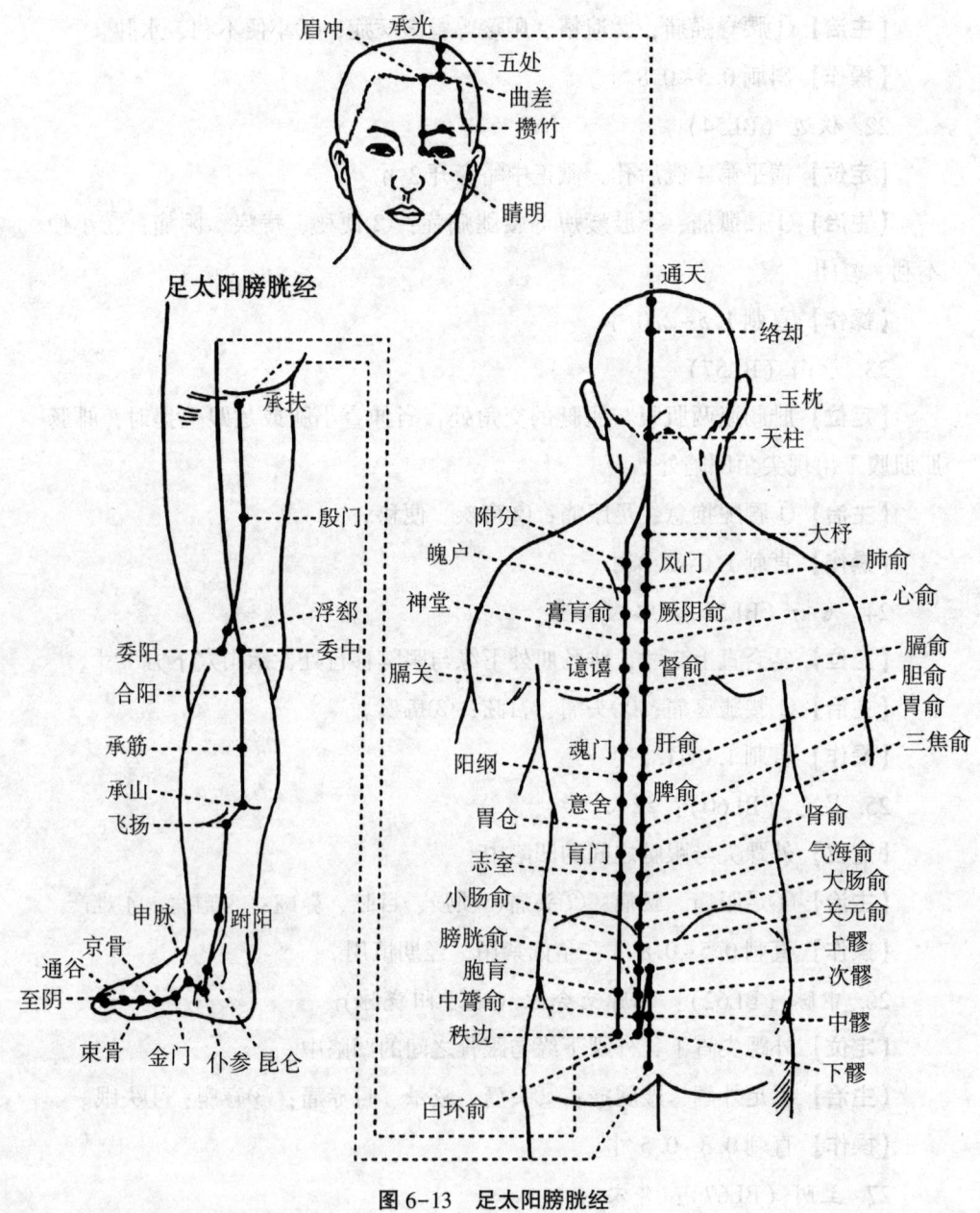

图 6-13 足太阳膀胱经

八、足少阴肾经

(一) 经脉

1. 经脉循行

起于足小趾下,斜向足心(涌泉穴),出于舟状骨粗隆下,沿内踝后,进入足跟,再向上行于小腿内侧,出腘窝内侧,向上行大腿内后缘,穿过脊柱,属于肾脏,联络膀胱。

(1) 肾脏部直行的脉:从肾向上通过肝和横膈,进入肺中,沿着喉咙,夹于舌根部。

(2) 肺脏部支脉:从肺出来,联络心脏,流注于胸中,与手厥阴心包经相接。

2. 联系脏腑器官

属肾,络膀胱,与肝、肺、心、脊髓、舌、喉咙有联系。

3. 主治概要

(1) 头面五官病症:头痛、目眩、咽喉肿痛、齿痛、耳聋、耳鸣等。

(2) 妇科病、前阴病:月经不调、遗精、阳痿、小便频数等。

(3) 经脉循行部位的其他病症:下肢厥冷、内踝肿痛等。

(二) 经穴

本经共27穴,左右共54穴(图6-14)。依次是:涌泉、然谷、太溪、大钟、水泉、照海、复溜、交信、筑宾、阴谷、横骨、大赫、气穴、四满、中注、肓俞、商曲、石关、阴都、腹通谷、幽门、步廊、神封、灵墟、神藏、彧中、俞府。

1. 涌泉(KI1):井穴

【定位】屈足卷趾时足心最凹陷中;约当足底第2、3跖缘与足跟连线的前1/3与后2/3交点凹陷中。

【主治】①足心热;②咽喉肿痛、舌干、失音;③便秘、小便不利;④昏厥、中暑、小儿惊风、癫狂痫等急症及神志病症;⑤头痛、眩晕、失眠。

【操作】直刺0.5~1.0寸,针刺时防止刺伤足底动脉弓,临床上常用灸法或药物贴敷。

2. 然谷(KI2):荥穴

【定位】足舟骨粗隆下方,赤白肉际处。

【主治】①下肢痿痹、足跗痛;②月经不调、阴挺、阴痒;③小便不利、遗精、阳痿;④咯血、咽喉肿痛;⑤小儿脐风;⑥消渴。

【操作】直刺0.5~1.0寸。

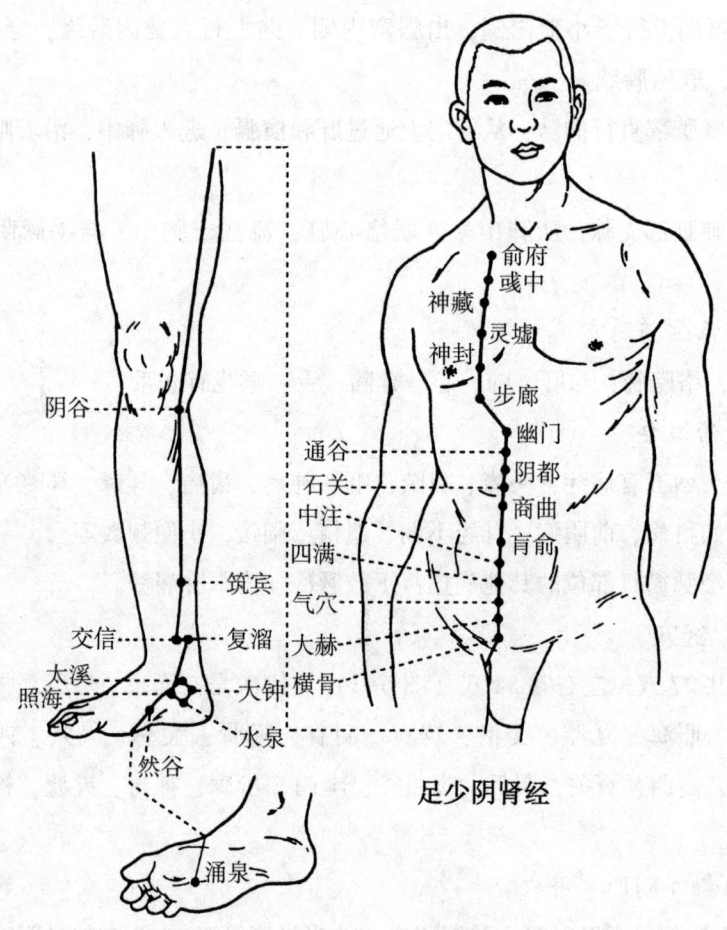

图 6-14　足少阴肾经

3. 太溪（KI3）：输穴，原穴

【定位】内踝尖与跟腱之间的凹陷中。

【主治】①内踝肿痛、下肢冷；②腰脊痛；③月经不调、遗精、阳痿；④头痛、目眩、失眠、健忘、咽喉肿痛、齿痛、耳鸣、耳聋；⑤小便频数、便秘；⑥咳、气喘；⑦消渴。

【操作】直刺 0.5~1.0 寸。

4. 大钟（KI4）：络穴

【定位】内踝后下方，跟骨上缘，跟腱附着部前缘凹陷中。

【主治】①足跟痛、腰脊痛；②月经不调、癃闭、遗尿；③咯血、气喘；

④痴呆。

【操作】直刺 0.3~0.5 寸。

5. 照海（KI6）：八脉交会穴（通于阴跷脉）

【定位】内踝尖下 1 寸，内踝下缘边际凹陷中。

【主治】①月经不调、痛经、带下、阴挺等妇科病症；②小便频数、癃闭；③失眠、癫痫；④咽喉干痛、目赤肿痛。

【操作】直刺 0.5~0.8 寸。

6. 复溜（KI7）：经穴

【定位】内踝尖上 2 寸，跟腱的前缘。

【主治】①下肢痿痹；②腹胀、腹泻；③水肿、汗证。

【操作】直刺 0.5~1.0 寸。

7. 肓俞（KI16）

【定位】脐中旁开 0.5 寸。

【主治】①腹痛、腹胀、腹泻、便秘等肠腑病症；②月经不调；③疝气。

【操作】直刺 1.0~1.5 寸。

8. 俞府（KI27）

【定位】锁骨下缘，前正中线旁开 2 寸。

【主治】咳嗽、气喘、胸痛等胸肺疾患。

【操作】斜刺或平刺 0.5~0.8 寸；不可深刺，以免伤及心、肺。

九、手厥阴心包经

(一) 经脉

1. 经脉循行

(1) 起于胸中，出属心包络，向下通过横膈，从胸至腹依次联络上、中、下三焦。

(2) 胸部支脉：沿胸浅出胁部当腋下 3 寸处（天池穴），上行到腋窝中，沿上臂内侧，行于手太阴和手少阴之间，进入肘窝中，向下行于前臂两筋（桡侧腕屈肌腱与掌长肌腱）的中间，进入掌中（劳宫穴），沿着中指桡侧到指端（中冲穴）。

(3) 掌中支脉：从劳宫分出，沿着无名指出其尺侧端（关冲穴），与手少阳三焦经相接。

2. 联系脏腑器官

属心包，络三焦。

3. 主治概要

（1）心胸、神志病：心痛、心悸、心烦、胸闷、癫狂等。

（2）胃腑病症：胃痛、呕吐等。

（3）经脉循行部位的其他病症：上臂内侧痛、肘挛麻、腕痛、掌中热等。

（二）经穴

本经共9穴，左右共18穴（图6-15）。依次是：天池、天泉、曲泽、郄门、间使、内关、大陵、劳宫、中冲。

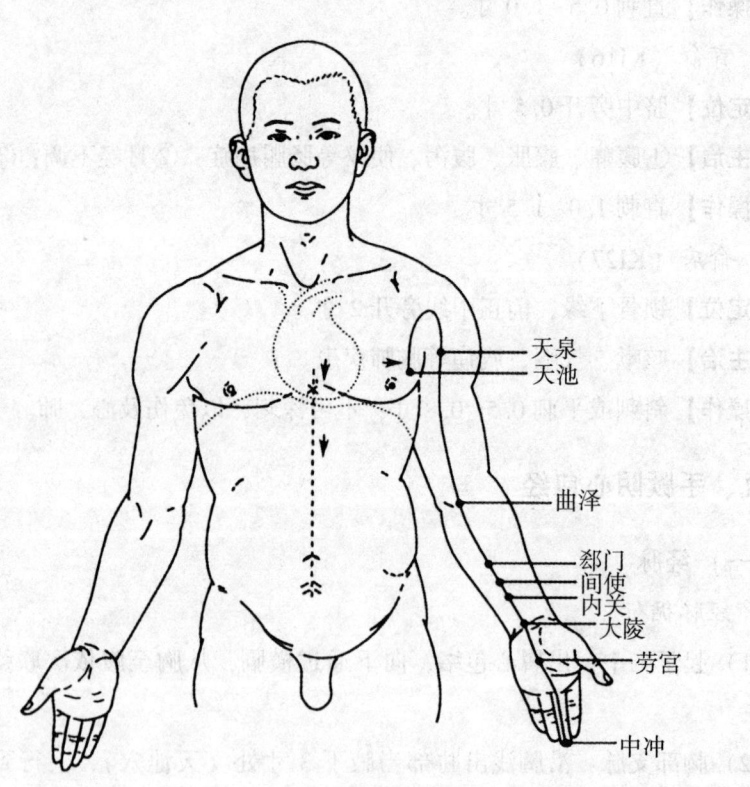

图6-15 手厥阴心包经

1. 天池（PC1）

【定位】第4肋间隙，前正中线旁开5寸。

【主治】①胸闷、胸痛、咳嗽、气喘等胸肺病症；②乳痈；③瘰疬。

【操作】斜刺或平刺0.3~0.5寸；不可深刺，以免伤及心、肺。

2. 曲泽（PC3）：合穴

【定位】肘横纹上，肱二头肌腱的尺侧缘凹陷中。

【主治】①肘臂挛痛、上肢颤动；②心痛、心悸、善惊等心系病症；③胃痛、呕血、呕吐等胃腑热性病症；④中暑、热病。

【操作】直刺1.0~1.5寸，或点刺出血。

3. 郄门（PC4）：郄穴

【定位】腕掌侧远端横纹上5寸，掌长肌腱与桡侧腕屈肌腱之间。

【主治】①心痛、心悸、癫狂病；②咳血、呕血、衄血；③疔疮。

【操作】直刺0.5~1.0寸。

4. 间使（PC5）：经穴

【定位】腕掌侧远端横纹上3寸，掌长肌腱与桡侧腕屈肌腱之间。

【主治】①心痛、心悸、癫狂痫；②胃痛、呕吐；③热病、疟疾。

【操作】直刺0.5~1.0寸。

5. 内关（PC6）：络穴，八脉交会穴（通于阴维）

【定位】腕掌侧远端横纹上2寸，掌长肌腱与桡侧腕屈肌腱之间。

【主治】①肘臂挛痛；②心痛、心悸等心系病症；③失眠、郁证、癫狂痫等神志病症；④胃痛、呕吐、呃逆等胃腑病症。

【操作】直刺0.5~1.0寸。

6. 大陵（PC7）：输穴，原穴

【定位】腕掌侧远端横纹中，掌长肌腱与桡侧腕屈肌腱之间。

【主治】①肘臂挛痛；②心痛、心悸、癫狂痫；③胃痛、呕吐。

【操作】直刺0.3~0.5寸。

7. 劳宫（PC8）：荥穴

【定位】横平第3掌指关节近端，第2、3掌骨之间，偏于第3掌骨。简便取穴法：握拳，中指尖下是穴。

【主治】①鹅掌风；②心痛、心烦、狂痫等心与神志疾患；③口疮、口臭；④中风昏迷、中暑等急症。

【操作】直刺0.3~0.5寸。

8. 中冲（PC9）：井穴

【定位】中指末端最高点。

【主治】①中风昏迷、舌强不语、中暑、昏厥、小儿惊风等急症；②热病。

【操作】浅刺0.1寸，或点刺出血。

十、手少阳三焦经

（一）经脉

1. 经脉循行

起于无名指末端（关冲穴），向上出于第4、5掌骨间，沿着腕背，出于前臂外侧桡骨和尺骨之间，向上通过肘尖，沿上臂外侧，上达肩部，交出足少阳经的后面，向前进入缺盆部，分布于胸中，联络心包，向下通过横膈，从胸至腹，属于上、中、下三焦。

（1）胸中支脉：从膻中分出，上行出缺盆、上走颈部，沿耳后（翳风穴）直上，出于耳上方，上行额部，再屈曲而下行至面颊部，到达眶下部。

（2）耳部支脉：从耳后进入耳中，出走耳前，经上关穴前，与前脉交叉于面颊部，到达目外眦（瞳子髎穴），与足少阳胆经相接。

2. 联系脏腑器官

属三焦，络心包，与耳、眼有联系。

3. 主治概要

（1）头面五官病：头、目、耳、颊、咽喉病等。

（2）热病。

（3）经脉循行部位的其他病症：胸胁痛、肩臂外侧痛、上肢挛急、麻木等。

（二）经穴

本经共23穴，左右共46穴（图6-16）。依次是：关冲、液门、中渚、阳池、外关、支沟、会宗、三阳络、四渎、天井、清冷渊、消泺、臑会、肩髎、天髎、天牖、翳风、瘈脉、颅息、角孙、耳门、和髎、丝竹空。

1. 关冲（SJ1）：井穴

【定位】第4指末节尺侧，指甲根角侧上方0.1寸。

【主治】①头痛、目赤肿痛、耳鸣、耳聋等头面五官病症；②热病、中暑、昏迷。

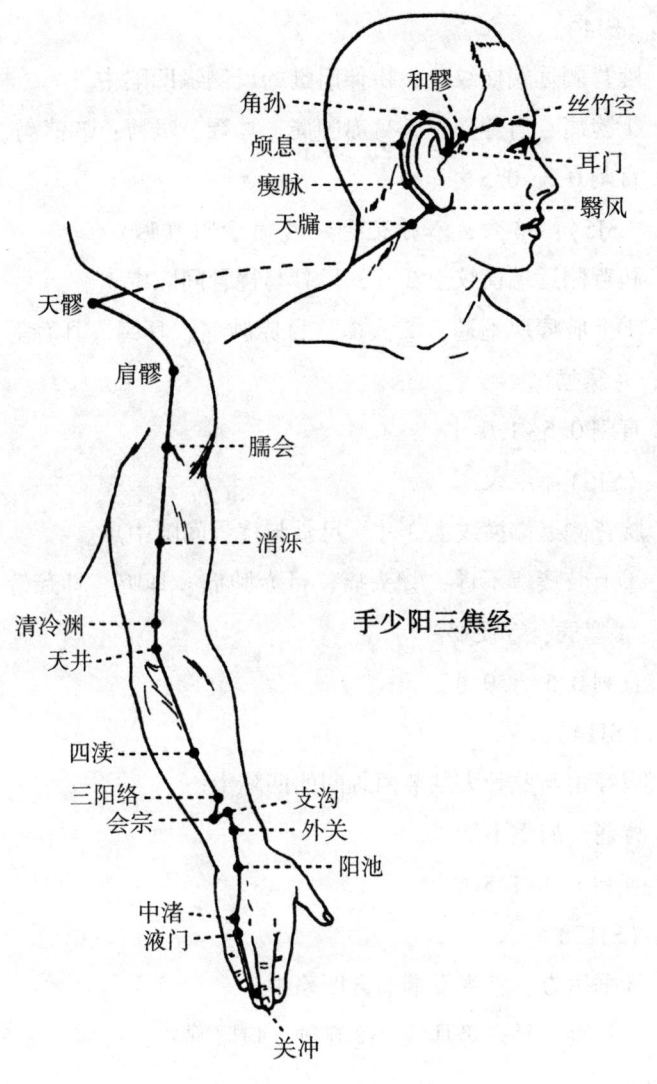

图6-16 手少阳三焦经

【操作】浅刺0.1寸,或点刺出血。

2. 中渚（SJ3）：输穴

【定位】第4、5掌骨间,第4掌指关节近端凹陷中。

【主治】①肩背肘臂酸痛、手指不能屈伸；②头痛、目赤肿痛、耳鸣、耳聋等头面五官病症；③热病。

【操作】直刺0.3~0.5寸。

3. 阳池（SJ4）：原穴

【定位】 腕背侧远端横纹上，指伸肌腱的尺侧缘凹陷中。

【主治】 ①腕痛、肩臂痛；②目赤肿痛、耳聋、喉痹；③消渴、口干。

【操作】 直刺0.3~0.5寸。

4. 外关（SJ5）：络穴，八脉交会穴（通于阳维脉）

【定位】 腕背侧远端横纹上2寸，尺骨与桡骨间隙中点。

【主治】 ①上肢痿痹不遂；②头痛、目赤肿痛、耳鸣、耳聋等头面五官病症；③热病；④瘰疬。

【操作】 直刺0.5~1.0寸。

5. 支沟（SJ6）：经穴

【定位】 腕背侧远端横纹上3寸，尺骨与桡骨间隙中点。

【主治】 ①上肢痿痹不遂；②头痛、目赤肿痛、耳鸣、耳聋等头面五官病症；③热病；④瘰疬；⑤便秘。

【操作】 直刺0.5~1.0寸。

6. 肩髎（SJ14）

【定位】 肩峰角与肱骨大结节两骨间的凹陷中。

【主治】 臂痛、肩重不能举。

【操作】 直刺1.0~1.5寸。

7. 翳风（SJ17）

【定位】 耳垂后方，乳突下端前方凹陷中。

【主治】 ①耳鸣、耳聋等耳疾；②颊肿、口眼㖞斜、齿痛、牙关紧闭等面、口病症；③瘰疬。

【操作】 直刺0.5~1.0寸。

8. 角孙（SJ20）

【定位】 耳尖正对发际处。

【主治】 ①头痛、项强；②目赤肿痛、目翳；③齿痛、颊肿。

【操作】 平刺0.3~0.5寸。

9. 耳门（SJ21）

【定位】 耳屏上切迹与下颌骨髁状突之间的凹陷中。

【主治】 ①耳鸣、耳聋、聤耳等耳疾；②齿痛。

【操作】微张口，直刺0.5~1.0寸。

10. 丝竹空（SJ23）

【定位】眉梢的凹陷处。

【主治】①头痛、眩晕、目赤肿痛、眼睑瞤动等头目病症；②癫痫。

【操作】平刺0.3~0.5寸。

十一、足少阳胆经

（一）经脉

1. 经脉循行

起于目外眦（瞳子髎穴），向上到达额角部（颔厌穴），再下行至耳后（完骨穴），经额部至眉上（阳白穴），又向后折至风池穴，沿颈下行至肩上，左右交会于大椎穴，前行入缺盆。

（1）耳部的支脉：从耳后进入耳中，出走耳前，到目外眦后方。

（2）外眦部的支脉：从目外眦处分出，下走大迎穴，会合于手少阳经到达目眶下，下行经颊车，由颈部向下会合前脉于缺盆，然后向下进入胸中，通过横膈，连络肝脏，属于胆，沿着胁肋内，出于少腹两侧腹股沟动脉部，经过外阴部毛际，横行入髋关节部（环跳穴）。

（3）缺盆部直行的脉：下行腋部，沿着侧胸部，经过季肋，向下会合前脉于髋关节部环跳处，再向下沿着大腿的外侧，出于膝关节外侧，下行经腓骨前面，直下到达腓骨下端，再下到外踝的前面，沿足背部，进入足第4趾外侧端（窍阴穴）。

（4）足背部支脉：从足背（足临泣穴）处分出，沿着第1、2跖骨之间，出于大趾端，穿过趾甲，回过来到趾甲后的丛毛处，与足厥阴肝经相接。

2. 联系脏腑器官

属胆，络肝，与眼、耳有联系。

3. 主治概要

（1）头面五官病：侧头、目、耳、咽喉病等。

（2）肝胆病：黄疸、口苦、胁痛等。

（3）热病、神志病：发热、癫狂等。

（4）经脉循行部位的其他病症：下肢痹痛、麻木、不遂等。

(二) 经穴

本经共44穴，左右共88穴（图6-17）。依次是：瞳子髎、听会、上关、颔厌、悬颅、悬厘、曲鬓、率谷、天冲、浮白、头窍阴、完骨、本神、阳白、头临泣、目窗、正营、承灵、脑空、风池、肩井、渊腋、辄筋、日月、京门、带脉、五枢、维道、居髎、环跳、风市、中渎、膝阳关、阳陵泉、阳交、外丘、光明、阳辅、悬钟、丘墟、足临泣、地五会、侠溪、足窍阴。

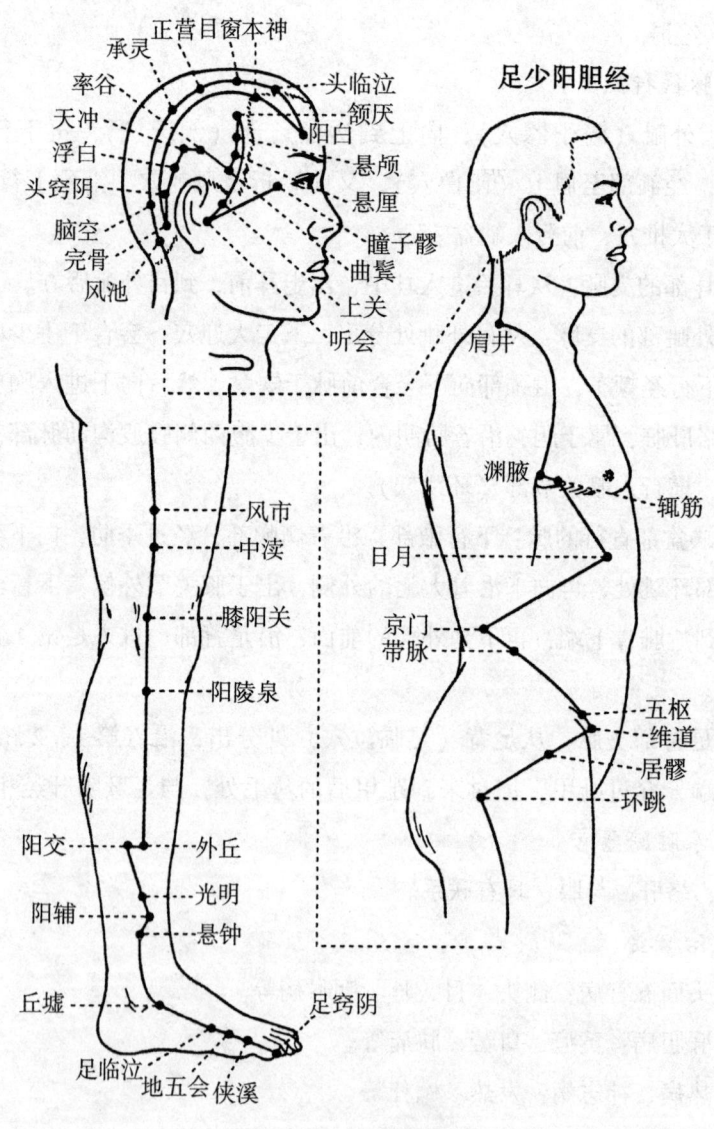

图6-17 足少阳胆经

1. 瞳子髎（GB1）

【定位】目外眦外侧0.5寸凹陷中。

【主治】①目赤肿痛、目翳、羞明、流泪等目疾；②头痛。

【操作】平刺0.3~0.5寸，或三棱针点刺出血。

2. 听会（GB2）

【定位】耳屏间切迹与下颌骨髁状突之间的凹陷中。

【主治】①耳鸣、耳聋、耳等耳疾；②齿痛、口眼㖞斜。

【操作】微张口，直刺0.5~0.8寸。

3. 完骨（GB12）

【定位】耳后乳突的后下方凹陷中。

【主治】①头痛、颈项强痛、喉痹、颊肿、齿痛、口㖞等头项五官疾病；②癫痫。

【操作】平刺0.5~0.8寸。

4. 阳白（GB14）

【定位】眉上1寸，瞳孔直上。

【主治】①头痛、眩晕；②目赤肿痛、视物模糊、眼睑下垂；③面瘫。

【操作】平刺0.5~0.8寸。

5. 头临泣（GB15）

【定位】前发际上0.5寸，瞳孔直上。

【主治】①头痛、目眩、目翳、鼻塞、鼻渊等头面五官病症；②小儿惊风、癫痫。

【操作】平刺0.5~0.8寸。

6. 风池（GB20）

【定位】胸锁乳突肌与斜方肌上端之间的凹陷中。

【主治】①颈项强痛；②中风、癫痫、头痛、眩晕、耳鸣等内风所致的病症；③感冒、鼻塞、衄血、目赤肿痛、口眼㖞斜等外风所致的病症。

【操作】针尖微下，向鼻尖斜刺0.8~1.2寸；或平刺透风府穴；深部中间为延髓，必须严格掌握针刺的角度与深度。

7. 肩井（GB21）

【定位】第7颈椎棘突与肩峰最外侧点连线的中点。

【主治】①颈项强痛、肩背疼痛、上肢不遂；②难产、乳痈、乳癖等妇产科及乳房疾患；③瘰疬。

【操作】直刺 0.5~0.8 寸；内有肺尖，慎不可深刺，孕妇禁针。

8. 日月（GB24）：胆之募穴

【定位】第 7 肋间隙中，前正中线旁开 4 寸。

【主治】①胁痛、黄疸等肝胆病症；②胃痛、呕吐、吞酸、呃逆等肝胆犯胃病症。

【操作】斜刺或平刺 0.5~0.8 寸；不可深刺，以免伤及脏器。

9. 带脉（GB26）

【定位】侧腹，第 11 肋骨游离端垂线与脐水平线的交点上。

【主治】①月经不调、闭经、赤白带下；②疝气；③腰痛、胁痛。

【操作】直刺 1.0~1.5 寸。

10. 环跳（GB30）

【定位】股骨大转子最凸点与骶管裂孔连线的外 1/3 与内 2/3 交点处。

【主治】①腰胯疼痛、下肢痿痹、半身不遂等腰腿疾患；②风疹。

11. 风市（GB31）

【定位】髌底上 7 寸；或直立垂手，掌心贴于大腿时，中指尖所指凹陷中。

【主治】①下肢痿痹、麻木及半身不遂等下肢疾患；②遍身瘙痒。

【操作】直刺 1.0~1.5 寸。

12. 阳陵泉（GB34）：合穴；胆之下合穴；八会穴之筋会

【定位】腓骨小头前下方凹陷中。

【主治】①膝肿痛、下肢痿痹、麻木等下肢、膝关节疾患；②黄疸、胁痛、口苦、呕吐、吞酸等肝胆犯胃病症；③小儿惊风。

【操作】直刺 1.0~1.5 寸。

13. 光明（GB37）：络穴

【定位】外踝尖上 5 寸，腓骨前缘。

【主治】①下肢痿痹；②目痛、夜盲、目视不明；③胸乳胀痛、乳汁少。

【操作】直刺 0.5~0.8 寸。

14. 悬钟（GB39）：八会穴之会

【定位】外踝尖上 3 寸，腓骨前缘。

【主治】①下肢痿痹；②胸胁满痛、颈项强痛；③痴呆、中风等髓海不足疾患。

【操作】直刺 0.5~0.8 寸。

15. 丘墟（GB40）：原穴

【定位】外踝前下方，趾长伸肌腱的外侧凹陷中。

【主治】①下肢痿痹、外踝肿痛；②胸胁痛、腋下肿、颈项痛；③目赤肿痛、目翳。

【操作】直刺 0.5~0.8 寸。

16. 足临泣（GB41）：输穴，八交会穴（通于带脉）

【定位】第 4、5 跖骨底结合部的前方，第 5 趾长伸肌腱外侧凹陷中。

【主治】①足跗肿痛；②胁肋疼痛、偏头痛、目赤肿痛；③乳痈、乳胀、月经不调；④瘰疬。

【操作】直刺 0.5~0.8 寸。

17. 侠溪（GB43）：荥穴

【定位】第 4、5 趾间，趾蹼缘后方赤白肉际处。

【主治】①足跗肿痛；②膝股痛、胁肋疼痛；③头痛、眩晕、耳鸣、耳聋、目赤肿痛等头面五官病症；④乳痈；⑤热病。

【操作】直刺 0.3~0.5 寸。

18. 足窍阴（GB44）：井穴

【定位】第 4 趾末节外侧，趾甲根角侧后方 0.1 寸。

【主治】①足跗肿痛；②胸胁痛；③头痛、目赤肿痛、耳鸣、耳聋、咽喉肿痛等头面五官病症；④热病。

【操作】浅刺 0.1 寸，或点刺出血。

十二、足厥阴肝经

（一）经脉

1. 经脉循行

起于足大趾上丛毛处，沿着足跗部向上，经过内踝前 1 寸处（中封穴），向上沿小腿内侧，至内踝上 8 寸处交出于足太阴经的后面；上行膝内侧，沿着大腿内侧中线，进入阴毛中，绕阴部，上达小腹，夹胃旁，属于肝脏，联络胆，向上通过横膈，分布于胁肋，沿着喉咙的后面，向上进入鼻咽部，连接于目系（眼球连系于脑的部位），向上出于前额，与督脉会合于巅顶。

（1）目系的支脉：从目系分出，下行颊里，环绕唇内。

（2）肝脏部的支脉：从肝分出，通过横膈，向上流注于肺，与手太阴肺经相接。

2. 联系脏腑器官

属肝、络胆，与胃、肺、生殖器、喉咙、目、口唇有联系。

3. 主治概要

（1）肝胆病：黄疸、胸胁胀痛、呃逆及肝风内动所致的中风、头痛、眩晕、惊风等。

（2）妇科病、前阴病：月经不调、痛经、崩漏、带下、遗尿、小便不利等。

（3）经脉循行部位的其他病症：下肢痹痛、麻木、不遂等。

（二）经穴

本经共14穴，左右共28穴（图6-18）。依次是：大敦、行间、太冲、中封、蠡沟、中都、膝关、曲泉、阴包、足五里、阴廉、急脉、章门、期门。

1. 大敦（LR1）：井穴

【定位】足大趾末节外侧，趾甲根角侧后方0.1寸。

【主治】①疝气、少腹痛；②遗尿、癃闭、五淋、尿血；③月经不调、崩漏、缩阴、阴中痛、阴挺；④癫痫、善寐。

【操作】浅刺0.1~0.2寸，或点刺出血。

2. 行间（LR2）：荥穴

【定位】足第1、2趾间，趾蹼缘后方赤白肉际处。

【主治】①足跗肿痛、下肢痿痹；②胸胁满痛；③中风、癫痫、头痛、目眩、目赤肿痛、口㖞等肝经风热病症；④月经不调痛经、闭经、崩漏、带下等妇科病症；⑤阴中痛、疝气；⑥遗尿癃闭。

【操作】直刺0.5~0.8寸。

3. 太冲（LR3）：输穴，原穴

【定位】足第1、2跖骨间，跖骨底结合部前方凹陷中，或触及动脉搏动。

【主治】①足跗肿痛、下肢痿痹；②胸胁满痛；③中风、癫痫、头痛、目眩、目赤肿痛、口㖞等肝经风热病症；④月经不调、痛经、闭经、崩漏、带下等妇科病症；⑤阴中痛、疝气；⑥遗尿、癃闭；⑦黄疸、胁痛、腹胀、呃逆等肝胃病症。

【操作】直刺0.5~0.8寸。

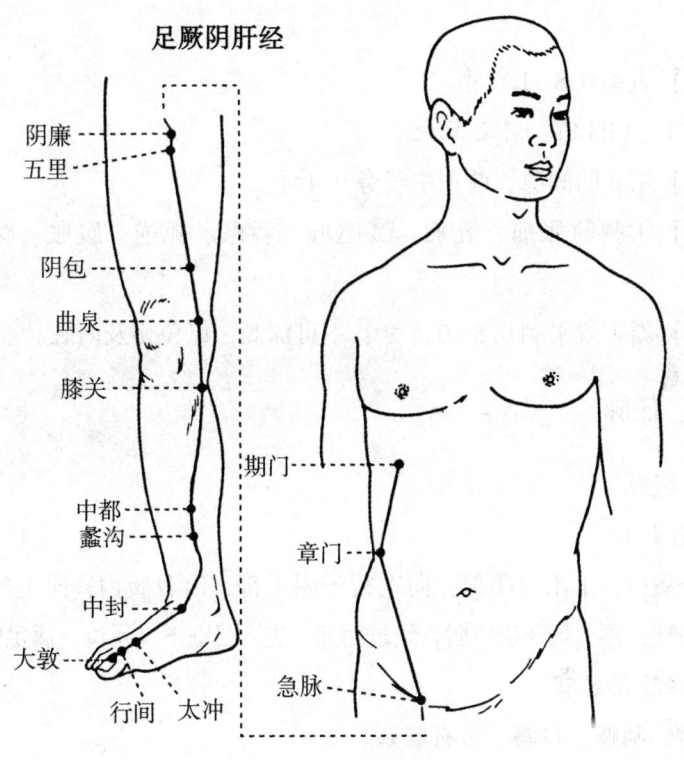

图6-18 足厥阴肝经

4. 蠡沟（LR5）：络穴

【定位】内踝尖上5寸，胫骨内侧面的中央。

【主治】①月经不调、赤白带下、阴挺、阴痒；②小便不利、疝气、睾丸肿痛。

【操作】平刺0.5~0.8寸。

5. 曲泉（LR8）：合穴

【定位】腘横纹内侧端，半腱肌肌腱内缘凹陷中。

【主治】①膝髌肿痛、下肢痿痹；②月经不调、痛经、带下、阴挺、阴痒、产后腹痛；③遗精、阳痿、疝气、小便不利。

【操作】直刺 1.0~1.5 寸。

6. 章门（LR13）：脾之募穴，八会穴之脏会

【定位】第 11 肋游离端下际。

【主治】①腹痛、腹胀、腹泻、呕吐等肠胃病症；②胁痛、黄疸、痞块等肝脾病症。

【操作】直刺 0.8~1.0 寸。

7. 期门（LR14）：肝之募穴

【定位】第 6 肋间隙，前正中线旁开 4 寸。

【主治】①胸胁胀痛、乳痈；②呕吐、吞酸、呃逆、腹胀、腹泻；③奔豚气。

【操作】斜刺或平刺 0.5~0.8 寸；不可深刺，以免伤及内脏。

十三、任脉

(一) 经脉

1. 经脉循行

起于小腹内，下出会阴部，向上行于阴毛部，沿着腹内，向上经过关元等穴，到达咽喉，再上行环绕口唇，经过面部，进入目眶下（承泣，属足阳明胃经）。

2. 联系脏腑器官

与胞宫、咽喉、口唇、目有联系。

3. 主治概要

(1) 脏腑病：腹部、胸部相关内脏病。

(2) 妇科病、前阴病：月经不调、痛经、崩漏、带下、遗精、阳痿、小便不利、遗尿等。

(3) 颈及面口病：瘿气、梅核气、咽喉肿痛、暴喑、口喎、齿痛等。

(4) 神志病：癫痫、失眠等。

(5) 虚证部分：腧穴有强壮作用，主治虚劳、虚脱等证。

(二) 经穴

本经共 24 穴（图 6-19）。依次是：会阴、曲骨、中极、关元、石门、气海、阴交、神阙、水分、下脘、建里、中脘、上脘、巨阙、鸠尾、中庭、膻中、玉堂、紫宫、华盖、璇玑、天突、廉泉、承浆。

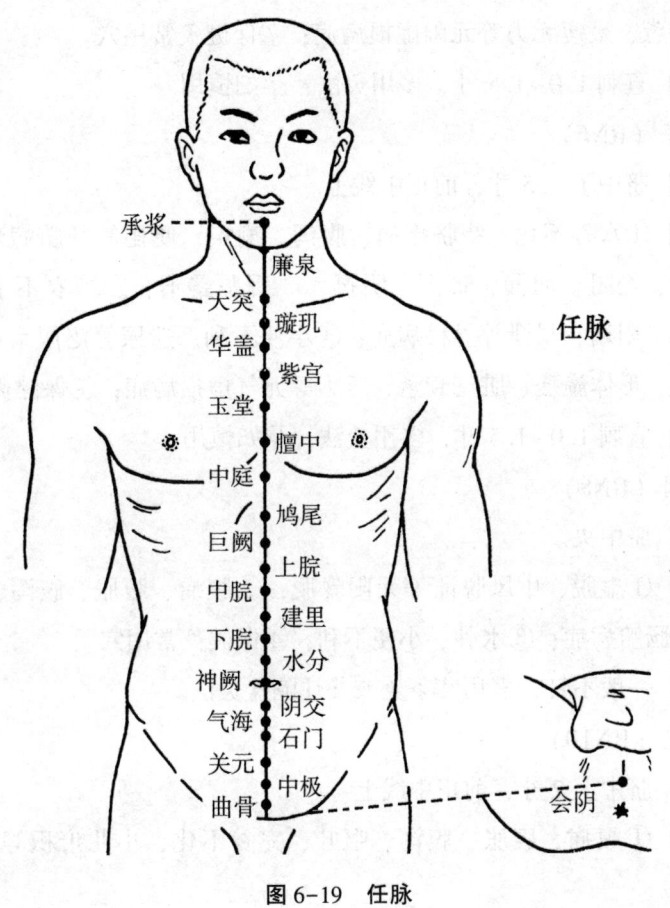

图 6-19 任脉

1. 中极（RN3）：膀胱之募穴

【定位】脐中下 4 寸，前正中线上。

【主治】①遗尿、小便不利、癃闭等泌尿系病症；②遗精、阳痿、不育等男科病症；③月经不调、崩漏、阴挺、阴痒、不孕、产后恶露不止、带下等妇科病症。

【操作】直刺 1.0~1.5 寸，孕妇慎用。

2. 关元（RN4）：小肠之募穴

【定位】脐中下 3 寸，前正中线上。

【主治】①腹泻、痢疾、脱肛、便血等肠腑病症；②月经不调、痛经、经闭、崩漏、带下、阴挺、产后恶露不尽、胞衣不下等妇科病症；③遗精、阳痿、早泄等男科病症；④小便不利、遗尿等泌尿系病症；⑤疝气；⑥中风脱证、虚劳冷惫、羸瘦无力等元阳虚损病症；⑦保健灸常用穴。

【操作】直刺1.0~1.5寸，多用灸法；孕妇慎用。

3. 气海（RN6）

【定位】脐中下1.5寸，前正中线上。

【主治】①水谷不化、绕脐疼痛、腹泻、痢疾、便秘等肠腑病症；②月经不调、痛经、经闭、崩漏、带下、阴挺、产后恶露不止、胞衣不下等妇科病症；③遗精、阳痿、早泄等男科病症；④小便不利、遗尿等泌尿系病症；⑤疝气；⑥虚脱、形体羸瘦、脏气衰惫、乏力等元气虚损病症；⑦保健灸常用穴。

【操作】直刺1.0~1.5寸，多用灸法；孕妇慎用。

4. 神阙（RN8）

【定位】脐中央。

【主治】①虚脱、中风脱证等元阳暴脱；②腹痛、腹胀、腹泻、痢疾、便秘、脱肛等肠腑病症；③水肿、小便不利；④保健灸常用穴。

【操作】一般不针，多用艾条灸或艾炷隔盐灸法。

5. 下脘（RN10）

【定位】脐中上2寸，前正中线上。

【主治】①腹痛、腹胀、腹泻、呕吐、完谷不化、小儿疳积等脾胃病症；②痞块。

【操作】直刺1.0~1.5寸。

6. 建里（RN11）

【定位】脐中上3寸，前正中线上。

【主治】①胃痛、呕吐、食欲不振、腹痛、腹胀等脾胃病症；②水肿。

【操作】直刺1.0~1.5寸。

7. 中脘（RN12）：胃之募穴，八会穴之腑会

【定位】脐中上4寸，前正中线上。

【主治】①胃痛、纳呆、呕吐、吞酸、呃逆、小儿疳积等脾胃病症；②黄疸；③癫狂、脏躁。

【操作】直刺1.0~1.5寸。

8. 上脘（RN13）

【定位】脐中上5寸，前正中线上。

【主治】①胃痛、纳呆、呕吐、呃逆等胃腑病症；②癫痫。

【操作】直刺 1.0~1.5 寸。

9. 膻中（RN17）：心包之募穴，八会穴之气会

【定位】横平第 4 肋间隙，前正中线上。

【主治】①产后乳少、乳痈、乳癖等胸乳病症；②咳嗽、气喘、胸闷、心痛、噎膈、呃逆等胸中气机不畅病症。

【操作】平刺 0.3~0.5 寸。

10. 天突（RN22）

【定位】胸骨上窝正中，前正中线上。

【主治】①咳嗽、哮喘、胸痛、咽喉肿痛、暴喑等肺系病症；②瘿气、梅核气、噎膈等气机不畅病症。

【操作】先直刺 0.2~0.3 寸，然后将针尖向下紧靠胸骨柄后方刺入 1.0~1.5 寸；必须严格掌握针刺的角度和深度，以防刺伤肺和有关动、静脉。

11. 承浆（RN24）

【定位】唇沟的正中凹陷处。

【主治】①口喎、齿龈肿痛、流涎；②暴喑；③癫狂。

【操作】斜刺 0.3~0.5 寸。

十四、督脉

（一）经脉

1. 经脉循行

起于小腹内，下出于会阴部，向后行于脊柱的内部，上达项后风府，进入脑内，上行巅顶，沿前额下行鼻柱。

2. 联系脏腑器官

与胞宫、肾、脊髓、脑、鼻、眼、口唇有联系。

3. 主治概要

（1）脏腑病：五脏六腑相关病症。

（2）神志病、热病：失眠、健忘、昏迷、发热、中暑、惊厥等。

（3）头面五官病：头痛、眩晕、口、齿、鼻、目等疾患。

（4）经脉循行部位的其他病症：头项、脊背、腰骶疼痛，下肢痿痹等。

（二）经穴

本经共28穴（图6-20）。依次是：长强、腰俞、腰阳关、命门、悬枢、脊中、中枢、筋缩、至阳、灵台、神道、身柱、陶道、大椎、哑门、风府、脑户、强间、后顶、百会、前顶、囟会、上星、神庭、素髎、水沟、兑端、龈交、印堂。

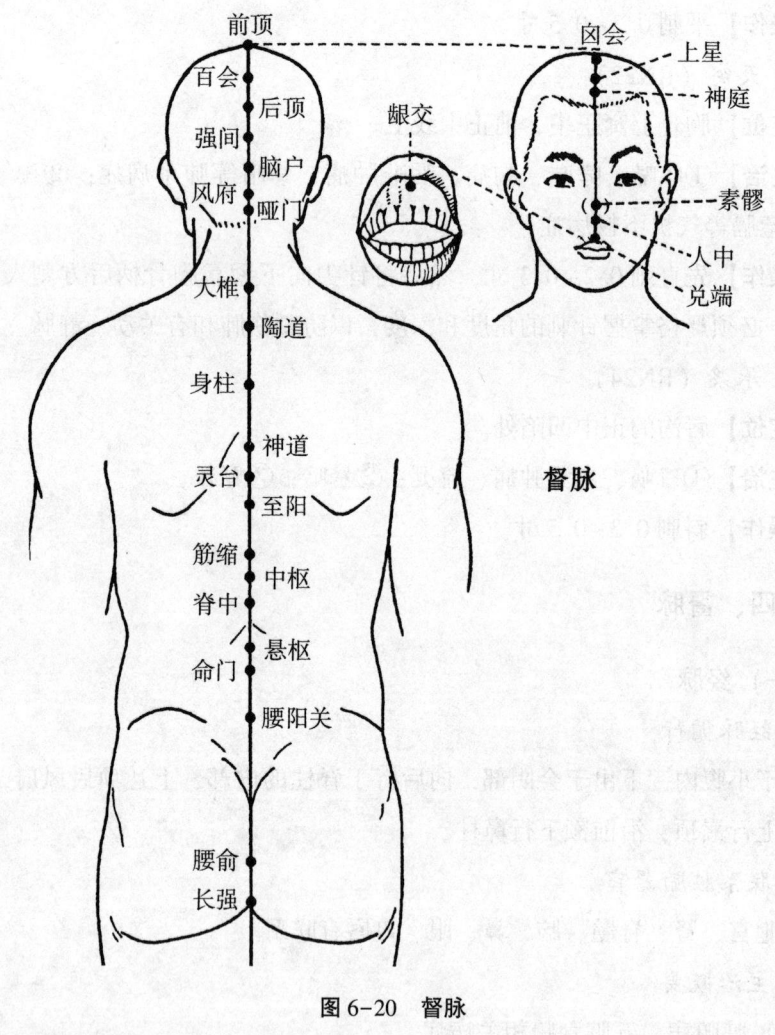

图6-20 督脉

1. 长强（DU1）：督脉络穴

【定位】尾骨端与肛门连线的中点处。

【主治】①腰痛、尾骶部痛；②痔疾、脱肛、泄泻、痢疾、便秘等肛肠疾患；③癫狂痫。

【操作】紧靠尾骨前面斜刺0.8~1.0寸；不宜直刺，以免伤及直肠。

2. 腰阳关（DU3）

【定位】第4腰椎棘突下凹陷中，后正中线上。

【主治】①腰骶疼痛、下肢痿痹；②月经不调、赤白带下、痛经、经闭、不孕等妇科病症；③遗精、阳痿等男科病症。

【操作】向上斜刺0.5~1.0寸。

3. 命门（DU4）

【定位】第2腰椎棘突下凹陷中，后正中线上。

【主治】①腰脊强痛、下肢痿痹；②月经不调、赤白带下、痛经、经闭、不孕等妇科病症；③遗精、阳痿、精冷不育、小便频数等男性肾阳不足病症；④小腹冷痛、腹泻。

【操作】向上斜刺0.5~1.0寸。

4. 至阳（DU9）

【定位】第7胸椎棘突下凹陷中，后正中线上。

【主治】①腰背疼痛、脊强；②咳嗽、气喘；③黄疸。

【操作】向上斜刺0.5~1.0寸。

5. 身柱（DU12）

【定位】第3胸椎棘突下凹陷中，后正中线上。

【主治】①腰脊强痛；②身热、头痛、咳嗽、气喘等外感病症；③惊厥、癫狂痫；④疔疮发病。

【操作】向上斜刺0.5~1.0寸。

6. 大椎（DU14）

【定位】第7颈椎突下凹陷中，后正中线上。

【主治】①项强、脊痛；②恶寒发热、咳嗽、气喘等外感病症；③热病、疟疾、骨蒸潮热；④癫狂痫、小儿惊风等神志病症；⑤风疹、痤疮。

7. 哑门（DU15）

【定位】第2颈椎棘突上际凹陷中，后正中线上。

【主治】①头痛、颈项强急；②暴喑、舌缓不语；③癫狂痫、癔病。

【操作】正坐位,头微前倾,项部放松,向下颌方向缓慢刺入 0.5~1.0 寸;不可向上深刺以免刺入枕骨大孔,伤及延髓。

8. 风府(DU16)

【定位】枕外隆突直下,两侧斜方肌之间凹陷中。

【主治】①中风、癫狂痫、病等内风为患的神志病症;②眩晕、头痛、颈项强痛、咽喉肿痛、失音、目痛、鼻衄等内、外风为患的病症。

【操作】正坐位,头微前倾,项部放松,向下颌方向缓慢刺入 0.5~1.0 寸;不可向上深刺以免刺入枕骨大孔,伤及延髓。

9. 百会(DU20)

【定位】前发际正中直上 5 寸。

【主治】①痴呆、中风、失眠、健忘、癫狂痫、癔病等神志病症;②头痛、眩晕、耳鸣等头面病症;③脱肛、阴挺、胃下垂等气失固摄而致的下陷性病症。

【操作】平刺 0.5~0.8 寸,升阳举陷可用灸法。

10. 上星(DU23)

【定位】前发际正中直上 1 寸。

【主治】①头痛、目痛、鼻渊、鼻衄等头面部病症;②热病、疟疾;③癫狂。

【操作】平刺 0.5~0.8 寸。

11. 神庭(DU24)

【定位】前发际正中直上 0.5 寸。

【主治】①头痛、目眩、目赤、鼻渊、鼻衄等头面五官病症;②癫狂痫、失眠等神志病症。

【操作】平刺 0.5~0.8 寸。

12. 印堂(DU29)

【定位】两眉毛内侧端中间的凹陷中。

【主治】①头痛、眩晕、鼻衄、鼻渊、眉棱骨痛、目痛等头目病症;②失眠、健忘、痴呆等神志病症;③小儿惊风、产后血晕、子痫。

【操作】提捏局部皮肤,平刺 0.3~0.5 寸;或用三针点刺出血。

13. 素髎（DU25）

【定位】鼻尖正中。

【主治】①鼻渊、鼻衄等鼻病；②昏迷、惊厥、新生儿窒息等急症。

【操作】向上斜刺0.3~0.5寸，或点刺出血。

14. 水沟（DU26）：人中

【定位】人中沟的上1/3与下2/3交界。

【主治】①鼻塞、鼻衄、面肿、口㖞、齿痛、牙关紧闭等面鼻口部病症；②昏迷、晕厥中风、中暑、休克、呼吸衰竭等急危重症，为急救要穴之一；③狂痫、病、急慢惊风等神志病症；④闪挫腰痛。

【操作】向上斜刺0.3~0.5寸；强刺激，或指甲掐按。

15. 龈交（DU28）

【定位】上唇系带与上牙龈的交点。

【主治】①口㖞、口噤、齿衄、齿痛、鼻衄、面赤颊肿等面口病症；②癫狂。

【操作】向上斜刺0.2~0.3寸，或点刺出血。

第四节 治疗概论

针灸治疗，是根据阴阳、脏腑、五行、经络理论，运用四诊诊察疾病以获取病情资料进行经络辨证，对临床上出现的不同证候进行分析归纳，在此基础上进行配穴处方，依方施术，或针或灸，或针灸并用，通经脉行气血，平衡阴阳，从而达到治疗疾病。

一、治疗原则

针灸治疗原则是运用针灸治疗疾病时所遵循的基本法则，也是确立治疗方法的基础。在临床应用中，可用针灸治疗的病种很多，针灸的治疗方法也多种多样。因此把握针灸选穴处方及操作方法的运用具有重要的临床意义，针灸治疗的原则可以概括为治神守气、补虚泻实、清热温寒、治标治本和三因制宜等。

（一）治神守气

治神守气是充分调动医者、患者双方积极性的关键措施。医者端正医疗作风，认真操作，潜心尽意，正神守气；患者正确对待疾病，配合治疗，安神定志，意守感传。既表现了医者的良好医德，又贯穿心理医治于其中，治神守气既能更好地发挥针灸疗法的作用，提高治疗效果，又能有效地防止针灸意外事故的发生。

1. 治神

中医学的"神"是对人的精神意识、思维活动以及脏腑、气血、津液外在表现的概括。治神是通过患者精神调摄和医者意念集中等，使针下得气而气至病所，主要包括两方面：一指在针灸操作过程中，医者专一其神，意守神气，患者神情安定，意守感传；二指在施治前后注重调治患者的精神状态。

《素问·宝命全形论》曰："凡刺之真，必先治神。"唐代孙思邈《备急千金要方·大医精诚》曰："凡大医治病，必当安神定志。"治神要始终贯穿于针刺操作的全过程。治神法的应用直接影响到针灸临床疗效，同样也是衡量针灸医生水平高低的标准之一。

2. 守气

气，主要指经气。守气，意即守住所得之气，指在使用候气、催气之法针下得气后，患者有舒适的感觉时，医者需采取守气方法，守住针下经气，以保持感应持久。《素问·宝命全形论》指出："经气已至，慎守勿失。"《灵枢·九针十二原》曰："粗守形，上守神。"守神即守气，守气的过程也含有治神的内容，守气必先治神。只有守住针下之气，才能在此基础上施以不同手法，使针刺对机体继续发生作用。

在这些因素中，医者的治神守气，往往对诱发经气、加速气至、促进气行及气至病所起到决定性的作用。患者的意守感传，亦能为守气打下良好的基础。如能在医者进针、行针过程中配合做呼吸运动，其意守感传的效果会更好。

（二）补虚泻实

补虚泻实即扶正祛邪。《素问·通评虚实论》曰："邪气盛则实，精气夺则虚。"其中，"虚"指正气不足，"实"指邪气有余。补虚就是扶助正气，泻实就是祛除邪气。疾病有虚实，针灸分补泻，如《灵枢·九针十二原》曰："凡用针者，虚则实之，满则泻之，菀陈则除之，邪盛则虚之……虚实之要，九针最妙，补泻之时，以针为之。"《灵枢·经脉》亦言："盛则泻之，虚则补之……陷下则灸之，不盛不虚以经取之。"

1. 虚则补之，陷下则灸之

"虚则补之"，意即治疗虚证用补法，适用于治疗各种虚弱性病症。"陷下则灸之"本意为针对脉象沉伏不起，或穴位处有凹陷者皆宜用灸法。其内在的病机是血寒，或经气亏虚。针刺补虚主要是通过针刺手法的补法、穴位的选择和配伍等而实现的。选用偏补的穴位，常取下腹部穴位，如神阙、气海、关元，及其他穴性偏补的穴位，如足三里、膏肓、命门、太溪等穴，对五脏虚证多用相应的背俞穴和原穴，也可用五输穴的生克补泻法选取相应的穴位。"陷下则灸之"，属于虚则补之的范畴，气虚下陷的治疗原则主要是以灸治为主。当气虚出现陷下证候时，应用灸治的方法可起到温补阳气的作用，如子宫脱垂灸百会、气海、关元等。

2. 实则泻之，菀陈则除之

实证宜用泻法，适用于邪气盛的病症。针刺泻实是通过针刺手法的泻法、穴位的选择和配伍等实现的。选用偏泻的穴位，多选用四肢末端和头面部的穴位，如十二井穴、十宣、水沟、耳尖、太阳等。"菀陈则除之"，亦属于实者泻之的范畴，"菀"同"瘀"，有瘀结、瘀滞之意，即络脉瘀阻之类的病症用清除瘀血的刺血疗法，适用于病久入络，以及跌仆损伤、毒蛇咬伤、丹毒、腱鞘囊肿等病症。

3. 不盛不虚，以经取之

"不盛不虚"，并非病症本身无虚实可言，而是脏腑、经络的虚实表现不甚明显。《难经·六十九难》曰："不盛不虚，以经取之者，是正经自生病，不中他邪也，当自取其经，故言以经取之。"所以"不盛不虚以经取之"并不指病证本身无虚实，而指本经病，不涉及其他的经络或脏腑时，治疗应按本经循经取穴，在针刺时，多采用平补平泻的针刺手法。

(三) 清热温寒

"清热"即热证治疗用"清"法，"温寒"即寒证治疗用"温"法。《灵枢·经脉》所言："热则疾之，寒则留之"，即为针对热性病证和寒性病证制订的清热、温寒的针灸治疗原则。

1. 热则疾之

《灵枢·经脉》曰："热则疾之。"《灵枢·九针十二原》亦云："刺诸热者，如以手探汤。""疾"与"急"相通，有快速针刺之意，"以手探汤"形象地描述了针刺手法的轻巧快速。即针灸治疗热证的原则是：浅刺疾出或点刺出血，手法宜轻而快，针用泻法。该原则可适用于各种热证的治疗，例如风热感冒，常取大椎、曲池、外关等穴浅刺疾出，即可达清热解表之目的。若同时伴有咽喉肿痛者，也可用三棱针在少商、商阳点刺出血，以加强泻热、消肿、止痛的作用。

2. 寒则留之

《灵枢·九针十二原》曰："刺寒清者，如人不欲行。""留"有留针之意，"人不欲行"形象地描述针刺手法应深而久留。寒性病证的治疗原则是深刺而久留针，可以达温经散寒的目的。该原则适用于各种寒证的治疗，例如寒邪在表，留于经络者，艾灸施治最为合适；若寒邪在里，凝滞脏腑，那么针刺应深而久留，或配合施行"烧山火"复式针刺手法，或加用艾灸，以温针法最为适宜。

（四）治标治本

"标"与"本"是一个相对的概念，从正邪来看，正气为本，邪气为标；从病因与症状而言，病因为本，症状为标；从疾病发生的先后来看，旧病、原发病是本，新病、继发病是标。综上所述，治标治本的基本原则是：急则治标、缓则治本、标本同治。

1. 急则治标

当标病急于本病时，首先要治疗标病，这是特殊情况下采取的一种权宜之法，目的在于抢救生命或缓解患者的急迫症状，为治疗本病创造最有利的条件。《素问·标本病传论》曰："先病而后中满者，治其标……大小便不利，治其标。"比如，不论任何原因引起的昏迷，都应先针刺水沟，在患者恢复意识时再根据本病的情况选择相应的治疗；因为某些原因引起患者尿潴留，应首先针刺膀胱俞、水道、秩边、委阳，急利小便，然后再根据疾病的发生原因从本论治。

2. 缓则治本

在大多数情况下，治疗疾病要坚持"治病求本"的原则。因此正气虚者固其本，邪盛者祛其邪；治其病因，症状可除；治其先病，后病可解。正可谓"伏其所主，治其所因"。缓则治本对于急慢性病的恢复期有重要的指导意义。例如肾阳虚引起的五更泄，泄泻是标，肾阳不足是本，治疗宜灸命门、肾俞、气海、关元以温补肾阳，肾阳得温则泄泻自止。再如脾胃虚弱、气血化生不足而引起的月经量少或闭经，月经量少或闭经是标，脾胃虚弱是本，治疗宜针灸足三里、三阴交、血海、脾俞来补益脾胃，脾胃和、气血足，则月经自调。

3. 标本同治

即在标病和本病并重的情况下，应该采取标本同治的方法。例如，体虚感冒，应当益气解表，其中益气为治本，解表为治标，宜补足三里、关元，泻合谷、风池等。

(五) 三因制宜

"三因制宜"指因时、因地、因人制宜，即根据患者所处的季节（包括时辰）、地理环境和患者个体的具体情况，而制订的相应的治疗方案。

1. 因时制宜

在应用针灸治疗疾病时，要考虑季节气候和时辰因素。四时气候的变化对人体的生理功能和病理变化有一定影响。《难经·七十难》曰："春夏者，阳气在上，人气亦在上，故当浅取之；秋冬者，阳气在下，人气亦在下，故当深取之。"春夏之季，阳气升发，人体气血趋向体表，病邪伤人多在浅表，多宜浅刺；秋冬之季，人体气血潜藏于内，病邪伤人多在深部，多宜深刺。因此在应用针灸治疗疾病时，考虑患病的季节和时辰有一定意义。例如，子午流注针法就是根据人体气血流注盛衰与一日不同时辰的相应变化规律而创立。因时制宜还包括针对某些疾病的发作或加重规律而选择恰当的治疗时机。例如，精神疾患多在春季发作，所以应在春季之前进行治疗。

2. 因地制宜

指的是地域的地理环境、气候特点、生活习惯等因素不同，人体的生理活动和病理特点也有所区别，治疗方式应有差异。例如，在寒冷的地区，治疗多用温灸，而且应用壮数比较多；在温热地区，应用灸法较少。

3. 因人制宜

因人制宜即根据患者性别、年龄、体质等不同的特点而选择适宜的治疗方法。男女在生理上存在不同的特点，例如女性在治疗妇科病时应要多考虑调理冲脉、任脉等。由于年龄、体质的不同，针刺方法也有差别。

二、治疗作用

针灸治疗作用指针灸在治疗疾病过程中所起到的临床作用，可以概括为疏通经络、调和阴阳和扶正祛邪三个方面。

(一) 疏通经络

经络"内属于腑脏，外络于肢节"，因此运行气血是其主要生理功能之一。经络功能正常时，气血运行通畅，脏腑器官、体表肌肤及四肢百骸得以濡养，发挥着"内溉脏腑，外濡腠理"的生理功能。针灸疏通经络作用是可使瘀阻的经络通畅而发挥其正常生理功能，这是针灸最基本和最直接的治疗作用。《灵枢·经脉》所言："经脉者，所以决死生，处百病，调虚实，不可不通。"《灵枢·刺节真邪》亦云："用针者，必先察其经络之实虚……一经上实下虚而不通者，此必有横络盛加于大经，令之不通，视而泻之，此所谓解结也。""解结"就是疏通经络的意思。

(二) 调和阴阳

《灵枢·根结》曰："用针之要，在于知调阴与阳，调阴与阳，精气乃光。"因此阴阳失调是疾病发生发展的根本原因，调和阴阳是针灸治病的最终目的。针灸调和阴阳的作用与针刺手法息息相关。《灵枢·终始》曰："阴盛而阳虚，先补其阳，后泻其阴而和之；阴虚而阳盛，先补其阴，后泻其阳而和之。"比如阴盛阳虚可见癫证、嗜睡，阳盛阴虚可见狂证、失眠，针灸临床均可取阴跷脉气所发穴照海和阳跷脉气所发穴申脉进行治疗。例如：属于阴盛阳虚的癫证、嗜睡，应补申脉、泻照海；属于阳盛阴虚的狂证、失眠，应补照海、泻申脉。

《素问·阴阳应象大论》曰："善用针者，从阴引阳，从阳引阴。"指出针灸治疗疾病，除了用补阴泻阳（阴虚阳盛病证）、泻阴补阳（阳虚阴盛病证）的常规治法外，擅长用针者还可以采取从阴治阳、从阳治阴的方法。例如治疗脏腑病，五脏属于阴，六腑属于阳，背属阳，腹属阴，五脏病多取相应的背俞穴，即属于从阳引阴，六腑病多取腹部相应的募穴，即属于从阴引阳。

综上所述，针灸的治疗作用实际上是对机体的良性双向的调节作用，即通调经络气血，调节脏腑阴阳。

（三）调和气血，扶正祛邪

血是构成和维持人体生命活动的基本物质。经络是运行气血的道路，穴位和经络也是邪气入侵气和传变的重要部位与途径，因此针灸相关的经络和穴位，通过补虚泻实，可以调和人体自身的气血，也可以祛除入侵的病邪，从而起到扶正祛邪的作用。故《灵枢·九针十二原》曰："以微针通其经脉，调其血气，营其逆顺出入之会，令可传于后世。"临床上可用针灸调和气血（调气、调血、调气血），《素问·三部九候论》曰："经病者治其经，孙络病者治其孙络血，血病身有痛者治其经络。"病在气，以调经脉为主；病在血，以调络脉为主；病在气血，应经络并调。

三、治疗穴位的选择

腧穴的选择是针灸处方的主要组成要素，腧穴选择是否准确直接关系着针灸的治疗效果。因此在确定处方穴位时，我们应该遵循基本的选穴原则和配穴方法。

（一）选穴原则

选穴原则指选取穴位应该遵循的基本法则，包括近部选穴、远部选穴和辨证选穴、对症选穴。近部选穴和远部选穴是针对病变部位较为明确的疾病而确定的选穴原则；辨证选穴和对症选穴则是针对疾病表现出的证候或某些主要症状而确定的选穴原则。

1. 近部选穴

近部选穴指选取病痛所在局部或邻近部位进行选穴，具有近治作用的特点，体现了"腧穴所在，主治所在"的规律。例如：眼部疾病取睛明，耳疾选听宫、听会，鼻病选迎香，巅顶痛取百会，胃痛选中脘等。

2. 远部选穴

远部选穴指在病变部位所属及有关的经络上距离病位较远的部位选取穴位，具有远治作用的特点，体现了"经脉所过，主治所及"的规律。例如目疾选择足少阳胆经的光明，上牙痛选择足阳明胃经的内庭，下牙痛选择手阳明大肠经的合谷，耳部疾患选手少阳三焦经的中渚等。《灵枢·终始》中"病在上者下取之，病在下者高取之，病在头者取之足，病在足者取之腘"的论述正是体现了远部选穴的原则。

3. 辨证选穴

辨证选穴是根据疾病的证候特点，分析病因病机而进行选取穴位的方法。临床上，如发热、昏厥、虚脱、失眠、嗜睡、多梦、虚弱乏力、月经不调等出现全身症状，无明显病变位置的疾病，需要根据病证的性质进行辨证分析选择穴位，例如肾阴不足引起的虚热盗汗、五心烦热等，宜选肾俞、太溪；肝阳化风引起的抽搐，宜选太冲、行间等。

4. 对症选穴

对症选穴是根据疾病的主要症状而选取穴位的方法，是腧穴特殊治疗作用及临床经验在针灸治疗中的具体运用。例如小儿疳积选四缝，虫证选百虫窝，颈项强痛选外劳宫，胆绞痛选胆囊穴等。

(二) 配穴方法

配穴方法即在选穴原则的指导下，根据疾病的病机、病因、病位等，选取主治作用相同或相近，或对于具有协同作用的腧穴加以配伍应用的方法。总体可归纳为两大类，即按经脉配穴法和按部位配穴法。

1. 按经脉配穴法

按经脉配穴指按经脉理论和经脉相互联系为基础进行配穴，分为本经配穴法、表里经配穴法、同名经配穴法。

(1) 本经配穴法：指某一脏腑、经脉发生病变时，即选某一脏腑经脉的腧穴配成处方的方法。如肺病，可取穴肺募中府及本经之尺泽、太渊；牙痛，可取足阳明胃经上近取颊车，远取该经的荥穴内庭。

(2) 表里经配穴法：指以脏腑、经脉的阴阳表里配合关系作为依据的配穴方法。当某一脏腑、经脉病变时，应取该经和与其相表里的腧穴配成处方进行施治。如风热感冒，可选肺经的尺泽及大肠经的曲池、合谷。

(3) 同名经配穴法：指将手足同名经的腧穴相配的配穴方法。如牙痛、头痛，取手阳明合谷配足阳明内庭；不寐、多梦，取手少阴神门配足少阴太溪。

2. 按部配穴法

按部配穴法指结合身体上腧穴分布部位进行穴位配伍的方法，包括上下配穴法、前后配穴法、左右配穴法。

(1) 上下配穴法：指将腰以上或上肢腧穴和腰以下或下肢腧穴配合应用的方法，此法在临床上应用较为广泛。例如牙痛，上取合谷，下取内庭；痔疮，上取百会，下取长强。此外，传统的八脉交会穴在配对应用上也体现了这一特点。

（2）前后配穴法：指将人体前和后部的腧穴配合应用的方法，又名"腹背阴阳配穴法"，主要指将胸腹和背腰部的腧穴配合应用，例如胃病，前取中脘，后取胃俞；气喘，前取膻中，后取肺俞。募穴配穴法就是本配穴法的典型实例。

（3）左右配穴法：指将人体左侧与右侧的腧穴配合应用的配穴方法。此方法是基于人体十二经左右对称分布和部分经脉左右交叉的特点总结而成的。在临床应用时，一般选择左右穴同时取用，用来加强协同作用。例如，胃痛可选双侧足三里、内关、公孙等。

四、刺灸穴的选择

（一）治疗方法的选择

治疗方法的选择指针对患者自身的病情和具体情况而确定治疗手段。在针灸处方治疗中，分为毫针刺法、灸法，还是火针、三棱针、皮肤针、耳针、头针、拔罐等，在针灸临床治疗中，也可联合多种方法应用。

（二）操作方法的选择

当确定了治疗方法后，要对疗法的具体操作进行标注说明，尤其是对于处方中的部分穴位，当针刺的深度、方向等不同于常规的方法时，要特别强调说明。如毫针刺法用补法还是泻法，针刺是否留针，留针时间宜长还是宜短；艾灸用艾条灸还是艾炷灸，艾灸的壮数和时间等。此外，治疗疾病针刺的频次，要根据疾病的具体情况而定。

（三）治疗时机的选择

治疗时机是提高针灸疗效的重要方面。一般来说，针灸治疗疾病没有特别严格的时间要求，但针灸治疗部分疾病在时间上却有极其重要的意义。若疾病的发作和加重有明显的时间规律性，应在发作前进行针灸治疗，可明显提高治疗效果。

第五节　常见病症的治疗取穴

一、内科常见病症的治疗取穴

内科常见病症的治疗取穴见表6-23。

表 6-23 内科常见病症的治疗取穴

症状	治法	主穴	配穴		操作
高热	清泻热邪	大椎、曲池、合谷、少商	风热袭表	鱼际、外关	毫针泻法，大椎刺络拔罐放血，十宣、十二井穴刺血；可配合脊柱两侧刮痧
			风寒袭表	风门、肺俞	
			热灼气分	十宣或十二井穴	
			热入营血	内关、血海	
			兼神昏者	水沟、十宣	
			兼烦躁者	印堂、神门	
晕厥	苏厥醒神	水沟、中冲、涌泉	虚证	百会、气海、关元	水沟、中冲用泻法，涌泉用平补平泻法，虚证配穴用灸法，实证配穴用泻法
			实证	合谷、太冲	
虚脱	回阳固脱苏厥救逆	素髎、百会、神阙、关元、内关	兼神昏者	中冲、涌泉	素髎用泻法，百会、神阙、关元用灸法，内关用补法；配穴用点刺法
抽搐	息风止痉清热开窍	水沟、内关、合谷、太冲、阳陵泉	热极生风	大椎、曲池	水沟向上斜刺0.5寸，用雀啄法捣刺，大椎刺络拔罐，十宣可点刺出血
			痰热化风	风池、丰隆	
			血虚生风	血海、足三里	
			神昏	十宣、涌泉	
眩晕	定眩止晕益气养血	风池、百会、内关、太冲	肝阳上亢	行间、侠溪、太溪	毫针泻法
			痰湿中阻	中脘、丰隆、阴陵泉	
			气血两虚	气海、脾俞、胃俞	毫针补法，风池平补平泻
			肾精亏虚	足三里、肾俞、三阴交	
高血压	定眩止晕益气养血	风池、百会、太冲、合谷、三阴交、曲池	肝火亢盛	行间、侠溪	太冲可向涌泉透刺，其他腧穴常规针刺，阴阳两虚者，百会可加灸
			阴虚阳亢	肾俞、肝俞	
			阴阳两虚	关元、肾俞	
			心悸失眠	内关、神门	

(续表)

症状	治法	主穴	配穴		操作
头痛	疏调经脉通络止痛	风池、百会、阿是穴	后枕痛	天柱、后顶、后溪	虚补实泻，风池平补平泻
			侧头痛	太阳、率谷、悬颅	
			前额痛	上星、印堂、合谷	
			巅顶痛	前顶、通天、内关	
			风寒	风门、合谷	
			风热	大椎、鱼际	
			风湿	偏历、阴陵泉	
			肝阳上亢	太冲、太溪、侠溪	
			痰浊上蒙	中脘、丰隆、阴陵泉	
			瘀血阻络	内关、血海	
			肾阴不足	太溪、肾俞、悬钟	
			气血虚弱	气海、血海、足三里	
口眼㖞斜	祛风通络疏调经筋	攒竹、阳白、四白、颧髎、颊车、地仓、合谷	风寒	风池、外关	面部腧穴均行平补平泻
			风热	曲池	
			痰瘀	丰隆	
			鼻唇沟平坦	迎香、禾髎	
			鼻中沟㖞斜	水沟	
			颏唇沟㖞斜	承浆	
落枕	疏经通络活血止痛	阿是穴、肩井、外劳宫、后溪、悬钟	风寒袭络	风池、风府	毫针泻法，先刺远端穴，再刺疼痛局部穴位。可配合患侧背部闪罐法
			气血瘀滞	内关、太冲	
			兼肩痛	肩髃、外关	
漏肩风	通经活络祛风止痛	肩髃、肩髎、肩贞、肩前、阿是穴	肩后部痛	后溪、昆仑	足三里、气海用补法，其余用泻法；先刺远端穴，再刺肩部穴位；可用三棱针对阿是穴点刺出血，加拔火罐
			肩前部痛	合谷、条口	
			肩外侧痛	外关、阳陵泉	
			外邪侵袭	合谷、风池	
			气滞血瘀	内关、合谷	
			气血虚弱	足三里、气海	

（续表）

症状	治法	主穴	配穴		操作
不寐	调理跷脉安神利眠	印堂、四神聪、安眠、神门、照海、申脉	肝火扰心	行间、侠溪	神门、印堂、四神聪平补平泻，照海用补法，申脉用泻法，配穴按虚补实泻法，可配合自项至腰部足太阳经背部侧线走罐
			痰热内扰	丰隆、内庭	
			心脾两虚	心俞、脾俞	
			心肾不交	心俞、肾俞	
			心胆气虚	心俞、胆俞	
			脾胃不和	公孙、足三里	
多寐	养心醒神	百会、四神聪、神门、内关、三阴交	湿邪困脾	阴陵泉、公孙	虚补实泻法
			脾气不足	足三里、脾俞、胃俞	
			阳气虚衰	肾俞、太溪、关元	
抑郁	疏肝解郁	水沟、百会、内关、神门、太冲	肝气郁结	膻中、期门	水沟用雀啄法，神门平补平泻，百会、内关、太冲用泻法，配穴按虚补实泻法
			气郁化火	行间、侠溪	
			痰气郁结	丰隆、廉泉	
			心神惑乱	通里、心俞	
			心脾两虚	心俞、脾俞	
			肝肾亏虚	肝俞、肾俞	
			咽部异物感	天突、照海	
痴呆	调神益智补肾通络	印堂、百会、四神聪、神庭、风池、足三里、太溪、悬钟	肝肾不足	肝俞、肾俞	足三里、太溪、悬钟用补法，余穴平补平泻，配穴按虚补实泻法
			痰浊上扰	丰隆、中脘	
			瘀血阻络	内关、膈俞	
咳嗽	新咳 疏风解表宣肺止咳	天突、中府、肺俞、列缺、合谷	风寒	风池、风门	天突直刺0.2寸，后针尖转向下，紧靠胸骨后方刺1.0~1.5寸，小幅提插，得针感后即出针；余以泻法
			风热	大椎、曲池	
			兼咽喉痛	少商放血	
	久咳 肃肺理气止咳化痰	天突、肺俞、太渊、三阴交	痰湿侵肺	阴陵泉、丰隆	天突同上法，余主穴平补平泻，或加灸法；配穴按虚补实泻法
			肝火灼肺	行间、鱼际	
			肺阴亏虚	膏肓、太溪	
			兼咯血	孔最	

(续表)

症状	治法	主穴	配穴		操作
哮喘	止哮平喘	肺俞、中府、天突、膻中、孔最、定喘	风寒	风门、风池	定喘刺络拔罐，余穴用泻法
			风热	大椎、曲池	
			痰热	曲池、丰隆	
			肺气虚	气海、膏肓、太渊	定喘同上法，余穴用补法，可酌用灸法或拔火罐
			肾气虚	肾俞、太溪、阴谷	
心悸	调理心气安神定悸	厥阴俞、膻中、内关、郄门、神门	心胆虚怯	心俞、胆俞	平补平泻
			心脾两虚	心俞、脾俞	
			阴虚火旺	肾俞、太溪	
			水气凌心	三焦俞、水分	
			心脉瘀阻	心俞、膈俞	
呕吐	和胃降逆理气止呕	中脘、胃俞、内关、足三里	寒邪客胃	上脘、公孙	足三里平补平泻，内关、中脘用泻法，配穴按虚补实泻法
			热邪内蕴	合谷、金津、玉液	
			积食不消	梁门、天枢	
			痰饮停蓄	膻中、丰隆	
			肝气犯胃	肝俞、太冲	
			脾胃虚寒	脾俞、神阙	
呃逆	理气和胃降气平呃	天突、膻中、中脘、膈俞、内关、足三里	胃寒积滞	胃俞、建里	平补平泻，诸穴可加用艾条灸或隔姜灸，中脘、胃俞、内关、足三里可用温针灸，并可加拔火罐
			胃阴不足	胃俞、三阴交	
			脾胃阳虚	脾俞、胃俞	
			胃火冲逆	胃俞、内庭	常规刺法
			肝气郁滞	期门、太冲	常规刺法，可配合麝香粉0.5 g于神阙或吴茱萸粉10 g于涌泉穴位敷贴

(续表)

症状	治法	主穴	配穴		操作
胃痛	和胃止痛	中脘、内关、足三里	寒邪犯胃	胃俞、神阙	足三里平补平泻，疼痛发作时，持续强刺激1~3 min；内关、中脘用泻法；配穴按虚补实泻法；寒象明显者配合灸法
			饮食停滞	梁门、天枢	
			肝气犯胃	胃俞、太冲	
			气滞血瘀	膻中、膈俞	
			脾胃虚寒	神阙、气海、脾俞	
			胃阴不足	胃俞、三阴交、太溪	
颤证	柔肝息风宁神定颤	百会、四神聪、风池、合谷、太冲、阳陵泉	气虚血亏	气海、足三里	毫针刺，按虚补实泻操作；头部穴针刺后可加用电针治疗
			阳气虚衰	关元、肾俞	
			痰热动风	中脘、内庭	
腹痛	通腑调气	下脘、关元、天枢、足三里、太冲	寒邪内积	神阙、公孙	按虚补实泻法，寒象明显者配合灸法；腹痛发作时，足三里持续强刺激1~3 min
			湿热壅滞	阴陵泉、内庭	
			气滞血瘀	膻中、血海	
			脾阳不振	脾俞、肾俞	
胁痛	疏肝理气通络止痛	期门、支沟、阳陵泉、足三里	肝气郁结	内关、太冲	按虚补实泻法，针期门用1.0~1.5寸毫针平刺或斜刺0.5~0.8寸
			气滞血瘀	膈俞、太冲	
			肝胆湿热	丰隆、侠溪	
			肝阴不足	肝俞、三阴交	
腹泻	急性 除湿导滞通调腑气	天枢、水分、上巨虚、阴陵泉	寒湿	神阙	泻法，神阙用隔姜灸法
			湿热	内庭	
			食滞	中脘	
	慢性 健脾温肾固本止泻	神阙、天枢、足三里、公孙	脾虚	脾俞、太白	神阙用灸法，天枢平补平泻，足三里、公孙用补法，配穴虚补实泻
			肝郁	肝俞、太冲	
			肾虚	肾俞、命门	
便秘	调理胃肠行滞通便	大肠俞、天枢、归来、支沟、上巨虚	热邪壅盛	合谷、内庭	主穴泻法，配穴按虚补实泻法，神阙、关元用灸法
			气机郁滞	中脘、太冲	
			气虚	脾俞、气海	
			血虚	足三里、血海	
			阳虚	神阙、关元	

(续表)

症状	治法	主穴	配穴		操作
癃闭	行气启闭	关元、三阴交、阴陵泉、膀胱俞、秩边	湿热下注	中极、行间	秩边用芒针深刺2.5~3.0寸，以针感向会阴部放射为度；余穴虚补实泻
			肝郁气滞	太冲、支沟	
			瘀血阻塞	血海、膈俞	
			中气不足	气海、足三里	
			肾气亏虚	肾俞、太溪	
阳痿	补益肾气	关元、肾俞、三阴交	肾阳不足	命门、腰阳关	主穴用毫针补法，可灸；配穴按虚补实泻法；针刺关元时针尖略向下斜刺，使针感向前阴放散
			肾阴亏虚	膏肓、太溪	
			心脾两虚	心俞、脾俞、足三里	
			惊恐伤肾	志室、胆俞	
			湿热下注	中极、阴陵泉	
			气滞血瘀	膈俞、血海、太冲	
			兼失眠、多梦	内关、神门、心俞	
			兼食欲不振	中脘、足三里	
			兼腰膝酸软	志室、阳陵泉	
遗精	益肾固摄	关元、志室、三阴交	心肾不交	心俞、肾俞、神门	主穴补法，配穴按虚补实泻法
			湿热下注	中极、阴陵泉	
			肾精亏损	肾俞、太溪	
			兼头昏	百会、风池	
			兼自汗	阴郄、足三里	

二、妇儿科常见病症的治疗取穴

妇儿科常见病症的治疗取穴见表6-24。

表 6-24　妇儿科常见病症的治疗取穴

症　状	治　法	主　穴	配　穴		操　作
月经先期	清热和血益气调经	关元、气海、血海、三阴交	实热	曲池、行间	关元、三阴交平补平泻，气海用补法，血海用泻法；配穴按虚补实泻法，气虚者加灸或温针灸
			虚热	太溪	
			气虚	脾俞、足三里	
月经后期	温经散寒和血调经	气海、归来、血海、三阴交	实寒	神阙、子宫	气海、三阴交用补法，归来用泻法，配穴按虚补实泻法，可加灸或温针灸
			虚寒	命门、腰阳关	
月经先后无定期	疏肝益肾调理冲任	关元、肝俞、三阴交、交信	肝郁	期门、太冲	肝俞用泻法，其余主穴用补法；配穴按虚补实泻法
			肾虚	肾俞、太溪	
痛经	调经止痛	血海、足三里、三阴交、百会、太冲	寒凝胞宫	归来、地机	按虚补实泻法，可加用灸法
			气滞血瘀	中极、肝俞	
			气血亏虚	脾俞、胃俞、气海	
崩漏	调理冲任	关元、三阴交、隐白	血热	中极、血海	按虚补实泻法
			湿热	中极、阴陵泉	
			气郁	膻中、太冲	
			血瘀	膈俞、血海	
			脾气虚	脾俞、足三里、气海	
			肾阳虚	肾俞、命门	
			肾阴虚	肾俞、太溪	
缺乳	调理气血疏通乳络	乳根、膻中、少泽	气血不足	脾俞、胃俞	少泽点刺出血，余主穴平补平泻；配穴虚补实泻
			肝气郁结	肝俞、太冲	
小儿遗尿	健脾益气温肾固摄	关元、中极、膀胱俞、三阴交	肾阳虚	肾俞、命门	毫针补法，配合灸法
			脾肺气虚	脾俞、肺俞、足三里	

(续表)

症状	治法	主穴	配穴		操作
小儿急惊风	开窍醒神息风镇惊	水沟、印堂、合谷、太冲	外感惊风	风池、外关、曲池	毫针泻法，大椎、十宣点刺出血
			痰热惊风	大椎、丰隆、十宣	
			惊恐惊风	神门、四神聪	
小儿五迟五软	健脑益聪	百会、四神聪、悬钟、足三里、合谷	肝肾不足	肝俞、肾俞	毫针补法，或平补平泻；配合穴位推拿疗法
			心脾两虚	心俞、脾俞	
			痰瘀阻络	膈俞、血海、丰隆	
小儿积滞	消食化积理气行滞	足三里、中脘、梁门	乳食内积	内庭、天枢	泻法为主，兼以补法；可配合捏脊法等推拿疗法；补法为主，兼以泻法；可配合捏脊法等推拿疗法
			积滞化热	曲池、大椎	
			脾虚夹积	四缝、脾俞、胃俞、气海	

三、皮肤科、外科常见病症的治疗取穴

皮肤科、外科常见病症的治疗取穴见表6-25。

表6-25 皮肤科、外科常见病症的治疗取穴

症状	治法	主穴	配穴		操作
风疹	疏风和营	膈俞、曲池、合谷、血海、委中	风邪外袭	外关、风池	主穴毫针泻法，配穴按虚补实泻法；可配合神阙拔火罐
			胃肠积热	内庭、天枢	
			湿邪为患	阴陵泉、三阴交	
			血虚风燥	足三里、三阴交	
蛇串疮	泻火解毒清热利湿	局部阿是穴、夹脊	肝经郁火	行间、侠溪	毫针泻法，局部阿是穴用围针法，或用三棱针点刺患处，拔罐出血
			脾经湿热	阴陵泉、内庭	
丹毒	清热解毒凉血祛瘀	大椎、曲池、合谷、委中、阿是穴	发于头面	百会、头维、太阳	诸针泻法，可配合三棱针于患处阿是穴散刺出血、拔罐
			发于下肢	血海、阴陵泉、内庭	
			热毒甚者	十宣或十二井穴	

371

(续表)

症状	治法	主穴	配穴		操作
乳痈	疏肝和胃清热散结	肩井、膻中、乳根、期门、内关、少泽、内庭	肝郁甚者	太冲	诸针泻法，少泽、厉兑、大敦点刺出血
			胃热甚者	内庭	
			火毒甚者	厉兑、大敦	
乳癖	理气化痰调理冲任	膻中、乳根、期门、太冲、足三里	肝郁气滞	肝俞、内关	毫针泻法，膻中向患侧乳房平刺
			痰浊凝结	丰隆、中脘	
			冲任失调	关元、肝俞、肾俞	
脱肛	升提固脱	百会、大肠俞、长强、承山	中气下陷	脾俞、气海、足三里	百会用补法或灸法，余主穴平补平泻，配穴按虚补实泻法
			肺气不足	肺俞、气海	
			肾气不足	肾俞、三阴交	
			湿热下注	阴陵泉、飞扬	
痔疮	清热利湿化瘀止血	次髎、长强、承山、二白	湿热下注	中极、阴陵泉	按虚补实泻法
			脾虚下陷	脾俞、百会	
湿疹	清热利湿	曲池、阴陵泉、血海、阿是穴、风市	湿热浸淫	合谷、内庭	患部阿是穴用毫针围刺
			脾虚湿蕴	足三里、脾俞	
			血虚风燥	膈俞、三阴交	
腰痛	舒筋活络通经止痛	肾俞、大肠俞、阿是穴、委中	寒湿腰痛	腰阳关	寒湿证加灸法，瘀血证局部及拔火罐，委中刺络放血
			瘀血腰痛	膈俞	
			肾虚腰痛	志室、太溪	
			腰骶疼痛	次髎、腰俞	
坐骨神经痛	通经止痛	腰夹脊、阿是穴、秩边、环跳、委中、承山	寒湿证	命门、腰阳关	腰臀部腧穴可适当深刺，使针感沿足太阳经或足少阳经产生向下放射感为度，不宜多次重复；寒湿证可加用灸法
			血瘀证	血海、三阴交	
			气血不足	足三里、三阴交	

(续表)

症状		治法	主穴	配穴		操作
踝关节扭伤	急性期	疏调经筋缓急止痛	阿是穴、太渊	足少阳经筋及阳跷脉	悬钟、丘墟、申脉	先针刺上肢远端穴位，行较强的捻转提插泻法，持续运转1~3 min，同时嘱患者慢慢活动踝关节，然后针刺局部穴位，刺激手法宜轻柔，不宜过重
				足太阴经筋及阴跷脉	三阴交、商丘、照海	
	恢复期	舒筋活络消肿止痛	阿是穴	足少阳经筋及阳跷脉	丘墟、申脉、足临泣	毫针刺用泻法，或在肿胀局部阿是穴围刺法，可用温针灸、电针
				足太阴经筋及阴跷脉	商丘、照海、水泉	
肩痹		通经活络舒筋止痛	肩贞、曲池、肩髎、肩髃、阿是穴	手阳明经证	合谷	先刺远端穴，行针后鼓励患者运动肩关节；肩部穴位要求有强烈的针感，可加灸法、电针治疗
				手少阳经证	外关	
				手太阳经证	后溪	
				手太阴经证	列缺	
肘劳		舒筋通络活血止痛	阿是穴	手阳明经筋证	肘髎、合谷	在局部压痛点采用多向透刺，或做多针齐刺，得气后留针。局部可加温和灸、隔姜灸
				手少阳经筋证	外关、天井	
				手太阳经筋证	阳谷	
项痹		舒筋骨通经络	颈夹脊、阿是穴、天柱、后溪、申脉	风寒痹阻	风门、大椎	毫针泻法或平补泻法。颈夹脊针刺时强调针感传至患侧肩背、前臂
				劳伤血瘀	膈俞、合谷	
				肝肾亏虚	肝俞、肾俞	

四、五官科常见病症的治疗取穴

五官科常见病症的治疗取穴见表6-26。

表6-26 五官科常见病症的治疗取穴

症状		治法	主穴	配穴		操作
斑秃		养血祛风活血化瘀	阿是穴、百会、风池、肝俞、肾俞、膈俞	血虚风燥	足三里、血海	肝俞、肾俞用补法,余按虚补实泻法,阿是穴用梅花针叩刺或用艾条灸
斑秃		养血祛风活血化瘀	阿是穴、百会、风池、肝俞、肾俞、膈俞	肝肾不足	三阴交、太溪、关元	肝俞、肾俞用补法,余按虚补实泻法,阿是穴用梅花针叩刺或用艾条灸
斑秃		养血祛风活血化瘀	阿是穴、百会、风池、肝俞、肾俞、膈俞	气滞血瘀	太冲、血海、内关	肝俞、肾俞用补法,余按虚补实泻法,阿是穴用梅花针叩刺或用艾条灸
目赤肿痛		疏风散热消肿止痛	睛明、太阳、风池、合谷、太冲	风热外袭	少商、上星	毫针泻法,少商、上星、太阳点刺出血
目赤肿痛		疏风散热消肿止痛	睛明、太阳、风池、合谷、太冲	肝胆火盛	行间、侠溪	毫针泻法,少商、上星、太阳点刺出血
近视		通络活血养肝明目	承泣、睛明、风池、翳明、养老、光明	肝肾不足	肝俞、肾俞	毫针补法,或平补平泻
近视		通络活血养肝明目	承泣、睛明、风池、翳明、养老、光明	心脾两虚	心俞、脾俞、足三里	毫针补法,或平补平泻
耳鸣耳聋	暴病	疏通耳窍	听宫、听会、翳风、中渚、侠溪	肝胆火盛	太冲、丘墟	毫针泻法
耳鸣耳聋	暴病	疏通耳窍	听宫、听会、翳风、中渚、侠溪	外感风邪	外关、合谷	毫针泻法
耳鸣耳聋	久病	益肾养窍	耳门、听宫、太溪、照海	肾气不足	肾俞、气海	毫针补法
耳鸣耳聋	久病	益肾养窍	耳门、听宫、太溪、照海	肝肾亏虚	肝俞、肾俞	毫针补法
鼻流涕		清热宣肺通利鼻窍	迎香、印堂、列缺、合谷	风热外感	尺泽、少商	毫针泻法,少商点刺出血
鼻流涕		清热宣肺通利鼻窍	迎香、印堂、列缺、合谷	湿热阻窍	曲池、阴陵泉	毫针泻法,少商点刺出血
牙痛		祛风泻火通络止痛	颊车、下关、合谷	风火牙痛	外关、风池	主穴泻法,循经远取可左右交叉取穴,太溪补法,余穴泻法
牙痛		祛风泻火通络止痛	颊车、下关、合谷	胃火牙痛	内庭、二间	主穴泻法,循经远取可左右交叉取穴,太溪补法,余穴泻法
牙痛		祛风泻火通络止痛	颊车、下关、合谷	阴虚牙痛	太溪、行间	主穴泻法,循经远取可左右交叉取穴,太溪补法,余穴泻法
麦粒肿		疏风清热解毒散结	太阳、攒竹、二间、内庭	外感风热	大椎、风池、曲池、合谷	毫针泻法,太阳穴点刺出血
麦粒肿		疏风清热解毒散结	太阳、攒竹、二间、内庭	脾胃蕴热	四白、头维、三阴交	毫针泻法,太阳穴点刺出血
咽痛		清热利咽消肿止痛	廉泉、尺泽、少商、关冲、内庭	外感风热	风池、外关	毫针泻法
咽痛		清热利咽消肿止痛	廉泉、尺泽、少商、关冲、内庭	肺胃实热	厉兑、鱼际	毫针泻法

第六章 练习题与答案

第七章 方药基础知识

第一节 中药基础知识

中药是在中医理论指导下应用的药物,包括中药材、中药饮片和中成药等。由于中药以植物性药材居多,所以自古以来人们习惯将其称为"本草"。

中药学是专门研究中药基本理论和各种药材的来源、采制、性能、功效、临床应用等知识的一门学科,是中医学的重要组成部分。经现代整理,中药种类已为3 000种以上,这些宝贵资源的开发和利用已有悠久的历史,是中医学发展的重要物质基础。

一、中药的产地、采集、干燥和贮存

中药的来源,除部分人工制品外,主要来源于天然的动物、植物和矿物。中药的产地、采收与贮存是否合适,直接影响到药材的质量和疗效。

(一) 产地

天然药材的分布和生产,离不开一定的自然条件。我国自然地理状况十分复杂,各地区的水土、气候、日照、生物分布等生态环境各不相同,故逐渐形成了"道地药材"的概念和使用"道地药材"的用药原则。"道地药材"指历史悠久、品种优良、疗效突出、带有地域特点的一些药物。如四川的黄连、川芎、附子,广东的陈皮,东北的人参、细辛、五味子,云南的茯苓,河南的地黄,山东的阿胶等。

(二) 采集

中药的采收时节与方法对保证药物质量至关重要。一般来讲,药材的采收应该在药物有效成分含量最多的时候进行,通常以入药部分的成熟程度作为依

据。全草入药的，大多在植株充分成长或开花的时候采集。叶类药材通常在花蕾将放或正盛开的时候采收。花的采收，一般在花正开放时进行，由于花朵次第开放，故要分次采收。果实和种子，除枳实、青皮、乌梅等少数药材要在果实未成熟时采收果实或果皮外，通常都在成熟时采收。根和根茎的采集，以农历二月、八月为佳。树皮和根皮通常在春夏时节采集。

(三) 干燥

干燥是保存药材的基本条件。其方法有晒干、阴干、烘干和用石灰干燥等。近年来，远红外干燥和微波干燥技术广泛应用于中药的干燥中，具有干燥速度快、脱水率高、加热均匀且能杀灭微生物等优点。

(四) 贮存

药材贮藏保管的好坏，直接影响药材的质量。如果贮存不当，就可能发生虫蛀、霉烂、变色、走油等现象，导致药材变质，甚至失效。为确保疗效，必须消除上述因素的影响。通常采用干燥、低温、避光、密闭保存及化学药物熏杀等方法处理贮存。一般药物与剧毒药物必须分别贮存。

二、中药的性能

中药的性能即中药药性理论，是历代医家在数千年医疗实践中，根据药物作用于人体所反馈出来的各种生理、病理信息，以及治疗作用、临床疗效，是经不断推测、判断、总结出来的用药规律。中药性能主要包括四气、五味、升降浮沉、归经及毒性等内容。

(一) 四气五味

1. 四气

四气指药物有寒、热、温、凉四种不同的药性，又称四性。药物的寒、热、温、凉是从药物作用于机体所发生的反应概括出来的。寒性和凉性药物，具有清热泻火、凉血解毒等作用，能够减轻或消除热证，如黄芩、黄连、栀子、大黄等；温性或热性的药物，具有温里散寒、助阳通脉、回阳救逆等作用，能够减轻或消除寒证，如附子、干姜、肉桂等。

此外，还有一类寒热性质不明显的药物，因其药性平和，作用较缓，故称为平性药，如党参、山药、甘草等。平性药仍有微温、微凉的不同，未超出四气的范围。

2. 五味

五味指辛、甘、酸、苦、咸五种药味。有些药物有淡味和涩味，故药物的味不止五种，但是辛、甘、酸、苦、咸是五种最基本的滋味，所以仍然称为五味。不同的味有不同的作用，味相同的药物，其作用也有相近或共同之处。故中药五味更重要的是对药物作用的高度概括。

（1）辛：具有发散、行气、行血、开窍的作用。如治疗表证的解表药和治疗气血阻滞的理气药、活血药大多具有辛味。辛味药常用于表证、气滞血瘀证等。

（2）甘：具有补益、调和、缓急的作用。一般滋养补虚、调和药性、缓解疼痛的药物多有甘味。甘味药常用于正气弱、脏腑不和、拘挛疼痛等病症。

（3）酸：具有收敛、固涩作用。一般敛肺止咳、收涩敛汗、涩肠止泻的药物多有酸味。酸味药常用于体虚多汗、肺虚久咳、久泻肠滑、遗精、滑精、遗尿、尿频、崩漏、带下等病症。

（4）苦：具有清热泻火、降泻气逆、通泻大便、燥湿祛湿等作用。一般清热泻火、降气平喘、降逆止呕、通利大便、清热燥湿的药物多具有苦味。苦味药常用于治疗实热证，如实证喘咳、呕恶、便秘、湿证等。

（5）咸：具有泻下通便、软坚散结等作用。一般泻下或润下通便及软化坚硬、消散结块的药物多具有咸味。咸味药常用于大便燥结、瘰疬痰核、瘿瘤、癥瘕痞块等病症。

（6）淡：具有渗湿利尿的作用。淡味药常用于水肿、小便不利等病症。

此外，"涩"味药与"酸"味药作用相似，大多具有收敛固涩作用，常用于虚汗、久泻、遗精、出血等病症。

（二）升降浮沉

升、降、浮、沉指药物在治疗疾病时对人体作用有不同的趋向性。也就是说，升、降、浮、沉指药物对机体有向上、向下、向外、向内四种不同作用趋向。升，指上升、升提；降，指下降、降逆；浮，指向外发散；沉，指向内收敛。药物的这种性能可用于调整机体气机紊乱，使之恢复正常的生理功能，或因势利导，驱邪外出，达到治愈疾病的目的。

1. 升降浮沉与病位和病势的关系

就病位而言，应顺其而治，即病位在上在表者宜升浮不宜沉降，病位在下在里者宜沉降不宜升浮。就病势而言，应逆其而治，即病势上逆者，宜降不宜升；病势下陷者，宜升不宜降。

2. 升降浮沉与药物气味、质地和作用的关系

一般来讲，凡味属于辛、甘、淡，性属温热的药物，大都升浮，花、叶、皮、枝等质轻的药物多升浮，具有升阳发表、驱散风邪、涌吐开窍等功效的药物，药性大多是升浮的；味属苦、酸、咸，性属寒凉的药物，大多沉降，种子、果实、矿物、贝壳等质重的药物多沉降，而具有清热泻下、重镇安神、利尿渗湿、消食导滞、息风潜阳、止咳平喘、降逆收敛的药物，其药性大多是沉降的。

3. 升降浮沉与药物炮制法的关系

某些炮制方法可以改变药物升降浮沉之性，如酒制则升，姜炒则散，醋炒收敛，盐炒下行等。

(三) 归经

归经指药物对机体某部位的选择性作用，是以脏腑经络为基础的药物作用的定位概念。归经指明了药物治病的应用范围，药物的归经不同，治疗的范围也就不同。

药物的归经与治疗作用密切相关。一般而言，药物对某经（脏腑经络）或某几经的治疗效果明显，而对其他经的治疗作用则相对较小甚或没有作用。如以头痛而言，羌活善治太阳经头痛，葛根、白芷善治阳明经头痛，柴胡善治少阳经头痛，吴茱萸善治厥阴经头痛。因此，在应用药物时，要掌握药物的归经，并与四气五味、升降浮沉结合起来，方能收到满意的效果。

(四) 中药的毒性

毒性指药物对机体的损害性。有毒的中药大多效强功捷，合理运用则可立起沉疴。对有毒性的药物，应用时必须按规定的方法炮制，恰当配伍，正确煎服，严格掌握适应证和剂量。有毒药物禁止长期服用，避免误服。

三、中药的应用

(一) 配伍

配伍指根据不同病情和临床辨证，有选择地将两种或两种以上药物组合在一起应用。在长期临床用药实践中，把单味药的应用和药物的配伍关系总结为"七情"。现将"七情"配伍关系概述如下。

1. 单行

用一味药治疗疾病谓单行。如人参治疗气虚欲脱证,马齿苋治疗痢疾。

2. 相须

两种性能、功效相同或近似的药物合用以增强疗效的配伍方法叫相须,如石膏、知母合用能增强清热泻火的作用。

3. 相使

两种药物合用,一种药物为主,另一种药物为辅,辅药可以提高主药功效的配伍方法,谓相使。如黄芪配茯苓治脾虚水肿,茯苓能提高黄芪补气利水的作用。

4. 相畏

指一种药物的毒性或副作用能被另一种药物减轻或消除的配伍方法。如生姜配半夏可减轻或消除半夏的毒性,则半夏畏生姜。

5. 相杀

指一种药物能减轻或消除另一种药物的毒性或副作用。如防风杀砒霜之毒,绿豆杀巴豆毒等。

6. 相恶

指一种药可使另一种药的功效降低甚至消失的配伍方法。如莱菔子与人参同用,人参的补气作用则被莱菔子削弱。

7. 相反

两种药物配伍应用后,产生剧烈的不良反应,即谓之相反。如贝母反乌头,甘草反甘遂等。

七情配伍除单行外,相须、相使可以起到协同作用,能提高药效,是临床常用的配伍方法。相畏、相杀可以减轻或消除不良反应,以保证安全用药,是使用不良反应较强药物的配伍方法,也可用于有毒中药的炮制及中毒解救。而相恶相反是配伍禁忌。

(二) 用药禁忌

为了保证用药安全和药物疗效,应当注意用药禁忌。中药用药禁忌主要包括配伍禁忌、妊娠用药禁忌、证候禁忌及服药食忌等内容。

1. 配伍禁忌

中药配伍禁忌的范围主要包括药物七情中相反、相恶两个方面的内容,目前公认的中药配伍禁忌主要是金元时期概括的"十八反"和"十九畏"。

(1) 十八反：甘草反甘遂、大戟、海藻、芫花；乌头反贝母、瓜蒌、半夏、白蔹、白及；藜芦反人参、沙参、丹参、玄参、苦参、细辛、芍药。

(2) 十九畏：硫黄畏朴硝，水银畏砒霜，狼毒畏密陀僧，巴豆畏牵牛，丁香畏郁金，川乌、草乌畏犀角，牙硝畏三棱，官桂畏石脂，人参畏五灵脂。

2. 妊娠用药禁忌

所谓妊娠禁忌药，指对妊娠母体或胎儿具有损害作用，干扰正常妊娠的药物。根据药物作用的强弱，一般分为禁用和慎用两类。禁用的药物大多毒强，药性猛烈，如巴豆、牵牛、斑蝥、麝香、虻虫、水蛭、三棱、莪术、芫花、大戟、甘遂、商陆、水银、轻粉、雄黄、砒霜等。慎用的药物主要有活血破血、攻下导积、行气破滞及大辛大热之品。如桃仁、红花、乳香、没药、王不留行、大黄、枳实、附子、干姜、肉桂、天南星等。

3. 证候禁忌

由于药物具有寒热温凉和归经等特点，因而一种药物只适用于某种或某几种特定的证候，而对其他证候无效，甚或出现相反作用。此时，对其他证候而言，即为禁忌证。如麻黄辛温发散，解表发汗力强，适用于外感风寒表实无汗证，而表虚自汗者禁用；黄精质润甘平，滋阴补肺，适用于肺虚燥咳及肾虚精亏者，而脾虚湿盛，中寒便溏者忌用。

4. 服药时的饮食禁忌

饮食禁忌指服药期间对某些食物的禁忌，简称食忌。一般在服药期间、应忌食生冷、油腻、腥膻和有刺激性的食物。此外，病情不同，饮食禁忌也有区别，如热性病忌食辛辣、油腻、煎炸类食物，寒性病忌食生冷类食物，疮疡及皮肤病患者忌食腥膻发物及辛辣刺激性食物等。

(三) 中药的剂量

中药的用量即剂量，指临床用药的分量。主要指每味药的成人一日量，其次指方剂中药物与药物之间的比较分量，也称相对剂量。一般而言，药物单用时剂量可较大，而在复方中则较小；主要药物剂量相对较大，辅助药物剂量则相对较小。用量是否得当，是直接影响药效及临床疗效的重要因素之一。中药绝大多数来源于生药，药性平和，安全剂量幅度大。但对于一些药性猛烈和有剧毒的药品，必须严格控制用量。一般来讲，确定中药的剂量，应根据以下几个方面的因素来考虑。

1. 药物性质

剧毒药或作用峻烈的药物，用量宜轻；质松量轻的药物如花、叶、皮、枝或干品药材等，用量宜轻。质坚体重的药物如矿物、介壳类，用量宜大；鲜药含水分较多，用量宜大。

2. 药物配伍

单味药使用时，剂量宜重；复方中，主药比辅药重；入汤剂要比入丸剂、散剂量重。

3. 患者情况

一般来说，老年、小儿、妇女产后及体质虚弱者用量宜小；成人及体质壮实者用量宜重。病情轻、病势缓、病程长者用量宜小；病情重、病势急、病程短者用量宜大。

4. 季节、地域

发汗解表药夏季用量宜小，冬季用量宜大；苦寒泻火药夏季用量宜重，冬季用量宜轻。解表药在严寒冬天的北方，用量宜重；在炎热夏天的南方，用量宜轻。

除剧毒药、峻烈药、精制药及某些贵重药外，一般单味中药常用的内服剂量（成人汤剂一日量）约为 10 g，较大剂量为 15~30 g。

四、常用中药及中药分类

（一）解表药

凡以发散表邪，治疗表证为主的药物，称解表药。根据解表药的药性及功效主治差异，可分为发散风寒药及发散风热药两类，有时又称辛温解表药与辛凉解表药。

使用发汗力强的解表药，要注意不可汗出过多，以免损伤津液，耗散阳气。凡表虚自汗、阴虚盗汗或热病后期、津液亏耗以及失血等病症，宜慎用。入汤剂不宜久煎，以免有效成分挥发，降低疗效。

1. 发散风寒药

本类药物性味多属辛温，辛以发散，温可祛寒，故以发散肌表风寒邪气为主要作用。主治风寒表证，症见恶寒、发热、无汗或汗出不畅、头身疼痛、鼻塞、流涕、口不渴、舌苔薄白、脉浮紧等。部分发散风寒药分别兼有祛风止痒、止痛、止咳平喘、利水消肿、消疮等功效，又可用治风疹瘙痒、风湿痹证、咳喘以及水肿、疮疡初起等兼有风寒表证。

常用发散风寒药有：麻黄、桂枝、紫苏、生姜、防风、荆芥、羌活、白芷、细辛、葱白等。

2. 发散风热药

本类药物性味多辛苦而偏寒凉，辛以发散，凉可祛热，故以发散风热为主要作用，发汗解表作用较发散风寒药缓和。主要适用于风热感冒以及温病初起邪在卫分，症见发热、微恶风寒、咽干口渴、头痛目赤、舌边尖红、苔薄黄、脉浮数等。部分发散风热药分别兼有清头目、利咽喉、透疹、止痒、止咳的作用，又可用治风热所致目赤多泪、咽喉肿痛、麻疹不透、风疹瘙痒以及风热咳嗽等症。

常用发散风热药有：薄荷、牛蒡子、菊花、桑叶、金银花、葛根等。

（二）清热药

凡以清除里热为主要作用，主治热性病症的药物，称清热药。根据清热药的功效及其主治证的差异，可将其分为清热泻火、清热燥湿、清热解毒、清热凉血及退虚热五类。清热药物大多药性苦寒，过用易伤脾胃，故脾胃虚弱者慎用。

1. 清热泻火药

热为火之渐，火为热之极。本类药物性味多苦寒或甘寒，清热力较强，用以治疗火热较盛的病症，故称为清热泻火药。本类药物以清泄气分邪热为主，适用于热病邪入气分而见高热、口渴、汗出、烦躁、甚或神昏谵语、舌红苔黄、脉洪数实者。此外，因各药归经的差异，还分别适用于肺热、胃火、心火、肝火等引起的脏腑火热证。

常用清热泻火药有：石膏、知母、芦根、天花粉、竹叶、栀子、夏枯草、决明子等。

2. 清热燥湿药

本类药物性味苦寒，清热之中，燥湿力强，故称为清热燥湿药，主要用于湿热证。如湿温或暑温夹湿，湿热壅结，气机不畅，则症见身热不扬、胸脘痞闷、小便短赤、舌苔黄腻；如湿热蕴结脾胃，升降失常，则症见脘腹胀满、呕吐、泻利；若湿热壅滞大肠，传导失职，则症见泄泻、痢疾、痔疮肿痛；如湿热蕴蒸肝胆，则症见黄疸尿赤、胁肋胀痛、耳肿流脓；如湿热下注，则症见带下色黄，或热淋灼痛；如湿热流注关节，则症见关节红肿热痛；若湿热浸淫肌肤，则可见湿疹、湿疮。本类药物苦寒性大，燥湿力强，过服易伐胃伤阴，故一般用量不宜过大。凡脾胃虚寒、津伤阴损者应慎用，必要时可与健胃药或养阴药同用。

常用清热燥湿药有：黄连、黄芩、黄柏、龙胆草、苦参等。

3. 清热解毒药

本类药物性质寒凉，清热之中更长于解毒，具有清解火热毒邪的作用。主要适用于痈肿疮毒、丹毒、瘟毒发斑、痄腮、咽喉肿痛、热毒下利、虫蛇咬伤、癌肿、水火烫伤以及其他急性热病等。在临床用药时，应根据各种证候的不同表现及兼证，结合具体药物的特点，有针对性地选择应用，并应根据病情的需要给以相应的配伍。本类药物易伤脾胃，中病即止，不可过服。

常用清热解毒药有：金银花、连翘、大青叶、板蓝根、贯众、蒲公英、野菊花、土茯苓、鱼腥草、穿心莲、白头翁、败酱草、马齿苋、射干、白花蛇舌草等。

4. 清热凉血药

凡能清热凉血，以治疗营血分热为主的药物，称为清热凉血药。本类药物性味多为苦寒或咸寒，偏入血分以清热，多归心、肝经。主要用于营分、血分等热证，如温热病热入营分，热灼营阴，心神被扰，症见身热夜甚、心烦不寐、舌绛、脉细数，甚则神昏谵语、斑疹隐隐；若热陷心包，则神昏谵语、舌謇肢厥、舌质红绛；若热盛迫血，心神被扰，症见舌色深绛、衄血、尿血便血、斑疹紫黯、躁扰不安，甚或昏狂等，亦可用于其他疾病引起的血热出血证。若气血两燔，可配清热泻火药同用，使气血两清。

常用清热凉血药有：生地黄、玄参、丹皮、赤芍、水牛角等。

5. 清虚热药

本类药物药性寒凉，主入阴分，以清虚热、退骨蒸为主要作用。主要用于肝肾阴虚，虚火内扰所致的骨蒸潮热、午后发热、手足心热、虚烦不寐、盗汗遗精、舌红少苔、脉细而数以及温热病后期，邪热未尽，伤阴劫液，而致夜热早凉、热退无汗、舌质红绛、脉象细数等虚热证。使用本类药常配伍清热凉血及清热养阴之品,以标本兼顾。

常用清虚热药有:青蒿、地骨皮、银柴胡、胡黄连等。

(三) 化痰止咳平喘药

凡具有化痰祛痰作用,治疗咳痰不畅的药物,称化痰药;具有减轻或制止咳嗽和喘息的药物,称止咳平喘药。痰、咳、喘三者关系密切。一般咳喘每多夹痰,痰多易致咳喘。治疗上化痰药常与止咳药配伍使用。本类药物根据功效及用途分为清热化痰药、温化寒痰药及止咳平喘药三类。

1. 温化寒痰药

本类药物味多辛苦,性多温燥,主归肺、脾、肝经,有温肺祛寒、燥湿化痰之功,部分药物外用有消肿止痛的作用。本类药物主治寒痰、湿痰证,以及由寒痰、湿痰所致的眩晕、肢体麻木、阴疽流注,以及疮痈肿毒。临床运用时,常与温散寒邪、燥湿健脾的药物配伍,以期达到温化寒痰、湿痰的目的。温燥之性的温化寒痰药,不宜用于热痰、燥痰之证。

常用温化寒痰药有半夏、天南星、白芥子、旋覆花等。

2. 清化热痰药

本类药物多属苦寒,或甘寒质润,有清化热痰的作用。主要适应于热痰壅肺所致咳嗽气喘、痰多黄稠、舌红苔黄腻等症。清化热痰药多属苦寒或甘寒质润之品,易伤阳助湿,故寒痰、湿痰及脾胃虚寒者忌用。

常用清化热痰药有贝母、桔梗、瓜蒌、竹茹、竹沥、胖大海、前胡、昆布等。

3. 止咳平喘药

本类药物主归肺经,其味或辛或苦或甘,其性或温或寒。由于药物性味不同,质地润燥有异,止咳平喘之机制亦各有不同,有宣肺、清肺、润肺、降肺、敛肺及化痰之别。

本类药物主治咳喘。咳喘之证,病情复杂,有外感内伤之别,寒热虚实之异。临床应用时应审证求因,随证选用不同的止咳、平喘药,并配伍相应的有关药物,总之不可见咳治咳,见喘治喘。表证、麻疹初起,不能单投止咳药,当以疏解宣发为主,少佐止咳药物,更不能过早使用敛肺止咳药。个别麻醉镇咳定喘药,因易成瘾,易恋邪,用之宜慎。

常用止咳平喘药有杏仁、苏子、百部、紫菀、款冬花、枇杷叶、桑白皮、白果等。

（四）化湿药

凡气味芳香，性偏温燥，以化湿运脾为主要作用的药物，称为化湿药。此类药物气味芳香，性偏温燥，有疏畅气机，宣化湿浊，醒脾和胃，消胀除痞的功效。适用于湿浊内阻中焦，脾为湿困，运化失常所致的脘腹痞满、呕吐泛酸、大便溏薄、食少体倦、舌苔白腻，或湿热困脾之口干多涎等。对湿温、暑温等症，亦可选用。

化湿药物气味芳香，多含挥发油，一般以作为散剂服用疗效较好，如入汤剂宜后下，不应久煎，以免其挥发性有效成分逸失而降低疗效；本类药物多属辛温香燥之品，易于耗气伤阴，故阴虚血燥及气虚者宜慎用。

常用芳香化湿药有藿香、佩兰、苍术、厚朴、砂仁、豆蔻等。

（五）消食药

凡以消化食积为主要作用，主治饮食积滞的药物，称为消食药。本类药物多味甘性平，主归脾胃二经，具有消食化积、健脾开胃、和中之功。主治宿食停留，饮食不消所致的脘腹胀满、嗳气吞酸、恶心呕吐、不思饮食、大便失常；以及脾胃虚弱等症。本类药物虽多数较缓，但仍不乏耗气之弊，故气虚而无积滞者慎用。

常用消食药有山楂、神曲、麦芽、鸡内金、莱菔子等。

（六）活血化瘀药

凡以通利血脉，促进血行，消散瘀血为主要功效，用于治疗瘀血证的药物，称活血化瘀药，或活血祛瘀药，简称活血药，或化瘀药。其中活血作用较强者，又称破血药，或逐瘀药。

活血化瘀药，性味多为辛、苦、温；部分动物类药，味咸。主入心、肝两经。味辛则能散、能行，味苦则通泄，且均入血分，故能行血活血，使血脉通畅，瘀滞消散。适用于血行不畅，瘀血阻滞之瘀痛、创伤、闭经、痛经、产后瘀痛、痈肿、痹痛、胸痹等症。本类药物行散力强，易耗血、动血，不宜用于妇女月经过多以及其他出血证无瘀血现象者。对于孕妇尤当慎用或忌用。

常用活血化瘀药有川芎、延胡索、郁金、丹参、乳香、没药、红花、桃仁、益母草、牛膝、鸡血藤、莪术、三棱等。

(七）泻下药

凡能引起腹泻，或润滑大肠，促进排便的药物，称为泻下药。本类药物能利大便，排出肠胃积滞及其他有害物质，或清热泻火，使热毒通过泻下得以缓解。主要适用于大便秘结、肠道积滞、实热内结及水肿停饮等里实证。根据其作用与适用证的不同，可分为攻下药、润下药、逐水药三类。

泻下药易伤正气，应以邪去为度，不可过量。其中攻下药和逐水药作用峻猛，年老体弱、久病正虚者慎用，妇女产后及经期忌用。

1. 攻下药

本类药大多苦寒沉降，主入胃、大肠经。既有较强的攻下通便作用，又有清热泻火之效。主要适用于大便秘结，燥屎坚结及实热积滞之证。

常用攻下药有大黄、芒硝、番泻叶等。

2. 润下药

本类药物多为植物种仁，富含油脂，味甘质润，多入脾、大肠经，具有润燥滑肠作用，促使排便而不至峻泻。适用于年老体弱、久病、产后血虚、热病伤津等所致的肠燥津枯便秘。

常用润下药有火麻仁、郁李仁等。

3. 逐水药

本类药物大多苦寒有毒，药力峻猛，服药后能引起剧烈腹泻，有的兼能利尿，能使体内潴留的水饮通过二便排出体外，消除肿胀。适用于全身水肿，大腹胀满，以及停饮等正气未衰之证。

本类药攻伐力强，副作用大，易伤正气，临床应用当中病即止，不可久服。使用时常配伍补益药以保护正气。体虚者慎用，孕妇忌用。还要注意本类药物的炮制、剂量、用法及禁忌等，以确保用药安全、有效。

常用逐水药有甘遂、大戟、芫花等。

(八）理气药

凡以疏理气机为主要作用，治疗气滞或气逆证的药物，称为理气药。本类药物味多辛苦温而芳香。其味辛能行，味苦能泄，芳香能走窜，性温能通行，故有疏理气机，即行气、降气、解郁、散结的作用，并可通过畅达气机、消除气滞而达到止痛之效。主要适用于气滞证所见胀、满、疼、痞；脾胃气滞所致的脘腹胀满、恶心、呕吐、嗳腐吞酸、便秘或腹泻；肝气郁结所致的胁肋胀痛、疝气疼痛、月经不调、乳房胀痛；肺气壅塞所致的胸闷不畅、咳嗽气喘等症。本类药物性多辛温香燥，易耗气伤阴，故气阴不足者慎用。

常用理气药有陈皮、青皮、枳实、木香、沉香、川楝子、香附、佛手、乌药、薤白等。

（九）止血药

凡以制止体内外出血，治疗各种出血病症为主的药物，称止血药。止血药均入血分，因心主血、肝藏血、脾统血，故本类药物以归心、肝、脾经为主，尤以归心、肝二经者为多。主要适用于咯血、吐血、便血、尿血、崩漏、紫癜及外伤出血病症。根据药性和功效不同，止血药物分为凉血止血药、温经止血药、化瘀止血药和收敛止血药四类。

1. 凉血止血药

本类药物性属寒凉，味多甘苦，入血分，具有清泄血分之热而止血的功效，适用于血热妄行所致的各种出血证。部分药物兼有清热解毒、利尿、化痰止咳等作用，可分别治疗疮痈、水肿、黄疸、肺热咳嗽等病症。本类药物均为寒凉之品，原则上不宜用于虚寒性出血。又因其寒凉易于留瘀，故不宜过量久服。

常用凉血止血药有小蓟、大蓟、地榆、槐花、侧柏叶、白茅根、苎麻根等。

2. 化瘀止血药

本类药物既能止血，又能化瘀，具有止血而不留瘀的特点，适用于瘀血内阻、血不循经之出血证。部分药物尚能消肿、止痛，还可用治跌打损伤、经闭、瘀滞心腹疼痛等病症。本类药物具行散之性，对于出血而无瘀者及孕妇宜慎用。

常用化瘀止血药有三七、茜草、蒲黄、降香等。

3. 收敛止血药

本类药物大多味涩性平，或为炭类，或质黏，长于收敛止血。热性出血或寒性出血均可使用，应用本类药当以出血而无瘀者为宜，若有瘀血及实邪者，当慎用或配伍活血化瘀祛邪之品。

常用收敛止血药有白及、仙鹤草、棕榈炭、血余炭、藕节等。

4. 温经止血药

本类药物性属温热，能温内脏，益脾阳，固冲脉而统摄血液，具有温经止血之效。适用于脾不统血，冲脉失固之虚寒性出血证。部分药物尚有温经散寒之功，可用于脾胃下焦虚寒之呕吐、泄泻、腹痛、痛经等症。然其性温热，故热盛火旺之出血证忌用。

常用温经止血药有艾叶、灶心土、炮姜等。

（十）驱虫药

凡以驱除或杀灭人体内寄生虫，治疗虫证为主的药物，称为驱虫药。本类药物入脾、胃、大肠经，部分药物具有一定的毒性，对人体内的寄生虫，特别是肠道寄生虫虫体有杀灭或麻痹作用，可促使其排出体外。故可用治蛔虫病、蛲虫病、绦虫病、钩虫病、姜片虫病等多种肠道寄生虫病。

驱虫药物对人体正气多有损伤，故要控制剂量，防止用量过大以致中毒或损伤正气；对素体虚弱、年老体衰及孕妇，更当慎用。驱虫药一般应在空腹时服用，使药物充分作用于虫体而保证疗效。对发热或腹痛剧烈者，不宜急于驱虫，待症状缓解后，再用驱虫药物。

常用驱虫药有使君子、苦楝皮、槟榔、南瓜子等。

（十一）开窍药

凡具辛香走窜之性，以开窍醒神为主要作用，治疗闭证神昏的药物，称为开窍药。开窍药主要用治温病热陷心包、痰浊蒙蔽清窍之神昏谵语，以及惊风、癫痫、脑卒中等猝然昏厥、痉挛抽搐等病症。又可用治湿浊中阻，胸脘冷痛满闷；血瘀、气滞疼痛；湿阻中焦，食少腹胀及目赤、咽肿、痈疽、疔疮等病症。

开窍药辛香走窜，为救急、治标之品，且能耗伤正气，故只宜暂服，不可久用。因本类药物性质辛香，其有效成分易于挥发，内服多不宜入煎剂，只入丸剂、散剂服用。

常用开窍药有麝香、冰片、苏合香、石菖蒲等。

（十二）温里药

凡以温里祛寒，治疗里寒证为主的药物，称温里药。本类药物均味辛而性温热，辛能散、能行，温能通，善走脏腑而能温里祛寒，温经止痛，故可用治里寒证，尤以里寒实证为主。个别药物尚能助阳、回阳，用以治疗虚寒证、亡阳证。

本类药物多辛热燥烈，易耗阴动火，故天气炎热时或素体火旺者当减少用量；热伏于里，热深厥深，真热假寒证禁用；凡实热证、阴虚火旺、津血亏虚者忌用；孕妇慎用。

常用温里药有附子、肉桂、吴茱萸、干姜、小茴香、丁香等。

（十三）平肝息风药

凡以平肝潜阳或息风止痉为主要作用，治疗肝阳上亢或肝风内动证的药物，称平肝息风药。本类药物皆入肝经，多为介类、动物药物及矿石类药物，具有平肝潜阳、息风止痉之主要功效。部分平肝息风药物以其质重、性寒沉降之性，兼有镇惊安神、清肝明目、降逆、凉血等作用，某些息风止痉药物兼有祛风通络之功。根据药物功效主治之差异，可将其分为平肝潜阳药和息风止痉药两类。

本类药物有性偏寒凉或性偏温燥之不同，故当注意使用。若脾虚慢惊者，不宜用寒凉之品；阴虚血亏者，当忌温燥之品。

1. 平肝潜阳药

本类药物多为质重之介类或矿石类药物，具有平抑肝阳或平肝潜阳之功效。主要用治肝阳上亢之头晕目眩、头痛、耳鸣和肝火上攻之面红、口苦、目赤肿痛、烦躁易怒、头痛头昏等症。亦用治肝阳化风痉挛抽搐及肝阳上扰烦躁不眠者，当分别配伍息风止痉药与安神药。

常用平肝潜阳药有石决明、珍珠母、牡蛎、罗布麻、赭石、刺蒺藜等。

2. 息风止痉药

本类药物主入肝经，以息肝风、止痉挛抽搐为主要功效。适用于温热病热极动风、肝阳化风、血虚生风等所致之眩晕欲仆、项强、肢颤、痉挛、抽搐等症，以及风阳夹痰、痰热上扰之癫痫、惊风抽搐，或风毒侵袭引动内风之破伤风痉挛抽搐、角弓反张等症。部分兼有平肝潜阳、清肝火作用的息风止痉药，亦可用治肝阳眩晕和肝火上攻之目赤、头痛等。

常用息风止痉药有羚羊角、牛黄、钩藤、天麻、蜈蚣、地龙、全蝎、僵蚕等。

（十四）安神药

凡以安定神志、治疗心神不宁病症为主的药物，称安神药。根据安神药临床应用不同，可分为重镇安神及养心安神药两类。本类药物多属对症治标之品，特别是矿石类重镇安神药及有毒药物，只宜暂用，不可久服，应中病即止。矿石类安神药，如作丸散剂服时，须配伍养胃健脾之品，以免伤胃耗气。

1. 重镇安神药

本类药物多为矿石、化石、贝壳类药物，具有质重沉降之性，故有重镇安神、平惊定志之功效。主要用于心火炽盛、痰火扰心、肝郁化火及惊吓等引起的心神不宁、烦躁易怒、心悸失眠及惊痫、癫狂等症。

常用重镇安神药有朱砂、磁石、龙骨、琥珀等。

2. 养心安神药

本类药物多为植物种子、种仁类药物，具有滋养心肝、养阴补血等作用。主要用于阴血不足、心脾两虚、心肾不交等导致的心悸怔忡、虚烦不眠、健忘多梦等病症。

常用养心安神药有酸枣仁、柏子仁、远志、灵芝、合欢皮等。

(十五) 补虚药

凡以滋补人体气血、阴阳之不足，改善脏腑功能，治疗各种虚证为主要作用的药物，称补虚药。根据各种药物功效及其主要适应证的不同，将其分为补气药、补血药、补阴药及补阳药四类。

1. 补气药

本类药物性味多甘温或甘平，能补益脏腑之气，增强机体抵抗力，尤其以补益脾气、肺气作用显著。适用于脾气虚所致神疲乏力、食欲减退、脘腹虚胀、大便溏薄或中气下陷、气虚欲脱等症；或肺气虚所见少气懒言、语音低微、或喘促、易出虚汗等症。本类药中部分味甘壅中，碍气助湿，对湿盛中满者应慎用，必要时应辅以理气除湿之药。

常用补气药有人参、党参、黄芪、白术、山药、大枣、甘草、饴糖、白扁豆等。

2. 补阳药

本类药物味多甘、辛、咸，药性多温热，主入肾经。咸以补肾，辛甘化阳，能补助一身之元阳，肾阳之虚得补，其他脏腑得以温煦，从而消除或改善全身阳虚诸证。主要适应于肾阳不足，畏寒肢冷，腰膝酸软，性欲淡漠，阳痿早泄，精寒不育或宫冷不孕，尿频遗尿；脾肾阳虚，脘腹冷痛或阳虚水泛之水肿；肝肾不足，精血亏虚之眩晕耳鸣，须发早白，筋骨痿软或小儿发育不良，囟门不合，齿迟行迟；肺肾两虚，肾不纳气之虚喘以及肾阳亏虚，下元虚冷，崩漏带下等症。补阳药性多燥烈，易助火伤阴，故阴虚火旺者忌用。

常用补阳药有鹿茸、紫河车、淫羊藿、杜仲、续断、肉苁蓉、补骨脂、益智仁、菟丝子、冬虫夏草、蛤蚧、核桃仁、韭菜子等。

3. 补血药

本类药物甘温质润，主入心肝血分，广泛用于各种血虚证。症见面色无华、心悸怔忡、失眠健忘、头昏耳鸣、月经后期、经血量少色淡等。补血药常配伍补气药，即所谓"有形之血不能自生，生于无形之气"；若兼见阴虚者，可与补阴药或兼有补阴补血作用的药物配伍；脾为气血生化之源，血虚源于脾虚，故多配伍补益脾气之品。补血药多有滋腻黏滞，故脾虚湿阻，气滞食少者应慎用。必要时，可配伍化湿行气消食药，以助运化。

常用补血药有当归、熟地、白芍、阿胶、何首乌、龙眼肉等。

4. 补阴药

本类药物以甘寒为主，具有滋养阴液、生津润燥的作用。主要适用于阴液亏虚所致咽干口燥、便秘尿黄及阴虚内热所致五心烦热、潮热盗汗等病症。其药物大多甘寒滋腻，凡脾胃虚弱、痰湿内阻、纳呆便溏者不宜使用。

常用补阴药有北沙参、南沙参、百合、麦冬、天冬、石斛、玉竹、枸杞子、女贞子、桑椹、黑芝麻等。

(十六) 祛风湿药

凡以祛除风寒湿邪，治疗风湿痹证为主的药物，称为祛风湿药。本类药物味多辛苦，性或温或凉，能祛除留着于肌肉、经络、筋骨的风湿之邪，有的还兼有散寒、舒筋、通络、止痛、活血或补肝肾、强筋骨等作用。主要用于风湿痹证之肢体疼痛，关节不利、肿大，筋脉拘挛等症。部分药物还适用于腰膝酸软、下肢痿软等。根据药性和功效的不同，祛风湿药分为祛风寒湿药、祛风湿热药、祛风湿强筋骨药三类。

1. 祛风寒湿药

本类药物性味多辛、苦、温，入肝、脾、肾经。辛行散祛风，苦燥湿，温通祛寒，有较好的祛风、除湿、散寒、止痛、通经络等作用，尤以止痛为主要特点。主要适用于风寒湿痹，肢体关节疼痛，筋脉拘挛，痛有定处，遇寒加重等。

常用祛风寒湿药有独活、威灵仙、川乌、木瓜等。

2. 祛风湿热药

本药物性味多为辛苦寒，入肝、脾、肾经。辛行散，苦降泄，寒清热，具有良好的祛风除湿、通络止痛、清热消肿之功。主要用于风湿热痹、关节红肿热痛等。

常用祛风湿热药有秦艽、防己、桑枝、雷公藤、丝瓜络等。

3. 祛风湿强筋骨药

本类药物主入肝、肾经，除祛风湿外，兼有一定的补肝肾、强筋骨的作用，主要用于风湿日久，肝肾虚损，腰膝酸软，脚弱无力等。风湿日久，易损肝肾，肝肾虚损，风寒湿邪又易犯腰膝部位，故选用本节药物有扶正祛邪、标本兼顾的意义。亦可用于肾虚腰痛、骨痿、软弱无力者。

常用祛风湿强筋骨药有五加皮、桑寄生等。

（十七）利水渗湿药

凡以通利水道、渗泄水湿为主要功效，治疗水湿内停证为主的药物，称利水渗湿药。本类药物味多甘淡，主归膀胱、小肠经，作用趋向偏于下行，具有利水消肿、利尿通淋、利湿退黄等功效。主要用于小便不利、水肿、泄泻、痰饮、淋证、黄疸、湿疮、带下、湿温等水湿所致的各种病症。

本类药物易耗伤津液，对阴亏津少、肾虚遗精遗尿者，宜慎用或忌用。有些药物有较强的通利作用，孕妇应慎用。根据药物作用特点及临床应用不同，利水渗湿药分为利水消肿药、利尿通淋药和利湿退黄药三类。

1. 利水消肿药

本类药物性味甘、淡、平或微寒，淡能渗泄水湿，服药后能使小便畅利，水肿消退，故具有利水消肿作用。用于水湿内停之水肿、小便不利以及泄泻、痰饮等症。

常用利水消肿药有茯苓、猪苓、泽泻、薏苡仁、玉米须等。

2. 利尿通淋药

本类药物性味多苦寒，或甘淡而寒。苦能降泄，寒能清热，走下焦，尤能清利下焦湿热，以利尿通淋为主要作用，主要用于小便短赤、热淋、血淋、石淋及膏淋等症。

常用利尿通淋药有车前子、滑石、石韦、木通、通草、海金沙等。

3. 利湿退黄药

本类药物性味多苦寒，主入脾、胃、肝经。苦寒则能清泄湿热，故以利湿退黄为主要作用，用于湿热黄疸，症见目黄、身黄、小便黄等。部分药物还可用于湿疮痈肿等症。

常用利湿退黄药有金钱草、茵陈、虎杖等。

(十八) 固涩药

凡以收敛、固涩为主要作用，治疗各种滑脱证的药物为固涩药，亦称收涩药。本类药物味多酸涩，有固表敛汗、涩肠止泻、固精缩尿、止血止带、敛肺止咳等作用。根据其药性及临床应用的不同，可分为固表止汗药、敛肺涩肠药、固精缩尿止带药三类。

收涩药性涩敛邪，故凡表邪未解，湿热所致之泻痢、带下、血热出血，以及郁热未清者，均不宜用，误用有"闭门留寇"之弊。但某些收涩药除收涩作用之外，兼有清湿热、解毒等功效，则又当分别对待。

1. 固表止汗药

本类药物性味多为甘、平，性收敛，多入肺、心二经，能行肌表，调节卫分，顾护腠理而有固表止汗之功。临床常用于气虚肌表不固，腠理疏松，津液外泄而自汗；阴虚不能制阳，阳热迫津外泄而盗汗。治自汗当配补气固表药同用，治盗汗宜配滋阴除蒸药同用，以治病求本。凡实邪所致汗出，应以祛邪为主，非本类药物所宜。

常用固表止汗药有麻黄根、浮小麦等。

2. 敛肺涩肠药

本类药物酸涩收敛，主入肺经或大肠经，分别具有敛肺止咳喘、涩肠止泻利作用。前者主要用于肺虚喘咳，久治不愈或肺肾两虚，摄纳无权的虚喘证；后者以用于大肠虚寒不能固摄或脾肾虚寒所致的久泻、久痢。治久咳虚喘者，如为肺虚，则加补肺益气药；如为肾虚，则加补肾纳气药同用。本类药酸涩收敛，如属敛肺止咳之品，对痰多壅肺所致的咳喘不宜用；如属涩肠止泻之品，对泻痢初起，邪气方盛，或伤食腹泻者不宜用。

常用敛肺涩肠药有五味子、乌梅、五倍子、诃子、肉豆蔻、赤石脂等。

3. 固精缩尿止带药

本类药物酸涩收敛，主入肾、膀胱经，具有固精、缩尿、止带作用。某些药物甘温还兼有补肾之功，适用于肾虚不固所致的遗精、滑精、遗尿、尿频以及带下清稀等症。本类药酸涩收敛，对外邪内侵，湿热下注所致的遗精、尿频等不宜用。

常用固精缩尿止带药有山茱萸、桑螵蛸、芡实、莲子等。

(十九) 外用及其他药

凡以在体表使用为主要给药途径，具有解毒消肿、散结止痛、杀虫止痒、化腐排脓、生肌收口、收敛止血等功效的药物，称外用药。本类药物主要适用于疥癣、湿疹、痈疽疔毒、麻风、梅毒、毒蛇咬伤等。其外用方法有研末外敷，或用香油及茶水调敷，或做成药捻、栓剂置入，或制成软膏涂抹，或煎汤浸渍及热敷等。外用药多数具有毒性，甚至有剧毒，须注意用量，以防意外。

常用外用及其他药有炉甘石、硼砂、硫黄、雄黄、白矾、蛇床子等。

第二节 方剂基础知识

方剂是由药物组成，以中医基本理论为指导，按照组方的配伍原则，具有一定结构和特定疗效的药方和制剂，是用于临床治疗疾病的主要工具。方剂是中医运用中药防治疾病的主要形式，是中医理、法、方、药中的重要组成部分。方剂的应用，必须在辨证的前提下，进行立法选方用药，方与法二者之间是相互依存、密不可分的，即所谓"法随证立，方从法出"，治法是用方和组方的依据，方剂是体现治法的主要手段。中医治法的内容极为丰富，临床常用的治法有"汗、吐、下、和、温、清、补、消"八法。

一、方剂的组成与变化

方剂是在辨证审因，确定治法的基础上，按照一定的组方原则遣药制方，并且针对具体证候加以灵活变化。

(一) 组成原则

准确辨证、立法以及合理选择药物，权衡用药剂量之外，还必须遵循方剂特有的组成原则，组方的原则是根据《素问·至真要大论》所言："主病之谓君，佐君之谓臣，应臣之谓使。"

1. 基本结构

分"君、臣、佐、使"四个部分。

（1）君药：针对主病或主症起主要治疗作用的药物。在方中起决定性的作用，占主导地位。

（2）臣药：①辅助君药加强治疗主病或主症作用的药物。②针对重要的兼病或兼症起主要治疗作用的药物。

（3）佐药：①佐助药，配合君药、臣药加强治疗作用或直接治疗次要兼症的药物；②佐制药，即用以消除或减弱君药、臣药的毒性，或能制约君药、臣药峻烈之性的药物；③反佐药，即病重邪甚，可能产生拒药时，配用与君药性味相反而又能在治疗中起相成作用的药物。

（4）使药：①调和药，用以调和方中诸药的药物；②引经药，用以引领方中诸药至病所或特定部位的药物。

2. 组方原则

（1）方从法出，依法治方：在具体治法的指导下处方用药，所处方药才具有针对性。

（2）君臣佐使，主次有序，相与宣摄：方中诸药分工明确、各司其职、有条不紊、密切配合。

(二) 组成变化

方剂的组成有一定的原则性，但也有很大灵活性，在临证运用成方时，还应根据患者的病情变化、体质强弱、年龄及地域、生活习惯、四时气候等不同而灵活加减。

1. 药味加减的变化

方剂中药物增减主要在臣药、佐药和使药中变化。通过调整方剂的组成药物，以适应病情变化和治疗需要，习称"随证加减"。以主证不变，君药不变为运用前提。以增加或减少方剂中的次要药物（臣、佐、使药的适当调整）变化方法。

2. 药量加减的变化

方剂中的药物组成虽相同，但因其用量各异，可使方剂的配伍关系及功效主治不相同。以组成方剂药物不变为运用前提，只增加或减少方剂组成药物的用量，致使方剂中药物的主次地位、配伍关系发生改变。

3. 剂型的变化

同一方剂尽管药物组成、用量完全相同，但由于剂型不同，作用也有差别。以原则上组成方剂的药物及其配伍用量比例不变为运用前提，以改变方剂的剂型为变化方法。剂型对方剂功效有一定影响，临证运用方剂，根据所治病证具体情况和所用药物的性能特点，选择合适剂型，对提高疗效和确保安全性具有重要意义。

二、方剂与治法

在准确辨析疾病的基础上，拟定相应的治法，在治法的指导下选择合适的药物组成，针对疾病证型的特点，对疾病进行治疗，最终完成辨证论治的过程。

方剂与治法的关系可以概括为"法随证立，方从法出"。

清代程钟龄《医学心悟·医门八法》云："论病之源，以内伤、外感四字括之。论病之情，则以寒、热、虚、实、表、里、阴、阳八字统之。而论治病之方，则以汗、和、下、消、吐、清、温、补八法尽之。"中医中药"八法"指中医在辨证论治原则的指导下八种基本治疗大法的总称（表7-1），中医护理人员掌握用药"八法"有助于辨证施护顺利进行。

表7-1 "八法"

功　能	适应病证
汗法：开泄腠理、调畅营卫、宣发肺气	外感表证、疹出不透、疮疡初起以及水肿、泄泻、咳嗽而见的恶寒发热、头痛身痛等表证者
吐法：涌吐胃脘部实邪之证	中风痰壅、宿食壅阻胃脘、毒物蓄积于胃等内蓄实邪之证
下法：泻下肠胃、荡涤实热、攻逐水饮	燥屎内结、冷积不化、瘀血内停、宿食不消、结痰停饮及虫积等证
和法：和解少阳、调和肝脾、调和肠胃	邪犯少阳、肝脾不和等证

(续表)

功　能	适应病证
温法：温里祛寒回阳	寒饮内停、寒湿不化、阳衰寒盛、脾胃虚寒等里寒证
清法：清热、泻火、解毒、凉血	里热证、热毒证、火证及虚热证
消法：消食导滞、软坚散结、行气活血、化痰利水驱虫	饮食停滞、气滞血瘀、水湿内停、痰饮不化、疳积虫积及疮疡痈肿等证
补法：滋养、补益人体气血阴阳	气血阴阳虚弱、脏腑失调、各种虚证

三、方剂的剂型

（一）常用剂型

1. 汤剂

用水或酒浸渍煎煮而成的液体药剂，汤剂优点是吸收快，能迅速发挥药效，加减变化灵活，能较全面灵活的照顾每一个患者和各种病证及其不同发展阶段的特殊性。

2. 散剂

将药物干燥、研碎、混匀而成的粉末状药剂，分为内服和外用两种。特点是制作简便、吸收较快、节省药材、不易变质、便于服用与携带。外用散剂一般用作外敷，掺撒疮面或患病部位；亦有作点眼、吹喉等外用。

3. 丸剂

将药物研成细末，以蜂蜜、水、米糊、面糊、酒、醋药汁等做赋形剂加工而成的药体球形剂。特点是吸收较慢、药效持久、节省药材、体积小、携带储存都很方便。适用于慢性、虚弱性疾病。此外，还有急救的丸剂、峻剂缓制之丸剂。常用的丸剂有：蜜丸、水丸、糊丸、浓缩丸等。

4. 膏剂

有内服和外用两种。

（1）内服膏剂有流浸膏剂、浸膏剂、煎膏剂三种。煎膏体积小、含量高、便于服用、口味甜美，有滋润补益作用，一般用于慢性虚弱患者。

（2）外用膏剂分为软膏和硬膏。外用膏剂广泛应用与皮肤科与外科，对皮肤可起到保护作用，某些膏剂也可透过皮肤黏膜起到局部治疗、全身性治疗的作用。

5. 片剂

是在丸剂的基础上发展起来的，用量准确，体积小，异味少，服用储存方便。片剂又分为内服片、口含片、舌下片、泡腾片、外用片、微囊片。

6. 栓剂

通过直肠黏膜吸收，可减少药物在肝中的"首过效应"，还可避免药物对胃黏膜的刺激。适用于不能直接吞服片、丸、胶囊或伴有呕吐的患者，婴幼儿和儿童可用栓剂给药。

7. 酒剂

又称药酒，具有散寒活血通络的作用。多用于身体虚弱，风湿痹痛，外伤瘀痛等病症，但酒性辛温行散，阴虚火旺者不宜使用。

8. 丹剂

习称丹药，用量小、疗效确切。但毒性较强，一般只做外用，不宜内服。

9. 糖浆剂

分为单糖浆、芳香糖浆和药用糖浆。味甜、量小、服用方便、吸收较快，尤其适于儿童服用。

10. 冲剂

可分为可溶性冲剂、混悬性冲剂和泡腾冲剂，是在糖浆剂和汤剂的基础上发展的新剂型。吸收快，发挥药效迅速，且体积小，服用、携带、运输都比较方便。易于受潮，注意包装和保存。

11. 注射剂

供皮下、肌肉、静脉注射的一种制剂。剂量准确，药效迅速，不受消化系统影响。适用于急危重患者急救使用，对于昏迷、难以口服患者尤为适宜。

(二) 其他剂型

1. 酊剂

有效成分高、用量少、作用快、不易腐败。

2. 露剂

一般作为饮料及清凉解暑剂，药露气味清淡，口感适宜。

3. 茶剂

以沸水泡汁或煎汁，不定时饮用。用于治疗感冒、食积、腹泻。

4. 条剂

用时插入疮口和瘘管内，能化腐拔毒，生肌收口。

5. 线剂

用于治疗瘘管、痔疮和赘生物。

6. 锭剂

可内服或外用。内服研末调服，外用磨汁涂患处。

四、方剂的分类

（一）解表剂

凡以解表药为主要组成，具有发汗、解肌、透疹等作用，治疗表证的方剂，称为解表剂。属于"八法"中"汗法"的范畴。

1. 适用范围

外感六淫之邪所致的表证，麻疹、疮疡、水肿初起、疟疾、痢疾等兼有表证者。

2. 分类

邪犯肌表之证有表寒和表热的不同，体质虚实差异。解表剂分为三类：辛温解表剂，适用于表寒证，代表方麻黄汤、桂枝汤；辛凉解表剂，适用于表热证，代表方银翘散、桑菊饮；扶正解表剂，适用于体质虚弱之人的表证，代表方败毒散、参苏饮。方剂组成、功效、主治病证见表7-2。

（二）泻下剂

凡以泻下药为主要组成，具有通导大便，排出肠胃积滞，荡涤实热、攻逐水饮、寒积等作用，以治疗里实证的方剂。属于"八法"中的"下法"范畴。

1. 适用范围

热结、冷积、燥屎和积水等所致的里实证。

2. 分类

根据泻下剂的不同作用，相应的分为寒下、温下、润下、逐水和攻补兼施五类。寒下剂，代表方如大承气汤；温下剂，代表方如温脾汤；润下剂，代表方如麻子仁丸；逐水剂，代表方如十枣汤；攻补兼施剂，代表方如新加黄龙汤。方剂组成、功效、主治病证见表7-2。

（三）和解剂

有疏泻调和、舒畅气机、调和脏腑、表里双解等作用。

1. 适用范围

伤寒邪在少阳，肝脾不和、肠胃不和等病症。

2. 分类

和解剂原为治疗足少阳胆经病症而设。分为三种剂型：和解少阳剂，代表方小柴胡汤；调和肝脾剂，代表方四逆散；调和肠胃剂，代表方半夏泻心汤。方剂组成、功效、主治病证见表7-2。

（四）清热剂

以清热药为主要组成，具有清热泻火、凉血解毒、滋阴透热的作用，用于治疗里热证，属于"八法"中的"清法"范畴。

1. 适用范围

温、热、火、毒所致的里热证。

2. 分类

由于热邪所在的部位程度不同，分为以下五种类型：清气分热剂，代表方白虎汤；清营凉血剂，代表方清营汤；清热解毒剂，代表方黄连解毒汤；清脏腑热剂，代表方导赤散；清虚热剂，代表方青蒿鳖甲汤。方剂组成、功效、主治病证见表7-2。

（五）补益剂

具有滋养、补益人体气血作用，用于治疗各种虚证的方剂。

1. 适用范围

气血阴阳不足所致的虚损病证。

2. 分类

人体虚损不足，有气虚、血虚、阴虚、阳虚之分。因此，补益也分为补气、补血、补阴、补阳。补气剂，代表方四君子汤；补血剂，代表方当归补血汤；补阴剂，代表方六味地黄丸；补阳剂，代表方肾气丸。方剂组成、功效、主治病证见表7-2。

（六）温里剂

以温里祛寒药为主要组成，具有温中祛寒、温通经脉、回阳救逆的作用，用于治疗里寒证，属于"八法"中的温法。

1. 适应范围

寒邪在脏腑之间的里寒证。

2. 分类

根据作用的不同，温里剂一般分为三类：温中祛寒剂，代表方理中丸；回阳救逆剂，代表方四逆汤；温经散寒剂，代表方当归四逆汤。方剂组成、功效、主治病证见表7-2。

(七) 安神剂

以安神药为主要组成，可以安神定志，治疗神志不安病症。

1. 适用范围

各种神志不安病症，如心悸失眠、烦躁、谵妄，以及癫痫等。

2. 分类

安神剂分为重镇安神和滋养安神两类。重镇安神剂，代表方朱砂安神丸；滋养安神剂，代表方酸枣仁汤。方剂组成、功效、主治病证见表7-2。

(八) 固涩剂

以固涩药为主要组成，有收敛固涩作用。

1. 适应范围

气血津液滑脱所致病症。

2. 分类

固涩剂按其作用可分为固表止汗剂，代表方牡蛎散；涩精止遗剂，代表方金锁固精丸；涩肠固脱剂，代表方四神丸；固崩止带剂，代表方固冲汤。方剂组成、功效、主治病证见表7-2。

(九) 开窍剂

以芳香开窍的药物为主，具有醒神开窍的作用。

1. 适用范围

神昏窍闭证。

2. 分类

分为凉开和温开两类。凉开剂，代表方安宫牛黄丸；温开剂，代表方苏合香丸。方剂组成、功效、主治病证见表7-2。

（十）理血剂

以止血药为主要组成，具有活血、止血、调血作用。

1. 适用范围

血行不畅、出血证或瘀血证。

2. 分类

理血剂主要治疗血病，分为活血祛瘀和止血。活血祛瘀剂，代表方血府逐瘀汤；止血剂，代表方小蓟饮子。方剂组成、功效、主治病证见表7-2。

（十一）理气剂

以各种理气药组成，具有行气和降气的作用。

1. 适用范围

各种原因导致的气滞证和气逆证。气滞证以脾胃气滞和肝气郁滞为主，气逆证以胃气上逆和肺气上逆为主。

2. 分类

分为行气和降气两大类。行气剂代表方半夏厚朴汤，降气剂代表方苏子降气汤。方剂组成、功效、主治病证见表7-2。

（十二）祛湿剂

以祛湿药为主要组成的方剂，具有化湿利水通淋的作用。

1. 适用范围

用于治疗各种水湿病证。

2. 分类

燥湿剂分为五大类，燥湿和胃剂，代表方平胃散、藿香正气散；清热祛湿剂，代表方茵陈蒿汤；利水渗湿剂，代表方五苓散；温化寒湿剂，代表方真武汤；祛风胜湿剂，代表方羌活胜湿汤。方剂组成、功效、主治病证见表7-2。

（十三）祛痰剂

以祛痰药为主要组成，有祛除痰液的功效，属于"八法"中"消法"范畴。

1. 适用范围

用于各种痰病。

2. 分类

祛痰剂分五类，燥湿化痰剂，代表方二陈汤；清热化痰剂，代表方小陷胸汤；润燥化痰剂，代表方贝母瓜蒌散；温化寒痰剂，代表方苓甘五味姜辛汤；

化痰息风剂，代表方半夏白术天麻汤。方剂组成、功效、主治病证见表7-2。

(十四) 消食剂

以消食药为主要组成，具有消食导滞化积的作用。

1. 适用范围

气、血、痰、湿导致的各种食积证。

2. 分类

消食化滞剂，代表方保和丸；健脾消食剂，代表方健脾丸。方剂组成、功效、主治病证见表7-2。

(十五) 息风剂

以辛散祛风、息风止痉药物为主要组成。

1. 适用范围

适用于各种风病。

2. 分类

主要用于疏散外风、平息内风。疏散外风剂，代表方川芎茶调饮；平息内风剂，代表方天麻钩藤饮。方剂组成、功效、主治病证见表7-2。

(十六) 治燥剂

以清宣辛散、甘凉滋润药物为主要组成。

1. 适用范围

主要适用于各种燥证。

2. 分类

分为轻宣外燥和滋阴润燥。轻宣外燥剂适用于外燥证，代表方杏苏散、桑杏汤；滋阴润燥剂适用于内燥证，代表方麦门冬汤。方剂组成、功效、主治病证见表7-2。

表7-2 方剂组成、功效、主治病证

方　名	药物组成	功　效	主治证候
麻黄汤	麻黄、桂枝、杏仁、炙甘草	发汗解表、宣肺平喘	外感风寒表实证。恶寒发热、头痛身疼、无汗而喘、苔薄白、脉浮紧

(续表)

方 名	药物组成	功 效	主治证候
桂枝汤	桂枝、芍药、生姜、大枣、炙甘草	解肌发表、调和营卫	外感风寒表虚证。头痛发热、汗出恶风、鼻鸣干呕、苔白不渴、脉浮缓或浮弱
银翘散	银花、连翘、桔梗、薄荷、竹叶、生甘草、荆芥穗、淡豆豉、牛蒡子、鲜苇根	辛凉透表、清热解毒	风热表证或温病初起。发热、微恶风寒、口渴咽痛、苔薄黄、脉浮数
桑菊饮	桑叶、菊花、杏仁、连翘、薄荷、桔梗、生甘草、苇根	疏风清热、宣肺止咳	风温初起。但咳、身热不甚、口微渴、苔薄白或薄黄、脉浮数
败毒散	柴胡、前胡、川芎、枳壳、羌活、独活、茯苓、桔梗、人参、甘草	散寒祛湿、益气解表	气虚,外感风寒湿表证。恶寒、壮热无汗、头项强痛、肢体酸痛、苔白腻、胸膈痞闷、脉浮而重取无力
参苏饮	人参、紫苏叶、干葛、橘红、半夏、前胡、茯苓、桔梗、枳壳、木香、甘草	益气解表、理气化痰	气虚,外感风寒内有痰湿证。恶寒发热、头痛鼻塞、咳嗽痰多、胸脘满闷、苔白、脉浮
大承气汤	大黄、厚朴、枳实、芒硝	峻下热结	①阳明腑实证。大便秘结、脘腹痞满、腹痛拒按、苔黄燥、脉沉实 ②热结旁流。下利清水、脘腹疼痛 ③热厥、惊病、发狂等里实热证
温脾汤	大黄、芒硝、附子、干姜、当归、人参、甘草	攻下冷积、温补脾阳	阴虚寒积证。腹痛便秘、手足不温、口不渴、苔白、脉沉弦而迟
麻子仁丸	麻子仁、芍药、杏仁、枳实、厚朴、大黄	润肠泄泻、行气通便	肠胃燥热、脾津不足证。大便秘结、小便频数、苔少脉细

(续表)

方　名	药物组成	功　效	主治证候
十枣汤	大戟、大枣、甘遂、芫花	攻逐水饮	①悬饮。咳唾胸胁隐痛、干呕短气、头痛目眩、脉沉弦 ②实水。一身悉肿，尤以下半身为重、腹胀喘满、苔滑、脉沉弦
新加黄龙汤	大黄、芒硝、枳实、生地、玄参、麦冬、人参、当归、甘草	泻热通便、补益气血	阳明腑实、气血不足证。大便秘结、腹痛拒按、身热口渴、神倦少气、苔焦黄或焦黑、脉虚
小柴胡汤	柴胡、黄芩、半夏、人参、炙甘草、生姜、大枣	和解少阳	①伤寒少阳证。寒热往来、不欲饮食、胸胁苦满、口苦咽干、脉弦 ②疟疾、黄疸等少阳病证
四逆散	炙甘草、枳实、柴胡、芍药	透邪解郁、疏肝理脾	①阳郁厥逆。手足不温、或咳、或悸、或小便不利、泄利下重 ②肝脾气郁证。胸胁胀满、脘腹疼痛、脉弦
半夏泻心汤	半夏、干姜、黄芩、黄连、大枣、炙甘草、人参	寒热平调、和胃降逆、消痞散结	寒热错杂之痞证。心下痞满、呕吐、肠鸣下利、苔薄腻微黄
白虎汤	石膏、知母、炙甘草、粳米	清热生津	气分热盛证。壮热面赤、恶热汗出、烦渴、苔黄、脉洪大有力
清营汤	水牛角、生地黄、玄参、金银花、连翘、黄连、丹参、竹叶心	清营解毒、透热养阴	热入营分之证。身热夜甚、心烦少寐、斑疹隐隐、脉滑数、舌绛而干
黄连解毒汤	黄芩、黄连、栀子、黄柏	清热泻火解毒	火毒实热、三焦热胜之证。烦热、口燥咽干、或身热下利、疮疡、肿毒、苔黄、脉数
导赤散	生地黄、木通、竹叶、生甘草梢	养阴、利水通淋	心经火热证。心胸烦闷、烦热口渴、口舌生疮、小便赤涩、舌红、脉数
青蒿鳖甲汤	青蒿、鳖甲、知母、生地黄、牡丹皮	清热养阴	阴虚火旺。阴液已伤、面赤心烦、盗汗、少苔、脉细数

(续表)

方　名	药物组成	功　效	主治证候
四君子汤	人参、白术、炙甘草、茯苓	益气健脾	脾胃气虚证。神倦乏力、食少、语声低微、苔白、脉虚弱
当归补血汤	当归、黄芪	补气生血	血虚阳浮热证。发热面赤、口渴欲饮、脉洪大而虚
六味地黄丸	熟地黄、山茱萸、山药、泽泻、茯苓、牡丹皮	滋补肝肾	肝肾阴虚证。腰膝酸软、潮热盗汗、耳鸣耳聋、头晕目眩、舌红少苔、脉细数
肾气丸	干地黄、山药、山茱萸、泽泻、茯苓、桂枝、附子、牡丹皮	温补肾阳	肾阳不足证。腰膝酸软、下肢浮肿、畏寒肢冷、遗精盗汗、脉沉迟
理中丸	人参、白术、干姜、炙甘草	温中散寒、健脾补气	脾胃虚寒证。腹痛、喜温喜按、口不渴、苔白、脉沉细
四逆汤	干姜、炙甘草、生附子	回阳救逆	心肾阳衰证。四肢厥逆、神衰、恶寒、脉沉细
当归四逆汤	当归、桂枝、芍药、细辛、大枣、通草、炙甘草	温经散寒、通脉养血	血虚寒厥证。四肢厥冷、苔白、脉沉细、四肢疼痛、月经不调、痛经
朱砂安神丸	朱砂、当归、黄连、炙甘草、生地黄	清热凉血、镇静安神	心火亢盛、心阴不足之证。心烦失眠、惊悸怔忡、舌红、脉细数
酸枣仁汤	酸枣仁、茯苓、川芎、知母、甘草	养血安神、清热除烦	肝血不足、虚热内扰证。虚烦不寐、头晕心悸、咽干口燥、舌红、脉弦细
牡蛎散	煅牡蛎、黄芪、浮小麦、麻黄根	固表止汗	体虚自汗、盗汗证。汗出、夜间尤甚，心悸气短、烦倦、舌淡红、脉细弱
金锁固精丸	沙苑子、蒺藜、芡实、莲须、煅龙骨、煅牡蛎	涩精补肾	肾虚不固之遗精。神疲乏力、腰膝酸软、遗精、耳鸣、苔白、脉细弱
四神丸	五味子、吴茱萸、肉豆蔻、补骨脂	温补脾肾、固肠止泻	脾肾阳虚之肾泄证。久泄不愈、腹痛纳呆、腰酸肢冷、神疲乏力、不欲饮食、苔薄白、脉沉迟

(续表)

方　名	药物组成	功　效	主治证候
固冲汤	白术、生黄芪、煅龙骨、煅牡蛎、棕边炭、五倍子、茜草、山茱萸、海螵蛸、生杭芍	固冲摄血、健脾补气	冲脉不固，脾肾亏虚证。月经过多、色淡质稀、神疲乏力、腰膝酸软、舌淡、脉细弱
平胃散	苍术、厚朴、陈皮、甘草、大枣、生姜	行气和胃、健脾燥湿	湿滞脾胃证。脘腹胀满、不欲饮食、恶心呕吐、嗳气反酸、肢体倦怠、苔白厚腻、脉缓
藿香正气散	藿香、白芷、紫苏、半夏、厚朴、茯苓、陈皮、白术、桔梗、大腹皮	化湿解表、理气和中	外感风寒、内伤湿滞证。霍乱吐泻、发热畏寒、头痛、脘腹疼痛、口淡、苔白腻
茵陈蒿汤	茵陈蒿、栀子、大黄	清热利湿、退黄	湿热黄疸证。一身面目俱黄、黄色鲜明、小便黄赤、便秘、腹微满
五苓散	泽泻、白术、茯苓、猪苓、桂枝	利水渗湿、温化阳气	下焦蓄水证。小腹胀满、烦渴欲饮、小便不利、水肿、苔白、脉浮
真武汤	茯苓、芍药、白术、附子、生姜	温阳利水	阳虚水泛证。小便不利、四肢重痛、畏寒肢冷、苔白、脉沉细
羌活胜湿汤	羌活、独活、防风、川芎、蔓荆子、炙甘草、藁本	祛风、胜湿、止痛	风湿在表之痹症。头痛身重、肩背痛、腰脊疼痛、苔白、脉浮
二陈汤	半夏、茯苓、橘红、炙甘草	燥湿化痰、理气和中	湿痰咳嗽。咳嗽痰多、痰白、胸膈痞闷、肢体困倦、恶心呕吐、苔白润、脉滑
小陷胸汤	黄连、半夏、瓜蒌	清热化痰、宽胸散结	痰热互结证。胸膈痞闷、心胸闷痛、或咳痰黄稠、苔黄腻、脉滑数
贝母瓜蒌散	贝母、瓜蒌、茯苓、橘红、桔梗、天花粉	润肺清热、理气化痰	燥痰咳嗽。干咳、咳痰不爽、咽干咽痛、呛咳、苔黄而干、脉弦

(续表)

方　名	药物组成	功　效	主治证候
苓甘五味姜辛汤	茯苓、甘草、干姜、细辛、五味子	温肺化痰	痰饮咳嗽。咳嗽痰多、色白清稀、胸膈满闷、苔白滑、脉弦滑
半夏白术天麻汤	半夏、白术、天麻、茯苓、甘草、橘红、生姜、大枣	健脾祛湿、化痰息风	风痰上扰证。头痛眩晕、胸膈痞闷、恶心呕吐、苔白腻、脉弦滑
保和丸	山楂、神曲、莱菔子、半夏、茯苓、陈皮、连翘	消食和胃	食滞胃脘证。脘腹胀满疼痛、恶心呕吐、嗳腐吞酸、大便泄泻、苔厚腻、脉滑
健脾丸	人参、炒白术、茯苓、甘草、陈皮、木香、砂仁、炒神曲、山楂、黄连、麦芽、山药、煨豆蔻	健脾和胃、消食止泻	脾虚食积证。食少积聚、脘腹痞闷、大便溏、苔黄腻、脉虚弱
川芎茶调饮	川芎、荆芥、防风、白芷、羌活、细辛、甘草、薄荷	疏风止痛	外感风邪头痛。偏正头痛或巅顶痛、目眩、鼻塞、恶寒发热、苔白、脉浮
天麻钩藤饮	天麻、钩藤、石决明、山栀、黄芩、牛膝、益母草、杜仲、桑寄生、夜交藤、朱茯神	平肝熄风、清热活血、补益肝肾	肝阳上亢、肝风上扰证。眩晕头痛、失眠、舌红、脉弦
杏苏散	苏叶、半夏、茯苓、前胡、桔梗、枳壳、甘草、生姜、橘皮、杏仁、大枣	清宣凉燥、理气化痰	外感凉燥证。头微痛、恶寒无汗、咳痰稀、苔白、脉弦
桑杏汤	桑叶、杏仁、香豉、沙参、梨皮、栀皮、象贝	清宣温燥、润肺止咳	外感温燥证。身热不甚、咽干口渴、鼻燥、干咳、苔薄白而燥、脉浮数
麦门冬汤	麦门冬、半夏、人参、甘草、粳米、大枣	滋养肺胃、降逆和中	①虚热肺痿。咳嗽气喘、咳痰不爽、咳吐痰涎、口干咽燥、手足心热、舌红少苔、脉虚数②胃阴不足。呃逆呕吐、噎膈、口渴咽燥、舌红少苔、脉虚数

(续表)

方　名	药物组成	功　效	主治证候
苏合香丸	苏合香、麝香、安息香、沉香、丁香、白术、木香、香附、乌犀香	芳香开窍、行气止痛	突然昏倒、不省人事、牙关紧闭、舌苔白、脉迟
安宫牛黄丸	牛黄、黄连、黄芩、雄黄、珍珠、犀角、山栀子、朱砂、冰片、麝香、金箔衣、郁金	清热解毒、开窍安神	邪热内陷心包证。高热烦燥、神昏谵语、舌红或绛、脉数
血府逐瘀汤	当归、生地黄、桃仁、红花、枳壳、柴胡、甘草、桔梗、川芎、牛膝、赤芍	活血祛瘀、行气止痛	胸中血瘀证。胸痛、痛如针刺有定处、呃逆日久、内热烦闷、心悸、无暗血有瘀斑、脉涩或弦
小蓟饮子	生地黄、小蓟、滑石、木通、蒲黄、藕节、当归、栀子、淡竹叶、炙甘草	凉血止血、利尿通淋	下焦热结血淋证。尿血、小便频数、赤涩热痛、舌红、苔黄、脉数
苏子降气汤	紫苏、半夏、当归、甘草、前胡、厚朴、肉桂	降气平喘、祛痰止咳	上实下重痰喘证。痰涎壅盛、喘嗽短气、胸膈满闷、肢体倦怠、浮肿、舌苔白滑或白腻
半夏厚朴汤	半夏、厚朴、茯苓、生姜、苏叶	行气开郁、降逆化痰	气滞痰阻证。胸胁满闷、或咳或呕、咽中异物、呕吐不出、苔白润、脉弦

第七章　练习题与答案

第八章 中医护理实施

第一节 常见中医技术

一、穴位贴敷

（一）概述

穴位贴敷是将各种不同的药物制成一定的剂型，贴敷于某些穴位或特定的部位上，利用药物对机体的刺激和药理作用，达到通经活络、清热解毒、活血化瘀、消肿止痛、行气消痞、提脓祛腐作用的一种操作方法。

（二）适用范围

适用范围相当广泛，包括多种临床急、慢性疾病，还可用于防病保健。

1. 内科，如感冒、咳嗽、哮喘、自汗、盗汗、胸痹、不寐、胃脘痛、泄泻、呕吐、便秘、食积、黄疸、胁痛、头痛、眩晕、口眼㖞斜、消渴、遗精、阳痿等。

2. 外科，如疮疡肿毒、关节肿痛、跌打损伤等。

3. 妇科，如月经不调、痛经、子宫脱垂、乳痈、乳核等。

4. 五官科，如喉痹、牙痛、口疮等。

5. 儿科，如小儿夜啼、厌食、遗尿、流涎等。

（三）评估

1. 病室环境，温度适宜。

2. 主要症状、既往史、药物及敷料过敏史，是否妊娠。

3. 观察患者敷药部位的皮肤温度、创面情况及敷药效果。

（四）用物准备

治疗盘、棉纸或薄胶纸、遵医嘱配置的药物、压舌板、无菌棉垫或纱布、胶布或绷带、无菌棉签、污物桶、手消毒液，必要时备屏风、毛毯。

（五）操作步骤

1. 贴敷部位应交替使用，不宜单个部位连续贴敷。

2. 除拔毒膏外，患处有红肿及溃烂时不宜贴敷药物，以免发生化脓性感染。对初起有脓头或成脓阶段的肿疡，宜中间留空隙，围敷四周，使邪有出路。

3. 乳痈敷药时，可在敷料上剪孔或剪一缺口，使乳头露出，以免乳汁溢出污染敷料及衣被。

4. 敷料面积应大于患处，并保持一定的湿度。如药物较干时，应用所需的药汁、酒、醋、水等进行湿润。夏天如以蜂蜜、饴糖作赋形剂时，应加少量苯甲酸钠，防止发酵变质，以免影响疗效。

（六）注意事项

1. *护士需要注意的事项*

（1）凡用溶剂调敷药物时，需现调现用；用膏药贴敷应掌握好温度，以免烫伤。

（2）对胶布过敏者，可改用其他方法固定贴敷药物。

（3）对刺激性强、毒性大的药物，贴敷穴位不宜过多，贴敷面积不宜过大，贴敷时间不宜过长，以免发泡过大或发生药物中毒。

（4）对久病、体弱消瘦以及有严重心脏病、肝脏病等的患者，使用药量不宜过大，贴敷时间不宜过久，并在贴敷期间注意病情变化和有无不良反应。

（5）对于孕妇、幼儿，应避免贴敷刺激性强、毒性大的药物。

（6）对于残留在皮肤的药膏等，不可用汽油或肥皂及有刺激性物品擦洗。

2. *患者需要注意的事项*

（1）患者过于饥饿、疲劳、紧张时不宜立即进行贴敷。

（2）治疗结束后，患者需休息片刻方可活动或离开。

（3）治疗后注意避风保暖，不宜过度疲劳，饮食宜清淡。

二、刮痧

（一）概述

刮痧法是应用边缘钝滑的器具蘸取一定的介质，在患者体表一定部位或者穴位上的皮肤反复刮动，使局部皮下出现瘀斑或痧痕，使脏腑秽浊之气经腠理通达于外，从而促使气血流畅，达到防治疾病的一种治疗方法。

（二）适用范围

本疗法是临床常用的一种简易治疗方法，流传甚久。其多用于治疗夏秋季时病，如中暑、外感、肠胃道疾病等。现多用于消化系统和呼吸系统疾病的防治。

（三）评估

1. 病室环境，室温适宜。

2. 主要症状、既往史、是否有出血性疾病、妊娠或月经期。

3. 体质、对疼痛的耐受程度及刮痧部位皮肤情况。

（四）用物准备

治疗盘、刮痧板（牛角类、砭石类等刮痧类板或匙）、介质（刮痧油、清水、润肤乳等）、毛巾、卷纸，必要时备浴巾、屏风等物。

（五）操作步骤

1. 先充分暴露刮治部位，并做适当清洁。

2. 施术者手持刮具，蘸取植物油或清水，在选定的部位，从上至下，由内向外朝单一方向反复刮动，用力轻重以患者能耐受为度。刮动数次后，感觉涩滞时，需蘸植物油再刮，一般刮 10~20 次，以出现紫红色斑点或斑片为度。

3. 一般要求先刮颈项部，再刮脊椎两侧部，然后再刮胸部及四肢部位。刮背时，应向脊柱两侧，沿肋间隙呈弧线由内向外刮，每次 8~10 条，每条长 6~15 cm。

4. 如果有出血性疾病，比如血小板减少症者，无论头部还是其他部位都不能刮痧。如果有神经衰弱，最好选择在白天进行头部刮痧。

（六）注意事项

1. 护士需要注意的事项

（1）刮痧工具必须边缘光滑，没有破损。不能干刮，应蘸取润肤介质保持润滑，以免刮伤皮肤。

（2）治疗时用力应均匀，力度适中；对不出痧或出痧少的部位不可强求出痧，禁用暴力。

（3）刮痧过程中要随时观察病情变化，如患者出现面色苍白、出冷汗等，应立即停刮,并报告医生,配合处理。

(4) 形体过于消瘦、有皮肤病变、有出血倾向者不宜用刮痧疗法;五官孔窍以及孕妇的腹部、腰骶部禁刮。

(5) 使用过的刮具,应清洁消毒处理后备用(牛角刮痧板禁用于水疱处)。

(6) 刮痧间隔时间一般为 3~6 天,或以痧痕消退为准,3~5 次为一个疗程。

2. 患者需要注意的事项

(1) 患者过于饥饿、疲劳、紧张时不宜立即进行刮痧。

(2) 治疗结束后,患者需休息片刻方可活动或离开。

(3) 刮痧后应保持情绪稳定;禁食生冷、油腻之品。

三、拔罐

(一) 概述

拔罐技术是以罐为工具,利用燃烧、抽吸、挤压等方法,排除罐内空气形成负压,使罐吸附于腧穴或相应体表部位而产生刺激,使局部皮肤充血、瘀血,从而达到温通经络、祛风散寒、吸毒排脓、改善症状的中医外治法。

(二) 适用范围

拔罐法具有温经、除湿散寒、消肿止痛、拔毒排脓的作用。其适用范围较为广泛,如风湿痹痛、各种神经麻痹,以及一些急慢性疼痛,如腹痛、腰背痛、痛经、头痛等均可应用;还可用于感冒、咳嗽、哮喘、消化不良、胃脘痛、眩晕等脏腑功能紊乱方面的病症。此外,如丹毒、红丝疔、毒蛇咬伤、疮疡初起未溃等外科疾病亦可用拔罐法。

(三) 评估

1. 病室环境及温度。
2. 主要症状、既往史、凝血机制、是否妊娠或月经期。
3. 患者体质及对疼痛的耐受程度。
4. 拔罐部位的皮肤情况。
5. 对拔罐操作的接受程度。

(四) 用物准备

治疗盘、罐数个(玻璃罐、陶罐、竹罐、抽气罐等)、润滑剂、止血钳、

95%酒精棉球、打火机、广口瓶、清洁纱布或自备毛巾,必要时备屏风、毛毯。

(五) 操作方法

1. 罐的种类

(1) 竹罐:用直径3~5 cm坚固无损的竹子,截成6~8 cm或8~10 cm长的竹管,一端留节作底一端作罐口,用刀刮去青皮及内膜,制成形如腰鼓的圆筒,用砂纸磨光,使罐口光滑平正。其优点在于取材容易、经济易制、轻巧、不易摔碎,缺点在于容易慢裂漏气、吸附力不大。

(2) 陶罐:用陶土烧制而成,罐的两端较小,中间略向外凸出,状如瓷鼓,底平,口径大小不一。径小者较短,口径大者略长。优点是吸力大,但质地较重,容易破碎。

(3) 玻璃罐:是在陶制罐的基础上,改用玻璃加工而成,其形如球状,罐口平滑,分大、中、小三型号。其优点是质地透明,使用时可直接观察局部皮肤的变化,便于掌握时间,临床应用较普遍。缺点是容易破碎。

(4) 抽气罐:即用青霉素药瓶或类似的小药瓶,将瓶底切去磨平滑,瓶口的橡胶塞须保留完整,便于抽气时使用。现有用透明塑料制成的抽气罐,上面加置活塞,便于抽气。

2. 拔罐方法

(1) 火罐法:①闪火法为用镊子或止血钳夹住浓度为95%酒精棉球,点燃后在罐内绕一圈后,立即退出,然后迅速将罐扣在施术部位。②投火法为将酒精棉球或纸片点燃后投入罐内,迅速将罐扣在施术部位。此法适用于侧面横位拔罐。③贴棉法为将酒精棉球贴在罐壁内中部,点燃后迅速扣在施术部位。

(2) 水罐法:煮锅内加水或加水后放入中药包,将竹罐投入锅内煮5~10 min,用长镊子将罐夹出,罐口朝下,迅速用湿毛巾紧扣罐口,再立即将罐扣在应拔部位上,留罐10~20 min。观察水罐吸附情况,如患者感到过紧、疼痛或烫痛,应立即起罐。

(3) 负压吸引法:选定穴位后将玻璃罩口按扣在局部皮肤上,连续抽气数次,吸牢后可留置20~30 min。留置过程中,可从玻璃罩外观察到皮肤呈现稍微红肿或有细小出血点,若无其他变化和不适可增加负压,继续留置10 min左右起罐。

3. 拔罐法的应用

（1）留罐：拔罐后留置 10~15 min，使局部皮肤充血。起罐时，以一手指按压罐口皮肤，使空气进入罐内，罐体即可取下。

（2）走罐：在施术部位和罐口涂上一层凡士林或按摩乳，将罐拔好后，用手握住，向上下或左右往返推移，直至皮肤充血为止。其适用于脊背、腰臀、大腿等肌肉丰厚，面积较大的部位。

（3）闪罐：将罐拔住后立即起下，反复多次地拔住、起下，直至皮肤潮红、充血或瘀血即可。

（4）针罐：此法是将针刺与拔罐相结合的一种方法。在针刺得气留针时，将罐拔在以针为中心的部位上，留罐与针 5~10 min，然后起罐起针。

(六) 注意事项

1. 护士需要注意的事项

（1）冬季拔罐注意保暖，留罐时盖好衣被。

（2）拔罐时应取合适的体位，使之舒适持久，并尽量选择肌肉丰厚的部位拔罐。骨骼凹凸不平及毛发较多处不宜拔罐。皮肤有过敏、水肿、溃疡、肿瘤、大血管处、孕妇腰骶部、腹部均不宜拔罐。

（3）根据部位不同选择大小合适的罐，并检查罐口周围是否光滑，有无裂痕。

（4）拔罐时，动作要快、稳、准，起罐时切勿强拉。用火罐时应注意勿灼伤或烫伤皮肤。若留罐时间太长而皮肤起水疱时，小的无须处理，防止擦破即可。水疱较大时，用消毒针将水疱刺破出水液，并以无菌纱布覆盖，或者给予水胶体敷料外用。

（5）凡使用过的罐，均应消毒处理后备用。

2. 患者需要注意的事项

（1）患者过于饥饿、疲劳、紧张时不宜立即进行拔罐。

（2）拔罐过程中避免更换体位，以免罐具脱落损坏。

（3）治疗结束后，患者需休息片刻方可活动或离开。

（4）拔罐后，次日观察罐斑是否淡化，若颜色加深或有血肿出现应及时就诊复查。

四、耳穴贴压

（一）概述

耳穴贴压是采用王不留行籽等丸状物刺激耳郭上的穴位或反应点，通过经络传导，调整脏腑气血功能，促进机体的阴阳平衡，达到防治疾病、改善症状的一种操作方法。

（二）适用范围

耳穴压豆法适用于胆石症、胆囊炎、腹痛、痛经、颈椎病、失眠、高血压、眩晕、便秘、哮喘、尿潴留等。

（三）评估

1. 主要症状、既往史、是否妊娠。
2. 对疼痛的耐受程度。
3. 耳部皮肤情况。

（四）用物准备

治疗盘、王不留行籽或莱菔子等丸状物、胶布、75%酒精、无菌棉签、探棒、止血钳或镊子、弯盘、污物碗，必要时可备耳穴模型。

（五）操作方法

进行耳穴探查，找出阳性反应点，并结合病情，确定主、辅穴位。皮肤消毒后，左手手指托持耳郭，右手用镊子夹取备好的方块胶布，中心粘上准备好的药豆或磁珠，对准穴位紧贴压其上，并轻轻按揉1~2 min。每次以贴压5~7穴为宜，每日按压3~5次，隔1~3天换1次，两组穴位交替贴压。两耳交替或同时贴用。

（六）注意事项

1. 护士需要注意的事项

（1）贴压耳穴应注意防水，以免脱落。

（2）夏天易出汗，贴压耳穴不宜过多，时间不宜过长，以防胶布潮湿或皮肤感染。

（3）耳廓皮肤有炎症或冻伤者不宜采用。

（4）对过度饥饿、疲劳、精神高度紧张、年老体弱、孕妇按压宜轻，急性疼痛性病症宜重手法强刺激，习惯性流产者慎用。

2. 患者需要注意的事项

（1）患者过于饥饿、疲劳、紧张时不宜立即进行耳穴压豆治疗。

（2）患者应学会自我按压已贴的耳穴，最少每穴每次按30下，按压持续时间不超过1 min，每天3次。

（3）自我按压已贴耳穴的有效表现为局部酸、麻、胀、痛、灼热感等。

（4）平时注意防水，不宜游泳，以免胶布脱落，使治疗中断。

五、火龙罐综合灸

（一）概述

火龙罐综合灸是集推拿、艾灸、揉痧、点穴、熨烫于一体，运用点、震、叩、按、揉、拨、推、碾、烫、熨十种手法结合正旋、反旋、摇拨、摇震罐体，从而达到驱寒、除湿、化瘀等功效的一种治疗方法。

（二）适用范围

1. 中风后遗症、痹症。

2. 颈椎病、强直性脊柱炎、腰椎间盘突出症等脊柱软伤类病症。

3. 腰背部肌肉损伤。

4. 便秘、便溏、腹胀、消化不良等胃肠类疾病。

5. 月经不调、痛经等妇科疾病。

6. 糖尿病微循环障碍所致的酸、麻、胀、痛等。

（三）评估

1. 病房环境及温度。

2. 当前主要症状、既往史及是否妊娠。

3. 有无出血病史或出血倾向、哮喘病史或艾绒过敏史。

4. 施灸部位的皮肤情况、有无感觉迟钝或障碍。

5. 对热、气味的敏感和耐受程度。

6. 患者心理状况。

（四）用物准备

火龙罐、艾炷、火机、吹风机、精油、无菌纱布、计时器。

（五）操作步骤

患者采取俯卧位露出腰部和背部，并以精油为润滑介质将其均匀地涂在对应的皮肤上，操作者把艾炷插在罐体内并压紧点燃，用鼓风机对准艾炷的上端面进行均匀吹气，保证艾炷完全燃烧后，再倒罐让艾烟朝下并做好走罐的准备。

1. 操作手法

（1）旋罐法：将罐口与患者皮肤平扣，操作者以手掌小鱼际贴近患者皮肤，将火龙罐轻轻进行滑动。

（2）推法：将罐口一侧向上提起15°，用罐口一侧弧边进行推法，走罐时操作者以手掌尺侧和小鱼际肌揉搓施罐部位。

（3）刮法：施罐部位将罐口呈倾斜状，用罐体边缘将皮肤前后刮动，从而起到刮痧作用。

（4）拔法：罐口抬起15°弧边拔。

（5）透热灸法：以"摇骰子"的方式，加快旋罐的频率。

（6）点法：使用罐口突出处对任意一个穴位进行揉按。

2. 操作过程

遵循督脉和足太阳膀胱经经络走向进行施罐，先用旋罐法和推法放松肌肉，再用刮法松解筋膜，再用拔法拉伸肌肉，然后施以透热灸，最后再用点法刺激穴位（大椎、肺俞、肾俞、秩边穴、腰阳关、阿是穴）。操作者、患者腰背部及火龙罐三者同时摇摆振动，使三者处于一个共振点上。六类手法交替运用，根据罐内温度高低适当调整运罐速度，动作连贯，轻重缓急得当，在操作过程中应持续询问患者对热的敏感程度和舒适程度，以肤色红润，微微出汗为度，一疗程为20 min。

（六）注意事项

1. 使用时注意与皮肤保持适度距离，防止灼伤皮肤。

2. 治疗过程中，应防止艾火脱落烧伤皮肤和点燃衣服被褥，当局部皮肤产生烧灼、热烫的感觉时，应停止治疗。

3. 出血、溃疡、水肿、高热、抽搐患者禁用。

4. 灸后局部出现微红灼热属正常现象，无须处理，如局部出现水疱，小者无须处理，大者遵医嘱用无菌注射器抽出液体，并以无菌纱布覆盖，或者用水胶体敷料外用。灸后身体不适者，如身体有热感、头昏、烦躁等嘱患者适当活动身体。

5. 灸后注意休息，注意保暖，慎防风寒，4 h 内不宜洗澡。

六、脐灸

(一) 概述

脐灸是在神阙上的隔药灸，利用肚脐皮肤薄、敏感度高、药效吸收快的特点，借助艾火的纯阳热力，透入肌肤，刺激组织，以调和气血阴阳脏腑功能，疏通经络，从而达到防病健体的目的和治疗虚寒性疾病的一种操作方法，属于艾灸隔物灸技术范畴。

(二) 适用范围

1. 胃痛、反胃、痞满、呕吐、泄泻等胃肠系统疾病。
2. 用于小便不利、腹水、水肿、肥胖等。
3. 用于妇女月经不调、痛经、带下、崩漏、不孕及黄褐斑、面色萎暗等症。
4. 用于肠麻痹、痹症、手足麻木及诸多酸痛症。
5. 用于治疗自汗、盗汗、带下、久泄、梦遗、滑精、惊悸、失眠等。
6. 用于虚劳诸疾，神经衰弱和预防保健，回春延年。

(三) 评估

1. 病室环境及温度。
2. 当前主要症状、既往史及是否妊娠。
3. 有无出血病史或出血倾向、哮喘病史或艾绒过敏史。
4. 施灸部位的皮肤情况、有无感觉迟钝或障碍。
5. 对热、气味的敏感和耐受程度。
6. 患者心理状况。

(四) 用物准备

治疗盘、三角形艾炷 6 炷（2 g/炷）、打火机、弯盘、止血钳、面饼（外缘：直径 5 cm，高 5 cm。内缘：直径 4 cm，高 2.5 cm）、小勺、压舌板、脐灸药粉、敷贴、红外线灯、浴巾 2 个、烫伤膏备用）。

(五) 操作步骤

1. 评估患者当前主要临床表现、既往史，局部皮肤情况，有无感觉迟钝或障碍，对烟雾、气味的耐受程度、心理状态。

2. 温水清洁脐部（可提前让患者清洗好），取脐灸药粉填埋满神阙穴（药量根据患者肚脐的大小加减），放面碗至填满的神阙穴上，面饼内放艾炷，点燃。

3. 调节红外线灯距离艾炷 30 cm 处；定时，暴露的两侧腹部用浴巾盖好保暖，其他部位注意保暖。

4. 每 15 min 换 1 炷，待 1 炷燃尽时续接下一个艾炷，共灸 6 炷。

5. 治疗过程中应交代患者避免大笑和咳嗽，均匀呼吸，手自然放于身体两侧，可适当活动，打开排风扇。

6. 施灸过程中询问患者有无不适，询问患者感觉和触摸局部皮肤温度，观察局部皮肤，有不适则应调整红外线灯的距离。

7. 待 6 炷艾炷完全燃尽，治疗结束，将面碗撤离，将留在脐部的药粉用敷贴封存于穴位 24 h 后，温水清理干净脐部。

8. 开窗通风，注意保暖，避免对流风。

（六）注意事项

1. 取俯卧位，充分暴露施灸部位，注意保暖及保护隐私。治疗过程中避免大笑和咳嗽，均匀呼吸。

2. 施灸共 6 炷，每炷时间 15 min，每次治疗 1 h 以上，及时更换艾炷。施灸过程中询问患者有无灼痛感，调整红外线灯的距离，防止艾灰脱落烧伤皮肤或衣物，及时将艾灰清理入弯盘。

3. 施灸过程中出现头昏、眼花、恶心、颜面苍白、心慌出汗等不适现象，及时告知护士。

4. 注意观察皮肤情况，对糖尿病、肢体感觉障碍的患者，需谨慎控制施灸强度，定时以手感知局部皮肤温度，防止烧伤。

5. 施灸完毕，以敷贴将药粉封于脐部内，24 h 后揭开，温水清洗脐孔，注意保暖。

6. 施灸后如出现轻微咽喉干燥、大便秘结、失眠等现象，无须特殊处理。个别患者艾灸后局部皮肤可能出现小水疱，无须处理，可自行吸收。如水疱较大，遵医嘱处理，用无菌注射器抽出液体，并以无菌纱布覆盖，或者水胶体敷料外用。

7. 灸后注意保暖，饮食宜清淡，24 h 后洗澡。

七、耳尖放血

（一）概述

耳尖放血法属于放血疗法的一种，是用三棱针或毫针点刺耳尖放出血液的一种治疗方法。

（二）适用范围

1. 年龄在18~70岁的原发性高血压患者。
2. 中医辨证为肝阳上亢证的患者。主要表现为：头痛、眩晕、面红目赤或面部烘热、烦躁易怒、口苦而渴、脉弦等。

（三）评估

1. 当前主要症状、临床表现及既往史。
2. 耳尖部位的皮肤情况。
3. 女性患者的生育史，有无流产史，当前是否妊娠。
4. 对疼痛的耐受程度。
5. 心理状况。

（四）用物准备

治疗盘、治疗卡、弯盘、手套、皮肤消毒液、无菌棉签或纱布、三棱针、手消毒液、锐器盒、污物桶。

（五）操作步骤

1. 评估患者当前主要临床表现、既往史，局部皮肤情况，有无感觉迟钝或障碍，对疼痛的耐受程度、心理状态。
2. 确定穴位后，一手持三棱针及无菌棉签，另一手固定耳廓，对准穴位迅速刺入1~2 mm深，随即出针，弃针至锐器盒内。
3. 用双手拇指从远端向近端轻轻挤压，使其自然出血，继而用棉签吸收血滴，出血量一般根据病情、体质而定，每次放血5~10滴。放血过程中观察患者有无适。
4. 操作完毕，按压至不出血后整理用物，取下手套、口罩，关闭污物桶，手消毒液清洁双手。

（六）注意事项

1. 放血部位会出现疼痛、酸胀的感觉属于正常现象。

2. 个别患者在治疗过程，耳尖部位可能出现淤青。

3. 放血后耳部注意清洁，饮食宜清淡。

4. 放血过程中有头昏、眼花、恶心、颜面苍白、心慌出汗等不适现象，及时告知护士。

八、药物罐

（一）概述

药物罐技术是以竹罐或木罐为工具，药液煎煮后，利用高热排除罐内空气，造成负压，使竹罐吸附于施术部位，这样既可起到拔罐时的温热刺激和机械刺激作用，又可发挥中药的药理作用，从而疏通经络、活血止痛、祛风化湿、舒筋散寒，达到调整气血、扶助正气、祛除病邪的治疗效果。

（二）适用范围

1. 神经系统，如面瘫、带状疱疹后遗神经痛等。

2. 泌尿系统，如泌尿系结石、术后尿潴留等。

3. 消化系统，如消化性溃疡、慢性胃炎、胆囊炎等。

4. 呼吸系统，如慢性支气管炎、咳嗽等。

5. 风湿性，如类风湿性关节炎、痛风等。

6. 骨科，如急慢性腰扭伤、腰肌劳损等。

7. 皮肤科，如带状疱疹、白癜风、神经性皮炎等。

8. 妇科，如痛经、附件炎等。

（三）评估

临床症状、意识、既往史、活动能力、有无感觉迟钝或凝血机制障碍、女性是否妊娠及经期、舌苔、脉象、证型、患者心理状态、体质及拔罐部位皮肤情况、热和疼痛的耐受程度。

（四）用物准备

治疗盘、竹罐、中药煮锅、卵圆钳、水温计、弯盘、治疗巾、纱布、小纱布、手消毒液，必要时备屏风、毛毯。

（五）操作步骤

1. 药罐

将药物置于纱布袋中，放入锅内浸泡 0.5 h，煮沸 1 h 左右，将药袋取出。

检查竹罐有无缺损、裂缝。将竹罐放入药锅中再煮 5~10 min。

2. 定穴

核对部位或穴位，根据部位选择合适的药罐。

3. 拔罐

用不锈钢夹住煮好的竹罐，左手拿一折叠的小毛巾，用毛巾紧扣罐口，拍打毛巾数下，快速甩去罐内残余热水，然后将罐移至选定的穴位，待吸牢后撒手。一般留罐 5~10 min，以皮肤紫红为度。

4. 观察

罐口吸附情况，拔罐过程中应密切观察局部皮肤反应及全身情况，是否有局部不适、晕罐；拔罐时应注意询问患者的感觉，观察局部和全身的情况。局部过烫、发紧、疼痛明显时，应取下重拔；有晕罐先兆时，应及时起罐，让患者平卧，轻者喝些开水，静卧片刻即可恢复，重者应立即作相应的处理。

5. 起罐

一手扶住罐体，另一手拇指或食指按压罐口皮肤，使空气进入罐内即可顺利起罐。

(六) 注意事项

1. 应采取合理体位，选择肌肉较为丰满的部位。骨骼凹凸不平或毛发较多处不宜拔罐。避免在有水疱、疤痕和伤口的位置拔罐，防止烫伤。

2. 拔罐后 4 h 内禁止洗澡，注意保暖。

3. 拔罐时动作要稳、准、快，起罐时切勿强拉。

4. 起罐后，如局部出现小水疱，不必处理，如水疱较大，消毒局部皮肤后，用注射器吸出液体，覆盖消毒敷料或者水胶体敷料。

九、揿针

(一) 概述

揿针法，又称为揿钉型皮内针、埋针法，指将特定针具刺入表皮较浅部位的一类针法，通过给皮部以微弱而较长时间的刺激，不断地促进经络气血的有序运行，激发人体正气，从而起到疏通经络、促进代谢、祛除病邪作用。

(二) 适用范围

皮内针多适用于需要长时间留针的慢性顽固性疾病和经常发作的疼痛性疾

病。如神经性头痛、三叉神经痛、牙痛、痹证、胃痛、月经不调、痛经、高血压、哮喘、遗尿等。

（三）评估

1. 评估病房环境，温湿度适宜，病房内室温控制在18~22℃，相对湿度50%~60%为宜。

2. 评估患者主要病症、发病部位、既往史、晕针史、是否妊娠、过敏史、凝血机制。

3. 评估患者对疼痛的耐受程度。

4. 评估患者有无对胶布等过敏情况。

5. 评估患者心理状态、局部皮肤、感知觉有无障碍。

6. 评估患者对揿针法操作的接受程度。

（四）用物准备

治疗盘、针盒（皮内针）、皮肤消毒液、棉签、镊子、胶布、弯盘。

（五）操作步骤

用镊子夹住针圈，将针尖对准穴位刺入，使环型针柄平附于皮肤上，用胶布固定。

皮内针留置时间，天气热时，一般1~2天，天气冷时3~7天，留置期间，每隔4 h左右用手按压埋针处1~2 min，加强刺激，增强疗效。

（六）注意事项

1. 护士需要注意的事项

（1）关节附近不可埋针，因活动时会引起疼痛。胸腹部因呼吸时会活动，亦不宜埋针。

（2）埋针时，严格遵循无菌操作原则，以防感染。

（3）埋针后，如患者感觉疼痛或妨碍肢体活动时，应将针取出，选穴重埋。

（4）埋针期间，针处不可着水，避免感染。热天出汗多，埋针时间勿过长，以防感染。

2. 患者需要注意的事项

（1）患者在饥饿、疲劳、精神紧张时不宜立即进行埋线治疗。

（2）注意术后反应，有异常现象应及时就诊处理。

（3）术后注意饮食禁忌，以免造成局部化脓。

十、平衡火罐

(一) 概述

平衡火罐是在传统火罐单一留罐的基础上，融入了平衡理论的治疗方法，主要联合运用闪罐、揉罐、走罐、抖罐、留罐等罐法，连续不断地向大脑中枢神经系统反馈信息，使机体相应修复到平衡状态。

(二) 适用范围

亚健康人群和慢性疲劳综合征患者；腰背痛、颈肩痛、落枕、失眠、感冒等；疮疡、毒蛇咬伤急救排毒等；湿热体质的健康人、肥胖症患者等。

(三) 评估

1. 病室环境及温度。
2. 主要症状、既往史、凝血机制、是否妊娠或月经期。
3. 患者体质及对疼痛的耐受程度。
4. 拔罐部位的皮肤情况。
5. 对拔罐操作的接受程度。

(四) 用物准备

治疗盘、95%酒精棉球、血管钳、火罐（8~10个）、打火机、灭火容器（内装清水）、治疗巾、纱布、污物桶、手消毒液、润滑油。

(五) 操作步骤

1. 核对医嘱，评估患者，遵照医嘱确定拔罐部位，根据拔罐部位选择火罐的大小及数量，检查罐口周围是否光滑，有无缺损裂痕。
2. 备齐用物，携至床旁。协助患者取合理、舒适体位，充分暴露拔罐部位，注意保护隐私及保暖。
3. 沿着两侧的膀胱经，从患者背部至腰骶部，分左右、上下，分别在两侧膀胱经，循经自上而下或自下而上做闪罐3个来回。
4. 涂少量润滑油于背部，沿督脉及膀胱经走向推罐3个来回，推罐吸力适中。
5. 垂直神经或经络方向快速做环旋运动，从上到下，从左到右。
6. 抹净背部多余的油，准确将罐扣在相应的腧穴上，罐吸附力适中。
7. 起罐时，左手轻按罐具，向左倾斜，右手食指或拇指按住罐口右侧皮肤，使罐口与皮肤之间形成空隙，空气进入罐内，顺势将罐取下。不可硬行上提或旋转提拔。

8. 抹净背部，将罐底吸定于穴位上进行揉动，手握罐口，揉督脉及足太阳膀胱经3个来回。

9. 操作完毕，协助患者整理衣着，安置舒适体位，整理床单元。

（六）注意事项

1. 操作前检查罐口是否平滑，有无裂痕。

2. 避开有水疱、疤痕和伤口的位置拔火罐。

3. 点火用的酒精棉球要夹紧，酒精拧干，以防止脱落烫伤患者皮肤。

4. 吸附及拔罐时的力度要视患者皮肤情况而定，避免造成患者皮肤过度摩擦。

5. 冬天拔罐时应注意保暖。

十一、隔物灸

（一）概述

隔物灸借用药物或其他材料将艾炷与施灸腧穴部位的皮肤隔开进行施灸，故又称间接灸、隔药灸，不仅有艾灸的温经散寒活血通络、消瘀散结以及防病保健作用，还兼具所选用药物的治疗作用，属于艾灸技术范围。

（二）适用范围

1. 隔姜灸适于缓解因寒凉所致的呕吐、腹痛以及风寒痹痛等病症。

2. 隔蒜灸适用于瘰疬、肺痨及对外科痈疽疮疡等病症。

3. 隔盐灸适用于伤寒阴证或吐泻并作、小便不利等病症。

4. 隔附子灸适用于命门火衰而致的阳痿早泄或疮疡久溃不敛等病症。

（三）评估

1. 病室环境及温度。

2. 主要症状、既往史及是否妊娠。

3. 有无出血病史或出血倾向、哮喘病史或艾绒过敏史。

4. 对热、气味的耐受程度。

5. 施灸部位皮肤情况。

(四) 用物准备

艾绒、治疗盘、间隔物、打火机、酒精灯、镊子、弯盘、纱布，必要时准备浴巾、屏风。

(五) 操作步骤

1. 施灸部位

按照医嘱，确定施灸穴位。

2. 施灸方法

(1) 隔姜灸：用鲜生姜切成直径 2~3 cm、厚 0.2~0.3 cm 的薄片，中间以针穿刺数孔，上置艾炷，放在应灸的部位，然后点燃施灸，当艾炷燃尽后，可易炷再灸，一般灸 5~10 炷。在施灸时，若灸炷数较多，姜片有可能变干、变薄，此时应更换姜片。根据疾病治疗需要，可以选择隔姜温和灸和隔姜化脓灸。隔姜温和灸属平灸，灸后以使皮肤红润而不起泡为度；隔姜化脓灸属重灸，灸后皮肤起泡化脓，需注意个人防护，预防感染。

(2) 隔蒜灸：用鲜大蒜头切成 0.2~0.3 cm 的薄片，中间以针穿刺数孔，上置艾炷，放在应灸的腧穴或部位，然后点燃施灸，当艾炷燃尽后，可易炷再灸，一般灸 5~7 炷。治疗疮疡未成脓者可将蒜片放在疖肿上，以促进疖肿消退；已成脓者将蒜片或蒜泥放在脓肿周围施灸，促使脓液早成，排除即愈。

(3) 隔盐灸：因本法只用于脐部，故又称神阙灸。用纯净干燥的精制食盐填敷于脐部，使其与脐平，上置艾炷施灸，如患者稍感灼痛，即更换艾炷。也可于盐上放置姜片后再施灸。一般灸 3~9 炷。艾炷隔盐灸有生用、炒用两种，炒用可佐盐之寒性，更有助于治疗虚寒证。施灸过程中应注意食盐受火爆起引致烫伤。

(4) 隔附子灸：以附子片或附子药饼作为间隔物。将附子研成细末，以黄酒调和，制成直径约 3 cm、厚约 0.8 cm 的附子饼，中间以针穿刺数孔，上置艾炷，放在应灸腧穴或部位，点燃施灸，一般灸 5~7 炷。

(六) 注意事项

1. 注意室内温度的调节，关闭门窗和空调，打开排风扇，保持室内空气流通。

2. 治疗过程中防止艾火脱落，烧伤皮肤和点燃衣服被褥，如有艾灰脱落，用纱布清洁局部皮肤，协助患者着衣，取舒适卧位。

3. 大血管处、孕妇腹部和腰骶部、有出血倾向者不宜施灸。

4. 施灸过程中询问患者有无灼痛感，注意皮肤情况，对糖尿病、肢体感觉障碍的患者，需谨慎控制施灸强度，防止烧伤。治疗过程中出现头昏、眼花、恶心、颜面苍白、心慌出汗等不适现象，及时告知护士。

5. 施灸后出现轻微咽喉干燥、大便秘结、失眠等现象，无须特殊处理；局部出现小水疱，无须处理，可自行吸收。如水疱较大，用无菌注射器抽出液体，并以无菌纱布覆盖，或者水胶体敷料外用。

6. 灸后注意保暖，饮食宜清淡，多饮水。

十二、中药塌渍

（一）概述

中药塌渍是将药物煎汤趁热在患处进行熏蒸、淋洗、浸泡、湿敷，使药物直接作用于患处，能改善局部的血液循环。

（二）适用范围

腰椎间盘突出、颈椎病、骨质增生、关节炎、肩周炎、腰肌劳损、滑膜炎、腰椎管狭窄、骨刺、风湿腰腿痛、坐骨神经痛、膝盖肿痛、肌肉劳损、肢体肿痛等筋骨类疾病。

（三）评估

1. 评估病室环境及室温。

2. 患者当前主要临床表现、既往史、局部皮肤情况、有无感觉迟钝或障碍、心理状态。

3. 评估患者对热的耐受程度。

4. 评估患者体质及塌渍部位的皮肤情况。

（四）用物准备

治疗盘、镊子、药液、纱布、凡士林、塑料薄膜、治疗巾、污物桶、手消毒液。

（五）操作步骤

1. 评估患者当前主要临床表现、既往史、局部皮肤情况、调节室温。

2. 协助患者取合理、舒适体位，暴露塌渍部位。

3. 将药物煎汤趁热在患处进行熏蒸、淋洗、浸泡、湿敷，使药物直接作用于患处。

4. 观察患者局部皮肤情况，询问有无不适感，避免皮肤烫伤。

（六）注意事项

1. 告知患者治疗时间约 30 min。

2. 告知患者中药塌渍疗法治疗时，塌渍部位可能出现过敏及其他不适。

3. 若患者局部皮肤出现红疹、瘙痒等过敏症状时，立即告知医生，停止用药，及时处理。

4. 药液温度要适中，不可过热。

5. 塌渍后注意保暖，避免风寒，当日禁止洗澡。

十三、中药灌肠

（一）概述

中药灌肠是将中药汤剂自肛门灌入直肠至结肠，保留在直肠或结肠内通过肠黏膜吸收，以达到治疗各种慢性炎症目的的一种方法。

（二）适用范围

治疗慢性结肠炎、慢性盆腔炎、急慢性肠道感染等。

（三）评估

1. 操作前，嘱患者先排便，评估患者配合程度，了解治疗目的及病变部位，以便采取适宜卧位和肛管插入的深度。

2. 操作中，要测量药液温度，选取细软肛管，动作轻柔，插入要深，压力要低，药量不超过 200 mL。

3. 操作过程中注意与患者沟通，询问有无腹胀、腹痛及便意。

4. 拔管时将肛管夹闭轻柔缓慢拔出，嘱患者尽量保留药液 1 h 以上。

（四）用物准备

中药、温开水、弯盘、治疗碗、血管钳、注射器、量杯、水温计、手套、治疗巾、垫枕、肛管、液体石蜡、无菌棉签、纱布、胶布、大便器、卫生纸等。

（五）操作步骤

1. 评估患者当前的主要临床表现、既往史、局部皮肤情况、有无感觉迟钝或障碍、心理状态。

2. 按要求配置药液，调节水温为39~41℃。戴手套、垫治疗巾，脱裤至大腿上1/2处，助患者侧卧，用小枕垫高臀部10 cm。

3. 用液体石蜡润滑肛管前端，排液，暴露肛门。插肛管时，嘱患者深呼吸，分开臀部，插入肛门15~20 cm。缓慢注入灌肠液，询问患者有无不适，注入温开水5~10 mL冲管，抬高肛管末端。

4. 药液注完，将肛管夹闭轻轻缓慢拔出，置于弯盘内，用卫生纸轻轻按揉片刻，交代注意事项。

5. 观察患者的反应，询问有无不适感，若有不适，应立即停止。

（六）注意事项

1. 在操作前应了解患者病变的具体部位，以便准确掌握灌肠时的卧位和肛管插入的深度。

2. 为减少对肛门的刺激，建议选择小号肛管，控制压力和药量，插管深度不宜过浅以促进药液吸收。灌肠前应确保排空粪便，每次灌肠的药液不超过200 mL。

3. 对于肠道疾病患者，推荐在夜间睡前进行灌肠，并减少活动。

4. 灌肠筒和肛管应进行彻底的消毒和灭菌处理。

5. 清热解毒药物的温度应适宜，通常为10~20℃；清热利湿药物的温度略低于体温，适宜为20~30℃；补气温阳及温中散寒的药物温度宜在38~40℃。对于高热和实热证，液体应采用较低的温度，一般约为4℃。

6. 对于病变位于乙状结肠和直肠的患者，建议采用左侧卧位进行操作；病变位于回盲部的患者，则宜采用右侧卧位。

十四、中药封包

（一）概述

中药封包技术，是将调配好的中药均匀涂擦于身体的患病部位或关节处，或将药物打碎，装入棉布袋扎好口袋敷于患处，然后用薄膜进行包裹，通过药物的渗透作用，达到活血化瘀、消肿止痛、祛湿除寒、调和气血目的的一种外治方法。封包指使用一些胶带或者不透水薄膜覆盖于皮肤之上。

（二）适用范围

适用于各种急慢性疾病引起的疼痛症状；颈椎病、落枕、腰椎间盘突出症、腰肌劳损、肩周炎、骨关节炎、胃痛、腹胀、痛经、盆腔炎、尿潴留、滑囊炎、肋软骨炎、腱鞘炎、强直性脊柱炎等；中风恢复期患者的关节功能障碍，如关节强直、挛缩、肿痛等症状。

（三）评估

1. 评估病室环境及室温。
2. 评估患者当前主要临床表现、既往史、局部皮肤情况、有无感觉迟钝或障碍、心理状态。
3. 评估患者体质及局部皮肤情况。
4. 观察患者局部皮肤情况，询问有无不适感，避免皮肤烫伤。

（四）用物准备

药物、治疗盘、保鲜膜、生理盐水棉球、中单、棉垫、毛巾、温度计、污物桶、手消毒液等。

（五）操作步骤

1. 评估患者当前主要临床表现、既往史，局部皮肤情况，嘱患者排空二便，调节室温。
2. 根据涂药部位，取合适体位，暴露涂药部位，必要时屏风遮挡。
3. 患处铺治疗巾，用生理盐水棉球清洁皮肤，并观察局部皮肤情况。
4. 中药均匀涂擦于身体的患病部位或关节处，或将药物打碎，装入棉布袋扎好口袋敷于患处，然后用薄膜进行包裹。
5. 涂药过程中随时询问患者有无不适。

（六）注意事项

1. 告知患者基本原理、作用及简单操作方法。
2. 告知患者衣着宽松。
3. 局部皮肤有创面或溃疡者、体质衰弱和高热患者、急性化脓性炎症、肿瘤、结核、脑动脉硬化、心肾功能衰竭、有不明肿块、有出血倾向及出血性疾病、婴幼儿童等禁用。
4. 患者皮肤发红或出现过敏现象，应立即告知医生。
5. 妊娠期、哺乳期、月经期慎用。
6. 操作中包裹封包塑形方法正确，拘挛肢体尽量伸展，保持功能位。
7. 治疗结束后嘱患者休息，保持情绪安定，饮食宜清淡，忌食生冷油腻之品。

十五、雷火灸

（一）概述

雷火灸疗法是用中药粉末加上艾绒制成的长度约 10 cm、直径约 1 元硬币大小的艾条，点燃后施灸于穴位上的一种灸法。

（二）适用范围

适用于中医火热灸疗法。

1. 眼疾病，如近视、白内障、干眼症、急慢性角膜炎、眼手术后康复保健等。

2. 鼻疾病，如急慢性鼻炎、过敏性鼻炎、急慢性鼻窦炎等。

3. 咽喉疾病，如急慢性咽喉炎等。

4. 耳疾病，如耳鸣、耳聋、老年性耳鸣、老年性耳聋、中耳炎等。

5. 痛症病，如风湿性关节炎、颈、肩、腰、腿部痛、骨质增生、中风偏瘫等。

6. 肥胖症，如腰腹部肥胖、大小腿肥胖及各种肥胖症、产后收腹等。

7. 妇科疾病，如痛经、输卵管炎、输卵管堵塞、盆腔炎、卵巢囊肿、月经不调、不孕症等。

8. 男科疾病，如阳痿、早泄、前列腺。

（三）评估

1. 评估病室环境及室温。

2. 当前主要症状、既往史及是否妊娠。

3. 有无出血病史或出血倾向、哮喘病史及艾绒过敏史。

4. 施灸部位的皮肤情况、有无感觉迟钝或障碍。

5. 对热、气味的敏感和耐受程度。

6. 患者心理状况。

（四）用物准备

中药艾条、治疗盘、打火机、镊子、手柄、弯盘、广口瓶、纱布，必要时准备浴巾、屏风。

（五）操作步骤

1. 评估患者当前主要临床表现、既往史、局部皮肤情况、有无感觉迟钝或障碍、心理状态及对烟雾、气味的耐受程度。

2. 根据病症选择腧穴或施灸部位，将中药艾条插入手柄，点燃艾条，对准施灸部位距离皮肤 2~3 cm 进行熏烤，根据病情选择温和灸、雀啄灸或回旋灸，以患者感到温热、局部皮肤稍起红晕为度。

3. 随时观察患者局部皮肤及病情变化，询问患者有无不适，及时清除艾灰。

4. 告知患者施灸后注意保暖，饮食宜清淡。

5. 施灸结束，观察患者皮肤情况，及时纱布清洁，协助患者穿衣，取舒适卧位。

6. 开窗通风，注意保暖，避免对流风。

（六）注意事项

1. 高血压患者发作期、高烧患者、青光眼眼底出血期、外伤眼部出血期、心力衰竭、哮喘患者禁用，孕妇及崩漏者慎用。

2. 治疗期间饮食均衡，禁食生冷、辛辣食物，忌烟酒。

3. 治疗过程中嘱患者不要随意移动肢体，以防灼伤。及时将药灰清理入弯盘，防止脱落烧伤皮肤或衣物。

4. 施灸过程中出现头昏、眼花、恶心、颜面苍白、心慌出汗等不适现象，及时告知护士。注意观察皮肤情况，询问患者有无灼痛感。对糖尿病、肢体感觉障碍的患者，需谨慎控制施灸强度，防止烧伤。

5. 治疗当天用温水沐浴，与贴敷时间间隔 4 h 以上。勿穿过紧、不透气的衣服。

6. 雷火灸后不可以抓灸处穴位的皮肤，以免损伤皮肤而感染。灸后见皮肤发红、发痒及水疱等属正常现象，小者无须处理，大者遵医嘱用无菌注射器抽出液体，并以无菌纱布覆盖，或者外用水胶体敷料。

7. 灸后注意休息，注意保暖，慎防风寒。

十六、穴位注射

（一）概述

穴位注射法是将小剂量药物注入腧穴中，通过药物和穴位及经络的作用，达到防治疾病目的的一种治疗方法。

（二）适用范围

适用于多种慢性疾病引起的如眩晕、呃逆、腹胀、尿潴留、疼痛等症状。

（三）评估

1. 患者当前主要症状、临床表现、既往史。

2. 针刺取穴部位的局部皮肤情况。

3. 患者对疼痛的耐受程度。

4. 患者心理状况。

（四）用物准备

注射盘（安尔碘、棉签、锐器盒），注射器（专用穴位注射针，或4~6号普通注射器；牙科用5号长针头，封闭用长针头），砂轮，弯盘。

（五）操作步骤

1. 评估患者当前主要临床表现、既往史、局部皮肤情况、有无感觉迟钝或障碍、对疼痛的耐受程度、心理状态。

2. 首先让患者取舒适体位，选择适宜的一次性注射器，抽取适量的药液，在穴位局部消毒后，左手按压在已消毒的穴位周围皮肤，右手持注射器对准穴位或阳性反应点快速刺入皮下，而后将针缓慢刺入。针下得气后，回抽注射器无血，便可将药液缓慢注入。如所用药液较多时，可由深至浅，边推药液边退针，或将药液向多个方向注射。

3. 推注完药液后快速出针，用无菌棉签按压针眼1 min。

4. 观察患者用药后症状改善情况，安置舒适体位。

（六）注意事项

1. 注射部位出现疼痛、酸胀的感觉属于正常现象。

2. 局部皮肤有感染、瘢痕。有出血倾向及高度水肿者不宜进行注射，孕妇下腹部及腰骶部不宜进行注射。

3. 注意针刺角度，观察有无回血。避开血管丰富部位，避免药液注入血管内，患者有触电感时针体往外退出少许后再进行注射。

4. 注射药物时，患者如出现不适症状时，应立即停止注射并观察病情变化。

十七、腕踝针

(一) 概述

腕踝针法指在腕踝部选取特定的进针点,用毫针循肢体纵轴沿真皮下刺入一定长度以治疗疾病的一种中医治疗方法。

(二) 适用范围

腕踝针适用于治疗各系统的痛症,如急性腰扭伤、肩周炎、痛风、神经性疼痛、头痛、痛经、癌性疼痛、术后疼痛等。

(三) 评估

1. 评估病室环境及温度,病房温度控制在 18~22℃,相对湿度 50%~60% 为宜,如有需要备屏风遮挡。
2. 评估患者是否有晕针史、胶布及乙醇过敏史。
3. 评估患者疼痛部位、性质、评分、伴随症状、止痛药使用情况。
4. 评估穿刺部位局部皮肤情况,应避开破损、溃疡、瘢痕、肿胀、皮疹等部位。
5. 评估患者有无出血倾向。

(四) 用物准备

治疗盘、0.25 mm × 25.00 mm 毫针、皮肤消毒剂、一次性无菌贴、污物杯、手消剂、利器盒、治疗执行单,必要时备毛毯、屏风、垫枕。

(五) 操作步骤

1. 核对医嘱,评估患者,做好解释,协助排空二便。
2. 备齐用物,携至床旁并核对。
3. 协助患者取舒适体位,暴露局部皮肤,注意保暖。
4. 根据患者症状,按区选择正确的针刺部位。
5. 常规消毒皮肤,检查毫针。
6. 再次核对医嘱。
7. 左手固定在进针点下部,右手持针柄,针尖朝向病变部位,针身与皮肤成 30°快速刺入皮下至所需深度。行针过程中询问患者有无不适感,观察有无晕针、弯针、折针及出血等情况。
8. 用胶布固定针柄,让患者活动针刺部位,询问有无不适。一般留针

30 min，根据病症可适当延长留针时间，最多不超过 24 h。

9. 向患者做好宣教，协助患者整理床单位，安置舒适体位。

10. 整理用物、洗手、记录。

11. 用物处理，物品"一人一针一丢弃"。

(六) 注意事项

1. 根据患者病症所在部位能正确进行分区定位。

2. 针刺时要求针身与皮肤成 30°，皮下浅刺，针身仅在真皮下，即横卧真皮下，针刺方向朝向症状端。

3. 行针以针下有松软感为宜，不捻转不提插，一般无酸麻痛胀感，如出现针感，应及时调整针的深度和方向。

4. 患者在饥饿、疲乏或精神高度紧张不宜针刺；皮肤有感染、溃疡、瘢痕、高度水肿或肿瘤处部位，有出血倾向者不宜针刺；女性在月经期、妊娠在 3 个月内者不宜针刺双侧下肢。

5. 针身通过的皮下若有较粗的血管或针尖刺入的皮肤处有显著疼痛时，进针点要沿纵线方向适当移位。

第二节 生活起居护理原则

生活起居护理指护理人员根据患者个体情况，在生活起居方面给予专业的指导，并精心照料的过程。目的是保养患者机体的元气，提高自身驱邪与修复机制，使机体内阴阳达到平衡，祛病康复。

一、起居有常

《素问·上古天真论》认为，"起居有常"而能"尽终其天年"；反之，若"起居无节"多致"半百而衰"。"起居"主要指生活作息，"有常"指有一定的规律。所以，起居养生法是一种通过调节人体的生活起居，使之符合人的生理规律的一种养生方法。有关起居养生法的运用主要体现在两个方面：一是起卧有常，二是劳逸适度。

(一) 顺应四时

春季人体的阳气开始趋向于表，皮肤逐渐舒展，肌表气血供应增多而肢体反觉困倦。在起居方面要求早起，免冠披发，松缓衣带，舒展形体，在庭院或场地信步慢行，克服情志的倦懒思眠，以助阳气生发。春季气候变化较大，极易出现乍暖乍寒的情况，加之人体开始变得疏松，对寒邪的抵抗能力有所减弱，所以，春天不宜顿去棉衣，特别是年老体弱者，减脱冬装尤宜谨慎，不可骤减。春季宜食辛温升散的食品，少食生冷黏杂之品，以免损伤脾胃。

夏季气候炎热，人体阳气易于向外发泄，应"夜卧早起，无厌于日"，适当午休，以避炎热，消除疲劳。在衣着方面，应选用麻纱、丝绸等易散热、透汗、舒适、凉爽的面料。汗出后及时沐浴更衣，以免受凉。居室宜阴凉、通风，但避免直接吹风，空调温度不宜过低，保持空气新鲜。夏季应多食清心泻火、清热解暑之品，如苦瓜、菊花茶、绿豆汤、赤豆汤、酸梅汤等，切忌因贪凉而暴食冷饮、冰水、生冷瓜果等，以免寒凉太过伤及脾胃。忌食肥腻、辛辣、燥热等品，以免助阳化火，酿生湿热，影响脾胃的消化功能。

秋季为"阳消阴长"的过渡阶段，气候冷热多变，稍不留意便易感受外邪，旧病也易复发。秋季，自然界的阳气由疏泄趋向收敛，起居作息要相应调整。《素问·四气调神大论》曰："秋三月，早卧早起，与鸡俱兴。"早卧以顺应阳气之收，早起使肺气得以舒展，且防收之太过。初秋，暑热未尽，凉风时至，天气变化无常，即使在同一地区也会有"一天有四季，十里不同天"的情况。因此应多准备几件秋装，做到酌情增减。秋季饮食应以滋阴润肺为主，可适当食用一些柔润的食物，尽可能少食葱、姜等辛味之品。

冬季是一年中气候最寒冷的季节。严寒凝野，朔风凛冽，阳气潜藏，阴气盛极，草木凋零，蛰虫伏藏，用冬眠状态养精蓄锐，为来春生机勃发做好准备，人体的阴阳消长代谢也处于相对缓慢的水平，成形胜于化气。因此，冬季养生之道，应着眼于一个"藏"字。因此要早睡晚起，日出而作，以保证充足的睡眠时间，以利阳气潜藏，阴精积蓄。至于防寒保暖，也必须根据"无扰乎阳"的养藏原则，做到恰如其分。冬季宜食用滋阴潜阳，热量较高的食物，且宜食热饮食，以保护阳气。

(二) 劳逸适度

劳逸适度指在病情允许的情况下，凡能下地活动的患者都要保持适度的休息与活动。做到"动静结合""形劳而不倦"。《素问·宣明五气篇》中指出："五劳所伤，久视伤血，久卧伤气，久坐伤肉，久立伤骨，久行伤筋。"

1. 避免久视

所谓目受血则能视，长时间地使用眼睛，看书、写字、看屏幕等，不仅会使双眼感到疲劳、视力下降，还常常导致人体内血的损耗，以至出现头晕、眼花、心慌心悸等症状。因此，不宜长时间用眼，必要时应运睛远眺。运睛指眼珠运转，可增强眼珠的营养和灵敏性，缓解眼疲劳，纠正近视和远视。

早晨醒后，先闭目，眼球从右向左、从左向右，各旋转10次；然后睁目坐定，用眼睛依次看左右、左上角、右上角、左下角、右下角，反复四五次。晚上睡觉前，先睁目运睛，后闭目运睛各10次左右。远眺指眺望远方，可调节眼球功能，避免眼球变形而导致视力减退。平时宜吃一些调养心血的食物，如大枣、桂圆、莲子、枸杞、桑椹、黑木耳等。

2. 避免久坐

中医认为脾主肌肉、四肢，久坐则脾气不健胃纳欠佳、水谷精微难以运化传输，从而气血生化不足，导致人体皮肉失于滋养，使肌肉松弛，四肢倦怠，机体软弱无力。久坐不动，气机运行、血液流通也会受阻，因此久坐不仅影响肌肉健康，还可能影响整体健康。

3. 避免久立

久立伤腰肾，肾藏精，而精生髓、髓为骨之液，可养骨，故久立会损伤人体骨骼的功能，久立会影响气血的运行，可使部分组织、细胞的营养失去均衡，出现气滞血凝，从而招致疾病。久立不走，下肢静脉血液回流不畅，便会引起腰痛、腿软、足麻。长久站立，容易发生下肢静脉曲张或导致某些骨骼关节发育畸形或活动障碍。为了缓解久立带来的不良影响，建议加强肌肉锻炼，通过锻炼增强肌肉力量，提高对骨骼和关节的保护作用；保证摄入足够的营养物质，如钙、磷、维生素D等，以维持骨骼健康。

4. 避免久行

久行能使膝关节过度疲倦，而膝为筋之府，故曰久行伤筋。适当地走动或跑动，有利于肢体筋腱或筋膜的柔韧和强健。若长途跋涉，或短距离奔跑用力过猛，超过应有的负荷，都容易使肢体，特别是下肢关节周围的韧带等筋腱组织受到扭伤或劳伤。

5. 避免久卧

久卧、喜卧或多卧会导致人体气机运化不畅。气滞血瘀，则水谷精微不得输布五脏百骸;身体虚弱疲倦,则气的运行就会变得缓慢,身体内的新陈代谢速度也会相应减慢。

二、环境适宜

舒适的环境主要指患者能置身于恬静、温湿适宜、空气清新、阳光充足、用物清洁、生活方便的环境中,环境舒适患者会有安宁、惬意的舒畅感,有利于疾病的恢复。因此,医护人员要尽力的为患者提供舒适的环境条件。

(一)合理安置病床

根据患者的病症性质而定的寒证、阳虚证者,多有畏寒恶风,宜安置于温暖向阳的病室,使患者感到舒适;热证、阴虚证者,多有恶热喜凉,可集中于背阴凉爽病室,使患者感到凉爽、舒适、心静,利于养病。

(二)病室安静通风

居室要保持安静,避免噪音,要走路轻、说话轻、关门轻、操作轻。夏季天气炎热,易感暑热,应常打开门窗,使空气流通,保持凉爽。冬季气候寒冷,可短时间轮流开窗通风换气,通风换气时避免强风直接吹到患者身上,防止寒邪入侵。

(三)病室温湿适宜

温度以 18~22℃ 为宜,湿度以 50%~60% 为宜。湿度和温度都高,影响蒸发,抑制排汗,患者会觉得潮湿、憋闷;湿度高、温度低时,患者会感到潮冷,尤其是关节不舒服;湿度过低,空气干燥,水分大量蒸发,会导致口干舌燥、咽痛、烦渴等,对气管切开、呼吸道疾病的患者尤为不利。

(四)病室光线适宜

适度的光线环境能够调和气血,平衡阴阳,有助于身体的自我修复和恢复。病室采光分为自然光源和人工光源。采用自然光源时,应避免阳光直接照射眼睛,防止引起目眩,午睡时应用窗帘遮挡光线。夜间睡眠时,可打开地灯或罩壁灯,既能保证护士巡视工作的进行,又不影响患者睡眠。对感受风寒、风湿、阳虚及里寒证的患者,室内光线宜充足。对感受暑热之邪侵犯的热证患者、阴虚及肝阳上亢的患者,室内光线宜稍暗。

第三节　情志护理

情志护理指在护理工作中，注意观察和了解患者的情志变化，运用中医护理的方法预防和消除不良情绪，以利于疾病的预防、治疗和康复的方法。中医学认为，人有七情变化，即喜、怒、忧、思、悲、恐、惊。七情是人体对外界客观事物和现象所作出的不同情志反应。《素问·阴阳应象大论》曰："人有五脏化五气，以生喜怒悲忧恐。"七情在正常情况下不会致病，但如果情志过极超出常度，就会引起脏腑气血功能紊乱，导致疾病的发生。因此，加强情志护理对疾病的预防和康复起着积极的作用。

一、情志与健康的关系

情绪活动源自脏腑的精气，与人体健康息息相关。七情六欲，皆为人之常态，情绪活动是正常的生理现象，对外界和体内刺激的反应具有保护性作用，有助于维持身心健康。《养性延命录》曰："喜怒无常，过之为害。"

（一）情志正常，脏气调和

正常的情绪活动反映了体内脏腑、气血、阴阳的和谐状态，并且可以相互影响人体。正常的情绪活动有助于平衡脏腑之气，增强人体的抗病能力，对维护身体健康起到积极的推动作用。

（二）情志异常，内伤脏腑

1. 导致不同的病理变化

不同的情绪刺激直接影响对应的脏腑，《灵枢·百病始生》曰："喜怒不节则伤脏。"《素问·阴阳应象大论》曰："怒伤肝、喜伤心、思伤脾、忧伤肺、恐伤肾。"过度的情绪波动尤其容易影响心脏和其他脏腑，因为心脏主宰血液循环和精神活动，是五脏六腑的主宰，情绪不稳会首先损害心脏精神，然后影响其他脏腑。

七情致病以心、肝、脾三脏为多见，因为心主血而藏神，肝藏血而主疏泄，脾主运化，为气血生化之源，其中以心为主导，心为五脏六腑之大主，精神之所舍，因此七情太过，首先伤及心神，然后影响其他脏腑。正如《灵枢·口问》所曰："悲哀愁忧则心动，心动则五脏六腑皆摇。"

2. 影响脏腑气机

异常情志变化可以使脏腑气机功能紊乱，令其升、降、出、入不能正常运行，从而导致疾病的发生。《素问·举痛论》曰："怒则气上，喜则气缓，悲则气消，恐则气下……惊则气乱，思则气结。"意为过度愤怒可使肝气上冲，血随气逆，并走于上，可见头痛头晕，呕血，甚则昏厥猝倒；过度喜乐使心气涣散，神气不能收持；过度悲伤可耗伤肺气，可见精神萎靡、少气懒言等症；过度恐惧可使肾气不固，气泄于下，可见二便失禁等症；突然受惊导致心气紊乱，气血失和，心神失常，临床可见失眠多梦、小儿夜啼等症；思虑过度导致脾气郁结，运化失常，可见纳呆、脘腹胀满、便溏泄泻等症。

3. 影响疾病的转归

在疾病过程中，情绪的异常波动通常会影响病情的演变与发展。情绪的过度波动可能会损害脏腑的精神和能量，精神受损时，脏腑的阴阳气血无法保持平衡；能量受损时，脏腑的阴阳气血则会失去调节。因此，在疾病过程中，若情绪波动过大，可能会加重脏腑阴阳气血的紊乱，甚至导致病情迅速恶化。

二、影响情志变化的因素

情志变化常受多种因素的影响，归纳起来有以下几方面。

(一) 个体因素

人的体质有强弱之异，性格有刚柔之别，年龄有长幼之殊，性别有男女之分。

因此对同样的情志刺激，会有不同的情绪变化。体质较强者，对于情志刺激的耐受性较强，一般情况下不易为情志所伤；体质较弱者，轻微的精神心理变化，就可能引起或诱发疾病的发生。一般情况下性格开朗乐观之人，遇事心平气和而自安，故不易为病；性格抑郁之人，精神脆弱，情绪常激烈，易酿成疾病。在年龄方面，儿童气血未充，中枢神经系统发育尚不完善，多为惊、恐致病；成年人，气血方刚，处在各种错综复杂的环境中，易为怒、思所伤；老年人，由于生活阅历丰富，一生中历经坎坷，易为忧郁、悲伤、思虑所致病。性别与情绪也有关系，男多属阳，性多刚悍，不易受情志因素影响；女属阴，其性多柔弱，一般比男性更易受情志影响而患病，以悲忧、哀思致病为多见。

（二）社会因素

社会因素可以影响人的心理变化进而影响健康。社会因素十分复杂，其对人精神上的影响也很复杂。

（三）环境因素

在自然环境中，某些非特异性刺激因素作用于人体，可使情绪发生相应变化。异常气候的剧烈变化更易对人的情绪产生明显的影响。安静、幽雅、和谐的生活环境，可使人感到心情舒畅。反之，喧嚣、杂乱无章的生活环境，常使人心情压抑、烦躁。

（四）病理因素

情志异常可引起脏腑功能失常，而机体脏腑气血病变，也会引起情志的异常变化。《灵枢·本神》曰："肝气虚则恐，实则怒……心气虚则悲，实则笑不休。"说明内脏病变可导致情志的改变，五脏虚实不同，亦可引起不同的情志变化。

三、情志护理的原则

（一）诚挚体贴

由于角色、环境的改变，患者的情志状态和行为不同于正常人，常常会产生各种心理反应。如主观感觉异常，猜疑心重，依赖性增强，产生寂寞、苦闷、忧愁、悲哀等不良情绪。《素问·汤液醪醴论》曰："精坏神去，荣卫不可复收。"护士应运用多学科的知识来处理患者的心理反应，了解患者日常生活情况、对自己疾病的看法、存在的思想问题、家庭角色关系、人际交往等情况，对待患者要热情、亲善、和蔼、有礼貌，使患者一踏进医院就感到温暖、亲切，诚挚体贴要体现在护理过程的各个环节，处处体谅患者的心情，以仁慈之心爱护患者。

（二）因人施护

《灵枢·寿夭刚柔》中指出："人之生也，有刚有柔，有弱有强，有短有长，有阴有阳。"患者由于家庭、年龄、经济条件、知识经验、性格、病情的不同，其心理状态也不同。因此，在情志护理过程中，应特别强调根据患者的特点因人施护。

(三) 避免刺激

患者一旦生病，对噪声的耐受力减弱。例如，体质虚弱或患有心惊、癫狂等病症的人，在轻微噪音的影响下会感到焦躁不安、心神不宁，影响睡眠和休息。《素问·痹论》曰："静则神藏，噪则消亡。"这表明，在治疗期间，患者应保持心情稳定，静心养病，这对病情的康复至关重要。因此，提供一个宁静的休养环境对于患者尤为重要，应尽量避免给他们带来不必要的刺激。在工作中，应遵循"四轻"原则，减少进入病房的人员，保持病房的安静。当患者病情突变时，护理人员应保持冷静，积极配合医生进行抢救，并有效安抚患者及其家属，稳定其情绪。

(四) 一视同仁

孙思邈《备急千金要方·大医精诚》所言："凡大医治病……如有疾厄求救者，不得问其贵贱贫富，长幼妍媸，怨亲善友，华夷智愚，普同一等，皆如至亲之想。"即要求我们对待患者要一视同仁，把他们看作自己的亲人。

(五) 乐观豁达

孙思邈在《备急千金要方·养性》中指出："夫养性者，欲所习以成性，性自为善……性既自善，内外百病皆悉不生，祸乱灾害，亦无由作，此养性之大经也。"保持心情舒畅，能使机体神安气顺，气血调和，脏腑功能平衡协调，益于健康。护士应向患者说明保持情绪稳定的重要性，积极向患者宣传心理养生知识，调动患者的积极性。

四、情志护理的方法

情志护理的方法有多种，可根据患者的具体病情选择合适的方法，以取得较好的效果。

(一) 以情胜情疗法

又称情志制约法，是基于五行生克制化所衍生的情志刺激疗法，有意识地采用一种情志抑制另一种情志，达到淡化，甚至消除不良情志，保持良好精神状态的情志护理方法。

(二) 顺情导泻疗法

指通过引导，正确释放负面情绪表达，减轻可能的极端情感，更好地应对不良情绪，从而缓解躯体症状。常用的发泄解郁法有：挥泪痛哭法、倾诉苦衷法等。对于确有悲郁之情的患者，应引导其向医护人员哭诉苦衷，使悲郁之情得以发泄舒展，使气机调畅。但哭泣不宜过久、过重，以免伤身。

(三) 移情易性法

指通过与他人深入探讨情感认知，将情感正确投射他人或者他物上，更好地理解心理状态，找到解决问题的能力。有些人在生病后，常常会把注意力完全放在疾病上，整天围绕着病情思来想去，陷入沮丧和忧虑之中。这不仅会严重影响治疗效果，还可能加重病情。移情指将注意力从疾病上转移到其他事物上。对于这类患者，医护人员要耐心向他们解释病情，不可搪塞，以免患者更加怀疑病情，要向他们宣传有关疾病的知识，解除患者的心理负担，使患者从迷惑中解脱出来。

(四) 五行音乐疗法

通过运用特定音乐的音调、旋律和频率来调节人体的能量和平衡五行，从而帮助人体恢复健康。它既依托于中医五行理论，又结合了音乐的疗效，是一种综合性的疗法。音乐的聆听和欣赏也可以提高人体的情绪状态和心理健康，有利于身心的调养和健康的维护。

(五) 暗示法

指医护人员利用语言、动作或其他方式给患者以暗示，使患者解除心理上的压力和负担，消除疾病症状或增强某种治疗和护理方法效果的一种情志护理方法。暗示疗法在调节患者的情绪和心理状态的同时，也可以激发患者的身体自愈能力，使患者更好地克服疾病的影响。暗示作用在日常生活中随时随处都可见，如"望梅止渴""草木皆兵"，这些成语所说的都是一种暗示作用。巴甫洛夫说过："暗示乃是人类最简单、最典型的条件反射。"暗示治疗时要特别注意以下几点：①患者的受暗示性是各不相同的，应区别对待。②施治前要取得患者充分的信任与合作。③每一次施治过程应尽量取得成功。如不成功，则会动摇患者的信心，影响患者对施治者的信任。

(六) 说理开导法

针对患者的病情及其心理状态、情感障碍等，采用语言交谈方式进行疏导，以消除其致病心因，纠正其不良情绪和情感活动等的一种心理治疗方法。该法起源于《灵枢·师传》："人之情，莫不恶死而喜生，告之以其败，语之以其善，导之以其所便，开之以其所苦，虽有无道之人，恶有不听者乎？"

(七) 药食法

药食法指选用适当的方药或食物，可调节五脏虚实，聪明益智，养心安神，疏肝理气，以达到调节情志活动的目的。如逍遥散有疏肝解郁、调畅情志之功效；泻青丸有清泻肝火之功效，可缓解郁怒而致的肝火亢盛证等。

五、预防七情致病的方法

要预防七情致病，就必须做到保持精神乐观，心境平和，随时调和情绪的变化，避免七情过激。

(一) 保持乐观

情志乐观，心胸宽广，性格开朗，精神愉快，可使营卫流通，气血调畅，生机旺盛，身心健康。唐代孙思邈《摄生咏》曰："安神宜悦乐，惜气保和纯。"乐观能促进人体生理功能，有益于健康，所以要用乐观情绪来克服其他不利于人体健康的消极情绪。

(二) 清静养神

清静养神，指采取各种措施使精神保持淡泊宁静的状态，不为七情六欲所干扰。神是生命活动的主宰，它统御精气，是生命存亡的根本和关键。因为患病之人对于情志刺激尤为敏感，因此调摄精神就尤为重要。

(三) 平和七情

平和七情指调节情绪，控制感情，避免情绪过度激动，以达到心理平衡的方法被称为平和七情。《内经》指出"智生养生"要"和喜怒"，强调了情绪的调控对健康的重要性。保持良好的心理修养，自我情感管理，是维护心理平衡、促进健康的关键。学会平衡各种情绪，有助于疾病的预防和促进健康长寿。

1. 以耐养性

良好的涵养，能使人生活中能淡泊名利，淡忘烦恼。《素问·举痛论》曰："怒则气逆，甚则呕血及飧泄。"在怒已生而又不可遏之时，应当及时发泄和吐露，以免郁遏而生疾。

2. 以宣消郁

忧郁、伤悲能够损神伤气，削弱机体的抗病能力，从而导致病邪侵入。及时宣泄悲哀忧伤情绪，以免气机郁遏而生疾患。因此，在日常的生活工作中，应注意培养和保持开朗的性格，用乐观战胜忧伤的情绪。

3. 思虑有度

思虑是七情之一，适度的思，能够强心健脑，对人体有益无害；过度和不当的思虑，则损伤心脾，《类修要诀·养生要诀》提出"少思虑以养其神"，即告诫人们合理用脑，节制心劳，以免心脾损伤。平常应坚持体育锻炼，要养成按时作息的好习惯。

4. 慎避惊恐

惊则气乱，恐则气下，惊恐可以导致心神失宁，肾气不固，而出现心慌、易惊、失眠、二便失禁，甚则心神受损、气机逆乱，气血失常，阴阳散败，心惊猝死。要有意识地培养勇敢坚强的性格，以预防惊恐致病。

5. 以理胜情

考虑问题符合客观规律，能用理性克服情志上的冲动，使情志活动保持在适度状态而不过激。

6. 以静制动

神静则宁，情动则乱，清静少欲，避大喜大怒，常保平和心情。如练气功、书法、绘画等皆能怡神静心。

第四节 饮食护理

一、饮食

饮食是维持人体生命活动必不可少的物质基础，是气血生化的根源。合理的饮食能够滋养人体的五脏六腑和四肢百骸，不当的饮食则可能导致人体正气减弱，免疫力下降，从而引发多种疾病。

（一）饮食有节，适时定量

饮食要适时、定量，《素问·五常政大论》曰："无使过之，伤其正也。"强调饮食应当适量为宜，过于饥饿或过度饱食均可能导致健康问题。饥饿会导致食物摄取不足，从而使得气血生化的基础不足，长期下去会导致气血减少而引发疾病，同时气血不足也会使人体的正气减弱，抵抗力下降，易引发其他病症。相反，过度饱食则意味着食物摄入超过脾胃的消化和吸收能力，可能造成脾胃损伤以及消化不良等问题。

(二) 饮食平衡，不可偏嗜

《素问·脏气法时论》曰："五谷为养，五果为助，五畜为益，五菜为充，气味合而服之，以补精益气。"强调了饮食合理搭配的重要性。只有食物种类多样并且合理搭配，人体才能充分获取各种必需营养，以保持气血和阴阳的平衡。

食物有四气五味，各有归经，若饮食偏嗜则可导致人体脏腑阴阳失调而发生疾病。如偏食辛辣，可使胃肠积热，在上则口腔破溃、牙龈出血，在下则大便干燥或成痔疾；过食甘味可助湿生痰、化热，或生痈疡等病。过食生冷的食物，易损伤脾胃阳气，发生胃痛、腹泻等病症。妇女行经期过食生冷易患月经不调、痛经、闭经等疾患。因此，患者的饮食宜清淡、寒热相宜，荤素搭配，营养全面。

(三) 注意卫生

饮食要新鲜、干净，没有杂质，没有变色、变味，符合卫生标准，严把"病从口入"关。《千金要方·养性序》曰："勿食生肉，伤胃，一切肉惟须煮。"因此必须注意饮食卫生，最好是熟食。因食物煮熟，不但能杀灭存在的细菌，而且较易消化。护理人员指导患者饭前要洗手、饭后要漱口，忌食后即睡及剧烈运动，养成良好的饮食习惯。

(四) 相因相依，辨证施食

病证有寒、热、虚、实之分，食物有四气五味之别。在饮食调护中应根据病证、病位、病性及年龄、体质强弱、天时、地理诸因素，结合食物的性味归经选择食物，遵循"寒者热之、热者寒之、虚则补之、实则泄之"的调护原则，注意不同疾病的饮食宜忌，做到三因制宜、辨证施护。如泄泻病，属湿热内蕴，宜食马齿苋；证属食积中焦，宜食山楂、萝卜；证属脾胃虚弱，宜食山药、大枣、芡实、薏仁等。审证求因，合理调配饮食，才能达到治病求本的目的。

二、食物的性味与功效

(一) 食物的性味

1. 四性

指食物具有的不同属性，包括寒、凉、温、热四性，习称"四气"，加上不寒不热的平性，又可称为"五性"。四性的确定是根据食物作用于机体后产生的反应概括出来的。一般能够减轻或消除热证的食物，属于寒性或凉性；反之能减轻或消除寒证的食物，属于温性或热性。

(1) 寒性食物：性味苦寒、甘寒，具有清热、泻火或解毒的作用，适用于实热证。如绿豆、苦瓜、柿子、柑橘、柚子、冬瓜、甜瓜、西瓜、香蕉、莲藕、番茄、荸荠、紫菜、海带等。寒性食物易损阳气，故阳气不足、脾胃虚寒者应慎用。

(2) 热性食物：性味甘温、辛热，具有温中祛寒、益火通阳的作用，适用于实寒证，如脾胃虚寒、腹痛、泄泻等症。如辣椒、大蒜、胡椒、花椒、白酒等。热性食物多辛香燥烈，容易助火伤津，凡热病、阴虚火旺者应忌用。

(3) 温性食物：性味甘温，具有温中、散寒、通阳、补气的作用，适用于阳气虚弱的虚寒证或实寒证较轻者。如糯米、羊肉、鸡肉、牛肉、鲫鱼、桂圆肉、荔枝、山楂、杏子、大葱、食醋、红糖、咖啡等。这类食物比热性食物平和，但仍有一定的助火、伤津、耗液的作用，因此，热证、阴虚火旺者应慎用或忌用。

(4) 凉性食物：性味甘凉，具有清热、养阴的作用，适用于热性病证的初期、疮疡、痢疾等。如大麦、小麦、小米、鸭肉、蚌肉、兔肉、枇杷、芒果、李子、黄瓜、萝卜、薏苡仁、丝瓜、豆腐等。凉性食物比寒性食物平和，但久用也能损伤阳气，故阳虚、脾气虚损者应慎用。

(5) 平性食物：性味甘平，这类食物既没有寒凉之偏性，又没有温热之偏性，其性味较平和，为日常生活的基本饮食，可以根据患者的具体情况灵活选用。如粳米、大豆、玉米、红薯、豆浆、猪肉、黑豆、鸡蛋、牛奶、葡萄、苹果、芝麻、花生、莲子、山药、土豆、香菇、木耳、白菜等。

2. 五味

食物"五味"，指食物具有辛、甘、酸、苦、咸五种味道。除此之外还有淡味和涩味，因而实际上不止五种。但是，五味是最基本的五种滋味，所以仍然称为五味。食物的五味不同，具有的药效作用也不相同。《素问》载："五味所入：酸入肝，辛入肺，苦入心，咸入肾，甘入脾，是谓五入。"说明酸、辛、苦、咸、甘五味分别对五脏产生特定的联系和亲和功效（表 8-1）。

表 8-1　五味的作用与适应证

味	特　点	作　用	适应证	举　例
辛	能行、能散	发散、行气、行血	表证、气滞血瘀证	胡椒温里行气，适用于腹部冷痛、腹胀等
甘	能补、能和、能缓	补益、和中、缓急	虚证、痛证	红糖补益脾胃、止痛，用于脾胃虚寒的胃痛
酸	能收、能涩	收敛、固涩	虚证多汗、泄泻、尿频、遗精	乌梅涩肠止泻，用于久泻者
苦	能泄、能燥、能坚	泻热、燥湿、坚阴	热证、湿证、气逆等	苦瓜泻热，多用来治疗口苦、口臭、大便干燥等胃肠燥热证
咸	能下、能软	软坚、散结、泻下	热结便秘、瘿瘤、瘰疬等	海藻软坚，消散瘿瘤
淡	能渗、能利	渗湿、利水	水肿、小便不利、湿盛等	薏苡仁渗湿利水，用于脾运失常、水湿内盛的病证

注：涩味和酸味虽口感不同，但作用基本相同。一般来说，食物中具有涩味和酸味者亦有生津的特点，如菠萝、番茄等。

(二) 食物的功效

食物的功效是对食物的预防、治疗和保健等作用与疗效的直接概括，是食物治疗疾病的主要依据。食物的功效是由它自身固有偏性如"性""味""归经""升降浮沉"等特性决定的。护理患者时可有针对性地选用具有不同功效的食物来祛除病邪。食物按其作用概括起来分为补益正气（具有营养保健作用）、祛除邪气（具有治疗作用）两类。

1. 补益正气类

主要用于虚证的调养。虚证有阴虚、阳虚、气虚、血虚的不同，但大多表现为倦怠乏力、心悸气短、食欲减退、腰疼腿软等。凡是能够补益脏腑，扶助正气，提高防病、抗病能力，改善或者消除虚弱证候的食物，都属于补益类食物。

(1) 补气类：凡能补气，治疗气虚证的一类食物，最适用于脾气虚和肺气虚者。如粳米、糯米、小米、大枣、花生、栗子、黄豆、豆腐、猪肺、牛肉、鸡肉、兔肉、鸡蛋、土豆、胡萝卜等。

(2) 补血类：凡能补血、治疗血虚证的一类食物。此类食物多属甘温滋润之品，多入心、脾、肝、肾经。如羊肉、猪肝、羊肝、牛肝、甲鱼、海参、菠菜、黑木耳、桑椹等。

(3) 补阴类：凡能养阴生津，治疗阴虚证的食物。此类食物大都甘寒质润，入肺、胃、肝、肾经。如梨、百合、蜂蜜、桑椹、银耳、番茄、鸭蛋、甲鱼、乌贼、猪肉、猪皮、鸭肉等。

(4) 补阳类：主要为补肾阳的食物，多为甘性温热，主入肾经。如羊肉、鹿肉、兔肉、羊肾、猪肾、狗肉、虾、核桃仁、韭菜、刀豆等。

2. 祛邪类

主要针对实证的食物。实证范围很广，如邪闭经络或脏腑，或者气滞、血瘀、痰湿、食积等都属于实证范围。一般实证的症状有呼吸气粗、精神烦躁、脘腹胀满、疼痛难忍、大便秘结、小便不通，或者淋漓涩痛、舌苔黄腻、脉实有力等。用于实证的食物，大多都有祛除病邪的作用，邪去则正安，身体康复。这类食物较多，分别介绍如下。

(1) 辛温解表类：生姜、大葱、蒜、香菜等，适用于风寒感冒。

(2) 辛凉解表类：淡豆豉、杨桃、绿茶等，适用于风热感冒。

(3) 止咳平喘类：杏仁、梨、枇杷、百合、罗汉果、白果等，适用于咳嗽、气喘病症。

(4) 清热泻火类：苦瓜、苦菜、蕨菜、芦根、西瓜等，适用于实热证。

(5) 清热利湿类：薏苡仁、绿豆、黄瓜、冬瓜皮、马齿苋等，适用于湿热证。

(6) 清热解毒类：赤小豆、绿豆、马齿苋、苦瓜、荠菜、豆腐等，适用于热毒证。

(7) 清热凉血类：茄子、莲藕、丝瓜、黑木耳等，适用于血热证。

(8) 消食化积类：山楂、麦芽、鸡内金、萝卜、木瓜等，适用于食积痞满之症。

(9) 通便润肠类：香蕉、菠菜、竹笋、蜂蜜、核桃仁、黑芝麻等，适用于便秘。

(10) 利水渗湿类：玉米须、黑豆、绿豆、赤小豆、冬瓜、冬瓜皮、白菜、鲫鱼等，适用于小便不利、水肿、淋病、痰饮等。

（11）涩肠止泻类：大蒜、马齿苋可用于热性泄泻；焦山楂、焦麦芽、焦谷芽、炒陈皮等用于伤食泻；薏苡仁、莲子、炒山药用于脾虚泄泻。

（12）驱虫类：槟榔、榧子、乌梅、南瓜子、椰子、胡萝卜等。

（13）降脂、降压类：荞麦、燕麦、小米、玉米、冬瓜、丝瓜、菠菜、西红柿、油菜、苋菜、海藻、紫菜、山楂、黑木耳、香菇、大蒜、洋葱、茶叶、荷叶、莲心、芹菜、荸荠、海蜇、蜂蜜、豆类等。

（14）降糖止渴类：玉米、猪胰、鳝鱼、泥鳅、鲜贝、甲鱼、绿豆、丝瓜、冬瓜、苦瓜、南瓜、山药、豌豆、茭白、乌梅、马齿苋、新鲜绿叶蔬菜等。

（15）消炎类：大蒜、菠菜根、马齿苋、冬瓜子、油菜、山慈菇等。

（16）防癌抗癌类：玉米、白薯、番木瓜、动物血、葡萄、山楂、无花果、猕猴桃、黄瓜、芦笋、萝卜、番茄、大蒜、百合、银耳、黑木耳、海参、海带、扇贝、牡蛎、牛奶、粥等。

三、饮食宜忌

饮食宜忌，俗称忌口、食忌。临床上许多疾病难愈或愈而复发，往往与不注意饮食宜忌有关。《金匮要略》指出："所食之味，有与病相宜，有与身为害，若得宜则益体，害则成疾。"因此，饮食调护中强调饮食宜忌是十分必要的。

（一）病中宜忌

病证的饮食宜忌是根据病证的寒热虚实、阴阳偏盛，结合食物的四气、五味、升降浮沉及归经等特性来确定的。食物的性味、功效等应与疾病的属性相适应，否则会影响治疗结果。

1. 阳虚病证

阳虚证多元阳不足，宜食用性味甘温的温补之品。忌食生冷或寒凉饮食，以免进一步损伤阳气。阳虚证往往消化功能欠佳，补充营养应循序渐进，忌暴饮暴食。常用食物有羊肉、狗肉、鹿肉、花椒、虾、韭菜、冬虫夏草、蛤蚧、胡桃仁、鸡肉、带鱼、海参、粳米、糯米、高粱、洋葱、大蒜、生姜、酒、饴糖、刀豆、香菜、大枣、杨梅、杏子、栗子、樱桃、龙眼等。

2. 阴虚病证

阴虚证多真阴不足，宜滋阴与清热兼顾，选用填精、养血、滋阴的食物，兼顾理气健脾。忌油腻厚味、辛辣食物，以防燥热损伤阴液。常用食物有猪肉、鸭蛋、鸭肉、小麦、番茄、银耳、木耳、芝麻、桑椹、苹果、百合、玉竹、枸杞、酸枣仁、豆浆、小米、大麦、鲤鱼、螃蟹、田螺、梨、柿子、香蕉、椰子、甘蔗、西瓜、丝瓜、冬瓜、苦瓜、菠菜、芹菜、茄子、竹笋等。

3. 气虚病证

气虚证多与肺、脾、心、肾虚损有关，食疗应以分别补其脏虚为原则，因"气之根在肾"，补气时可酌情加枸杞子、桑椹、蜂蜜等益肾填精之品。补气类食品易致气机壅滞，影响食欲，可配伍少许行气之品如陈皮、砂仁等，忌寒湿、油腻、厚味食物。常用食物有鸡肉、猪肚、鹌鹑、牛肉、鲈鱼、青鱼、泥鳅、粳米、扁豆、山药、无花果、马铃薯、大枣、栗子、冰糖等。

4. 血虚病证

多食含铁食物，选择优质蛋白，摄入适量维生素，禁食油腻厚味及油炸香燥之物。常用食物有乌骨鸡、鸭血、动物肝脏、猪心、猪蹄、阿胶、菠菜、荔枝、龙眼肉、花生、红糖等。

5. 外感病证

宜食清淡食物，如面条、米粥、新鲜蔬菜、水果等。高热伤津者可多饮水，忌食腥腻、酸涩之品，如肥肉、鱼虾等，以防外邪内陷入里，变生他证。

6. 心系病证

饮食宜清淡、素食、低盐，多食富含维生素B、维生素C及豆制品类食物。食盐应控制在每日5~6 g，尽可能以植物油作为食用油。烹饪用油应以植物油为主，如玉米油、菜籽油。忌高脂类食物，如猪油、动物内脏；忌食烟酒、浓茶、咖啡及辛辣刺激之品。

7. 肝胆系病证

黄疸、腹胀等病症常与肝的疏泄功能失常有关。饮食宜清淡、营养丰富，多食蛋、奶、鱼、瘦肉及豆制品。忌食油腻生冷、辛辣食物。肝胆疾病急性期以素食为主，肝硬化腹水应低盐或无盐饮食，肝性脑病者应限制动物蛋白的摄入。

8. 脾胃系病证

包括胃脘痛、呕吐、泄泻、便秘等，系脾胃运化失常所致。日常饮食应以清淡、细软易消化、富有营养的食物为主。忌生冷、煎炸、硬固类、刺激性及产气类食物。胃酸过多者，应避免摄入刺激胃液分泌的食物。

9. 肾系病证

以水肿、消渴、遗精等为主症。饮食宜清淡、富于营养，可多食动物性补养类食物。水肿者应低盐或无盐饮食；肾功能减退者应以优质低蛋白、低磷、高钙、高维生素、高热量，适当限制钠、钾为原则，食用鱼肉时以蒸煮、做汤为宜。

10. 肺系病证

饮食宜清淡，多食富含维生素的食物，以利于机体功能的修复，补充咳嗽或发热所消耗的能量。忌食油腻、辛辣、烟酒及海腥发物。避免食物过咸、过甜、过冷、过热，以防加重病情。咳嗽、痰黄者宜多食梨、枇杷等清热化痰之品；痰中带血者宜多食藕片、藕汁等清热止血之品；痰白清稀属肺寒者宜多食核桃羹等，忌食生冷瓜果；久病肺阴亏虚者则宜多食百合、银耳、甲鱼等滋阴补肺之品。哮喘患者常与过敏有关，应禁食发物类。

11. 疮疡皮肤病

宜饮食清淡，多食蔬菜、水果。忌鱼、虾、蟹、猪头肉等荤腥发物。

(二) 配伍禁忌

1. 食物与食物禁忌

由于每种食物的功效不同，因此有些食物不宜在一起配合食用。据文献记载，柿子忌螃蟹，葱忌蜂蜜，蟹鱼忌苋菜等。有些食物搭配一起进食有利健康，羊肉与当归、姜配伍，可增强补虚散寒止痛之功，同时还可以去掉羊肉的腥膻味；薏苡粥中添加红枣，可防止薏苡仁清热利湿过偏之性。

2. 食物与药物禁忌

食物和药物都有四气五味之性，从而显著影响彼此的功效，某些食物可以增强药物的作用。例如，将小豆与鲤鱼搭配可增强利尿作用，将黄芪与薏苡仁搭配可增强排湿和利尿效果。相反，一些食物可能会降低药物的疗效或增加药物的毒性。例如，人参与萝卜搭配使用，牡丹皮不应与大蒜或香菜搭配使用。一般来说，在服药过程中，应避免生的、冷的、油腻的、有鱼腥味的、难以消化的食物，尤其是那些有强烈刺激作用的食物。

常用食疗方

◎ 生姜粥（《饮食辨食》）

组成：粳米 50 g，生姜 5 片，连须葱数茎，米醋适量。

制法用法：将生姜捣烂，与粳米同煮粥；粥熟时加入葱、醋，稍煮即成。趁热服食，覆被取遍身微微汗出。

功效：解表散寒，温胃止呕。适用于风寒感冒，症见发热畏寒、头痛身痛、无汗等，也可用于胃寒呕吐、肺寒咳嗽等。

◎ 银花茶（《疾病的食疗与难方》）

组成：金银花 20 g，茶叶 6 g，白糖 50 g。

制法用法：水煎服。每日 1 次，连服 2~3 日。

功效：辛凉解表、解暑。适用于风热感冒，症见发热、微恶风寒、咽干口渴等，夏季热盛亦可饮用。

◎ 绿豆粥（《普济方》）

组成：绿豆 25 g，粳米 100 g，冰糖适量。

制法用法：将绿豆、粳米淘洗干净，放入砂锅内，加水适量，用武火烧沸，再用文火继续煮至豆米烂熟；将冰糖水加入粥内，搅拌均匀即成。分早晚 2 次服用，2~3 日为 1 疗程。

功效：清热解暑、解毒。适用于夏季预防中暑，暑热烦渴、湿热泄泻、疮疡肿毒等症。

◎ 苏子麻仁粥（《丹溪心法》）

组成：紫苏子、麻仁各 15 g，粳米 50 g。

制法用法：先将紫苏子、麻仁洗净，研磨为极细末，加水再研，滤汁去渣，以汁煮粥。每日 1~2 次，早晚服用。

功效：降气润肠，通导大便。适用于肠燥津亏便秘，病后、老人、孕妇便秘或习惯性便秘。

◎ 良姜炖鸡块（《饮膳正要》）

组成：高良姜 6 g，草果 6 g，陈皮 3 g，胡椒 3 g，公鸡 1 只（约 800 g），

葱、食盐等调料适量。

制法用法：将高良姜、草果、陈皮、胡椒装入纱布袋内，扎口。将公鸡宰杀，去毛及内脏，洗净切块，剁去头爪，与药袋一起放入砂锅内，加水适量，武火煮沸，撇去污沫，加入食盐、葱等调料，文火炖 2 h，最后将药袋拣出装盆即成。每周 2~3 次，随量饮汤食肉。

功效：温有散寒，益气补虚。适用于脾胃虚寒导致的胃脘痛、呕吐泄泻，亦可用于风寒湿痹、寒疝疼痛、宫寒不孕、虚寒痛经等。

第五节　用药护理

中药是中医治疗疾病最常用的一种手段。用药护理是中医护理工作的一项重要内容。护士能否正确掌握和使用给药途径和方法，将直接影响药效的发挥和治疗效果。

一、常用中药剂型

中药剂型指方药经过加工、配制而成的制剂形式。中医认为，根据不同的需要而制成适当的剂型，既可以充分发挥药物的作用，又便于临床应用。《神农本草经》载："药性有宜丸者，宜散者，宜水煎者，宜酒渍者，宜膏煎者，亦有一物兼宜者，亦有不可入汤酒者，并随药性，不得违越。"剂型的种类繁多，既有传统的汤、丸、散、膏、丹等剂型，又有在保持传统制剂的基础上，采用现代制剂的方法研究出的针剂、片剂、糖浆、胶囊、气雾剂等新的剂型。剂型的不同可能导致药物的药效、持续时间、作用特点及不良反应的不同，进而影响药物的临床疗效。

二、汤药煎煮方法

汤药煎煮法是将药材加水煎煮，去渣取汁成汤剂的方法。汤剂是临床应用最普遍的剂型，为了使药物更好地发挥疗效，历代医家均非常重视汤剂的煎煮方法，如徐灵胎在《医学源流论》曰："煎药之法，最宜深讲，药之效不效，全在乎此。"因此，中医医院护理人员需掌握正确的汤药煎煮方法。

(一) 煎药器具

煎药用具以砂锅、瓦罐和陶瓷罐为佳，忌用铁、铜、锡、铝等金属容器煎煮中药。因为此类容器材质稳定，在煎药过程中不易与药物成分发生化学反应，且受热均匀，导热性能缓和，被历代医家认为是较为理想的煎药容器。此外搪瓷、不锈钢和玻璃器皿亦可作为煎药器具，但此类容器虽然材质稳定，但传热较快，不利于药物中的某些有效成分的析出，且散热也快。

(二) 煎药用水

1. 水质

煎药用水一般以水质洁净、矿物质少为原则。除处方有特殊规定用水外，现在常用的有自来水、井水或蒸馏水等。另外，煎药须用凉水或凉开水，忌用开水煎药。因为许多中药是植物药，生药的外层组织细胞如果骤然受冷，会立即紧缩、凝固，蛋白质在细胞壁上形成一层不可逆的变性层，使组织内部的药物成分难以析出，影响药物有效成分的利用。

2. 水量

煎煮加水量应根据药物的性质、药量、吸水程度、煎煮时间及治疗所需的药量等因素而定。煎药时应一次将水加足，避免在煎药过程中频频加水，如不慎将药煎糊，应弃去，不可加水再煎后服用。一般汤剂经水煎两次后，70%~80%的有效成分已析出，因此临床多采用两煎法。

(1) 传统的加水方法：将药物均匀放入药锅内，看准药物表面的位置，第一煎的加水超过药物表面的 3~5 cm，第二煎的加水量以水超过药物表面 2~3 cm 为准。

(2) 另一种加水方法：按平均每 1 g 药加水约 10 mL，计算出该方总的需水量，一般第一煎将总水量的 70%加入，第二煎加入剩余的 30%。

(三) 煎前泡药

煎药前，宜先用冷水将药材泡透，通过凉水浸泡可使水分充分渗入药物组织内，让药材变软，组织细胞膨胀后可恢复其天然状态，煎药时易于有效成分的析出。

煎药前不可用水洗药，因为某些中药成分中含有糖和苷类等易溶于水的物质，若用水洗，会丧失一部分有效成分。还有一部分中药是经过炮制的，如炮制时添加蜜、醋和酒等，用水洗会降低药效。

（四）煎药火候

煎药温度的高低，中医称为"火候"，有"文火"和"武火"之分。武火指大火急煎，文火指小火慢煎。一般以"先武后文"为原则。如《本草纲目》曰："先武后文，如法服上，未有不效者。"即在煎药开始用武火，至水沸后改用文火，并保持在微沸状态，既可减慢水分的蒸发，又有利于有效成分的煎出，同时避免药物溢出。

解表药、清热类、芳香类药不宜久煎，宜用急火快煎以防药性挥发；滋补药宜用武火煮沸后，改用文火久煎，使有效成分充分煎出。

（五）煎药时间

煎药时间从水沸时开始计算时间，一般一煎需要 20~30 min，二煎需 10~20 min。煎煮时间主要根据药物和疾病的性质而定。

解表药、芳香类药，一煎需 15~20 min，二煎需 10~15 min；受热易破坏的药物，如钩藤、大黄等，应待其他药物煎好前 5~10 min 加入；滋补类药物，一煎需 40~50 min，二煎需 30~40 min；有毒性的药物，如附子、乌头、狼毒等需久煎，60~90 min。

药物煎好后，用纱布将药液过滤或绞取汁，每剂取液量 300~400 mL，小儿减量，成人 150~200 mL，小儿减半。每日可 1~2 服。

（六）特殊药物煎法

有些药材因性质、成分特殊，煎煮时需要特殊处理，方可产生最佳效果。通常有以下几种。

1. 先煎

将一些药物先煎煮一段时间，然后再放入其他药物同煎的方法。目的是为了增加药物的溶解度或降低药物毒性，充分发挥药物的疗效。常见药物有难溶于水的药、有毒的药物、泥沙多及质轻量大的药物、某些植物药等。

2. 后下

对于气味芳香借挥发油取效的药物，为防止有效成分挥发，宜在一般药物即将煎好前 10 min 左右放入，再与其他药物同煎的方法。

3. 包煎

将药物用纱布包好，再放入锅内与其他药物同煮的方法。以下几类药宜包煎：体小而质轻的药物、容易导致药液浑浊的药物、容易刺激咽喉及消化道的药物。

4. 另煎

将某些贵重药物单独煎煮，避免同时煎时被其他药物吸收以保存有效成分的煎煮方法。将药物切成小片，单味煎煮 1~2 h，煎好后，单独服用或兑入汤药中同服。如人参、西洋参、鹿茸等。

5. 烊化

将胶质、黏性大而且易溶的药物，单独加温溶化或置于刚煎好的去渣的药液中，微煮或趁热搅拌，使之溶解的煎煮方法。这些药物如与其他药物同煎则易粘锅煮焦，且附着他药，影响药效。如阿胶、龟板胶、鹿角胶等。

6. 磨汁

将某些贵重或质地坚实难于煎出气味的药物，用水磨汁或锉成细粉调服的方法。如羚羊角等。

7. 冲服

将某些不耐高温且又难溶于水的贵重药物，先研成粉末，再用开水或用煎好的汤液冲服的方法。如三七、琥珀、羚羊角、珍珠等。

8. 泡服

将某些易出味、挥发性较强、不宜煎煮的药物放入茶杯中，加沸水泡 10~15 min，出味后服用或将药物放入刚煮好的药液中泡服的方法。如番泻叶、胖大海、菊花等。

三、用药方法

中医用药根据病变的性质、病变的部位和药物的性质，分内服法和外用法两种。

（一）内服法

1. 服药时间

适时服药是合理用药的重要方面，《神农本草经》指出："病在胸膈以上者，先食而后服药；病在心腹以下者，先服药而后食；病在四肢血脉者，宜空腹而在旦；病在骨髓者，宜饱满而在夜。"表明正确掌握服药时间，将直接影响药物效果的发挥。具体服药时间应根据病情的需要、药物的特性和胃肠道的状况确定。

（1）饭前服：应与进食略有间隔，饭前胃中空虚，药物可避免与食物混合，能迅速进入肠道，充分发挥药效。如补益药、制酸药及部分治疗胃肠道疾病的药物。

（2）饭后服：应与进食有一定间隔，饭后胃中存有较多食物，可减少对胃的刺激，故对胃肠有刺激的药物都应饭后服用。如消食药、抗风湿药等。健胃药也应在饭后服，以充分发挥药效。

（3）睡前服：安神药、涩精止遗药、缓下药均宜睡前服。安神药睡前服可使药物起效，起到安眠的效果；涩精止遗药则由于所治疗的遗精、遗尿病症多于夜间发生；缓下药由于需要长时间在胃肠道作用，晨起后正好发挥泻下效果。

（4）定时服：平喘药、截疟药和主治月经不调的药，需要定时服用。

2. 服药方法

一般疾病服药，多采用每日1剂，每剂药物一般煎2~3次，分头煎和二煎，有些滋补药也可以煎3次。可将头煎、二煎药汁混合后"分服"，也可将两次所煎药汁"顿服"、分数次服等，需视病情不同而分别对待。

（1）一般服法：病缓者1天服1剂。重病、急病者可隔4 h服药1次，以使药效持续。

（2）顿服：病情紧急者，可1次1煎大量顿服。

（3）不拘时服：急性病、热性病和治疗咽喉疾病的药物应不拘时间，迅速服用，有的也可煎汤代茶饮。

（4）小量频服：呕吐患者或小儿患者宜小量频服。呕吐患者小量频服的原因是大量可以引发或加重呕吐症状，小儿则因其力弱而不胜大的药力。

3. 服药温度

服药温度指中药汤剂的温度或服药时开水的温度。分为温服、热服和冷服。

（1）温服：将煎好的汤剂放温后服用，或将中成药用温开水、酒、药汁等液体送服的方法称为温服。一般中药多采用温服。温服又可减轻某些药物的不良反应，如瓜蒌、乳香、没药等对胃肠道有刺激作用，能引起恶心、呕吐等不良反应，温服后能缓解不良反应。

（2）热服：将煎好的汤剂趁热服下或将中成药用热开水送服的方法称为热

服。理气、活血、化瘀、补益药均应热服。

（3）凉服：将煎好的汤剂放凉后服用或将中成药用凉开水送服的方法称为凉服。一般止血、收敛、清热、解毒、祛暑药均应凉服。服药呕吐者，应先口服少许姜汁或嚼少许陈皮后再凉服，以减轻症状。

4. 服药后的观察及护理

服药后患者宜休息一段时间，以利于药物更好地吸收；同时要严密观察服药后的反应，尤其是服用有不良反应的药物和药性峻烈药物时，更应严密观察服药后的反应。

（1）观察服药后的反应：药物进入人体之后，必然会产生一定的药理作用，如服解表药后，患者会有汗出；服利水渗湿药后，患者排尿次数和尿量增加，这说明药物在体内发挥正常疗效。除此之外，还应全面综合观察服药后的各种反应，如服用泻下药后除了要观察大便的次数以外，还要观察大便的颜色、形状、气味，以及是否伴有腹痛，观察腹痛的性质及腹痛发作的时间、程度等。

（2）观察服药后的不良反应：中药的应用，在我国已有悠久的历史，中药具有性能平和、治疗范围广泛、疗效确切等优点。但部分药物，由于加工炮制及使用不当也能引起不良反应。因此，对中草药的性能及可能发生的不良反应，要有清楚的认识。用药前，应将用药的注意事项向患者交代清楚。严格掌握常用药物的用法和应用剂量，避免滥用，纠正中草药不会中毒的错误观念。

（二）外用法

外治法，就是将药物制成不同的剂型，施于患处，使其直达病所，产生作用，从而达到治疗目的的一种治疗方法。外治法操作简单，疗效确切，应用广泛。医家吴师机曾说："外治之理即内治之理，外治之药即内治之药，所异者，法耳。"指出了外治法与内治法在给药途径上的不同。

1. 药膏的用法与护理

（1）用法：使用前加温软化，趁热敷贴患部，使患处得到较长时间的热疗，以改善局部血液循环，增加抗病能力。一切外科病证初起、已成、溃后各个阶段，均可应用膏药外用。膏药摊制的形式有厚薄之分，具体应用时各有所宜。薄型的膏药，多适用于溃疡，宜于勤换；厚型的膏药，多适用于肿疡，宜于少换，一般5~7天换1次。

(2) 护理：膏药敷贴处如出现皮肤发红，或起丘疹、水疱、瘙痒异常，甚则湿烂等现象，是因为皮肤过敏；或溃疡脓水过多，膏药不能吸收脓水，易淹疮口，浸淫皮肤，引起湿疮时，均可改用油膏或其他药物。另外，膏药不可去之过早，否则疮面不慎受伤，再次感染，复致溃腐的变局，或疮面形成红色瘢痕，不易消退，有损美观。

2. 油膏的用法与护理

（1）用法：疮疡、溃疡、皮肤病的糜烂结痂渗液不多者或肛门疾病等均可用油膏治疗。由于油膏方剂组成不同，针对疾病的不同阶段和疾病的性质，其具体运用应分别进行选择。

（2）护理：目前调制油膏大多用凡士林，凡士林系矿物油，也可刺激皮肤引起皮炎，如见此等现象应改用植物油或动物油。若对药物过敏者，可改用其他药。油膏用于溃疡腐肉已脱、新肉生长之时，摊贴宜薄，若过于厚涂则使肉芽生长过慢而影响疮口愈合。

3. 掺药的用法与护理

（1）用法：将不同的药物研成粉末，根据制方的规律，并按其不同的作用，临时配伍成方，用时掺布于膏药或油膏上或直接掺布于病变部位。凡肿疡和溃疡需要消散、提脓、收口等均可使用，其他皮肤病、肛肠疾病等也可应用。

（2）护理：可将其直接掺布于疮面上，也可掺布于膏药上和油膏上，或黏附在纸捻上再插入疮口内，或将药粉时时扑于病变部位。由于疾病的性质和阶段的不同，在具体应用时有各种不同的药物配伍。

4. 鲜药捣敷法与护理

（1）用法：将新鲜植物药洗净，放入容器内捣碎或用手揉烂，直接敷于患处，如条件允许应给予固定包扎。利用植物药浆汁中的有效成分达到清热解毒、消肿止痛、收敛止血等目的。适用于一切外科阳证，如红肿热痛、创伤表面浅表出血、皮肤瘙痒、虫蛇咬伤等。常用的鲜药有蒲公英、紫花地丁、马齿苋、仙人掌、七叶一枝花、野菊花等。

（2）护理：使用时应注意洗净药物，清洁局部皮肤，防止感染。

四、用药"八法"及护理

中医用药"八法"是清代医家程钟龄根据历代医家对治法的归类总结出来

的，通常指"汗、吐、下、和、温、清、消、补"八法。他在《医学心悟》中指出："论病之原，以内伤外感四字括之。论病之情，则以寒热虚实表里阴阳八字统之。而论治病之方，则又以汗和下消吐清温补八法尽之。"在临床上，每一种治法可单独使用，也可随病情变化而相互配合使用。中医护士掌握用药"八法"将有助于辨证施护的顺利进行。

（一）汗法及护理

1. 概述

汗法，亦称解表法，是通过宣发肺气，调畅营卫，开泄腠理等作用，促使人体微微出汗，将肌表的外感六淫之邪随汗而解的一种治法。

2. 适应证

主要治疗表实证，凡腠理闭塞，营卫不通而发热、恶寒、无汗者皆可以用汗法治疗。

3. 护理方法

（1）病情观察：观察出汗特点，有汗、无汗、出汗时间、部位等。一般汗出热退即停药，并以遍身微微汗出最佳，即汗出邪去为度。若汗出不彻，则病邪不解，需继续用药；汗出过多，会伤津耗液损伤正气，可口服糖盐水或输液；若大汗不止，易导致伤阴亡阳，应立即报告医生，及时采取措施。不可妄汗，凡淋家、疮家、亡血家和剧烈吐下之后均禁用汗法。病邪已经入里或麻疹已透，疮疡已溃，虚证水肿，吐泻失水等，也不宜应用汗法。

（2）生活起居护理：病室安静、空气新鲜。汗出热退时，及时用干毛巾或热毛巾擦干汗液，更换衣被；大汗淋漓者，暂时不要给予更衣，可在胸前、背后铺上干毛巾，汗止后更换衣被，并注意避风寒，以防复感。

（3）饮食护理：服药期间饮食宜清淡，忌油腻、五辛、酸性和生冷食物。因酸性食物有敛汗作用，而生冷食物不易散寒。

（4）用药护理：汤药宜武火快煎热服，并饮热水、热饮料等，以助药力，服药后宜卧床加盖衣被，促其发汗。服发汗解表药时，应禁用或慎用解热镇痛药，如阿司匹林、对乙酰氨基酚等，防止汗出太过；服用含有麻黄的药物后，要注意患者的血压及心率变化。表证兼有风湿者，忌大汗。要因人、因时而发汗。

(二) 吐法及护理

1. 概述

吐法，是通过涌吐，使停留在咽喉、胸膈、胃脘等部位的痰涎、宿食或毒物从口中吐出的一种治法。

2. 适应证

常用于痰涎壅盛、癫狂、宿食、食厥、气厥、胃中残留毒物及霍乱吐泻不得等。

3. 护理方法

(1) 病情观察：严重呕吐者应注意观察生命体征及呕吐物的量、气味、性质、性状并记录，必要时给予补液、纠正电解质平衡等对症处理。食物中毒或服毒患者，可根据需要保留呕吐物，以便化验。

(2) 生活起居护理：病室清洁、光线充足，空气新鲜无异味。吐后给温开水漱口，及时清除呕吐物，撤换被污染的衣被，整理好床单位，嘱患者避免坐卧当风，以防吐后体虚，复感外邪。

(3) 饮食护理：患者吐后应暂禁食，等胃肠功能恢复后再给少量流质或易消化食物以养胃气。

(4) 用药护理：服药应少量渐增，采取二次分服法，以防涌吐太过或中毒，一服便吐者，需通知医生，决定是否继续二服。呕吐时协助患者坐起，并轻拍患者背部促使胃内容物吐出。不能坐起者，协助患者头偏向一侧，避免呕吐物吸入呼吸道。吐而不止者，可服用少许姜汁或冷粥、冷开水解之。

(三) 下法及护理

1. 概述

下法，亦称泻下法，是用泻下药荡涤肠胃、通利大便，使停留在肠胃中的宿食、燥屎、冷积、瘀血、结痰、停水等从下窍而出，以祛邪除病的一种治疗方法。

2. 适应证

寒下、温下、润下、逐水、攻补兼施。

3. 护理方法

(1) 病情观察：应严密观察患者病情变化及服药后的反应，观察排泄物的量、次数、颜色及腹痛减轻的情况。若泻下太过出现虚脱，应及时配合救治。

（2）生活起居护理：实热证患者尽量安排在调节温、湿度方面良好的病室，使其感到凉爽、舒适。里寒证患者宜安排向阳病室，注意保暖。对习惯性便秘患者应养成定时排便习惯，也可在腹部进行按摩疗法。

（3）饮食护理：实热证患者服药期间应暂禁食，待燥屎泻下后再给米汤、面条等养胃理气之品，3~5日后给予清淡、易消化饮食，忌油腻、辛辣食物及饮酒，以防热结再作。里寒证患者宜用温热性味之食品。便秘患者给予具有通便作用的食品，如香蕉、蜂蜜、果仁、菜泥等。

（4）用药护理：泻下药一般宜空腹服用，实热证患者若服用大承气汤，应先煎方中的枳实和厚朴，大黄后下，芒硝冲服，以保其泻下功效。服药期间不可同时服用辛燥、滋补药。里寒证患者若服用温脾汤，大黄应先用酒洗后再与其他药同煎，药宜饭前温服。润下药一般宜早、晚空腹服用。攻补兼施用药中病即止，不可久服。服用新加黄龙汤需加姜汁冲服，既可以防呕逆拒药，又可以借姜振胃气。

（四）和法及护理

1. 概述

和法，亦称和解法，是运用具有和解疏泄作用的方药，以祛除病邪、调理脏腑气血的一种治法。

2. 适应证

适用于邪犯少阳，肝脾不和，寒热错杂等病邪在半表半里之证。

3. 护理方法

（1）病情观察：注意观察寒热、腹胀、排便及饮食情况。

（2）情志护理：服调和肝脾药时应配合情志护理，使患者保持心情舒畅，有利于提高疗效。

（3）饮食护理：服药期间宜给予清淡易消化的饮食，以健脾行气消食，忌食生冷瓜果、肥甘厚味及辛辣之品。

（4）用药护理：服药后，要仔细观察患者的体温、脉象以及症状的变化情况。服截疟药应在疟疾发作前2~4 h，并向患者交代有关事项，鼓励多饮水。

（五）温法及护理

1. 概述

温法，亦称温阳法，是通过温中、祛寒、回阳、通络等作用，使寒气去，阳气复，经络通，血脉和的一种治疗方法。

2. 适应证

适用于寒证。

3. 护理方法

（1）病情观察：温法使用应辨别寒热真假，以免误用温法，致病势逆变。服药后若出现咽喉疼痛、舌红、咽干等症状时，应及时停药。服药期间应密切观察病情变化，注意患者神志、面色、体温、脉象及四肢回温等情况。

（2）生活起居护理：注意保暖。

（3）饮食护理：进热饮，饮食宜给性温的狗肉、羊肉、桂圆等，以助药物的温中散寒之功效，忌生冷寒凉。

（4）用药护理：服温中祛寒药，如理中丸、建中汤等时，应在服药后饮热粥少许，有微汗时避免揭衣。服温经散寒药时，不宜单纯用辛热之品，要与养血通脉药组合用，服药后应注意保暖。服回阳救逆药时，昏迷患者可采用鼻饲法给药，方中有附子需久煎。如服药后患者汗出不止，厥冷加重，烦躁不安，脉细散无根等，为病情恶化，应及时与医生联系，并积极配合医生抢救。

（六）清法及护理

1. 概述

清法，亦称清热法，是通过清热泻火，使邪热外泄，以清除里热的一种方法。

2. 适应证

里热证适用，尤其治疗温热病中更为常用。

3. 护理方法

（1）病情观察：服药后需观察患者病情变化，如服白虎汤后，若患者体温渐降，汗止渴减，神清脉静，为病情好转；若壮热烦渴不减，并出现神昏谵语，舌质红绛，提示病由气分转为气营两燔；若药后壮热不退而出现四肢抽搐或惊厥者，提示热盛动风，应立即报告医生采取救治措施。

（2）生活起居护理：病室宜空气新鲜，光线柔和，整洁安静，室温、衣被等均宜偏凉。

（3）饮食护理：饮食上应给予清淡易消化的流质或半流质，多食蔬菜水果类及维生素丰富的食物，鼓励患者多饮水、西瓜汁、梨汁、柑橘等生津止渴之品。

（4）用药护理：汤药宜凉服或微温服。苦寒泻火药久服伤胃或内伤中阳，必要时添加醒胃、和胃药；年老体弱、脾胃虚寒者慎用，或减量服用；孕妇忌用。

(七) 消法及护理

1. 概述

消法，亦称消食法，即通过消食导滞和软坚散结作用，对气、血、痰、食、水、虫等积聚而成的有形之邪逐渐消散的一种治法。

2. 适应证

消法与下法虽皆治有形之实邪，但两者有所不同。下法是适用于病势急迫，形证俱实之证，必须急下，速除；消法适用于病势较缓，虚实夹杂之证，尤其是气血积聚而成之癥块，不可能迅速消除，必须渐消缓散。

3. 护理方法

（1）病情观察：注意观察患者大便的性状、次数、质、量、气味、腹胀、腹痛及呕吐情况等。若泻下如注，次数频繁或出现眼窝凹陷等伤津脱液表现时，应立即报告医生。

（2）生活起居护理：应保持居室空气新鲜，光线柔和，环境安静，温、湿度适中。

（3）饮食护理：服药期间饮食宜清淡、易消化，勿过饱，婴幼儿应注意减少乳食量，必要时可暂时停止喂乳。

（4）用药护理：要根据方药的气味清淡、重厚之别，采用不同的煎药法。

(八) 补法及护理

1. 概述

补法，亦称补益法，是针对人体气血阴阳，或某一脏腑之虚损，给以补养的一种治疗方法。

补法的内容很多，既有补阴、补阳、补血、补气、补心、补肝、补脾、补肺、补肾之分，又有峻补、平补之异，更有兼补、双补、补母生子之法。

2. 适应证

适用于脏腑气、血、阴、阳虚弱证。

3. 护理方法

(1) 病情观察：注意观察患者神态、面色、舌象、脉象等情况。

(2) 生活起居护理：合理安排患者生活起居，做到起居有常，保持充足睡眠，适当锻炼身体，提高抗病能力，避免劳累。病室的温、湿度可根据患者的临床症状进行调整。

(3) 情志护理：患者多处在大病初愈或久病不愈等情况，易产生悲观、紧张、焦虑等情绪，护士应做好患者的心理疏导工作，给予安慰和鼓励，引导患者正确对待疾病，保持乐观情绪，树立战胜疾病的信心。

(4) 饮食护理：饮食上应对证进补，气虚者可选用山药、母鸡人参汤、黄芪粥等健脾、补肺、益气之品，忌生冷饮食；血虚者可选用动物血、猪肝、大枣、菠菜等补血养心之品；阴虚者应选用银耳、木耳、甲鱼等清补食物，忌烟、酒、辛温香燥、耗津伤液之品；阳虚者，可选用牛、羊肉和桂圆等温补之品，忌生冷瓜果和凉性食品。冬季宜温补，夏季宜清补。

(5) 用药护理：补益药多质重味厚，宜文火久煎；阿胶需烊化，贵重药品应另煎或冲服，采用空腹或饭前服。虚羸不足之证，多病势缠绵，久治不愈，病程较长，需指导患者坚持正确用药。若遇外感，应停服补药，以防"闭门留寇"。

五、中药中毒的护理

中药毒性在我国历代中医文献中早有记载。《素问·五常政大论》载："大毒治病，十去其六。常毒治病，十去其七。小毒治病，十去其八。无毒治病，十去其九。"《神农本草经》中将中药分为"上、中、下"三品，有"有毒""无毒"之分，大体是把攻病愈疾、药理作用强的药物称"有毒"，把久服补虚、药理作用平和的药物称"无毒"。我国历代本草及现行国家药典中将部分有毒药标明"大毒""小毒"，认识上已具有现代意义上的不良反应之分。在临床护理中，必须熟悉常见中药的不良反应，掌握解救护理方法，才能保证中药的用药安全。

中医认为是药三分毒，对中药中毒的护理应该做到以下几点。

(一) 预防为先

1. 谨遵医嘱

正确用药熟悉常用中药的性味、功效、主治，尤其对毒性较大的药物要了解其使用适应证和禁忌证，辨证论治，正确选择药物，预防药物中毒的发生。

2. 掌握剂量

正确炮制掌握中药的常用剂量，尤其对毒性较大的中药要仔细核对用量，除非医生标明特殊用途需要超过常用剂量，否则，要十分慎重，预防中药过量使用而引起的中毒。根据中药炮制要求，认真加工炮制，需要先煎去毒性的药时，一定要煎煮到位；需要与生姜同煮的，则必须加生姜等，以减轻中药的不良反应，预防中药中毒的发生。

(二) 正确护理

1. 熟悉药物中毒的临床表现

中药中毒的解救是很急的事，必须尽快、尽早予以救治。内服药物中毒轻者，多出现口、舌麻木；重者，会出现呼吸短促、心悸、胸闷、面色苍白等异常情况。外用中药中毒时，用药局部会出现红、肿、疼痛、起疱等变化。

2. 中毒一般处理原则

快速排出尚未吸收的毒物，防止加深中毒；促使已吸收毒物排泄和解毒；对症处理。处理方式是清洗、洗胃、催吐、导泻或灌肠，服用吸附、沉淀和保护剂，以及肾脏排毒等。

3. 熟悉常用解毒的中药

解毒的中药常有生姜、甘草、绿豆等，大剂量煎浓汁服。

第八章 练习题与答案